Innere Medizin in Frage und Antwort

Ein Repetitorium für Krankenschwestern
und Krankenpfleger

Hermann Sebastian Füeßl
Begründet von Hansjörg Netolitzky

6., überarbeitete und erweiterte Auflage
47 Abbildungen

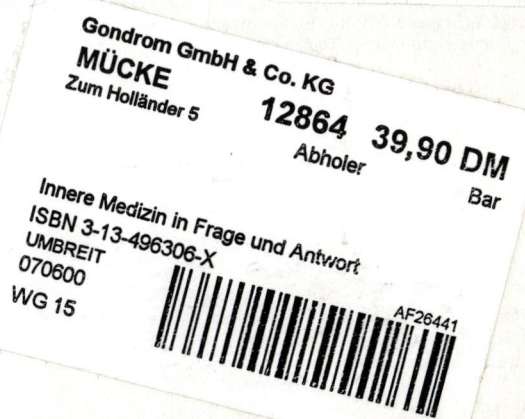

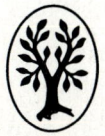

1997
Georg Thieme Verlag Stuttgart · New York

Dr. med. Hansjörg Netolitzky
Chefarzt i. R.
Osterwaldstr. 59
80805 München

Prof. Dr. med. H. S. Füeßl
Internist und Gastroenterologe
Leitender Arzt am Bezirkskrankenhaus
85540 Haar bei München

Die Deutsche Bibliothek – ClP-Einheitsaufnahme

Füeßl, Hermann:
Innere Medizin in Frage und Antwort : ein Repetitorium für
Krankenschwestern und Krankenpfleger / Hermann Füeßl. Begr. von
Hansjörg Netolitzky. - 6., überarb. und erw. Aufl. -
Stuttgart ; New York : Thieme, 1997
  Bis 5. Aufl. u.d.T.: Netolitzky, Hansjörg: Innere Medizin in Frage und Antwort

Wichtiger Hinweis: Wie jede Wissenschaft ist die Medizin ständigen Entwicklungen unterworfen. Forschung und klinische Erfahrung erweitern unsere Erkenntnisse, insbesondere was Behandlung und medikamentöse Therapie anbelangt. Soweit in diesem Werk eine Dosierung oder eine Applikation erwähnt wird, darf der Leser zwar darauf vertrauen, daß Autoren, Herausgeber und Verlag große Sorgfalt darauf verwandt haben, daß diese Angabe dem **Wissensstand bei Fertigstellung des Werkes entspricht.**

Für Angaben über Dosierungsanweisungen und Applikationsformen kann vom Verlag jedoch keine Gewähr übernommen werden. **Jeder Benutzer ist angehalten,** durch sorgfältige Prüfung der Beipackzettel der verwendeten Präparate und gegebenenfalls nach Konsultation eines Spezialisten festzustellen, ob die dort gegebene Empfehlung für Dosierungen oder die Beachtung von Kontraindikationen gegenüber der Angabe in diesem Buch abweicht. Eine solche Prüfung ist besonders wichtig bei selten verwendeten Präparaten oder solchen, die neu auf den Markt gebracht worden sind. **Jede Dosierung oder Applikation erfolgt auf eigene Gefahr des Benutzers.** Autoren und Verlag appellieren an jeden Benutzer, ihm etwa auffallende Ungenauigkeiten dem Verlag mitzuteilen.

1. Auflage 1973
2. Auflage 1975
3. Auflage 1982
4. Auflage 1986
5. Auflage 1992

Geschützte Warennamen (Warenzeichen) werden **nicht** besonders kenntlich gemacht. Aus dem Fehlen eines solchen Hinweises kann also nicht geschlossen werden, daß es sich um einen freien Warennamen handele.
Das Werk ist urheberrechtlich geschützt. Jede Verwertung in anderen als den gesetzlich zugelassenen Fällen bedarf deshalb der vorherigen schriftlichen Einwilligung des Verlages.

© 1973, 1997 Georg Thieme Verlag, Rüdigerstraße 14, D-70469 Stuttgart
Printed in Germany
Satz: Satz & mehr, D-74354 Besigheim, gesetzt auf Apple Macintosh PPC
Druck: Clausen & Bosse GmbH, D-25917 Leck

ISBN 3-13-496306-X   1 2 3 4 5 6

Vorwort zur 6. Auflage

Das 1973 von Dr. Netolitzky begründete und über viele Jahre hinweg betreute Werk ist mit der 6. Auflage in jüngere Hände übergegangen. Bei der umfassenden Überarbeitung wurde der grundsätzliche Aufbau in Form der Wissensvermittlung durch Fragen und Antworten beibehalten. Aufgrund der raschen Zunahme des medizinischen Wissens war allerdings eine Umfangserweiterung nicht zu vermeiden, wenngleich heute obsolet gewordene Verfahren weggelassen wurden. Es bleibt dem Dozenten an den Krankenpflegeschulen überlassen, auf welche Fragen er verzichten will und wo er noch mehr in die Tiefe gehen möchte.

Verschiedene Informationen übersteigen vielleicht die Anforderungen, wie sie an Examenskandidaten für Pflegeberufe gestellt werden. Das Buch soll aber über die bloße Examensvorbereitung hinaus auch als Kompendium der Inneren Medizin und kleines Nachschlagewerk auf der Station dienen. Ein detailliertes Sachregister ermöglicht das rasche Auffinden der gewünschten Information.

Der Georg Thieme Verlag hat das Werk durch ein neues Layout für den Leser wesentlich attraktiver gemacht, die klinischen Abbildungen wurden aktualisiert und die Schemazeichnungen farbig gestaltet. Damit dürfte die Lesbarkeit und der didaktische Wert des Buches gewonnen haben.

Alle an dem Werk Beteiligten haben sich um eine sorgfältige redaktionelle Bearbeitung und optimale Gestaltung bemüht. Nichts ist aber so gut, daß es nicht noch verbessert werden könnte. Daher bitte ich alle Lehrenden und Lernenden um Anregungen und Kritik mit dem Ziel, die Fragensammlung laufend den Bedürfnissen der Pflegeschülerinnen und -schüler anzupassen. Mein besonderer Dank gilt den immer hilfsbereiten und verständnisvollen Mitarbeitern des Verlages, insbesondere Frau Margarete Hieber und Frau Dagmar Kleemann.

München, Juni 1997   Hermann Sebastian Füeßl

Aus dem Vorwort zur 1. Auflage

Die Darstellung des Lehrstoffes der inneren Medizin für das Krankenpflegepersonal durch eine Aufgliederung in Frage und Antwort soll nicht die Lehrbücher in systematisch beschreibender Form ersetzen oder mit ihnen in Konkurrenz treten. Sie soll vielmehr als Repetitorium eine Ergänzung und Hilfe bei der Ausbildung sein, aber auch später zur Auffrischung des Wissens und als Nachschlagewerk dienen können.

Das Buch soll den Schwesternschülerinnen und Pflegeschülern ermöglichen, ihr Wissen zu überprüfen und zu ergänzen, aber auch bei der Vorbereitung auf das Examen das Formulieren der Antwort erleichtern.

Es ist besonders auch für die Arbeit als Lehrschwester in den Krankenpflegeschulen gedacht. Es soll mithelfen, das Pflegepersonal für die ständig zunehmenden Anforderungen an Wissen und Können, die der medizinischwissenschaftliche und technische Fortschritt mit sich bringt, entsprechend vorzubereiten und auf dem laufenden zu halten.

Inhaltsverzeichnis

Allgemeines 1
Allgemeiner Aufbau des menschlichen Körpers
(Zellen, Gewebe, Organe, Organsysteme) 1
Allgemeine Krankheitslehre 3
Blut 7
Allgemeines 7
Blutbildung und Knochenmark 9
Zusammensetzung des Blutes 13
    Blutplasma 13
        Blutgerinnung 17
    Korpuskuläre Elemente des Blutes 21
        Erythrozyten 22
        Leukozyten 26
        Thrombozyten 30
Krankheiten des Blutes 31
    Anämien 31
        Allgemeines 31
        Blutungsanämien 32
        Mangelanämien 33
        Hämolytische Anämien 36
        Symptomatische Anämien 38
        Aplastische Anämien 39
    Polyzythämie und Polyglobulie 39
    Krankheiten der Leukozyten 41
    Leukämien 41
    Maligne Lymphome 46
        Hodgkin-Lymphom (Lymphogranulomatose) 46
        Non-Hodgkin-Lymphome (NHL) 47
    Knochenmarksbeschädigungen 49
    Hämorrhagische Diathesen (Blutungsübel) 51
        Störung der Blutgerinnung (Koagulopathie) 51
        Vaskuläre Purpura 53
Blutgruppen und Bluttransfusion 54
Lymphatisches System und Milz 60
Immunsystem 66
Herz-Kreislauf-System 71
Kreislaufsystem 71
    Allgemeines 71

Arterien	73
Kapillaren	83
Venen	84
Krankheiten der Blutgefäße und des Kreislaufs	85
Krankheiten der Venen	85
Hypotonie	88
Schock	90
Hypertonie	96
Erkrankungen der Arterien	99
Arteriosklerose	99
Thrombose und Embolie	107
Apoplexie	110
Herz	120
Bau und Funktion des Herzens	120
Untersuchungsmethoden des Herzens	128
Herzkrankheiten	138
Allgemeine Erläuterungen	138
Endokarditis	138
Allgemeines	138
Rheumatische Endokarditis	139
Bakterielle Endokarditis	144
Luische Herzerkrankungen	146
Myokarditis	146
Erkrankungen der Koronararterien	147
Koronare Herzkrankheiten (Koronarinsuffizienz)	147
Herzinfarkt	151
Herzinsuffizienz	160
Linksherzinsuffizienz	163
Cor pulmonale	166
Herzrhythmusstörungen	167
Änderungen des Sinusrhythmus	167
Paroxysmale Tachykardien	172
Pflege und Behandlung von Patienten mit Herzkrankheiten	177
Herzblock	182
Erkrankungen des Herzbeutels	187
Angeborene Herzfehler	189
Atmungsorgane	192
Allgemeines	192
Nase	194
Rachen und Kehlkopf (Pharynx und Larynx)	196
Bronchien	197
Lungen	199
Pleura	200

Lungenhilus	200
Ventilation	200
Künstliche Beatmung	210
Erkrankungen der Atmungsorgane	211
Rhinitis und Sinusitis	211
Tonsillitis	212
Pharyngitis - Laryngitis	213
Bronchitis, Bronchiektasen und Asthma	215
Lungenemphysem	220
Lungenembolie	229
Lungenfibrosen und Pneumokoniosen	231
Lungenabszeß	232
Lungentumoren	232
Sarkoidose (Morbus Boeck)	234
Erkrankungen der Pleura	235
Mediastinum	239
Verdauungstrakt	**241**
Allgemeines	241
Mundhöhle	242
Speiseröhre	246
Magen und Zwölffingerdarm	252
Allgemeines	252
Untersuchungsmethoden des Magens und Duodenums	255
Erkrankungen des Magens und Duodenums	**260**
Dünndarm und Dickdarm	273
Allgemeines	273
Untersuchungsmöglichkeiten des Dünn- und Dickdarms	276
Erkrankungen des Dünn- und Dickdarms	280
Peritoneum	291
Pankreas	295
Allgemeines	295
Untersuchungsmethoden des Pankreas	296
Erkrankungen des Pankreas	298
Leber und Galle	303
Allgemeines	303
Untersuchungsmethoden des Gallenwegsystems	308
Untersuchungsmethoden der Leber	310
Krankheiten der Leber	317
Erkrankungen der Gallenwege	329
Harnorgane	**336**
Allgemeines	336
Untersuchung der Harnwege	345
Krankheiten der Nieren	357

Glomerulonephritis (Nierenentzündung)	358
Nephrotisches Syndrom	361
Pyelonephritis (Nierenbeckenentzündung)	362
Nierensteine (Nephrolithiasis)	364
Chronische Niereninsuffizienz	369
Nierentransplantation	374
Schwangerschaftsnieren	374
Zystitis	375

Endokrinologie — 377

Allgemeines	377
Hypothalamus	379
Hypophyse	380
Allgemeines	380
Krankheiten des Hypophysenvorderlappens (HVL)	382
Krankheiten des Hypophysenhinterlappens (HHL)	384
Epiphyse (Zirbeldrüse, Corpus pineale)	385
Thyreoidea	385
Allgemeines	385
Krankheiten der Schilddrüse	387
Parathyreoideae (Nebenschilddrüsen)	394
Allgemeines	394
Krankheiten der Nebenschilddrüsen	395
Nebennieren (Glandulae suprarenales)	397
Allgemeines	397
Nebennierenmark	398
Krankheiten des Nebennierenmarkes	398
Nebennierenrinde	399
Krankheiten der Nebennierenrinde	403
Inselapparat des Pankreas	406
Thymus	407
Gonaden (Keimdrüsen)	407

Stoffwechselkrankheiten — 409

Diabetes mellitus	409
Fettsucht	429
Bulimie	433
Magersucht	434
Dystrophie	436
Gicht	436
Fettstoffwechselstörungen	438
Porphyrien	440
Amyloidose	440
Vitamine	441
Spurenelemente	445

Störungen des Wasser- und Elektrolythaushalts	446
Rheumatische Erkrankungen und Kollagenosen	**451**
Infektionskrankheiten	**463**
Allgemeines	463
Krankheitserreger	464
Epidemiologie	477
Immunologie	481
Überempfindlichkeitsreaktionen	486
Serologie	490
Klinik und Pflege bei Infektionskrankheiten	492
Gesetzliche Vorschriften	504
Bakterielle Infektionen	505
Typhus (Bauchtyphus, Typhus abdominalis)	505
Bakterienruhr (Shigellose)	509
Akute Nahrungsmittelvergiftung	512
Botulismus	513
Brucellosen	514
Tetanus (Starrkrampf)	515
Gasbrand	517
Diphtherie	518
Angina tonsillaris (Streptokokkentonsillitis)	527
Scharlach	530
Erysipel (Rotlauf, Wundrose)	533
Meningitis epidemica (epidemische Genickstarre)	534
Pertussis (Keuchhusten)	537
Pest	539
Cholera	540
Lepra (Aussatz)	541
Tularämie	542
Milzbrand	543
Tuberkulose	543
Spirochätosen	560
Viruskrankheiten	563
Allgemeines	563
Masern (Morbilli)	563
Röteln (Rubeola)	566
Mumps (Ziegenpeter, Parotitis epidemica)	567
Windpocken (Varizellen)	569
Pocken (Variola)	570
Fleckfieber (Typhus exanthematicus)	572
Herpes simplex (Herpes labialis)	573
Herpes zoster (Gürtelrose)	574
Enzephalitis	579

Hepatitis	581
HIV-Infektion und AIDS	587
Infektiöse Mononukleose	591
Ornithose (Psittakose, Papageienkrankheit)	592
Poliomyelitis (spinale Kinderlähmung)	593
Tollwut (Lyssa, Rabies)	596
Trachom (ägyptische Körnerkrankheit)	599
Maul- und Klauenseuche	599
Coxsackie-Virus-Erkrankungen	600
Gelbfieber	600
Mykosen (Pilzerkrankungen)	601
Allgemeines	601
Aktinomykose	602
Soor (Moniliasis, Candidamykose)	603
Protozoenkrankheiten (Erkrankungen durch einzellige tierische Erreger)	604
Amöbenruhr (Amöbendysenterie)	604
Malaria (Sumpffieber)	605
Afrikanische Schlafkrankheit	612
Toxoplasmose	613
Metazoenerkrankungen (Erkrankungen durch mehrzellige Tiere)	614
Allgemeines	614
Bandwürmer	614
Askariden	616
Enterobiasis (Madenwürmer)	617
Trichinose	619
Peitschenwurm (Trichuriasis) und Hakenwurm (Ankylostomiasis)	620
Bilharziose (Schistosomiasis)	620
Sterilisation und Desinfektion	621
Sachverzeichnis	631

Allgemeines

Allgemeiner Aufbau des menschlichen Körpers (Zellen, Gewebe, Organe, Organsysteme)

1. Aus welchen Bausteinen und Funktionssystemen baut sich der menschliche Körper auf?

Aus Zellen, Geweben, Organen und Organsystemen.

2. Was sind Zellen?

Die Zellen sind die kleinsten, nur im Mikroskop sichtbaren Baubestandteile der Lebewesen (lat. cella = Kammer).

Die Zellen des menschlichen Körpers schwanken in ihrer Größe um einige tausendstel Millimeter (1/1000 mm = 1 µm). Sie zeigen je nach ihrer Spezialisierung sehr verschiedene Gestalt und Funktion.

3. Nennen Sie Beispiele von wichtigen Spezialisierungen der Körperzellen.

Die weißen Blutkörperchen (Leukozyten) können ihre meist runde Form verändern, sich langsam fließend fortbewegen, aus dem Blut in das Gewebe übertreten und eingedrungene Krankheitserreger in sich aufnehmen und unschädlich machen (Phagozytose). Sie stellen die urtümlichste und vielseitigste Zellart im Organismus dar.

◆ Bei den Muskelzellen ist die Fähigkeit zur Kontraktion des Zelleibes in besonders hohem Maße ausgeprägt.

◆ Die Nervenzellen oder Neuronen weisen als Spezialisierung die Erregbarkeit und die Erregungsleitung des Zelleibes (Protoplasma) auf.

◆ Drüsenzellen vermögen bestimmte Stoffe, z. B. Sekrete oder Hormone, zu produzieren.

◆ Epithel- oder Deckzellen überziehen die Organoberflächen.

2 Allgemeines

Ei- und Samenzellen ermöglichen die Fortpflanzung mit dem Aufbau eines neuen Individuums. Außerdem gibt es noch viele andere Zellarten wie Bindegewebszellen, Fettzellen, Knochenzellen, Knorpelzellen u. a. m.

4. Was nennt man ein Gewebe?

Die Zellen als Bausteine des Organismus bilden durch Anhäufung in bestimmter Anordnung größere Baueinheiten des Körpers, die Gewebe, z. B. Muskelgewebe, Nervengewebe, Drüsengewebe.

Die Gewebe sind Verbände gleichartig spezialisierter Zellen für bestimmte Aufgaben.

5. Wie heißt die wissenschaftliche Lehre von den Geweben?

Histologie.

6. Wie werden die menschlichen Organe gebildet?

Die menschlichen Organe werden durch die sinnvolle Verbindung verschiedener Gewebe aufgebaut, die bestimmte Funktionen zu erfüllen haben. Das Herz z. B. besteht aus Muskelgewebe mit Blutgefäßen und Bindegewebe, die Lunge aus Epithelzellen der Lungenbläschen, den Blutgefäßen der Lunge usw.

7. Was nennt man ein Organsystem?

Manche Organe bilden durch engere Koordinierung übergeordnete Funktionssysteme zur Bewältigung größerer Aufgabenkomplexe wie Verdauung, Atmung, Blutkreislauf u. a. m.

8. Welche Organsysteme bilden den Organismus?

- Das Kreislaufsystem aus Herz, Blutgefäßen und Blut;
- die Atmungsorgane;
- der Verdauungstrakt;
- der Harnapparat;
- die Hormondrüsen (das Endokrinium);
- das Nervensystem und die Sinnesorgane;

- die Haut als Organsystem;
- der Bewegungsapparat;
- die Geschlechtsorgane.

Allgemeine Krankheitslehre

9. Was ist Gesundheit?

Gesundheit ist der Zustand, in dem alle Organe ungestört ihre Tätigkeit entfalten können, zur Erhaltung des Organismus harmonisch zusammenwirken (Erhaltung des Individuums) und die Fortpflanzung gewährleisten (Erhaltung der Art).

10. Wie definiert die Weltgesundheitsorganisation Gesundheit?

Als Zustand völligen körperlichen, seelischen und sozialen Wohlbefindens.

Das für jeden Menschen erreichbare Höchstmaß an Gesundheit bezeichnet sie als eines seiner Grundrechte.

11. Was darf als „normal" bezeichnet werden?

Unter Norm kann der statistische Durchschnitt verstanden werden, z. B. die Durchschnittsgröße einer Bevölkerungsgruppe. Aber alle, die größer oder kleiner als dieser Durchschnitt sind, dürfen nicht als abnormal bezeichnet werden. Normale Werte liegen in der Medizin innerhalb einer gewissen Schwankungsbreite, die festgelegt sein muß.

12. Was bezeichnet man als Krankheit?

Krankheit ist eine Störung der normalen Lebensvorgänge in Organen und Organsystemen durch einen von innerhalb oder außerhalb des Körpers einwirkenden Reiz. Dieser führt zu einer von der Norm abweichenden Beeinträchtigung der physischen und/oder psychischen Befindlichkeit oder auch zu wahrnehmbaren körperlichen Veränderungen, im Extremfall zum Tod des Individuums.

13. Wo und wie können sich Krankheitserscheinungen auswirken?

Die krankhaften Störungen der Lebensvorgänge können die Entwicklung, den Stoffwechsel, den Kreislauf, die Atmung, das Blut, die Verdauung usw., aber auch das Seelenleben betreffen, und zwar in gesteigerter, geschwächter oder qualitativ veränderter Form.

14. Nennen Sie Krankheiten, bei denen eine Erbanlage eine wichtige Rolle spielt!

Bei den vererbbaren Krankheiten spielen krankhafte Erbanlagen eine entscheidende Rolle: Bluterkrankheit, Lippen-Kiefer-Gaumenspalte, Klumpfuß, Farbenblindheit u. a. m. Bei anderen können Erbfaktoren eine wichtige Teilursache sein: Diabetes, Gicht, Bluthochdruck, Karzinome, Schizophrenie usw.

15. Was bedeutet Disposition?

Unter Disposition versteht man eine ererbte oder erworbene Anfälligkeit des Organismus, auf eine bestimmte Schädigung außergewöhnlich, d. h. meist im Sinne einer Krankheit, zu reagieren. Als Beispiel kann der Streß dienen: während manche Menschen völlig „immun" gegen die Einflüsse von Streß sind, reagieren Menschen mit einer entsprechenden Disposition mit verschiedenen Befindensstörungen und Krankheiten, z. B. Kopfschmerzen, Herzklopfen oder Magengeschwüren.

16. Welche äußeren Krankheitsursachen gibt es?

◆ Gewalteinwirkung mit Verletzung.

◆ Physikalische Ursachen wie Hitze, Kälte, elektrischer Strom, Strahlenschäden.

◆ Unter-, Über- und Fehlernährung wie Dystrophie durch Eiweißmangel oder Vitaminmangelkrankheiten, Eisenmangelanämie; Wohlstandsfettsucht mit Arteriosklerose, Bluthochdruck, Diabetes und Gallensteinen.

◆ Chemische Krankheitsursachen: Genuß- und Suchtmittel (Alkohol, Nikotin, Aufputsch- und Rauschdrogen), Berufskrankheiten (z. B. Staublunge), Vergiftungen (z. B. Blei-, Kohlenmonoxyd-, Quecksilbervergiftungen).

Allgemeine Krankheitslehre 5

◆ Infektionskrankheiten durch Viren, Bakterien, Protozoen, Pilze und Parasiten.

◆ Exogene psychische Schädigungen, z. B. Milieuschäden der Kinder, Managerkrankheit, Gefangenschaft und Folter, u. a. m.

◆ Es gibt Krankheiten mit noch nicht vollständig geklärter Ursache wie z. B. Tumorwachstum, endogene Psychosen, essentieller Bluthochdruck oder Autoimmunerkrankungen.

17. Welche Arten des Krankheitsgeschehens müssen unterschieden werden?

Es müssen je nach Art des vorherrschenden Krankheitsgeschehens unterschieden werden:

◆ Durchblutungsstörungen, z. B. Kreislaufstörungen;

◆ Entzündungen, z. B. Gallenblasenentzündung, Mandelentzündung, Pneumonie;

◆ Reaktionen durch Überempfindlichkeit, Allergien, einschließlich der Autoaggressionskrankheiten und Immunopathien, z. B. Asthma, Gelenkrheumatismus, Transfusionsschock;

◆ Mangelkrankheiten durch Fehlen wichtiger Stoffe, z. B. Eisenmangelanämie, Avitaminosen;

◆ Stoffwechselkrankheiten, z. B. Diabetes, Gicht, Hypercholesterinämie;

◆ degenerative Veränderungen: Arthrosen, Muskelatrophie bei Nervenlähmungen, Hirnabbau im Alter oder bei chronischem Alkoholismus;

◆ Geschwulstkrankheiten: benigne (= gutartige) und maligne (= bösartige: z. B. Karzinom, Sarkom, Leukämie).

18. Was nennt man funktionelle und was organische Krankheiten?

Bei funktionellen Krankheiten sind nur *Regulationsstörungen* eingetreten, es liegen keine organischen Veränderungen der Gewebe vor: z. B. Herz-Kreislauf-Regulationsstörungen, vorübergehende Durchblutungsstörungen. Hierzu werden auch oft die Befindensstörungen gezählt.

Im Gegensatz dazu stehen z. B. Herzinfarkt und Schlaganfall, bei denen es sich um *organische*, z. T. zerstörende *Veränderungen* am Herzen bzw. Gehirn handelt.

19. Was bedeuten Hypertrophie und Atrophie?

Hypertrophie bedeutet *Größenzunahme* eines Organs durch Vergrößerung der einzelnen Zellen mit dem Versuch, die Leistung dieses Organs den erhöhten Anforderungen anzupassen. Beispiele sind die Größenzunahme des Herzens bei Sportlern, aber auch bei Hypertonie oder die Größenzunahme der verbliebenen Niere, wenn eine Niere entfernt wurde.

Atrophie ist *Gewebeverlust*, z. B. Substanzschwund eines gelähmten Muskels (Muskelatrophie).

20. Welches sind die Zeichen einer akuten Entzündung?

Als *Allgemeinreaktionen* können Fieber, im Blutbild eine Leukozytenvermehrung (Leukozytose), beschleunigte Blutkörperchensenkung und Veränderungen der Bluteiweißzusammensetzung in der Elektrophoresekurve auftreten.

Lokal, im befallenen Gewebe können sich durch Erweiterung der Blutgefäße und Austritt von Blutflüssigkeit im Gewebe zeigen:

– Rötung (Rubor),

– Schwellung (Tumor),

– Überwärmung (Calor),

– Schmerz (Dolor),

– Beeinträchtigung der Funktion (Functio laesa).

Ins befallene Gewebe wandern polymorphkernige Leukozyten ein, die Lymphozyten bilden Gegenstoffe (Antikörper).

In Körperhöhlen können sich seröse, eitrige oder blutige Ergüsse ansammeln, im Gewebe kann es zu Abszessen kommen.

Blut

Allgemeines

1. Wie heißt die Lehre vom Blut, den blutbildenden Organen und den Blutkrankheiten?

Hämatologie.

2. Inwiefern kann das Blut als Gewebe bezeichnet werden?

Es kann als eine Art von flüssigem Gewebe aufgefaßt werden, wobei die Zellen in Flüssigkeit verteilt sind.

3. Welche Aufgaben hat das Blut?

Es ist ein *Transportorgan*; es transportiert z. B. Sauerstoff und Nährstoffe oder lebenswichtige Hormone zum Gewebe hin und von dort CO_2 und Schlackenstoffe zu den Ausscheidungsorganen (Lunge, Leber, Darm, Niere, Haut).

Es ist ein *Verbindungs-* und *Vermittlungsorgan*: es verbindet die Organe untereinander und koordiniert ihre Tätigkeit durch Nachrichtenvermittlung der Hormone und anderer Stoffe (z. B. Anregung des Atemzentrums durch CO_2).

Die Aufrechterhaltung der lebenswichtigen Salzkonzentrationen, der *osmotische Druck*, wird durch das Blut mit Austausch von Wasser und Salzen in den Geweben besorgt.

Das Blut ermöglicht durch Wärmeausgleich und Wärmeabgabe die *konstante Körpertemperatur*.

Durch die Leukozyten und Antikörper nimmt das Blut einen wesentlichen Anteil an der *Infektabwehr*.

4. In welchem Teil des Kreislaufsystems findet der Stoffaustausch statt?

Der Stoffaustausch zwischen Blut und Gewebe findet durch die Kapillarwandungen (Endothel) statt.

5. Welche Farbe können Blut und Blutserum haben?

Sauerstoffreiches, arterielles Blut ist hellrot, sauerstoffarmes, venöses Blut dunkelrot.

Das Serum ist durch Bilirubin normalerweise etwas gelblich gefärbt, durch vermehrtes Blutfett (Triglyceride) kann es milchig-trüb sein.

6. Wie groß ist die Gesamtblutmenge des Körpers?

Je nach Körpergewicht beträgt die Gesamtblutmenge 8% des Körpergewichts oder 5–6 Liter.

7. Wie groß ist die zirkulierende Blutmenge?

Sie beträgt etwa 3,5–4 Liter; der Rest des Blutes befindet sich in Reservedepots.

8. Wo finden sich Blutdepots im Körper?

Vor allem Leber und Milz enthalten Blutreserven, die bei Bedarf, z. B. bei Blutverlusten, zur Auffüllung des Kreislaufs herangezogen werden.

9. Wie werden 10%, 30% und 50% Blutverluste der Gesamtblutmenge vertragen?

Ein Blutverlust von 10% wird von einem Gesunden ohne Beschwerden vertragen. Ein Blutverlust von 1/3 der Gesamtblutmenge ist bereits bedenklich. Ein akuter Verlust der Hälfte der Blutmenge kann tödlich sein.

10. Welcher Umstand spielt außer der Blutmenge noch eine Rolle für die Gefährlichkeit eines Blutverlustes?

Außer der verlorenen Blutmenge erhöht auch die Geschwindigkeit eines Blutverlustes die Gefahren einer Blutung. Rascher Blutverlust ist gefährlicher als eine langsame Sickerblutung, chronischer langsamer Blutverlust bleibt lange Zeit unbemerkt.

11. Wie versucht der Organismus einen akuten Blutverlust auszugleichen?

Die Kompensationsmechanismen eines akuten Blutverlusts sind Engstellung der peripheren Gefäße (Blässe, Kälte) und Erhöhung der Kreislaufgeschwindigkeit des Blutes (Tachykardie).

12. Wie nennt man eine zu große und eine zu geringe Blutmenge?

Ein vergrößertes Blutvolumen nennt man Hypervolämie; eine verkleinerte Blutmenge heißt Hypovolämie.

Blutbildung und Knochenmark

13. Wo werden die Blutzellen gebildet?

Im *roten Knochenmark* werden die roten Blutkörperchen (Erythrozyten), die gekörnten weißen Blutkörperchen (Granulozyten) und die Blutplättchen (Thrombozyten) gebildet. Diese Zellen entwickeln sich aus den Stammzellen des Knochenmarks und durchlaufen verschiedene Reifungsstadien bis zu ihrer endgültigen Form.

Ein Teil der Stammzellen wandert in der frühen Embryonalzeit aus dem Knochenmark in die *lymphatischen Organe* (Lymphknoten, Milz, Thymusdrüse), wo sich aus ihnen die Lymphozyten bilden.

Auch die Monozyten entstehen aus den Stammzellen des Knochenmarks.

Dies gilt für den erwachsenen Menschen. Beim Foetus im Mutterleib findet auch in den *Röhrenknochen*, in der *Milz* und der *Leber* Blutbildung statt.

14. Wo findet sich rotes Knochenmark?

Die platten Knochen enthalten rotes Knochenmark, z. B. Brustbein, Becken, Wirbel, Rippen, Schulterblatt, Schädeldach, Hand- und Fußwurzelknochen.

Die langen Röhrenknochen enthalten beim Erwachsenen nur gelbes Fettmark.

15. Wie kann das Knochenmark der Untersuchung zugänglich gemacht werden?

Durch die Knochenmarkpunktion kann Knochenmarkgewebe gewonnen und untersucht werden.

16. Wo wird die Knochenmarkpunktion meistens vorgenommen?

Zur Knochenmarkpunktion eignet sich das Brustbein (Sternalpunktion) oder der Beckenkamm (Beckenkammbiopsie), wobei in der Regel die Beckenkammpunktion aufgrund ihrer geringeren Komplikationsrate und besseren diagnostischen Wertigkeit vorzuziehen ist.

17. Welche Materialien werden für eine Sternalpunktion benötigt?

Zur Sternalpunktion richtet man auf einem Tablett:
- Hautdesinfektionsmittel und sterile Tupfer,
- Lokalanästhetikum mit Spritzen und Kanülen,
- die sterile Sternalpunktionsnadel mit Mandrin,
- eine gut ziehende Spritze zum Ansaugen des Knochenmarks,
- Uhrglasschälchen zum Aufnehmen des Punktats,
- fettfreie, saubere Objektträger zum Ausstreichen des Knochenmarks,
- sterile Tupfer zur Kompression der Punktionsstelle und Schnellverband.

18. Welche Maßnahmen sind bei der Sternalpunktion für den Patienten unangenehm oder schmerzhaft?

Das Einstechen zur Anästhesie, das Eindrücken der Sternalpunktionskanüle in das Brustbein und besonders das Ansaugen des Knochenmarks.

19. Welche Bedeutung hat die Knochenmarkpunktion?

Die Knochenmarkpunktion ermöglicht ein Urteil über Störungen der Blutzellenbildung und ist bei vielen hämotologischen Krankheiten sehr wichtig, z. B. Leukämien, Anämien, Thrombopenien und Panmyelopathien.

Blutbildung und Knochenmark

20. Wozu dient eine Beckenkamm-Nadelbiopsie?

Durch die Biopsie sind Struktur und Stoffwechsel des Knochengewebes und die intakte Struktur des Knochenmarkes in seiner natürlichen Umgebung histologisch beurteilbar. Dadurch ist das Ergebnis der Biopsie der zytologischen Untersuchung durch Aspiration des Knochenmarks bei der Sternalpunktion überlegen.

Der Knochenstoffwechsel wird vor allem durch Hormone, Niere und Darm geregelt.

21. Wie wird eine Beckenkamm-Nadelbiopsie durchgeführt?

Sie wird meist an der Spina iliaca posterior superior vorgenommen. Der Patient wird auf dem Bauch gelagert. Nach gründlicher Hautdesinfektion wird eine Lokalanästhesie von Haut und Periost angelegt.

Es werden außerdem gerichtet:

- ein Lochabdecktuch,
- sterile Handschuhe,
- Einmalskalpell zur Hautinzision,
- sterile Tupfer,
- die Spezialbiopsiekanüle mit verriegeltem Mandrin (Jamshidi-Punktionskanüle),
- ein Versandröhrchen mit 4%igem Formalin zur Aufnahme des Punktatzylinders und
- ein steriler Abdeckverband.

22. Welche wichtigen Zellen kommen normalerweise im Sternalmark vor?

◆ Erythroblasten, Mutterzellen, aus denen die Erythrozyten entstehen;

◆ Myeloblasten und Myelozyten und deren Zwischenstufen, aus denen sich die granulierten Leukozyten bilden;

◆ Megakaryozyten, Stammzellen, die aus Plasmaabschnürungen die Thrombozyten bilden;

◆ Plasmazellen, den Lymphozyten ähnliche Zellen, aber mit größerem Plasmasaum. Sie kommen auch vereinzelt im peripheren Blut vor und bilden die Immunglobuline.

23. Was versteht man unter einer Knochenmarkstransplantation?

Bei einer Knochenmarkstransplantation (KMT) wird Knochenmark eines HLA-kompatiblen (siehe dort) Spenders entnommen und einem Patienten infundiert, dessen eigenes krankes Knochenmark zuvor durch eine Chemotherapie und/oder Bestrahlung absichtlich zerstört wurde. Wenn keine Abstoßungsreaktion eintritt, vermehren sich die übertragenen Knochenmarkszellen so weit, daß im Verlauf von zwei bis drei Wochen wieder Granulozyten in zählbarer Menge im Blut des Empfängers auftauchen.

24. Bei welchen Krankheiten wird eventuell eine Knochenmarkstransplantation vorgenommen?

Bei Patienten mit aplastischer (mit Schwinden der Blutbildung einhergehender) Anämie, bei akuten und chronischen Leukämien und ausgewählten Arten von malignen Lymphomen. Die homologe (= von einem HLA-kompatiblen Spender stammende) KMT ist heute ein Routineverfahren, das aber gelegentlich am Problem der fehlenden kompatiblen Spender leidet.

25. Was versteht man unter autologer KMT?

Bei der autologen KMT wird in der Phase einer kompletten Remission (Freiheit von Tumorzellen nach Chemotherapie) Knochenmark entnommen und eingefroren. Anschließend behandelt man den Patienten mit hochdosierter Chemotherapie, die sein verbliebenes Knochenmark, aber auch versteckte Tumorzellnester zerstört. Mit der Übertragung seines eigenen, zuvor entnommenen Knochenmarks, soll der Patient dann geheilt werden.

Dieses Verfahren wendet man an, wenn kein geeigneter Spender zur Verfügung steht.

Zusammensetzung des Blutes

26. Aus welchen Bestandteilen besteht das Blut?

Es besteht zu 55% aus den flüssigen Bestandteilen, dem Blutplasma, und zu 45% aus drei Arten von Blutkörperchen, den roten Blutkörperchen (Erythrozyten), den verschiedenen Arten von weißen Blutkörperchen (Leukozyten) und den Blutplättchen (Thrombozyten).

Blutplasma

27. Woraus setzt sich das Blutplasma zusammen?

Unter Blutplasma versteht man die Gesamtheit der flüssigen Blutbestandteile. Das Blutplasma enthält 90% *Wasser*.

Als *Elektrolyte* finden sich: Natrium-, Kalium-, Kalzium- und Magnesiumsalze als Chloride, Karbonate und Phosphate gelöst, z.B. 0,6–0,7% Kochsalz (NaCl).

Plasmaeiweißkörper sind das leicht gerinnbare Fibrinogen, das Albumin und die verschiedenen Globulinarten.

Außerdem sind als *wichtige Stoffe* im Blutplasma zu nennen: Glukose (Blutzucker), Bilirubin, Prothrombin, Harnstoff, Harnsäure, Kreatinin, Fettstoffe (Lipide), Cholesterin, Eisen, Kupfer, Hormone und Enzyme.

28. Was nennt man Blutserum?

Blutserum ist das Plasma ohne Fibrinogen, d.h., es besteht aus der Blutflüssigkeit mit dem gelösten Albumin und den Globulinen (s. Gerinnung, Frage 46, S. 17.

29. Welche Aufgabe hat das Fibrinogen?

Das Fibrinogen ist ein leicht gerinnbarer Eiweißkörper aus fadenförmigen Molekülen. Bei der Blutgerinnung wird das *gelöste Fibrinogen* in das *feste Fibrin* verwandelt und bildet ein festes Blutgerinnsel, das eine Blutung zum Stehen bringen kann und als Wundverschluß dient.

30. Welche Aufgaben hat das Albumin?

Albumin bindet an seiner Oberfläche Stoffe und Medikamente, die von ihm aufgenommen, transportiert und an entsprechender Stelle abgeladen werden („Huckepackverkehr").

Albumin hält Wasser fest, so daß dieses nicht so leicht ins Gewebe eindringen kann. Bei Verlust von Albumin (Hypalbuminämie), z. B. bei Eiweißmangelernährung, können sich Ödeme bilden („Hungerödem").

31. Welche Aufgabe haben die Globuline?

Die Globuline sind ein Gemisch sehr verschiedener großmolekularer Eiweißkörper. Man unterscheidet 4 Fraktionen: α_1-, α_2-, β-, γ-Globuline.

Einige von ihnen transportieren auch durch lockere Bindung an ihrer Oberfläche Stoffe von Organ zu Organ. So werden Eisen, Kupfer, aber auch Hormone befördert. Unter den Globulinen finden sich auch Antikörper zur Infektionsabwehr, besonders im Gammaglobulinbereich. Mann nennt diese auch die Immunglobuline.

32. Welche Untersuchungen stehen mit den Bluteiweißkörpern in Beziehung?

Die *Senkungsgeschwindigkeit* der Erythrozyten („Blutsenkung") wird durch Veränderungen in der Zusammensetzung der Bluteiweißkörper beeinflußt.

Die genaueste Untersuchung der Serumeiweißkörper wird durch die *Elektrophorese* erreicht, die als Verhältnis der Eiweißkörper in Prozenten anzeigt.

33. Wie wird eine Blutsenkung durchgeführt?

Zur Blutsenkung wird eine 2-ml-Spritze mit 0,4 ml Natrium citricum aufgezogen. Durch diese wird das Blut ungerinnbar gemacht. Zum Natrium citricum wird dann aus der Vene Blut bis insgesamt 2 ml, also 1,6 ml Blut, aufgezogen und langsam, aber gründlich mit dem Natrium citricum vermischt (kippen, nicht schütteln!).

Vielfach stehen heute vorgefertigte Blutsenkungsröhrchen zur Verfügung, bei denen sich ein Umfüllen oder Aufziehen des Blutes erübrigt.

Das Gestell, in dem sich das Senkungsröhrchen befindet, darf nicht an einem warmen Ort (also nicht über der Heizung oder in der Sonne am Fenster) aufgestellt werden.

Es werden Name des Patienten und Nummer des Röhrchens sowie die Uhrzeit sofort aufgeschrieben und eine Weckuhr auf 60 Minuten zum Ablesen gestellt. Die Blutsenkung wird nach einer und nach 2 Stunden abgelesen.

Die normale Blutsenkung (BSG oder BKS) beträgt beim Mann in der 1. Stunde 3–8, in der 2. Stunde 5–18 mm, bei der Frau in der 1. Stunde 6–11, in der 2. Stunde 6–20 mm.

34. Worauf beruht das Prinzip der Elektrophorese?

Die Serumeiweißkörper bewegen sich im elektrischen Feld mit verschiedener Geschwindigkeit. Die Albumine wandern am schnellsten in der Richtung des elektrischen Stromes, der durch einen Filterpapierstreifen fließt. Die γ-Globuline bewegen sich kaum vom Auftragungsort des Serums weg. Durch diese verschiedene Wanderungsgeschwindigkeit werden die Serumeiweißkörper voneinander getrennt und danach mengenmäßig bestimmt.

35. Wie sieht das normale Serumeiweißbild aus?

Als ungefähre Richtzahlen dürfen gelten:

Albumin: ca. 60%; α_1-Globuline: ca. 4%, α_2-Globuline: ca. 8%; β-Globuline: ca. 12%; γ-Globuline: ca. 16–20%. Gesamteiweiß: s. Frage 38.

36. Welche typischen Elektrophoreseveränderungen gibt es?

◆ Ein unspezifisches Syndrom, z. B. bei frischen entzündlichen Prozessen: Albuminverminderung (Hypalbuminämie) und Vermehrung der α_2-Globuline;

◆ das nephrotische Syndrom: Hypoproteinämie, starke Hypalbuminämie, starke Vermehrung der α_2- und β-Globuline (s. Frage 112, S. 361);

◆ Syndrom der chronischen Entzündung: α_2- und γ-Globulin-Vermehrung;

◆ Leberzirrhose: starke γ-Globulin-Vermehrung (s. Frage 308, S. 325);

◆ Plasmozytom (s. Frage 187, S. 48): starke, schmalbasige Erhöhung einer Globulinfraktion in der Elektrophorese, z. B. besteht bei Gammaplasmozytom ein sehr hoher Gammagipfel (s. S. 313, Abb. **30e**).

37. Was versteht man unter Immunelektrophorese?

Bei der Immunelektrophorese wird die elektrische Auftrennung der Globuline mit der Fällung bestimmter Eiweißkörper durch Antiseren kombiniert. Es lassen sich damit weitere Unterscheidungen innerhalb der großen Gruppe der Globuline feststellen.

38. Wie hoch soll der Gesamteiweißgehalt des Serums sein?

Das Gesamteiweiß im Serum liegt normal zwischen 6,5 und 8 g/l.

39. Wie nennt man eine krankhafte Verminderung des Serumeiweißes?

Hypoproteinämie.

40. Was ist Lipämie oder Lipidämie?

Vermehrter Fettgehalt des Blutes, wobei das Serum milchig-trüb aussehen kann.

41. Welche Enzyme werden im Blutserum häufig bestimmt?

– Serumamylase bei Pankreaserkrankungen.

– Transaminasen SGOT, SGPT, LDH bei Leberkrankheiten und Herzinfarkt.

– Kreatinphosphokinase (CPK) bei Herzinfarkt.

– Alkalische Phosphatase und die LAP bei Gallenstauung.

42. Welche Elektrolyte sind im Serum wichtig?

K = Kalium, Na = Natrium, Ca = Kalzium, Mg = Magnesium, Fe = Eisen, Cu = Kupfer.

43. Welche Bedeutung haben Veränderungen des Elektrolytgehaltes im Serum?

Ein Zuviel oder Zuwenig, z.B. Hyper- oder Hypokaliämie,-kalzämie oder -natriämie können schwere Störungen an den inneren Organen verursachen.

44. Welche Veränderungen der Elektrolyte sind wichtig?

– Hypokaliämie, bei Kaliumverlust durch starke Diurese oder bei Leberzirrhose, auch bei Laxantienmißbrauch,

– Hypokalzämie bei Tetanie durch Hypoparathyreoidismus,

– Hyperkaliämie bei Niereninsuffizienz.

45. Wie nennt man die Konstanz des inneren Milieus?

Homöostase.

Blutgerinnung

46. Wie verläuft die Gerinnung des Blutes?

Die Blutgerinnung verläuft in 3 Phasen:

◆ In der ersten Phase wird das Prothrombin im Blut, das aus der Leber stammt, in Thrombin verwandelt.

◆ In der zweiten Phase bewirkt das Thrombin die Umwandlung des flüssigen Fibrinogens in festes Fibrin.

◆ In der dritten Phase zieht sich das Fibrin zu einem Fasernetz zusammen, in dem die Blutzellen liegen. Von diesem Blutkuchen wird das flüssige gelbliche Serum abgepreßt. Das geronnene Blut verschließt die Austrittstellen der Blutung durch Krustenbildung.

47. Wie kommt es zur Umwandlung von Prothrombin in Thrombin?

Durch Gewebeverletzung wird unter Mitwirkung von Gerinnungsfaktoren ein Ferment, die Gewebethrombokinase (= Thromboplastin), aktiviert.

Durch den Zerfall von Blutplättchen (Thrombozyten) wird die Blutthrombokinase frei.

In Gegenwart von Kalziumionen und dem plasmatischen Gerinnungsfaktor VIII (antihämophiles Globulin) wird durch Thrombokinase Prothrombin in Thrombin umgewandelt. Wenn einer dieser Faktoren fehlt, kommt es nicht zur Blutgerinnung.

48. Bitte schreiben Sie ein einfaches Schema der Blutgerinnung auf!

Durch Gewebeverletzung oder Gefäßverletzung kommt es zu Thromozytenzerfall mit Freisetzung von *Thrombokinase:*

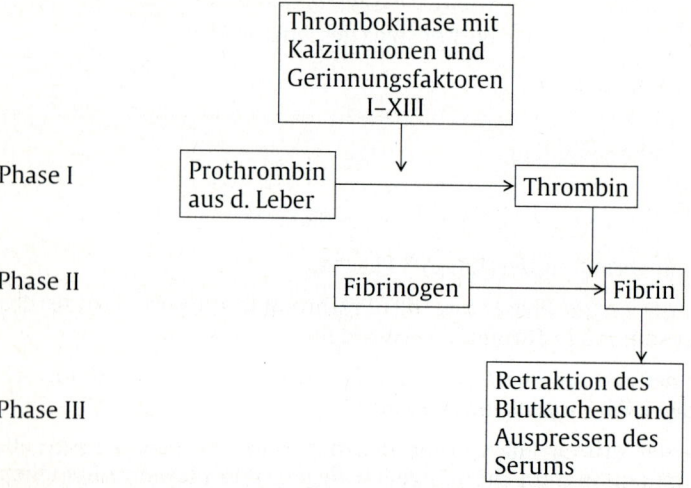

49. Wo und wie wird das Prothrombin gebildet?

Das Prothrombin wird in der Leber unter Mitwirkung des Vitamin K produziert. Bei Vitamin-K-Mangel infolge schwerer chronischer Durchfälle bei Darmkrankheiten oder bei Leberkrankheiten kann zu wenig Prothrombin gebildet werden.

50. Wie wird das Prothrombin gemessen?

Der Prothrombinspiegel wird durch die Bestimmung der Thromboplastinzeit, auch Quick-Test genannt, bestimmt. Normal sind 80–100% Quick-Wert. Um die in verschiedenen Labors bestimmten Werte besser vergleichen zu können, wird seit einigen Jahren auch der INR-Wert (internationale normalisierte Ratio) angegeben. Dabei bildet man einen Quotienten aus der Thromboplastinzeit des Patientenplasmas und eines standardisierten Normalplasmas. Der Normalwert beträgt 1,0, unter Antikoagulation mit Marcumar liegt der therapeutische Bereich zwischen 2,5 und 3,5. Sinkt der Quick-Wert unter 15%, so besteht die Gefahr einer Blutung.

51. Kann man die Gerinnungsfähigkeit des Blutes herabsetzen?

Man kann die Gerinnungsfähigkeit des Blutes z. B. durch Entzug der Kalziumionen mit Natrium citricum (s. Blutsenkung) oder Oxalsäure aufheben.

Ferner kann man den Prothrombinspiegel durch *Antikoagulantien*, z. B. Heparin oder Kumarinderivate, z. B. Marcumar, herabsetzen, wie z. B. bei Herzinfarkt, Thrombose, Embolieneigung oder Herzklappenersatz.

52. Wie wird eine Heparinbehandlung kontrolliert?

Die Heparindosierung wird nach der partiellen Thromboplastinzeit (PTT) eingestellt. Die PTT beträgt normalerweise 25–30 Sekunden und sollte bei therapeutisch wirksamer Heparinisierung um das 2- bis 3fache verlängert sein.

53. Wozu wird die partielle Thromboplastinzeit gemessen?

Die partielle Thromboplastinzeit (PTT) ist die Gerinnungszeit nach Zusatz von Thrombozytenfaktor 3 und Kalziumionen. Sie dient als Suchtest bei Verdacht auf eine hämorrhagische Diathese und zur Überwachung einer Heparintherapie.

54. Was wird Faktor VIII genannt?

Der Faktor VIII ist das antihämophile Globulin, das zur Blutgerinnung unentbehrlich ist. Wenn es ganz oder teilweise fehlt, wie bei der Bluterkrankheit (Hämophilie), besteht eine Blutgerinnungsstörung mit der Gefahr unstillbarer Blutungen. Bei Blutungen oder vor Operationen, auch Zahnziehen, muß Faktor VIII zugeführt werden.

55. Welche Bedeutung hat der Faktor IX?

Beim Mangel an Faktor IX (Christmasfactor) liegt eine Form der Bluterkrankheit, die Hämophilie B, vor. Zu ihrer Behandlung gibt es Faktor-IX-Konzentrate.

56. Was nennt man Hämostyptika?

Blutgerinnungsfördernde Medikamente, die zur Blutstillung verwendet werden.

57. Was ist Plasmin?

Plasmin ist ein *Enzym*, das Blutgerinnsel wieder auflösen kann. Eine Vorstufe des Plasmins (Plasminogen) befindet sich im Blutplasma. Die Aktivierung zu Plasmin kann durch Streptokinase, Urokinase oder Gewebe-Plasminogen-Aktivator in Gang gebracht werden.

Man kann in der Behandlung von Thrombosen, z.B. beim akuten Herzinfarkt, Plasmin zur Auflösung von Blutgerinnseln therapeutisch anwenden. Eine sehr genaue Kontrolle der Blutgerinnungsfaktoren ist bei einer solchen Behandlung unerläßlich.

58. Was versteht man unter Blutungszeit?

Als Blutungszeit gilt die Zeit, bis zu der nach einer kleinen Stichverletzung eine vorläufige Blutstillung eingetreten ist. Normale Blutungszeit 2–3 Minuten.

59. Was nennt man Gerinnungszeit?

Die Zeit bis zur Ausbildung eines festen Blutgerinnsels wird als Gerinnungszeit bezeichnet. Sie beträgt normalerweise bis zu 8 Minuten.

Zusammensetzung des Blutes

Korpuskuläre Elemente des Blutes

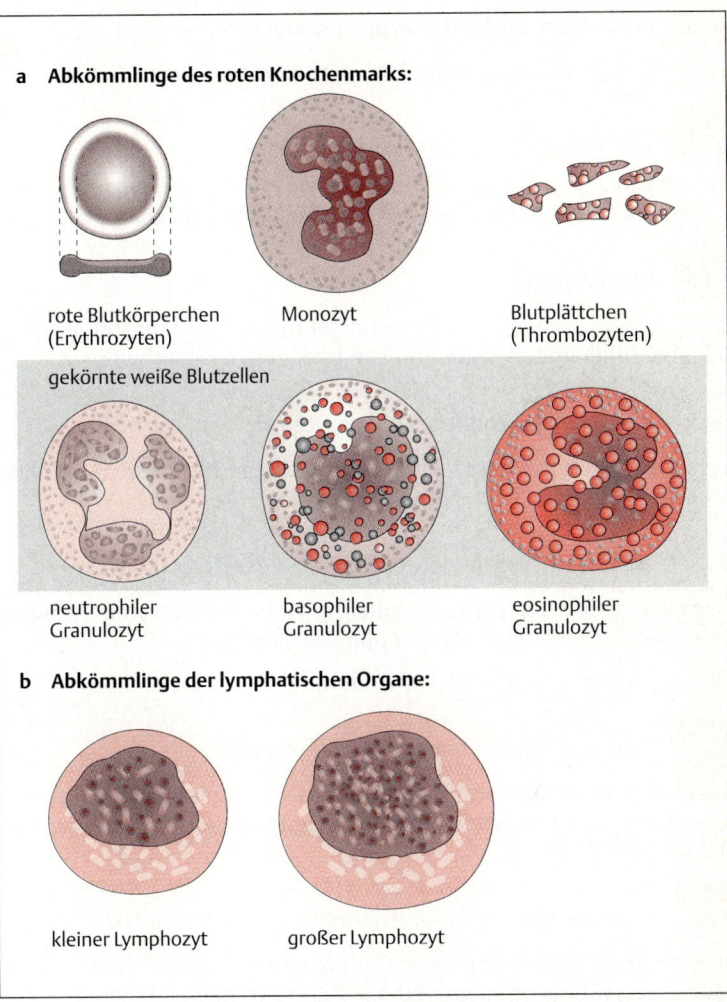

Abb. 1 a u. b Die Blutzellen. a Abkömmlinge des Knochenmarks sind die Erythrozyten, die Granulozyten, die Monozyten (teilweise) und die Thrombozyten. b Abkömmlinge der lymphatischen Organe sind die kleinen und großen Lymphozyten. Die Auszählung der einzelnen Blutzellen ergibt den Prozentanteil. Granulozyten, Lymphozyten und Monozyten werden als weiße Blutkörperchen (Leukozyten) zusammengefaßt (nach Faller).

Erythrozyten

60. Wo werden die Erythrozyten gebildet?

Sie entstehen im Knochenmark aus den Erythroblasten.

61. Wie sehen die Erythrozyten aus?

Sie sind flache gelbgrüne Scheibchen von ca. 8 µm Durchmesser (= 0,008 mm) mit einer flachen Delle an den Ober- und Unterseiten.

62. Was ist 1µm?

1 µm = 1 Mikrometer = 1 Tausendstel mm = 1 Millionstel Meter = 10^{-6} m (früher auch 1 µ geschrieben und 1 mü gesprochen).

63. Wie sehen jugendliche Erythrozyten aus, und wie heißen sie?

Jugendliche Erythrozyten zeigen Strukturen (Kernreste), die sich blau färben lassen. Sie heißen Retikulozyten.

64. Welche wichtigen Stoffe enthalten die Erythrozyten?

Der wichtigste Stoff ist das eisenhaltige Häm, das an Eiweiß (Globin) gebunden ist und daher Hämoglobin (Hb) heißt.

Die Erythrozyten sind auch sehr kaliumreich.

65. Welche Aufgaben haben die Erythrozyten?

Sie dienen dem Sauerstofftransport, indem sie diesen mit Hilfe des eisenhaltigen Hämoglobins locker binden und in den Kapillaren an das Gewebe abgeben.

66. Wieviel Erythrozyten sind normalerweise vorhanden?

Normalwerte sind 5 Millionen Erythrozyten in 1 mm³ (mm³ = µl = Mikroliter) für einen Mann und 4,5 Millionen für eine Frau.

67. Wieviel Hämoglobin ist normal?

In 100 ml Blut sind für den Mann 14–18 g, für die Frau 12–16 g Hb.

Zusammensetzung des Blutes

68. Was drückt das mittlere korpuskuläre Hämoglobin (MCH) aus?

Das MCH, früher auch Färbekoeffizient genannt, gibt den durchschnittlichen Gehalt des einzelnen Erythrozyten an. Normal ist ein MCH von 30 pg (pg = Pikogramm = 10^{-12} g) Hämoglobin pro Erythrozyt.

69. Wie wird Hämoglobingehalt des Einzelerythrozyten (MCH) errechnet?

Das MCH kann nach folgender Formel errechnet werden:

$$\text{MCH (pg)} = \frac{\text{Hämoglobin (mg/dl)}}{\text{Erythrozytenzahl }(10^9/\text{dl})}$$

70. Welche Abweichungen des MCH kommen vor?

Ein MCH über 32 pg wird als hyperchrom und unter 28 pg als hypochrom bezeichnet.

71. Was bedeutet MCHC?

Unter MCHC versteht man die mittlere korpuskuläre Hämoglobinkonzentration. Sie errechnet sich nach:

$$\text{MCHC (g/dl)} = \frac{\text{Hämoglobin (g/dl)}}{\text{Hämatokrit (l/l)}}$$

72. Welche Parameter werden im roten Blutbild gemessen, welche errechnet?

Gemessen werden Erythrozytenzahl, Hämoglobin und MCV. Hämatokrit, MCH und MCHC werden errechnet.

73. Was gibt das MCV an?

Das MCV (= mittleres korpuskuläres Volumen) gibt das Durchschnittsvolumen des einzelnen Erythrozyten an. Normal ist um 90 µm³. Ist das Durchschnittsvolumen kleiner, spricht man von Mikrozytose (z. B. bei hämolytischer Anämie), ist es größer, von Megalozytose (z. B. bei perniziöser Anämie).

24 Blut

74. Wie wird der Hämatokrit bestimmt?

Ungerinnbar gemachtes Blut wird in eine kleine Hämatokritkapillare eingefüllt und zentrifugiert. Die sedimentierte Erythrozytensäule wird abgelesen. Sie stellt das prozentuale Volumen der Erythrozyten vom Gesamtblut dar. Normal bei Männern um 47%, bei Frauen um 42%.

75. Wie groß ist die Gesamtoberfläche aller Erythrozyten?

Sie beträgt etwa 3000 m² (= z. B. 30 m x 100 m).

76. Welche Faktoren sind zur normalen Bildung der Erythrozyten erforderlich?

Wichtig für eine genügende Zahl reifer Erythrozyten sind: Eisen, Eiweiß, Vitamin B_{12}, Folsäure und der Intrinsic factor.

77. Welche Rolle spielen Vitamin B_{12}, Folsäure und Intrinsic factor bei der Blutbildung?

Der *Intrinsic factor* ist ein Enzym, das von bestimmten Zellen der Magenschleimhaut gebildet wird und für die Resorption von Vitamin B_{12} unbedingt notwendig ist.

Vitamin B_{12} (Zyanokobalamin) wird im Dünndarm aufgenommen, in der Leber gespeichert und nach Bedarf ans Knochenmark abgegeben. Es ist für die Ausreifung der Erythrozyten unentbehrlich.

Die *Folsäure* ist Teil des Vitamin-B-Komplexes. Auch sie ist für die Ausreifung der Erythrozyten unerläßlich. Mangel an Vitamin B_{12} oder Folsäure führt zur perniziösen Anämie (s. Frage 129–135, S. 34 u. 35).

78. Wo können außer im Knochenmark ausnahmsweise noch Erythrozyten gebildet werden?

Beim Foetus und bei Blutkrankheiten (z. B. bei Leukämien) findet man Blutbildungsherde auch in Leber und Milz.

79. Wie lang ist die Lebensdauer der Erythrozyten?

Ein Erythrozyt lebt etwa 120 Tage im Blut.

80. Wie werden die Erythrozyten abgebaut?

Der Abbau der Erythrozyten erfolgt im retikuloendothelialen System (RES, s. Frage 17f, S. 63) in Milz, Leber und Knochenmark. Aus dem Häm, dem eisenhaltigen Farbstoffanteil des Hb, werden Gallenfarbstoffe gebildet. Das Eisen wird im Blut als Ferritin an Eiweiß gebunden transportiert und in der Leber und im Knochenmark gespeichert.

81. Was versteht man unter Hämolyse?

Wenn Hämoglobin aus den Erythrozyten austritt, nennt man das Hämolyse. Das Blut erscheint dann im Ausstrichpräparat lackartig rot.

82. Was sind Porphyrine?

Porphyrine sind Abbauprodukte des Hämoglobins, die normalerweise nur in geringen Mengen vorkommen. Die Porphyrien sind Krankheitszustände mit Vermehrung dieser Stoffe (s. S. 440).

83. Wie nennt man die übermäßige krankhafte Eisenspeicherung?

Eine übermäßige Ablagerung von eisenhaltigem Pigment (Hämosiderin) nennt man Hämochromatose. Sie befällt vor allem Leber, Pankreas, Hoden und Haut.

84. Welche pathologischen Formen der Erythrozyten gibt es?

Abnorm große Erythrozyten nennt man *Megalozyten*. Sie kommen bei perniziöser Anämie vor.

Ferner gibt es sogenannte Kugelzellen *(Sphärozyten)*, die eine verkürzte Lebensdauer haben.

Außerdem gibt es sichelförmige Erythrozyten bei der *Sichelzellanämie*, die nur bei Afrikanern vorkommt.

Die verschiedene Färbung der Erythrozyten wird als Polychromasie, die verschiedenartige Form als Poikilozytose bezeichnet. Anisozytose bedeutet verschieden große Erythrozyten.

85. Gibt es Krankheiten des Hämoglobins?

Es gibt mehrere Hämoglobinvarianten, die als anlagebedingte krankhafte Veränderungen auftreten können. Wichtige Hämoglobinopathien sind:

◆ die verschiedenen Formen der erblichen Thalassämien, die hauptsächlich in den Mittelmeerländern (Italien, Griechenland, Türkei) vorkommen und

◆ die Sichelzellanämie, eine angeborene chronische hämolytische Anämie mit abnormem Hb und mit Sichelform der Erythrozyten bei Afrikanern.

Leukozyten

86. Welche Gruppen von Leukozyten gibt es?

Es gibt 3 Gruppen von Leukozyten:

- Granulozyten,
- Lymphozyten und
- Monozyten.

87. Wo werden die Leukozyten gebildet?

◆ Die Granulozyten werden im roten Knochenmark gebildet. Alle ihre Formen werden zur myeloischen Reihe zusammengefaßt (Myelon = Mark).

◆ Die Lymphozyten entstehen in den lymphatischen Organen: Thymus, Milz, Lymphknoten, Tonsillen. Gewisse Lymphozyten können sich im Lymphgewebe des Darmes in Plasmazellen mit breitem Protoplasmasaum umwandeln.

◆ Die Monozyten werden im Knochenmark produziert. Sie können sich in Makrophagen umwandeln und wie die Granulozyten als „Freßzellen" körperfremde Substanzen in sich aufnehmen und beseitigen (Phagozytose).

88. Welche Arten von Granula kommen bei den Leukozyten vor?

Die Zellen mit *neutrophilen*, nicht färbbaren Granula (= Körnchen) sind am zahlreichsten. Die Körnchen in den *eosinophilen* Leukozyten lassen sich rot färben. Die *basophilen* Leukozyten zeigen blaugefärbte Granula.

89. Welche Reifungsgrade machen die Granulozyten durch?

Die Entwicklung beginnt im Knochenmark mit den Myeloblasten, die sich über Promyelozyten, Myelozyten und Metamyelozyten weiter entwickeln. Aus diesen werden im Blut über die stabkernigen die segmentkernigen Granulozyten gebildet. Die Reifung durchläuft bei neutrophilen, eosinophilen und basophilen Leukozyten die gleichen Stufen.

90. Wie sieht ein normales weißes Blutbild aus?

Die Gesamtzahl der Leukozyten beträgt 6000–8000 pro mm^3. Davon sind ca. 2% Stabkernige, ca. 57% Segmentkernige, ca. 30% Lymphozyten, ca. 6% Monozyten, ca. 4% Eosinophile und ca. 1% Basophile (Differentialblutbild).

91. Was nennt man Linksverschiebung?

Eine Zunahme der Jugendlichen und Stabkernigen. Sie tritt z. B. als Zeichen einer akuten Entzündung auf.

92. Was ist eine Leukozytose?

Eine Leukozytenvermehrung über 10 000 pro µl. Sie tritt z. B. bei Entzündungsvorgängen auf.

93. Was versteht man unter Leukopenie?

Das Absinken der Leukozyten unter 5000 pro µl. Sie ist das Zeichen einer Schädigung der Leukopoese (Bildung von Leukozyten).

94. Welche besondere Bedeutung haben die basophilen Leukozyten?

In ihren Granula ist Heparin enthalten.

95. Wie nennt man Vermehrung oder Fehlen der Eosinophilen?

Eine Vermehrung heißt Eosinophilie, ein Fehlen Aneosinophilie.

96. Wann kommt es zu einer Eosinophilie?

Eine Eosinophilie wird oft bei allergischen Erkrankungen oder bei Wurmkrankheiten beobachtet.

97. Wo kommen die Leukozyten vor?

Leukozyten finden sich im Knochenmark, im Blut, in der Lymphflüssigkeit, in lymphatischen Organen und im Liquor. Nur 5% aller Leukozyten finden sich im strömenden Blut.

98. Wie können sich die Leukozyten bewegen?

◆ Sie zeigen amöbenartige Beweglichkeit und können durch Spalten der Kapillarwände in das Gewebe auswandern: *Diapedese*.

◆ Sie werden durch bestimmte Stoffe (Zelltrümmer, Fremdkörper, Krankheitserreger) angelockt: *Chemotaxis*.

◆ Sie können Fremdkörper umfließen und in sich aufnehmen: *Phagozytose*.

Die Leukozyten sind einzellige Gebilde.

99. Was nennt man Phagozytose?

Die „Freßzellen" können körperfremde Substanzen (Antigene wie Bakterien, Viren, Zelltrümmer oder auch unbelebte Substanzen) in sich aufnehmen und durch Verdauung unschädlich machen. Diesen Vorgang nennt man Phagozytose.

100. Was versteht man unter Freßzellen?

Als Freßzellen oder Phagozyten bezeichnet man die polymorphkernigen Leukozyten und besonders die aus den Monozyten entstandenen Makrophagen.

101. Auf welche Weise können Phagozyten Fremdsubstanzen angreifen?

Im Plasma der Freßzellen finden sich Bläschen mit Verdauungsenzymen, die Fremdsubstanzen zersetzen und auflösen können.

102. Wodurch entsteht die Entzündungsreaktion im Gewebe?

Bei der Phagozytose geht auch ein Teil der Freßzellen zugrunde. Ihre Zerfallsprodukte, z. B. Enzyme, greifen auch das gesunde Gewebe an, was als Entzündungsreaktion in Erscheinung tritt.

103. Wie lange leben Granulozyten?

Die durchschnittliche Lebensdauer der Granulozyten beträgt 10 Tage.

104. Wie entstehen die Lymphozyten?

In der Embryonalzeit entwickeln sich aus den Stammzellen des Knochenmarks zwei Zellarten, die die Träger des Immunsystems sind:

Die *T-Lymphozyten* entstehen unter dem Einfluß der Thymusdrüse. Sie sind hauptsächlich für die *zelluläre* Immunreaktion verantwortlich, d.h. sie können Antigene erkennen, zum Teil körperfremde Substanzen selbst vernichten oder die B-Lymphozyten über das Antigen informieren.

Die *B-Lymphozyten* sind hauptsächlich für die *humoralen* (d.h. in Flüssigkeiten ablaufenden) Immunreaktionen zuständig. Sie können sich bei Kontakt mit einem Antigen zu Plasmazellen entwickeln, die Antikörper (Immunglobuline) produzieren (s. Frage 6, S. 68).

105. Welche Arten von T-Lymphozyten sind zu unterscheiden?

◆ Die Effektor- oder Killerzellen unter den T-Lymphozyten können eine körperfremde Substanz (Antigen) oder Zelle selbst angreifen.

◆ Die Helferzellen unter den T-Lymphozyten informieren die B-Lymphozyten über das Antigen, so daß diese die spezifischen Antikörper bilden können.

◆ Die Suppressor- oder Unterdrückerzellen regulieren bzw. unterdrücken eine eventuell überstarke Reaktion der Helfer-T-Lymphozyten.

◆ Die Memory- oder Erinnerungszellen behalten die Erinnerung an einen Fremdstoff, mit dem der Körper einmal in Kontakt trat und gegen den er Abwehrstoffe (Antikörper) gebildet hat. Sie setzen den Organismus in Stand, die Abwehr sehr schnell zu mobilisieren.

106. Was sind Plasmazellen?

Sie sind den Lymphozyten ähnlich, haben aber einen breiten Plasmasaum. Sie finden sich im Knochenmark; im strömenden Blut sind sie selten. Sie sind die Bildungsstätte für Immunglobuline (Antikörper).

Thrombozyten

107. Wo werden die Blutplättchen gebildet?

Die Thrombozyten (Blutplättchen) entstehen im Knochenmark durch Abschnürung aus dem Zytoplasma der Knochenmarkriesenzellen (Megakaryozyten). Die Thrombozyten haben keinen Kern. Sie sind 2–3 µm groß und leben ca. 4 Tage.

108. Wieviel Thrombozyten sind normal?

200 000–300 000 Thrombozyten pro mm^3.

109. Welche Aufgaben haben die Thrombozyten?

Durch den Zerfall von Thrombozyten wird Thrombokinase frei, die das Prothrombin in Thrombin umwandelt. Dieser Vorgang gehört zur ersten Phase der Blutgerinnung (s. Frage 46–48, S. 17/18).

110. Wie nennt man einen Mangel an Thrombozyten?

Thrombozytopenie.

111. Was bedeutet ein Mangel an Thrombozyten?

Bei einer Thrombozytopenie kann es zu Gerinnungsstörungen, evtl. zu bedrohlichen Blutungen kommen.

112. Wodurch kann es zur Thrombozytopenie kommen?

Durch infektiös-toxische, durch medikamentöse Schäden, durch Autoimmunvorgänge oder durch Strahlenwirkung (Röntgen, radioaktive Strahlung) kann es zu einer Knochenmarkschädigung mit Thrombozytopenie kommen.

Krankheiten des Blutes

Anämien

Allgemeines

113. Was versteht man unter Anämie?

Bei einer Anämie (Blutarmut) besteht ein Mangel an Erythrozyten oder an Hämoglobin oder an beiden.

Auch Veränderungen an Form, Größe und Färbung der Erythrozyten kommen bei Anämien vor.

114. Welche Verlaufsarten von Anämien muß man unterscheiden?

Es gibt akute und chronische Anämien.

115. Wie sind die Symptome einer akuten Anämie?

Blässe, Schwäche, Schwindel, Herzklopfen, Atemnot, kalter Schweiß, schlecht gefüllter, schneller Puls, Unruhe, Durst, evtl. Schwarzwerden vor den Augen und Kollaps (hypovolämischer Schock; s. Frage 67, S. 91).

116. Welche Erscheinungen kann man bei einer chronischen Anämie beobachten?

Blässe, allgemeine Leistungsminderung, leichte Ermüdbarkeit, Neigung zu Schwindel, Kälteempfindlichkeit, schlechtes Gedächtnis, Herzklopfen (Tachykardie) und Atemnot, besonders bei Belastungen (Belastungsdyspnoe).

117. Wodurch kann es zu einer Anämie kommen?

◆ Blutungsanämien durch Blutverlust.

◆ Mangelanämien durch Mangel an lebenswichtigen Aufbaustoffen: Eisen, Vitamin B_{12}, Folsäure, Intrinsic factor, Eiweiß, z.B. durch erhöhten Bedarf (Schwangerschaft).

◆ Hämolytische Anämien durch vorzeitigen Erythrozytenabbau.

◆ Aplastische Anämien durch Störung der Erythropoese (= Erythrozytenproduktion) bei Knochenmarkschädigung.

◆ Symptomatische Anämien durch infektiöse oder andere toxische Einflüsse. Die Anämie ist dann nur ein Symptom eines akuten oder chronischen Krankheitsprozesses, z. B. Tuberkulose, Krebs, Bleivergiftung u. a. m.

118. Welche Laborbefunde sind bei einer Anämie wichtig?

Das rote Blutbild: Zahl der Erythrozyten, Menge des Hämoglobins und Hämatokrit, MCH, MCV, MCHC.

Evtl. auch Blutgruppe, Retikulozyten, Eisen- und Ferritinspiegel, osmotische Resistenz der Erythrozyten, Coombs-Test, Knochenmarkpunktion.

119. Wie kann man die Anämien nach dem mittleren korpuskulären Hämoglobin (MCH) unterscheiden?

Hyperchrome Anämien mit MCH über 36 pg: z. B. perniziöse Anämie bei Vitamin-B_{12}-Mangel.

Hypochrome Anämien mit MCH unter 26 pg: z. B. Eisenmangelanämie.

Blutungsanämien

120. Wie können Blutungsanämien zustande kommen?

◆ Durch Verletzung mit Eröffnung von Blutgefäßen.

◆ Innere Blutungen: z. B. Magenblutung bei Ulkus oder Krebs, Lungenblutung, Ösophagusvarizenblutung, Platzen eines Gefäßaneurysmas, Milz- oder Leberriß, Nieren- oder Blasenblutungen, Darmblutungen durch Polypen, Krebs oder Hämorrhoiden, Genitalblutungen.

121. Welche Verlaufsarten der Blutungsanämien muß man unterscheiden?

– Schwere akute Blutungen mit akuter Blutungsanämie und

– Sickerblutungen, die zur chronischen Blutungsanämie führen können.

122. Wie sind die Blutungsanämien zu behandeln?

◆ Die Blutungsquelle muß möglichst gefunden und beseitigt werden.

◆ Die Auffüllung des Kreislaufs mit Blut oder Blutersatzmitteln zur Verhütung des Kollapses ist bei der akuten Blutungsanämie wichtig.

◆ Wenn eine Gerinnungsstörung vorliegt, muß diese bekämpft werden.

◆ Hämostyptika (blutgerinnungsfördernde Medikamente) werden meistens angewandt, um die Blutung zum Stehen zu bringen.

◆ Wenn ein Eisenmangel durch z. B. chronische oder wiederholte Blutungen entstanden ist, z. B. durch starke Periodenblutungen bei jungen Frauen, muß Eisen zugeführt werden.

Mangelanämien

123. Welche Arten von Mangelanämien gibt es?

– Eisenmangelanämien;

– perniziöse Anämie durch Mangel an Vitamin B_{12};

– Folsäuremangelanämie;

– Eiweißmangelanämie.

124. Wie kann es zur Eisenmangelanämie kommen?

– In der Nahrung fehlt das Eisen oder

– die Resorption des Eisens im Magen-Darm-Trakt ist ungenügend oder

– die Verwertung des Eisens, d. h. der Einbau ins Hämoglobin, ist gestört oder

– der Verlust an Eisen durch Blutungen ist größer als die Aufnahme, die Eisendepots des Körpers sind erschöpft.

125. Woran kann man eine Eisenmangelanämie erkennen?

Das mittlere korpuskuläre Hämoglobin MCH liegt unter 27 pg und MCV unter 80 µm³. Der Eisenspiegel im Serum ist vermindert (normal beim Mann 80–180 µg/dl, bei Frauen 60–160 µg/dl).

Außerdem oft schmerzhafte glatte Zunge, trockene Haut, brüchige Nägel.

126. Was ist ein Mikrogramm?

1 µg = 1 Tausendstel Milligramm = 1 Millionstel Gramm (früher auch 1 γ geschrieben, 1 Gamma gesprochen).

127. Was sind Transferrin und Ferritin?

Transferrin (früher auch Eisenbindungskapazität) ist das Eisenträgerprotein im Serum, seine Sättigung sagt etwas über den Grad des Eisenmangels oder der Eisenüberladung aus. Zuverlässiger ist das Ferritin, ein im Blut zirkulierendes Eiweiß, das direkt mit dem Gesamteisengehalt des Körpers korreliert.

128. Wie wird eine Eisenmangelanämie behandelt?

◆ Durch Ausschalten der Ursachen des Eisenmangels.

◆ Durch Eisenzufuhr. Wenn es oral nicht resorbiert wird, muß es injiziert werden, z. B. nach Gastrektomie (Entfernung des Magens). Bei intravenöser Eisengabe sind Nebenwirkungen (Schmerz, Fieber, Gelenkbeschwerden) zu beachten.

129. Wie kommt es zur perniziösen Anämie?

◆ Wenn das Vitamin B_{12} in der Nahrung fehlt oder

◆ wenn es durch Fehlen des Intrinsic factor genannten Enzyms der Magenschleimhaut nicht resorbiert wird, z. B. nach Gastrektomie (Entfernung des Magens) oder

◆ im Darm durch Bakterien oder Parasiten, auch durch Autoimmunantikörper gegen den Intrinsic factor, zerstört wird,

kommt es zur perniziösen Anämie.

130. Welche Krankheitszeichen können bei perniziöser Anämie auftreten?

Die Patienten sind blaßgelb und klagen über Zungenbrennen. Die *Erythrozytenzahl* ist vermindert, das *MCH* jedoch höher als 36 pg. Die Erythrozyten sind überdurchschnittlich groß und kräftig gefärbt, sogenannte Megalozyten. Im Sternalmark findet man Megaloblasten (= übergroße Vorstufen der Erythrozyten). Die Leukozyten und Thrombozyten können vermindert sein. Durch Atrophie der Magenschleimhaut besteht eine Achlorhydrie (= Mangel an Magensäure).

Auch Kribbeln und Ameisenlaufen (Parästhesien), seltener Lähmungserscheinungen kommen vor (funikuläre Myelose).

131. Wie wird die perniziöse Anämie behandelt?

Vitamin B_{12} wird i.m. gegeben. Ein zusätzlicher Eisenmangel muß auch ausgeglichen werden. Vitamin B-Komplex bei funikulärer Myelose.

132. Wie kann der Behandlungserfolg bei einer Anämie frühzeitig erkannt werden?

Durch Vermehrung der Retikulozyten, die sogenannte „Retikulozytenkrise".

133. Wie kann es zur Folsäuremangelanämie kommen?

◆ Durch schwere Resorptionsstörungen im Darm, z. B. bei Sprue (s. Frage 173, S. 286) oder Zöliakie.

◆ In der Schwangerschaft durch erhöhten Bedarf.

◆ Durch Folsäureantagonisten, wie z. B. Zytostatika oder bestimmte Antibiotika.

134. Wie wird die Folsäuremangelanämie behandelt?

Das Folsäuredefizit muß durch Gaben per os oder i.m. behoben werden. Bei Behandlung mit bestimmten Zytostatika muß Folsäure substituiert werden.

135. Was versteht man unter Schwangerschaftsanämien?

Bei Anämien in der Schwangerschaft handelt es sich meistens um Eisenmangelanämien. Bei makrozytärer Anämie ist auch ein Folsäuremangel anzunehmen.

136. Worauf beruht die Säuglingsanämie?

Da die Milch eisenarm ist, kann bei reiner Milchnahrung in den ersten Monaten eine Eisenmangelanämie, besonders leicht bei Frühgeburten, entstehen.

Hämolytische Anämien

137. Was versteht man unter hämolytischen Anämien?

Bei den hämolytischen Anämien ist die Lebensdauer der Erythrozyten verkürzt, sie werden rascher abgebaut.

138. Welche Arten von hämolytischen Anämien sind zu unterscheiden?

Erbliche und erworbene hämolytische Anämien.

139. Welche Symptome können bei hämolytischen Anämien beobachtet werden?

◆ Durch den gesteigerten Erythrozytenabbau wird vermehrt indirektes Bilirubin aus dem Hämoglobin gebildet, es kommt zum hämolytischen Ikterus.

◆ Als Kompensationsversuch des Körpers kommen vermehrt Retikulozyten ins Blut.

◆ In Leber und Milz können wieder wie im Embryonalleben Blutbildungsherde auftreten. Leber und besonders die Milz sind vergrößert.

◆ Die Erythrozyten zeigen bei der Hämolyseprobe eine verminderte Resistenz, z. B. gegen bestimmte Salzkonzentrationen, die in einer Verdünnungsreihe von hypotonen Kochsalzlösungen geprüft werden kann: osmotische Resistenzprüfung. Normal Hämolysebeginn bei 0,46–0,40% NaCl, vollständige Hämolyse bei 0,32–0,30% NaCl.

Ein spezielles Untersuchungsverfahren zum Nachweis von erworbenen hämolytischen Anämien ist der Coombs-Test.

140. Was wird durch den Coombs-Test nachgewiesen?

Er dient zum Nachweis von Antikörpern, die sich gegen die eigenen Erythrozyten richten, an diese gebunden sind und sie hämolyseanfällig machen.

141. Welche erblichen hämolytischen Anämien sind von Bedeutung?

In Mitteleuropa vor allem die *Kugelzellanämie:* die Erythrozyten zeigen mehr kugelige Gestalt (Sphärozyten).

Selten ist Hämolyse durch *Aufbaustörungen* des Hämoglobins.

Im Mittelmeergebiet gibt es die *Thalassämie,*

bei Afrikanern die *Sichelzellenanämie* mit Hämolyse.

142. Wie entstehen die erworbenen hämolytischen Anämien?

Die Erythrozyten können durch *Autoantikörper* geschädigt werden. Diese können im Verlauf von Infektionskrankheiten, z. B. durch Toxine wie bei Malaria, Sepsis oder Gasbrand, Verbrennungen oder karzinomatösen Prozessen entstehen.

Auch chemische Intoxikationen können zur Hämolyse führen: z. B. Blei, Benzol, Sulfonamide, Schlangengifte u. a. m.

143. Was versteht man unter einer hämolytischen Krise?

Plötzliche Verschlimmerungen einer hämolytischen Anämie mit allgemeinem Krankheitsgefühl, Schwäche, Leibschmerzen, Fieber, Gelbsucht und Milzschwellung werden als hämolytische Krise bezeichnet.

144. Welche Behandlungsmöglichkeiten gibt es bei hämolytischen Anämien?

◆ Prophylaxe: Die chemisch-toxischen Ursachen müssen vermieden werden,

◆ bei Autoantikörperwirkung kommen Kortikosteroide und Zytostatika in Frage,

◆ in manchen Fällen kann die Milzentfernung helfen.

145. Was nennt man Erythroblastose?

Die Erythroblastose ist eine hämolytische Anämie der Neugeborenen; dabei kommt es zu Gelbsucht (Icterus haemolyticus neonatorum) (s. Frage 215, S. 55).

146. Worauf beruht der hämolytische Ikterus der Neugeborenen?

Das Kind einer *rh-negativen Mutter* kann von seinem *Rh-positiven Vater* den Rh-Faktor erben. Während der Schwangerschaft bewirkt der Rh-Faktor des Kindes durch die Plazenta hindurch die Bildung von *Rh-Antikörpern* bei der Mutter.

Bei der ersten derartigen Schwangerschaft wirkt sich diese Antikörperbildung meist noch nicht schwer aus. Bei späteren Graviditäten kann es zu Hämolyse, Ikterus und Anämie mit verschieden starker Schädigung des Kindes bis zum Absterben im Uterus kommen (s. Frage 215, S. 55).

147. Was kann gegen die Erythroblastose unternommen werden?

Vorbeugende Gaben von *Anti-D-Gammaglobulin* der rh-negativen Mutter (mit Rh-positivem Ehepartner und Kind) injizieren, um den Rh-Faktor zu neutralisieren, bevor es zu Rhesusantikörpern bei der Mutter kommt.

Nach der Geburt evtl. sofort *Austauschtransfusionen* beim Kind mit rh-negativem Blut, um die Hirnschädigung durch Anämie und hämolytischen Ikterus zu vermeiden.

Symptomatische Anämien

148. Wodurch kann es zu einer symptomatischen Anämie kommen?

Eine Schädigung der Erythrozyten oder des Knochenmarks kann bei vielerlei Krankheitszuständen eine Anämie als Begleitsymptom der Hauptkrankheit bewirken, z. B. chronisches Nieren- und Leberleiden, chronischer Gelenkrheumatismus, akute oder chronische Infektionskrankheiten wie Typhus, Tbc oder chronische Vergiftungen, auch Medikamentenmißbrauch (Schlafmittel, Schmerzmittel, Alkohol), Parasitenbefall (z. B. Eingeweidewürmer), bösartige (maligne) Geschwülste (Karzinom, Sarkom, Leukämie).

Aplastische Anämien

149. Was nennt man eine aplastische Anämie?

Bei den aplastischen Anämien liegt eine nachhaltige Beeinträchtigung der Erythrozytenproduktion im Knochenmark, der Erythropoese, vor. Meist sind auch die Leukozyten und Thrombozyten betroffen.

150. Welche Ursachen können zur aplastischen Anämie führen?

Als Ursache kommen chemische Stoffe in Frage, z.B.

- Medikamente (Blutazolidin, Chloramphenicol, Goldsalze, Zytostatika u. a. m.);
- Toxine (Lentasepsis, Urämie, Leukämie, Knochenmarkmetastasen),
- evtl. auch Strahlenexposition (Röntgenstrahlen, radioaktive Strahlung).

151. Welche Maßnahmen kommen bei aplastischer Anämie in Frage?

Schädigende Ursachen wie toxische Stoffe, chronischer Medikamentenmißbrauch, Strahlenexposition usw. sind abzustellen.

Kortikosteroide und Bluttransfusionen, auch eine Knochenmarktransplantation kommen als Behandlungsmöglichkeiten in Betracht.

Polyzythämie und Polyglobulie

152. Welche Arten von krankhafter Vermehrung der Erythrozyten gibt es?

Die bösartige (krebsartige) Vermehrung mit Erythrozytenzahlen über 7 Millionen pro mm^3 heißt *Polycythaemia vera*.

Die kompensatorischen (ausgleichenden) Vermehrungen mit Erythrozytenzahlen zwischen 5 und 7 Millionen pro mm^3 bei Sauerstoffmangelzuständen wie Emphysem, Silikose, manchen Herzfehlern und besonders beim Aufenthalt in großen Höhen heißen *Polyglobulie*.

Reizpolyglobulien entstehen durch Medikamente und Hormone wie beim Hyperkortizismus durch Kortikosteroide.

153. Was nennt man eine Pseudoglobulie?

Eine Pseudoglobulie entsteht durch starke Flüssigkeitsverluste mit Bluteindickung durch Erbrechen, Durchfälle, Dursten und Schwitzen mit relativem Anstieg der Erythrozytenzahl pro mm^3 über die Norm.

154. Welche Erscheinungen können bei der Polycythaemia vera beobachtet werden?

- Haut und Schleimhäute sind intensiv blaurot (zyanotisch) gefärbt,
- die Erythrozytenzahl ist über 7 Millionen pro mm^3 erhöht,
- das Erythrozytenvolumen im Hämatokrit ist vergrößert,
- auch Leuko- und Thrombozyten sind meist vermehrt,
- der Blutdruck ist manchmal gesteigert.

155. Welche Komplikationen können bei der Polyzythämie auftreten?

Es besteht eine vermehrte Thrombosebereitschaft (z. B. Apoplexieneigung), durch vermehrte Herzbelastung Gefahr der Herzinsuffizienz. Außerdem können Durchblutungsstörungen an Fingern und Zehen bis zur Gangränbildung führen.

156. Wie kann die Polyzythämie behandelt werden?

Aderlässe können als Notmaßnahme Entlastung bringen. Röntgenbestrahlungen des Knochenmarks bzw. Gaben von radioaktivem Phosphor (^{32}P) hemmen die Erythropoese, so daß für eine gewisse Zeit ein erträglicher Zustand geschaffen werden kann.

157. Wie ist die Prognose der Polyzythämie?

Infaust. Durchschnittliche Lebenserwartung ca. 3–5, selten 10 Jahre.

Krankheiten des Blutes

Krankheiten der Leukozyten

158. Was ist der Unterschied zwischen Leukozytose und Leukämie?

Leukozytose ist eine gutartige Vermehrung der Leukozyten auf 10 000–30 000 pro mm^3, z. B. bei der Infektabwehr.

Leukämie ist eine bösartige, einem Krebs vergleichbare Entartung und Vermehrung einer bestimmten Leukozytenart mit oft bis zu mehreren 100 000 Leukozyten.

159. Wann beobachtet man eine Lymphozytose?

Bei subakuten oder chronischen Infekten, wie Tuberkulose oder lymphotropen Infekten, wie bei manchen Virusarten.

160. Wann kommt es zur Monozytose?

Nach akuter Leukozytose und Linksverschiebung tritt manchmal eine monozytäre Überwindungsphase und anschließend eine lymphozytäre Heilphase im Ablauf eines Infektes auf.

Eine spezifische Erkrankung mit Monozytose ist die infektiöse Monozytose (Mononukleose), das Pfeiffersche Drüsenfieber (s. Frage 492, S. 591 u. 592).

Leukämien

161. Welche Arten von Leukämien (Leukosen) kann man unterscheiden?

Nach dem Verlauf unterscheidet man akute und chronische Leukämien. Die akuten Leukämien werden nach dem vorherrschenden Zelltyp bezeichnet.

◆ Myeloische Leukämien (ca. 80% der akuten Leukämien des Erwachsenenalters) sind durch eine Vermehrung von unreifen Zellen aus der myeloischen Zellreihe gekennzeichnet, z. B. Myeloblasten, Promyelozyten oder Myelomonozyten-Leukämien.

◆ Lymphatische Leukämien sind vor allem bei Kindern häufig und gehen mit einer starken Vermehrung unreifer Lymphozyten, Lymphknoten- und Milzvergrößerung einher.

◆ Bei undifferenzierten Formen kann man den krankhaft vermehrten Zelltyp nicht klassifizieren.

162. Welche Formen der chronischen Leukämie gibt es?

Die chronischen Leukämieformen werden ebenfalls nach dem krankhaft vermehrten Zelltyp bezeichnet, wobei Verbindungen und Übergänge zu den Non-Hodgkin-Lymphomen bestehen. Diese entwickeln sich primär im lymphatischen Gewebe (z. B. Lymphknoten), neigen aber zu leukämischer Ausbreitung im Blut.

◆ Bei der chronischen myeloischen Leukämie werden exzessiv viele Granulozyten und ihre Vorstufen im Knochenmark und gelegentlich auch in Leber und Milz produziert. Diese Patienten weisen das Philadelphia-Chromosom auf.

◆ Bei der chronischen lymphatischen Leukämie sind die Lymphozyten im Blut massiv vermehrt, zusätzlich besteht meist eine generalisierte Lymphknotenschwellung und eine Vergrößerung von Leber und Milz. Die Prognose ist relativ günstig.

◆ Bei den myelodysplastischen Syndromen ist anfangs meist keine Klassifikation der vermehrten Zellen möglich, oft besteht auch nur eine Anämie unklarer Ursache. Der Verlauf ist langsam, nach Jahren gehen diese Erkrankungen manchmal in einen Blastenexzeß über, oft erleben die meist älteren Patienten diesen aber nicht, sondern sterben vorher an anderen Krankheiten.

163. Wie ist die Krankheitsentwicklung einer chronischen myeloischen Leukämie?

Oft wochen- oder monatelang untypische Krankheitserscheinungen wie Mattigkeit und leichte Ermüdbarkeit.

Meist führen Hinfälligkeit und Anämie im Rahmen einer eingehenden Untersuchung zur Diagnose aus dem Blutbild, der Knochenmarkspunktion oder der histologischen Untersuchung von Leber, Milz oder Lymphknoten.

164. Welche Krankheitszeichen können bei einer akuten myeloischen Leukämie auftreten?

– Fieber,

– oft Ulzerationen und Blutungen der Schleimhäute,

- später Blutungen ins Unterhautgewebe,
- Leber-, Milz- und Lymphknotenschwellungen,
- typisches Blutbild und Knochenmark mit starker Vermehrung unreifer Formen,
- Anämie und Thrombopenie.

165. Welche Befunde sind bei myeloischer Leukämie wichtig?

Die Leukozytenzahl ist meist stark erhöht, etwa bis 100 000 oder mehr. Aleukämische Formen mit Leukozytenwerten unter 4000 sind selten, bei diesen ist die Sternalpunktion besonders wichtig.

Unreife Leukozytenformen finden sich in verschiedener Zahl und Ausprägung. Anämie und Thrombopenie treten oft als Komplikationen auf. Der Knochenmarkbefund (Sternalpunktion) gibt die besten Aufschlüsse. Milz-, Leber- und Lymphknotenschwellungen sind zu beachten.

166. Wie benennt man die verschiedenen Typen der myeloischen Leukämien?

Man benennt sie nach dem pathologischen Zelltyp, z. B. Stammzellenleukose, Myeloblastenleukämie, Promyelozytenleukämie.

167. Welche Komplikationen kommen bei Leukämie vor?

Abwehrschwäche gegen Infektionen durch die funktionsuntüchtigen, entarteten Leukozyten: Pneumonie, Pyelitis, Sepsis u. a. m. Daher ist Schutz vor Infektionsquellen wichtig.

Bedrohliche *Blutungen* als Folge der Thrombopenie aus dem Nasen-Rachen-Raum, den Atemwegen, dem Verdauungstrakt, dem Uterus oder den Harnwegen.

168. Warum kommt es oft bei Leukämien zu Anämie und Thrombopenie?

Infolge der Überwucherung des Knochenmarks durch krankhafte Leukozyten wird die Bildung der Erythrozyten und Thrombozyten eingeschränkt.

169. Wie ist die Prognose einer myeloischen Leukämie?

Die Prognose ist infaust (zum Tode führend).

Die Lebenserwartung beträgt je nach Stärke der Entartung bei einer akuten Leukämie einige Wochen oder Monate, bei einer chronischen Leukämie mehrere Monate oder Jahre, durchschnittlich 3 Jahre, ausnahmsweise bis zu 10 Jahren.

170. Welche Behandlungsmaßnahmen kommen bei einer myeloischen Leukämie in Betracht?

◆ Zytostatika (Myleran, Leukeran, Endoxan, Purinethol, Vincristin) können die krankhafte Vermehrung unreifer Leukozyten hemmen.

◆ Röntgenbestrahlungen von Milz und Lymphknoten wirken ebenso.

◆ Kortikoide können die Ausreifung der Leukozyten fördern.

◆ Antibiotika beugen der Infektionsgefahr vor.

◆ Bluttransfusionen können die Anämie bessern.

◆ Thrombozytenaufschwemmungen (Thrombozytenkonserven) bei Thrombopenie haben nur einen geringen, vorübergehenden Effekt.

◆ Eine Knochenmarkstransplantation kann die Krankheit in bestimmten Fällen heilen, sofern die Patienten noch nicht zu alt sind (s. Frage 23, S. 12).

◆ Laufende Blutbildkontrollen und Thrombozytenzählungen sind als Grundlage der Behandlung unerläßlich.

171. Wie ist den Komplikationen durch den starken Zellzerfall bei Leukämien vorzubeugen?

Durch starken Zellabbau kommt es zum Ansteigen der Harnsäure im Blut (Hyperurikämie) und Urin mit der Gefahr von Gichtanfällen und Nierensteinbildung.

Mit Gichtmitteln (Allopurinol), reichlich trinken lassen und Alkalisieren des Harnes kann diesen Komplikationen vorgebeugt werden.

172. Was nennt man bei einer Leukämie Remission?

Den Übergang einer akuten Krankheitsphase in eine subakute oder chronische Verlaufsform. Es können dann, zumindest vorübergehend, im Blut keine krankhaften Zellen mehr entdeckt werden.

173. Was versteht man unter einer lymphatischen Leukämie?

Bei der lymphatischen Leukämie sind Zellen der lymphatischen Reihe bösartig vermehrt und entartet. Es gibt akute und chronische Verlaufsformen. Die akuten Formen bekommen hauptsächlich Kinder und Jugendliche, die chronischen meist ältere Menschen. Eine chronische lymphatische Leukämie wird bei älteren Patienten oft als Zufallsbefund ohne Krankheitszeichen bei einer Blutuntersuchung entdeckt.

174. Welche Krankheitserscheinungen können bei einer lymphatischen Leukämie auftreten?

◆ Lymphknotenschwellungen, besonders Milztumor, aber auch Lebervergrößerung. Bei akuten Formen auch Fieber.

◆ Im Blutbild Vermehrung der Gesamtzahl der Leukozyten auf 30 000–100 000 pro mm^3, besonders durch mehr oder weniger unreife Lymphozyten.

◆ Auch Anämie und Thrombopenie sind häufig.

175. Wie kann eine lymphatische Leukämie behandelt werden?

Akute Formen: Chemotherapeutisch (zytostatisch: Leukeran) oder durch Röntgenbestrahlung, eventuell in Verbindung mit einer Knochenmarktransplantation.

Chronische Formen bedürfen oft anfangs gar keiner Therapie, sondern müssen nur beobachtet werden.

176. Wie ist die Prognose einer lymphatischen Leukämie?

Für die chronische lymphatische Leukämie ist die Prognose nur wenig besser als bei der chronischen Myelose.

Die akute Lymphoblastenleukämie der Kinder kann aber heute in einem großen Teil der Fälle geheilt werden.

Maligne Lymphome

177. Was sind maligne Lymphome?

Es handelt sich um bösartige Erkrankungen des lymphatischen Gewebes, die zwar von einem bestimmten Lymphknoten ihren Ausgang nehmen, sich aber rasch auf das gesamte Lymphsystem ausbreiten (Systemerkrankung). Entsprechend der histologischen Merkmale unterscheidet man Hodgkin- und Non-Hodgkin-Lymphome. Zum Teil können die Erkrankungen auch leukämieartige Symptome hervorrufen.

Hodgkin-Lymphom (Lymphogranulomatose)

178. Was ist ein Hodgkin-Lymphom?

Das Hodgkin-Lymphom ist eine chronisch fortschreitende Erkrankung des lymphatischen Gewebes mit Merkmalen eines bösartigen Tumors *und* einer Entzündung. Die Ursache ist unbekannt.

179. Welche Erscheinungen stehen häufig am Krankheitsbeginn der Lymphogranulomatose?

Zwei Häufigkeitsgipfel des Krankheitsbeginns: 15–30 Jahre, über 50 Jahre.

Schwellung der Halslymphknoten, in denen sich manchmal nach Alkoholgenuß ein Schmerz einstellt (Alkoholschmerz); röntgenologisch erkennbare Lymphknotenschwellungen in den Lungenwurzeln (Hilustumor) oder im Mediastinum (Mediastinaltumoren); Milz- und Leberschwellung; Juckreiz.

Die Erkrankung der Lymphknoten im Bauchraum bleibt meistens klinisch unerkannt und kann nur sonographisch, im Computertomogramm oder in der Kernspintomographie gesehen werden.

Fieber, je nach Schwere des Falles beeinträchtiges Allgemeinbefinden, was als B-Symptomatik bezeichnet wird.

Nach dem Grad der Ausbreitung werden die Stadien I–IV unterschieden.

180. Wie ist der Verlauf einer Lymphogranulomatose?

Schubweise, mit Ausbreitung auf weitere Lymphknotenstationen, evtl. mit Fieber, dazwischen Remissionen, Ausbildung von Anämie und Leukopenie, Lymphopenie, eventuell auch Eosinophilie, hohe BSG.

181. Wie kann die Diagnose der Lymphogranulomatose gesichert werden?

Durch histologische Untersuchung eines Lymphknotens (durch Probeexzision), auch des Sternal-, Leber- oder Milzpunktates.

Bestimmung des Ausbreitungsstadiums durch CT oder MR.

182. Welche Behandlungsmöglichkeiten stehen bei Lymphogranulomatose zur Verfügung?

Die frühzeitige Entfernung der Milz soll die weitere Ausbreitung verhindern.

Die befallenen Lymphknoten (Hodgkin-Lymphome) sprechen sehr gut auf Röntgenbestrahlung (Telekobalt) und kombinierte Zytostatikabehandlungen an, z.B. nach dem COPP-Schema (*C*yclophosphamid, *O*ncovin, *P*rocarbacin, *P*rednison).

Der frühzeitige Beginn und die konsequente Durchführung der 6–8 Behandlungszyklen ist von größter Bedeutung für die Prognose.

183. Wie ist die Prognose der Hodgkin-Erkrankung?

Die Prognose wird vom Stadium der Erkrankung bei Beginn der Behandlung und vom histologischen Typ bestimmt und ist sehr unterschiedlich.

Bei intensiver und konsequenter Kombinationsbehandlung der Stadien I und II können heute Dauerheilungen in 65–70% der Fälle erreicht werden. Die Überlebenden 10 Jahre nach Beginn der Behandlung dürfen als geheilt gelten.

Non-Hodgkin-Lymphome (NHL)

184. Welche Non-Hodgkin-Lymphome (NHL) gibt es?

Die Einteilung der NHL ist verwirrend und hat sich in den letzten Jahren mehrfach geändert. Zum Teil werden neuere und ältere Begriffe parallel gebraucht.

Nach histologischen und immunologischen Merkmalen unterscheidet man *T-Zell*-Lymphome, *B-Zell*-Lymphome und *gemischte* Lymphome. Zur ersten Gruppe gehören das immunoblastische Lymphom, zur zweiten das zentroblastische Lymphom und zur dritten Gruppe das lymphoplasmozytoide Immunozytom.

Prognostisch unterscheidet man Lymphome vom hohen und vom niedrigen Malignitätsgrad. In der Regel gilt: Je weniger differenziert, d. h. mit klassifizierbaren Zellen ausgestattet, ein Lymphom ist, um so maligner ist es.

185. Welche Krankheitssymptome verursachen NHL?

Es können zunächst nur einzelne oder mehrere Lymphknoten vergrößert sein, jedoch ist auch der primäre Organbefall (Magen-Darm, Haut, Knochen) nicht selten. Allgemeinsymptome (B-Symptomatik) treten bei den NHL seltener auf als bei der Lymphogranulomatose, es besteht aber meistens eine Anämie.

186. Wie werden NHL behandelt?

Je nach Stadium und Alter des Patienten mit Bestrahlung und Polychemotherapie, bei sehr alten Patienten oft nur mit Steroiden. Bei jüngeren Patienten gelingt mittels Knochenmarkstransplantation in 30–50% eine Heilung.

187. Was ist ein Plasmozytom?

Beim Plasmozytom (auch plasmozytisches Lymphom, multiples Myelom, Morbus Kahler) kommt es zur bösartigen Vermehrung eines bestimmten Klons von Plasmazellen im Knochenmark mit Bildung eines Paraproteins, meistens aus der Klasse der Immunglobuline G. Dieses wird häufig in der Elektrophorese als sehr hoher oder zusätzlicher Gipfel im Gammaglobulinbereich erkennbar. Manchmal scheiden die Patienten auch ein krankhaftes niedermolekulares Eiweiß im Urin aus („Bence-Jones-Proteinurie"). Die Diagnose erfolgt mittels Knochenmarksbiopsie und Immunelektrophorese des Serums, evtl. auch des Urins.

188. Welche Krankheitssymptome macht ein Plasmozytom?

Es kann schmerzhafte, diffuse oder umschriebene Knochenzerstörungen verursachen, die im Röntgenbild als „Löcher" erscheinen.

Im weiteren Verlauf treten die Probleme der Verdrängung des gesunden Knochenmarks auf: Anämie, Leukopenie, Thrombopenie. Da das krankhafte Eiweiß die Nierenglomeruli verstopft, bekommen viele Patienten eine Niereninsuffizienz.

Knochenmarkschädigungen

189. Was versteht man unter Agranulozytose?

Bei der Agranulozytose handelt es sich um eine akute schwere bedrohliche Störung der Granulozytenbildung im Knochenmark, so daß im Blutbild eine Leukopenie und fast keine oder gar keine Granulozyten (polymorphkernige Leukozyten) mehr gefunden werden.

190. Wodurch kann es zur Agranulozytose kommen?

Durch *Überempfindlichkeit* (Allergie) gegen bestimmte Medikamente, vor allem Schmerzmittel, Schlafmittel, Rheumamittel, Thyreostatika, Antibiotika.

Aber auch durch *Toxine* von Krankheitserregern kann es zur Schädigung des Knochenmarks mit Erliegen der Granulozytenproduktion kommen.

191. Welche Erscheinungen können bei der Agranulozytose auftreten?

Die *Anfangserscheinungen* bei der Agranulozytose sind meist wie bei Grippe oder Mandelentzündung. Es können sich unter Temperaturanstieg rasch fortschreitende Ulzerationen und schwere gangränöse Veränderungen an den Schleimhäuten des Mundes, des Rachens, besonders der Mandeln und in der Scheide mit Neigung zu Blutungen bilden.

Durch das Fehlen der Granulozyten in der Körperabwehr besteht eine bedrohliche Gefahr zur Ausbildung tödlicher *Entzündungen*: Phlegmone, Pneumonie, Sepsis.

Leukopenie von 500–3000.

Granulozyten extrem vermindert oder fehlend: Granulozytopenie bis Agranulozytose.

192. Welche Maßnahmen müssen bei Agranulozytose oder Granulozytopenie ergriffen werden?

Sofort müssen alle Medikamente abgesetzt werden. Alle mit der Behandlung und Pflege des Patienten Beschäftigten müssen von dieser Maßnahme unterrichtet werden, also auch Aushilfskräfte und Nachtschwestern, da jede weitere Gabe von Schmerz- oder Schlafmitteln die Krankheit entscheidend verschlimmern kann.

Zur Vorbeugung gegen Infektionen: Isolierung, Wischdesinfektion des Krankenzimmers, Mundschutz und Schutzkittel. Gute Mund- und Körperpflege des Patienten.

Die eigentliche Behandlung wird mit Kortikosteroiden, Antibiotika und Granulozyten-Kolonie-stimulierendem Faktor (G-CSF), evtl. mit Bluttransfusionen auch als Granulozytentransfusion durchgeführt.

Die Kontrolle des Blutbildes ist unerläßlich.

193. Wie ist die Prognose der Agranulozytose?

Wenn die Granulozytenbildung nicht rechtzeitig in Gang kommt, können die septischen Komplikationen zum Tode führen. Sonst Ausheilung ohne erkennbare Folgen.

Der Patient muß aber nachdrücklich belehrt werden, welche Medikamente er strikt vermeiden muß, um nicht wieder in eine Agranulozytose zu geraten.

194. Was versteht man unter Panzytopenie?

Bei einer Panzytopenie sind alle Blutkörperchen, Erythrozyten, Leukozyten und Thrombozyten vermindert.

Die aplastische Anämie ist auch eine Knochenmarkschädigung, allerdings nicht so weitgehender Art (s. Frage 149–151, S. 39).

195. Wie kann es zur Panzytopenie kommen?

Durch Toxine, Medikamente, Röntgenstrahlen oder Osteomyelosklerose.

196. Was ist Osteomyelosklerose?

Bei der Osteomyelosklerose (Osteomyelofibrose) sind die Knochenmarkräume durch fortschreitende bindegewebige Veränderung und durch Verdickung der Knochenschicht eingeengt. Daher ist die Blutbildung entsprechend beeinträchtigt. Leber und Milz können vergrößert sein. Als Ersatz für das versagende Knochenmark können extramedulläre Blutbildungsherde in ihnen entstehen.

Hämorrhagische Diathesen (Blutungsübel)

197. Was versteht man unter hämorrhagischer Diathese?

Man versteht darunter eine Neigung zu Blutaustritten aus den Gefäßen.

198. Worauf beruhen die hämorrhagischen Diathesen?

Auf Störungen der Blutgerinnung (Koagulopathien) oder Schädigung der Gefäßwand (vaskuläre Purpura).

Störung der Blutgerinnung (Koagulopathie)

199. Worauf können Störungen der Blutgerinnung beruhen?

◆ Auf erblichen Defekten, wie das Fehlen des Faktors VIII oder IX bei der Bluterkrankheit;

◆ auf erworbenen Defekten, z. B. Thrombopenie oder verbrauchte Gerinnungsfaktoren (Verbrauchskoagulopathie), oder Afibrinogenämie (Fibrinogenmangel), Mangel an Vitamin K;

◆ auf Bildung von Hemmstoffen, wie bei den Immunkoagulopathien.

200. Welche Störung liegt der Hämophilie zugrunde?

Der Bluterkrankheit (Hämophilie) liegt ein erblicher Defekt zugrunde. Dieser besteht bei der Hämophilie A in einer ungenügenden Bildung von antihämophilem Globulin (Faktor VIII) und bei der Hämophilie B im Mangel an Faktor IX.

Die Bluterkrankheit tritt nur bei Männern in Erscheinung, während sie von den nicht manifest erkrankten weiblichen Mitgliedern der Bluterfamilie nur weitervererbt wird (sogenannter geschlechtsgebundener rezessiver Erbgang).

201. Wie ist der Verlauf der Bluterkrankheit?

Die Erscheinungen der Hämophilie sind um so schwerer, je weniger antihämophiles Globulin (Faktor VIII) gebildet werden kann. Schon in der Kindheit kann es durch relativ leichte Verletzungen oder durch Zahnextraktionen zu schweren Blutungen kommen. Häufig sind Blutungen in Gelenkhöhlen, wobei die Gelenke mit Versteifungen ausheilen.

202. Welche Verhaltensmaßnahmen gelten für Bluter?

Patienten mit Bluterkrankheit müssen sich vor Verletzungen, Prellungen, Quetschungen und Zerrungen hüten. Zahnextraktionen dürfen nur nach ärztlicher Vorbehandlung durchgeführt werden.

203. Welche Behandlungsmöglichkeiten gibt es bei Hämophilie?

Bei einer hämophilen Blutung kann man lokal Thrombin zur Blutstillung anwenden.

Eine Direktblutübertragung (nicht Konserve) oder die Gabe von antihämophilem Globulin (AHG) können dem Kranken eine gewisse Menge des fehlenden Faktors VIII zuführen.

Gelenkblutungen sind chirurgisch-orthopädisch so zu behandeln, daß keine Versteifungen in ungünstiger Stellung zurückbleiben.

204. Welche erworbenen Störungen der Blutgerinnung sind wichtig?

◆ Bei Leberschäden mit Prothrombinmangel, z. B. Leberzirrhose;

◆ durch Thrombopenie bei Knochenmarkschädigung (Leukämie, Urämie, Toxine, Medikamente u. a.);

◆ Verbrauchskoagulopathie, z. B. im septischen Schock;

◆ Immunkoagulopathie durch Bildung von Hemmkörpern gegen die Gerinnungsfaktoren.

205. Was nennt man thrombozytopenische Purpura?

Die idiopathische thrombozytopenische Purpura (Morbus Werlhof) ist eine Krankheit unbekannter Ursache, bei der ein zahlenmäßiger Mangel der Thrombozyten mit hämorrhagischer Diathese in Form von punktförmigen Blutungen an Haut und Schleimhäuten und inneren Organen besteht. In den meisten Fällen werden Antikörper gegen körpereigene Thrombozyten gefunden.

206. Wie kann es zu einer Verbrauchskoagulopathie kommen?

Wenn es in vielen kleinen Gefäßen zur Gerinnung (dissemimierte intravasale Gerinnung = DIC) kommt, können die dabei zur Verfügung stehenden Gerinnungsfaktoren aufgebraucht sein, so daß keine weitere Gerinnung eintreten kann. Meistens passiert dies im Rahmen einer Sepsis

207. Wie wird eine Verbrauchskoagulopathie behandelt?

Paradoxerweise wird Heparin gegeben, das die weitere Gerinnselbildung verhindert und dem Organismus Zeit gibt, neue Gerinnungsfaktoren zu bilden.

Vaskuläre Purpura

208. Was versteht man unter vaskulärer Purpura?

Bei den Angiopathien liegt eine vermehrte Durchlässigkeit der Gefäßwände vor, es kommt zu stecknadelkopfgroßen oder kleinfleckigen Blutaustritten ins Gewebe, die man als Purpura bezeichnet. Die Blutungen sind etwas größer als Petechien.

209. Welche Erscheinungen können durch Schädigung der Gefäßwand entstehen?

– Nasenbluten (Epistaxis),

– Lungenblutung (Hämoptoe oder Hämoptyse),

– Bluterbrechen (Hämatemesis),

– Blutabgänge aus dem Darm (schwarz): „Teerstühle" (Meläna),

– blutiger Urin (Hämaturie).

210. Wodurch kann es zur Gefäßwandschädigung mit vaskulärer Purpura kommen?

◆ Im Rahmen von Infektionskrankheiten, z. B. Meningokokken-Meningitis, Masern, Scharlach oder Pocken, können Gefäßwände toxisch geschädigt werden. Es kommt zu einem hämorrhagischen Exanthem;

◆ medikamentöse Schädigungen durch Chinin, Sulfonamide, Goldsalze u. a.;

◆ allergisch bedingte Krankheiten, die mit Gelenkschmerzen, Schwellungen und Blutungen einhergehen, wie bei Kindern und Jugendlichen die Schönlein-Henoch-Purpura;

◆ Vitamin-C-Mangel mit Blutungen aus Schleimhäuten und in Gelenke;

◆ Purpura simplex; erbliche, aber harmlose Neigung zu Blutaustritten aus den Gefäßen;

◆ Purpura senilis; harmlose Erscheinung bei alten Leuten.

211. Was ist das Rumpel-Leede-Phänomen?

Wenn bei venöser Stauung am Arm nach 5 Minuten kleine Blutaustritte (Petechien) in der Ellenbeuge erkennbar sind, ist das Rumpel-Leede-Phänomen positiv. Es besteht eine Kapillarwandschwäche.

Blutgruppen und Bluttransfusion

212. Welche Blutgruppen sind zu unterscheiden?

Blutgruppe 0, A_1, A_2, B, A_1B und A_2B.

213. Was sind Agglutinine?

Agglutinine sind Eiweißstoffe, die durch Reaktion mit einer chemischen Gruppe an den Erythrozyten zur Verklumpung der roten Blutkörperchen führen. Ein Mensch der Blutgruppe A hat in seinem Serum agglutinierende (verklumpende) Substanzen gegen die Erythrozyten der Blutgruppe B (Anti-B-Agglutinin). Sein Blut der Gruppe A verträgt sich so z. B. nicht mit dem Blut der Gruppe B (Abb. **2**).

Jeder Mensch hat im Blut Antikörper gegen die Blutgruppen, die er selbst nicht hat.

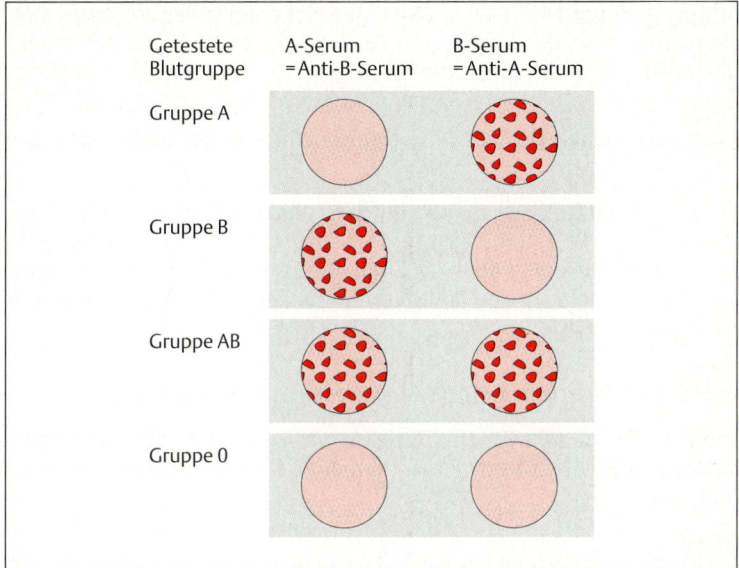

Abb. 2 Vereinfachte Darstellung der mit Testserum auftretenden Agglutinationen. Bestimmung der Blutgruppe (nach Faller)

214. Was bezeichnet man als Rhesus-Faktor?

Eine Blutkörpercheneigenschaft, die 85% der Menschen aufweisen, und die man *Rh*-positiv nennt, während 15% *rh*-negativ sind, weil ihnen dieser Faktor fehlt.

215. Was geschieht, wenn ein rh-negativer Patient Rh-positives Blut transfundiert bekommt?

Er bildet gegen den ihm zugeführten körperfremden Rhesusfaktor Antikörper. Das macht sich vorerst nicht bemerkbar. Erhält er aber (fälschlich!) wieder Rh-positives Blut, so kommt es durch Antigen-Antikörper-Reaktion zu einem eventuell tödlichen Transfusionszwischenfall.

Wenn einer rh-negativen Frau Rh-positives Blut transfundiert wird und sie dadurch Rhesusantikörper bildet, kann dies bei einer späteren Schwangerschaft mit Rh-positivem Kind zur Erythroblastose führen (s. Frage 145–147, S. 38). Eine solche Komplikation kann sich aber auch nach der vorherigen Austragung eines (vom Vater her) Rh-positiven Kindes einstellen.

216. Wie sollen sich die Blutgruppen von Spender und Empfänger verhalten?

Es soll grundsätzlich gruppengleiches Blut übertragen werden. Im Notfall kann Blut der Gruppe 0 rh-negativ als *Universalspender* genommen werden. Die Träger der Blutgruppe AB Rh-positiv sind *Universalempfänger* und können notfalls Blut der Gruppe 0, A und B rh-negativ erhalten.

217. Welche Arten der Bluttransfusionen sind zu unterscheiden?

Die Transfusion von Frischblut direkt vom Spender zum Empfänger (selten) oder die Übertragung von Blutkonserven (überwiegende Methode).

218. Welche Vorteile hat die Blutkonserve?

– Zeitliche und örtliche Unabhängigkeit der Transfusion vom Blutspender,
– Möglichkeit der Bevorratung.

219. Was kann man durch eine Bluttransfusion erreichen?

Eine Bluttransfusion ist als vollwertiger Blutersatz anzusehen. Sie hat als Frischbluttransfusion auch blutstillenden Effekt und wirkt auf das Knochenmark anregend. Außerdem bedeutet sie die Zufuhr von hochwertigem Eiweiß und von Eisen.

220. Welche Gefahren bestehen bei einer Bluttransfusion?

◆ Die Transfusion von Blut mit ungeeigneter Blutgruppe kann durch Schock zum Tode führen;

◆ es kann eine Überempfindlichkeit gegen fremdes Serumeiweiß ausgelöst werden;

◆ es können Krankheitserreger übertragen werden, z. B. das Hepatitisvirus, das humane Immundefizienz-Virus (HIV), evtl. auch Lues oder Malaria;

◆ durch häufige Transfusionen kann eine zu starke Eisenmenge eingebracht werden und im Körper durch Speicherung zu Schäden führen (Hämosiderose).

221. Welche Untersuchungen müssen bei einem(r) Blutspender(in) vorgenommen werden?

Bestimmung von Hb, Blutsenkung, Transaminasen, Blutdruck, HB_sAg (Hepatitis-B-surface-Antigen), Antikörper gegen HIV und Hepatitis C sowie TPHA-Reaktion.

222. Welche Arten von Spendern unterscheidet man?

Man unterscheidet Gelegenheitsspender, die nicht öfter als zweimal im Jahr spenden, und Dauerspender, die etwa alle 3 Monte spenden und in einer Spenderkartei geführt werden.

223. Welche Eigenschaften muß ein(e) Blutspender(in) haben?

– Er/Sie muß beschwerdefrei und arbeitsfähig sein;
– er/sie soll zwischen 18 und 65 Jahren alt sein;
– er/sie soll sich in gutem Allgemeinzustand befinden;
– es darf keine Schwangerschaft bei der Spenderin bestehen,
– die letzte Geburt muß über 6 Monate zurückliegen;
– er/sie darf an keiner chronischen Krankheit leiden;
– es darf keine vorübergehende akute Krankheit bestehen, auch die Rekonvaleszenz nach einer solchen muß abgeschlossen sein.

Menschen, die eine Hepatitis B oder C, Malaria, Tuberkulose oder Lues durchgemacht haben oder in den letzten 2 Jahren eine Brucellose hatten, dürfen kein Blut spenden. Dauerausscheider von Typhus-Paratyphus-Bakterien oder anderen Salmonellen kommen nicht in Betracht. Nach Impfung mit Lebendvakzinen (Pocken, Gelbfieber) oder Impfung mit Antitoxin müssen 6 Wochen abgewartet werden. Die letzte negative Seroreaktion auf Lues darf nicht älter als 6 Wochen sein, so daß die Luesreaktion vor jeder Blutspende kontrolliert werden muß.

224. Was ist bei einer Bluttransfusion unbedingt zu beachten?

Die Blutgruppe und das Verfallsdatum der Konserve müssen kontrolliert werden. Die Nummern des Teströhrchens und der Konserve müssen übereinstimmen.

Vom Empfänger werden 5 ml Blut abgenommen und die Kreuzprobe vom Arzt durchgeführt. Erst wenn schriftlich bestätigt worden ist, daß das Ergebnis der Kreuzprobe einwandfrei war, läßt man als Vorprobe 20 ml Konservenblut einlaufen und wartet 10 Minuten, ob Unverträglichkeitszeichen auftreten.

Dann muß der Arzt den Patienten ansehen, ob Zeichen von Unverträglichkeit zu bemerken sind.

Bei bewußtlosen Patienten muß ein Dauerkatheter eingeführt werden, um eine Hämolyse sofort erkennen zu können.

Wenn keine Unverträglichkeitszeichen aufgetreten sind, darf man die Transfusion ganz langsam einlaufen lassen.

225. Was versteht man unter einer Kreuzprobe?

Es werden einerseits Empfängerserum und Spenderblutkörperchen, andererseits Spenderserum und Empfängerblutkörperchen miteinander vermischt. Dabei darf keine Agglutination oder Hämolyse eintreten. Dieser Test muß von einem Arzt durchgeführt werden.

226. Wie müssen Blutkonserven aufbewahrt werden?

Sie sind in einem vibrationsfreien Kühlschrank bei + 4° bis + 6° zu halten. Vor der Transfusion ist die Konserve rechtzeitig aus dem Kühlschrank zu holen, damit sie Zimmertemperatur annehmen kann.

Die Blutkonserve darf nicht im Wasserbad aufgewärmt oder geschüttelt werden.

227. Wie machen sich Transfusionszwischenfälle bemerkbar?

Sie können einhergehen mit

- Unruhe,
- Angstgefühl,
- Schmerzen im Rücken,

- Beklemmungsgefühl in der Brust,
- Übelkeit,
- Blässe,
- Schweißausbruch,
- Schüttelfrost,
- Tachykardie,
- Kollaps.

228. Welche schweren Transfusionsfolgen sind möglich?

- Tödlicher Schock,
- akutes Nierenversagen mit Anurie, eventuell Übergang ins Coma uraemicum (s. Frage 135, S. 368),
- Hämolyse.

229. Was muß bei Transfusionszwischenfällen getan werden?

◆ Die Transfusion muß sofort abgebrochen werden;

◆ Schockbekämpfung mit Adrenalin und 250–1000 mg Prednisolon i.v.;

◆ Plasmaersatzmittel, bei stärkerer Hämolyse Austauschtransfusion;

◆ verstärkte Diurese (Mannit, Lasix) wegen der Hyperkaliämie durch den Zerfall der kaliumreichen Erythrozyten;

◆ eventuell Natriumbikarbonat gegen die Azidose;

◆ die Blutkonserve muß im Kühlschrank zur späteren Untersuchung aufbewahrt werden.

230. Wer ist für die Transfusion verantwortlich?

Transfusionen dürfen nur durch Ärzte vorgenommen werden. Der durchführende Arzt ist für die Transfusion verantwortlich. Aber auch das Hilfspersonal (Labor- und Pflegepersonal) kann zur Verantwortung herangezogen werden, z. B. bei Verwechslungen.

Lymphatisches System und Milz

1. Wie fließt die Lymphe im Körper?

Die Lymphflüssigkeit umfließt alle Zellen und sammelt sich in den dünnen *Lymphkapillaren*, die zu größeren *Lymphgefäßen* zusammenfließen und von der Peripherie nach zentral führen.

Sie münden schließlich in den Milchbrustgang, den *Ductus thoracicus*, der mit der Cisterna chyli vor dem ersten Lendenwirbelkörper beginnt und im Winkel der V. subclavia und V. jugularis links ins Blutgefäßsystem mündet. Die Lymphe der rechten oberen Körperhälfte wird durch den kleineren *Ductus lymphaticus dexter* in den rechten Venenwinkel geleitet.

Die *Lymphknoten* sind in die Lymphbahnen als Zwischenstationen eingeschaltet.

2. Woraus besteht die Lymphflüssigkeit?

Die Lymphe bildet sich aus Gewebsflüssigkeit und enthält dieselben Eiweißstoffe wie das Blut (Albumin, Globuline und Fibrinogen) als sogenanntes Lymphplasma.

Im Gegensatz zur klaren Lymphe der Körperperipherie ist die Lymphe, die aus dem Verdauungstrakt durch den Milchbrustgang fließt, durch die Aufnahme von Fetttröpfchen milchig-trüb.

3. Wie sind die Lymphknoten aufgebaut?

Sie sind als Filterstationen und Abwehrzentren gegen Infektionen in die Lymphbahnen eingelagert. Sie haben außen eine bindegewebige Kapsel. Im Innern befindet sich Retikulumgewebe, in dessen Zentren Lymphozyten gebildet werden.

4. In welchen Organen befindet sich lymphatisches Gewebe?

Lymphgewebe findet sich in den Lymphknoten, in der Milz, im Thymus, in den Tonsillen, in den kleinen schlecht abgrenzbaren Lymphfollikeln des Atmungs- und Verdauungstraktes, in den großen Peyerschen Plaques des Ileums und in der Appendix.

5. Wo befinden sich Lymphknoten?

Die Lymphknoten liegen oft in Gruppen beisammen, z. B. in den Gelenkbeugen, besonders in der Achsel- und Leistenbeuge, in den Lungenwurzeln und im Mesenterium, am Hals und im kleinen Becken.

6. Welche Aufgaben hat das Lymphsystem?

Es ist ein Transportorgan, das Stoffwechselschlacken aus dem Gewebe und resorbierte Nahrungsstoffe, vor allem Fette aus dem Darm, abtransportiert.

Die Lymphknoten halten Bakterien, Fremdkörper und Entzündungsstoffe zurück, um ihre weitere Ausbreitung im Organismus zu verhindern.

7. Welche Krankheiten gehen mit allgemeinen Lymphknotenschwellungen einher?

Allgemeine Lymphknotenschwellungen (Lymphadenopathien) kommen vor bei:

- lymphatischer Leukämie (Lymphadenose);
- Lymphogranulomatose (Hodgkin-Krankheit und Non-Hodgkin-Lymphomen);
- Mononucleosis infectiosa (Pfeiffersches Drüsenfieber, Virusinfektion);
- HIV-Infektion.

8. Wodurch können lokale Lymphknotenschwellungen entstehen?

◆ Bei lokaler Entzündung, z. B. Fingereiterung, Anschwellen der axillären Lymphknoten.

◆ Lymphknotentuberkulose am Hals, Hilustuberkulose, Mesenterialtuberkulose.

◆ Karzinommetastasen in Lymphknoten.

9. Was versteht man unter Lymphographie?

Die röntgenologische Darstellung der Lymphbahnen und Lymphknoten eines bestimmten Gebiets mit einem Kontrastmittel zur Krankheitserkennung oder zum Ausschluß krankhafter Veränderungen.

10. Bei welchen Krankheiten wird die Lymphographie angewandt?

Zum Nachweis oder Ausschluß von Karzinommetastasen in den Lymphknoten oder einer Systemerkrankung des Lymphgewebes, wie z. B. Lymphogranulomatose (Morbus Hodgkin).

11. Welche Verfahren haben heute die Lymphographie weitgehend verdrängt?

Computertomographie und Kernspintomographie.

12. Was ist ein Ödem?

Als Ödem bezeichnet man eine krankhafte Ansammlung von Gewebs- bzw. Lymphflüssigkeit im Raum zwischen den Gewebezellen (Interstitium), wodurch eine Schwellung entsteht.

13. Wodurch kann es zu einem Ödem kommen?

◆ Durch Abflußbehinderung der Lymphflüssigkeit, z. B. durch Krebsmetastasen in der Achsel mit Lymphödem des Armes;

◆ durch Behinderung des venösen Abflusses z. B. durch Thrombosen oder durch Herzinsuffizienz mit Ödemen an den abhängigen Körperpartien;

◆ durch vermehrte Kapillardurchlässigkeit, z. B. toxisch bei Insektenstich;

◆ durch Albuminmangel im Blut (Hypalbuminämie) mit Herabsetzung des onkotischen Druckes und des Wasserbindungsvermögens des Blutes, wie bei nephrotischen Ödemen oder bei Hungerödemen (Eiweißmangelschaden = „Dystrophie").

14. Wo liegt die Milz?

Die Milz befindet sich im linken Oberbauch und überragt normalerweise den linken Rippenbogen nicht. Sie liegt unter der linken

Zwerchfellkuppe zwischen linker Niere, dem Magen und der linken Flexur des Dickdarms.

15. Wie ist der Aufbau der Milz?

Die Milz wird außen von einer bindegewebigen Kapsel, die mit glatter Muskulatur durchsetzt ist, umschlossen. Im Inneren der Milz finden sich lymphatisches und retikuloendotheliales Gewebe (RES).

16. Welche Aufgaben hat die Milz?

◆ Durch das reichlich vorhandene lymphatische Gewebe ist die Milz eine wichtige Bildungsstätte der Lymphozyten;

◆ im RES der Milz werden die überalterten Erythrozyten abgebaut, und das freiwerdende Eisen wird in der Milz gespeichert;

◆ durch den hohen Gehalt an RES-Gewebe und Lymphozyten spielt die Milz eine wichtige Rolle in der Infektionsabwehr, vor allem im Kindesalter;

◆ die Milz kann sich bis auf das Doppelte vergrößern und so als Blutspeicher dienen, der sich durch Kontraktion der glatten Muskulatur teilweise entleeren kann;

◆ die Milz kann eine hemmende Wirkung auf das Knochenmark ausüben.

17. Was bezeichnet man als RES?

Das retikuloendotheliale System (auch histiozytäres System genannt) stellt eine Leistungsgemeinschaft mehrerer Zellarten dar, die in verschiedenen Organen wie Leber, Milz, Knochenmark, Lymphknoten u. a. vorkommen.

Sie bilden ein Netzwerk oder Zellansammlungen, die mit dem Blutstrom oder mit den Lymphbahnen in Verbindung stehen.

18. Welche Aufgaben haben die Zellen des RES?

Die Kupfferschen Sternzellen in der Leber z. B. speichern das Eisen.

Andere Endothelzellen nehmen körperfremde Substanzen auf, z. B. eingedrungene Krankheitserreger (Phagozytose), oder machen deren Gifte unschädlich (Neutralisation). Lymphozyten stehen im Zentrum der zellulären Immunität, Plasmazellen bilden Antikörper. Somit spielt das RES bei der Infektionsabwehr eine wichtige Rolle.

19. Wie ist die Blutversorgung der Milz?

Die Milz erhält ihr arterielles Blut aus der Aorta und der Milzarterie. Der venöse Abfluß geht mit der Pfortader in die Leber.

20. Was ist ein Milztumor?

Eine Milzvergrößerung bezeichnet man als Milztumor.

Dieser kann durch Stauungen im Pfortaderkreislauf (Leberzirrhose, Rechtsherzinsuffizienz) auftreten. Durch die Beteiligung der Milz an der Infektionsabwehr kann man bei vielen Infektionskrankheiten eine Milzschwellung (Milztumor) finden. Auch bei hämolytischen Anämien ist die Milz durch vermehrte Verarbeitung zugrunde gegangener Erythrozyten oft vergrößert.

21. Wodurch kann es zu Schmerzen in der Milzgegend kommen?

Durch Verschleppung eines Blutgerinnsels kann es zu einem Milzinfarkt mit Schmerzen beim Atmen in der Milzgegend kommen.

Auch eine Perisplenitis mit Entzündung der Milzkapsel bzw. des peritonealen Überzuges der Milz führt zu atemabhängigen Schmerzen im linken Oberbauch.

22. Was ist eine Milzruptur?

Die Milzkapsel reißt bei Gewalteinwirkung von außen leicht ein. Eine solche Milzruptur kann zu einer gefährlichen Blutung in die Bauchhöhle führen.

23. Was bedeutet Splenektomie?

Splenektomie heißt Milzentfernung. Der Verlust der Milz hat im allgemeinen keine wesentlichen Folgen, da ihre Aufgaben rasch von anderen Organen übernommen werden.

24. Was bedeutet Hypersplenismus?

Wörtlich: Überfunktion der Milz. Man versteht darunter hemmende Einflüsse der Milz auf das blutbildende Knochenmark, wahrscheinlich aufgrund von Blutabbau in der vergrößerten Milz.

In manchen Fällen sind die Störungen durch die Milzentfernung zu bessern.

25. Was bedeutet Milzszintigraphie?

Durch Erythrozyten, die mit Radiochrom markiert wurden, kann man Lage, Größe und Form und die erythrozytenauflösende Aktivität der Milz mit Hilfe eines Registriergeräts erkennen.

26. Wie kann die Milzgröße am einfachsten und zuverlässigsten bestimmt werden?

Mit der Sonographie.

Immunsystem

1. Was leistet das Immunsystem?

Mit Hilfe des hochspezialisierten Immunsystems kann der Organismus körperfremde oder fremdgewordene Substanzen (Bakterien, Viren, Zelltrümmer, chemische Schadstoffe) als sogenannte Antigene erkennen und vernichten.

2. Welche zwei Teile wirken im Immunsystem zusammen?

Das *humorale* (flüssige) Abwehrsystem der B-Lymphozyten und Plasmazellen und das *zelluläre* Abwehrsystem der T-Lymphozyten und Makrophagen (Abb. **3**).

3. Wie werden Antigene erkannt?

Ein Teil der T-Lymphozyten genannten Zellen kann zwischen körpereigenen und körperfremden Stoffen unterscheiden und letztere als Antigene erkennen.

4. Was bewirken Antigene?

Durch Antigene werden ganz bestimmte (spezifische) immunologische Abwehrmechanismen in Gang gebracht:

◆ die Bildung von spezifischen Abwehrstoffen (Antikörper), die sich im Blut als Immunglobuline finden;

◆ zelluläre Abwehrreaktionen z. B. der Granulozyten und Makrophagen („Freßzellen") werden durch Antigene ausgelöst.

5. Was sind Antikörper?

Sie sind komplizierte Eiweißkörper, die sich als Immunglobuline unter den Gammaglobulinen im Serum befinden. Man kennt heute rund eine Million verschiedener Antikörper. Antikörper werden in den B-Lymphozyten und Plasmazellen gebildet. Nach ihrem Aufbau werden sie in verschiedene Gruppen zusammengefaßt.

Immunsystem **67**

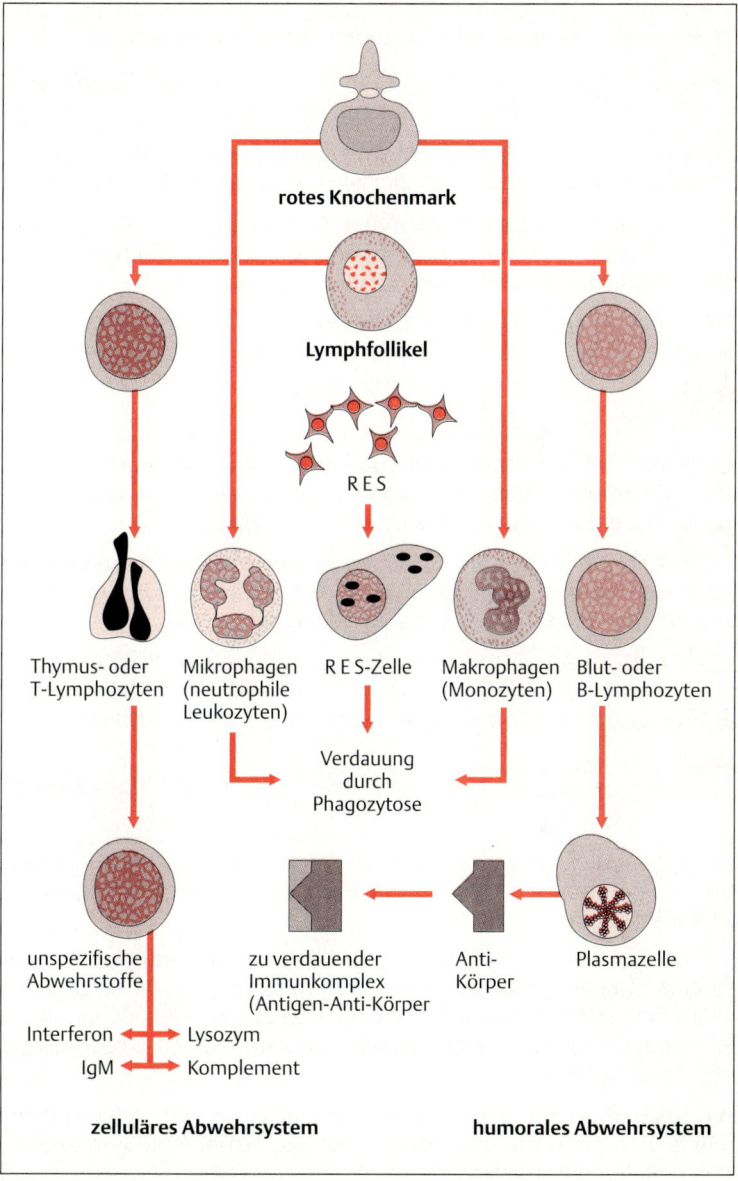

Abb. 3   Das zelluläre und humorale Abwehrsystem (nach Faller)

6. Welche Gruppen von Antikörpern werden unterschieden?

Die *IgM-Antikörper* entstehen schon in der Embryonalzeit und werden als erste Reaktion auf ein Antigen mobilisiert.

Die *IgG-Antikörper* dominieren im Serum. Sie folgen der Erstreaktion und sind für eine längerdauernde Immunität verantwortlich.

Die *IgA-Antikörper* bilden eine Schutzbarriere in den Schleimhäuten und in deren Sekreten z. B. des Atmungs- und Verdauungstraktes gegen eindringende Antigene.

Die *IgE-Antikörper* spielen z. B. bei Bronchialasthma und anderen allergischen Reaktionen eine Rolle.

7. Wir wirken die Antikörper?

Antikörper wirken streng spezifisch gegen ein bestimmtes Antigen (z. B. Bakterium, Virus). Antikörper gegen Masernvirus wirken nur gegen Masernantigen, nicht gegen Rötelnantigen.

Die Antikörper überziehen die Oberflächenstrukturen der antigenen Fremdsubstanzen mit einer Schicht; dadurch werden Toxine, Viren und kleinere Bakterien unwirksam (inaktiviert).

Diese Antigen-Antikörper-Komplexe setzen weitere Immunmechanismen in Gang. So phagozytieren Granulozyten und Makrophagen bevorzugt solche mit Immunglobulinen überzogene Partikel.

8. Wann werden Immunglobuline dem Körper therapeutisch zugeführt?

Zur *Vorbeugung* gegen oder zur *Behandlung* einer schweren Infektion, z. B. antitoxisches Diphtherieserum oder Hyperimmunglobulin gegen Tetanus.

Bei *Mangel* oder *Fehlen* körpereigener Immunglobuline z. B. nach Verbrennungen, Traumen oder Synthesestörungen als Folge einer aggressiven immunsuppressiven oder zytostatischen Behandlung, wie sie nach Transplantationen oder im Rahmen der Krebstherapie nötig sein kann.

Die aus dem Serum gesunder Blutspender gewonnenen Immunglobuline enthalten ein breitgefächertes Spektrum von Antikörpern gegen vielerlei Antigene.

9. Wann spricht man von Immunität?

Immunität bedeutet Unempfindlichkeit für eine Infektion durch den Schutz, den vorhandene Abwehrstoffe, die Antikörper, bieten.

10. Wann liegt eine aktive Immunität vor?

Wenn der Körper durch *Überstehen einer Infektion* oder durch *Impfung* mit abgeschwächten oder abgetöteten Erregern selbst in die Lage versetzt wurde, spezifische Antikörper zu bilden. Er hat dadurch einen Infektionsschutz, eine aktive Immunität. Sie kann verschieden lang, manchmal lebenslang anhalten.

11. Was nennt man eine passive Immunisierung?

Wenn nur die fertigen Antikörper, wie sie in einem tierischen oder menschlichen Serum enthalten sind, übertragen werden, liegt keine aktive Eigenleistung des Organismus vor. Man spricht von passiver Immunisierung. Sie hat nur vorübergehende Schutzwirkung, ist aber sofort wirksam.

12. Worauf beruht die unspezifische Abwehr des Organismus?

Durch Verdauungsenzyme der Schleimhäute, z. B. des Verdauungstraktes, durch die eiweißauflösenden Enzyme des Blutserums und durch die „Freßzellen" (Phagozyten = polymorphkernige Granulozyten und Makrophagen) besteht ein unspezifisches Abwehrsystem gegen alle Arten von Schadstoffen.

13. Was versteht man unter einer Autoimmunkrankheit?

Wenn die normalen Kontrollmechanismen, z. B. die Suppressor-T-Lymphozyten, versagen, kann es vorkommen, daß auch Antikörper gegen körpereigene Gewebe gebildet werden. Die entzündlichen oder proliferativen (wuchernden) Veränderungen stellen dann eine Autoimmunkrankheit (Autoaggressionskrankheit) dar.

14. Bei welchen Krankheiten nimmt man eine Autoaggression als Ursache oder Teilursache an?

◆ Beim jugendlichen Diabetes mellitus (Diabetes Typ I) bestehen AK gegen die B-Zellen der Pankreasinseln;

- bei Hyperthyreose vom Typ Morbus Basedow bestehen AK gegen das Bindegewebe hinter den Augen;

- bei Nebenniereninsuffizienz (Morbus Addison) bestehen AK gegen die Cortisol-bildenden Zellen der Nebennierenrinde;

- bei chronisch atrophischer Gastritis mit perniziöser Anämie bestehen AK gegen Magenschleimhautzellen;

- bei chronischer Polyarthritis bestehen AK gegen Zellen der Gelenkinnenhaut;

- bei chronischer aggressiver Hepatitis oder Lupus erythematodes bestehen AK gegen die Mitochondrien der Leberzellen bzw. Doppelstrang-DNS.

15. Was versteht man unter immunsuppressiver Therapie?

In manchen Fällen oder Phasen von Autoaggressionskrankheiten oder nach Organtransplantationen müssen die unerwünschten Immunreaktionen (z. B. Abstoßung des Transplantates) durch Medikamente (z. B. Steroide, Azathioprin, Cyclosporin A) unterdrückt werden (Immunsuppression). Nebenwirkungen wie Knochenmarkschädigung oder komplizierende Infektionen müssen möglichst frühzeitig erkannt werden.

Herz-Kreislauf-System

Kreislaufsystem

Allgemeines

1. Aus welchen Teilen besteht das Herz-Kreislauf-System?

Aus dem zentralen Motor, dem Herzen, und den Arterien (Schlagadern), in denen das Blut vom Herzen zu den Geweben fließt, aus den Kapillaren (Haargefäßen), in denen der Stoffaustausch mit dem Gewebe stattfindet, und den Venen, in denen das Blut wieder zum Herzen zurückströmt.

2. Von wem und wann wurde der Blutkreislauf entdeckt?

Von dem Engländer William Harvey 1628, also vor etwa 370 Jahren.

3. Welche 3 Unterteilungen des Kreislaufs sind zu unterscheiden?

Der *große* oder *Körperkreislauf,* der in der linken Herzkammer mit der Aorta beginnt und durch die untere und obere Hohlvene (V. cava inferior und superior) das Blut wieder an den rechten Vorhof des Herzens zurückführt, versorgt den größten Teil des Körpers.

Der *kleine* oder *Lungenkreislauf,* der in der rechten Herzkammer mit der Lungenarterie (Truncus pulmonalis) beginnt, das Blut durch die Lungen leitet und mit den Lungenvenen wieder in den linken Vorhof mündet.

Der *Pfortaderkreislauf* ist im Bereich der Verdauungsorgane in den großen Kreislauf eingeschaltet. Das venöse Blut, das von den Baucheingeweiden zurückfließt, wird in der Leber bis in Kapillaren aufgeteilt, die sich dann wieder zu den Lebervenen zusammenfinden, die in die untere Hohlvene münden.

4. Welche Gefäße bezeichnet man als Arterien, welche als Venen?

Alle Gefäße, die Blut vom Herzen *wegführen,* bezeichnet man als Arterien oder Schlagadern, sie haben dicke, aber elastische Wände.

Alle Gefäße, die Blut zum Herzen *zurückführen,* sind Venen, sie haben dünne, wenig kontraktionsfähige Wandungen.

5. Welches Blut führen die Arterien und welches die Venen?

In den Arterien fließt hellrotes, sauerstoffreiches Blut, nur in den Lungenarterien befindet sich dunkelrotes, sauerstoffarmes Blut, das erst in der Lunge mit Sauerstoff beladen und dadurch hellrot wird.

In den Venen strömt dunkelrotes, sauerstoffarmes Blut aus der Peripherie zum Herzen zurück. Nur in den Lungenvenen fließt hellrotes, in der Lunge mit Sauerstoff aufgeladenes Blut.

6. Wie groß ist die Strömungsgeschwindigkeit des Blutes?

Sie ist in der Aorta mit 4–5 m/s am größten und nimmt mit der Verzweigung und Verbreiterung des Strombettes stark ab.

Am langsamsten ist sie in den Kapillaren, deren gesamter Querschnitt 600–800mal größer ist als der der Aorta.

7. Wo liegt der größte Widerstand und Druckabfall im Kreislauf?

Die Gefäße vor der Verzweigung in die Kapillaren, die sogenannten Arteriolen, sind besonders kontraktionsfähig; an ihnen setzen das Gefäßnervensystem und die gefäßaktiven Substanzen (z. B. Kreislaufhormone und Medikamente) an und drosseln die Blutzufuhr, gleichzeitig steigern sie aber auch den Gefäßwiderstand und lassen den Blutdruck vor den Arteriolen ansteigen, nach den Arteriolen aber um so stärker absinken.

In den großen Venen beträgt der Druck 0–5 mmHg.

8. Wie wird die Blutverteilung im Körper geregelt?

Je nach Bedarf werden bestimmte Gebiete des Körpers durch Erweiterung der Arteriolen besser durchblutet, andere durch Drosselung auf Spargang geschaltet.

Bei körperlicher Arbeit fließt das Blut der Muskulatur, bei Kälte dem Unterhautgewebe, nach dem Essen den Verdauungsorganen vermehrt zu. Auch die Durchblutung des Gehirns zeigt Schwankungen („Ein voller Bauch studiert nicht gern").

Arterien

9. Wie verläuft die Aorta?

Die Aorta geht aus der linken Herzkammer hervor, bildet einen aufsteigenden Teil, die Pars ascendens, dann den Aortenbogen, den Arcus aortae, und verläuft dann links von der Wirbelsäule abwärts als Aorta descendens.

Von diesem Abschnitt unterscheidet man über dem Zwerchfell den Brustteil der Aorta, die Aorta thoracica, unter dem Zwerchfell den Bauchteil, die Aorta abdominalis.

10. Welche wichtigen Äste gehen von der aufsteigenden Aorta ab?

Unmittelbar nach ihrem Beginn gibt die Aorta die beiden Koronararterien (Herzkranzarterien) zur Ernährung des Heruzmuskels ab (s. Frage 20–22, S. 125).

11. Welche Verzweigungen entspringen aus dem Aortenbogen?

Aus ihm gehen rechts der gemeinsame Stamm der A. subclavia (Unterschlüsselbeinarterie) und der A. carotis (Halsschlagader) hervor, links gehen diese beiden Arterien getrennt aus dem Aortenbogen ab (Abb. **4–6**).

Die A. carotis (Halsschlagader) teilt sich in die A. carotis externa, die sich im Gesicht (extrakraniell), und die A. carotis interna, die sich im Gehirn (intrakraniell) verzweigen.

12. Wie setzt sich die Arteria subclavia fort?

Die A. subclavia (Unterschlüsselbeinarterie) setzt sich in die A. axillaris, diese in die A. brachialis des Oberarmes fort.

Diese teilt sich in die A. radialis (Speichenschlagader, an der der Puls gefühlt wird) und A. ulnaris des Unterarmes.

13 Welche Äste hat der Brustteil der Aorta?

Vom Brustteil der Aorta gehen die paarigen Aa. intercostales (Zwischenrippenarterien) ab.

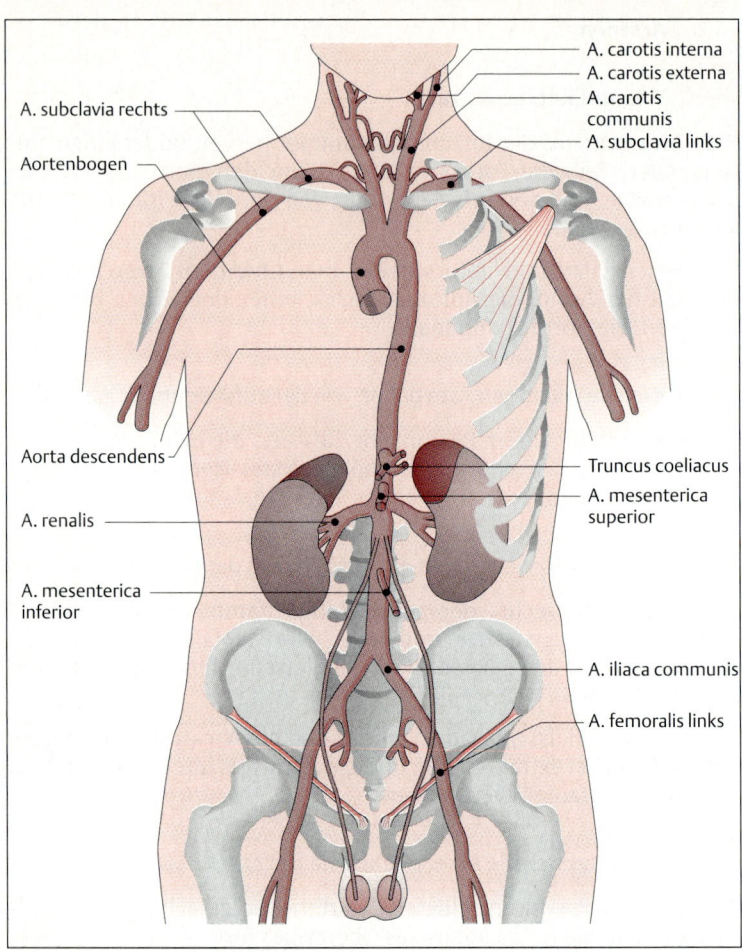

Abb. 4   Die wichtigsten Arterien im Stammbereich (nach Faller)

Kreislaufsystem 75

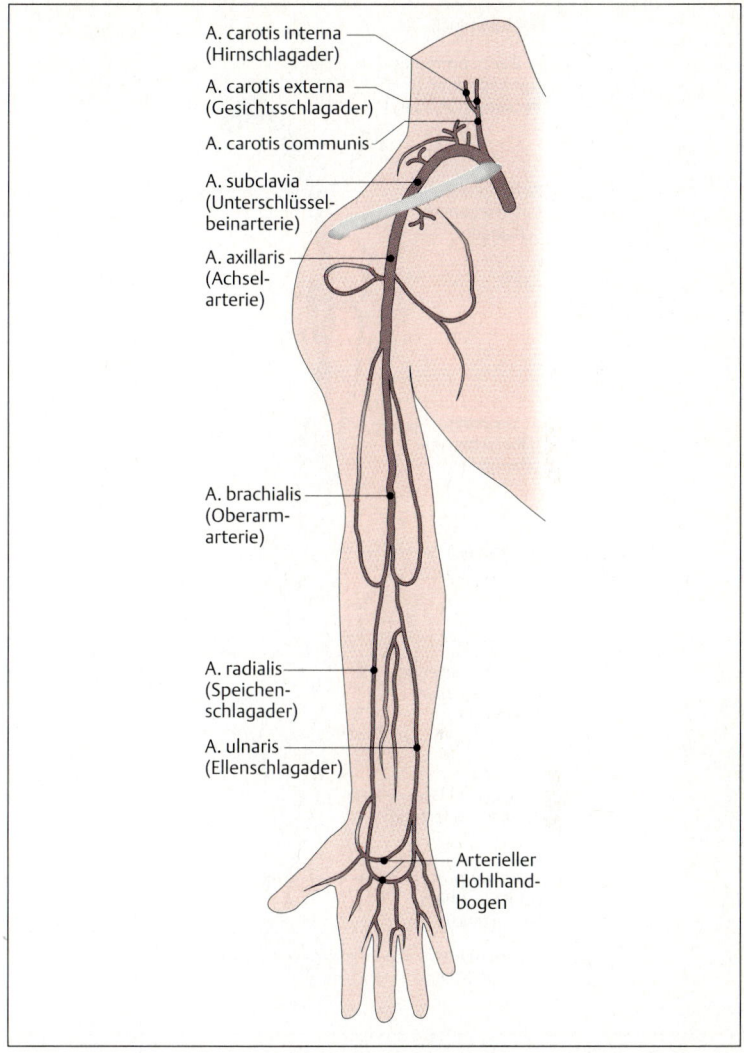

Abb. 5 Die wichtigsten Arterien im Schulter- und Armbereich (nach Faller)

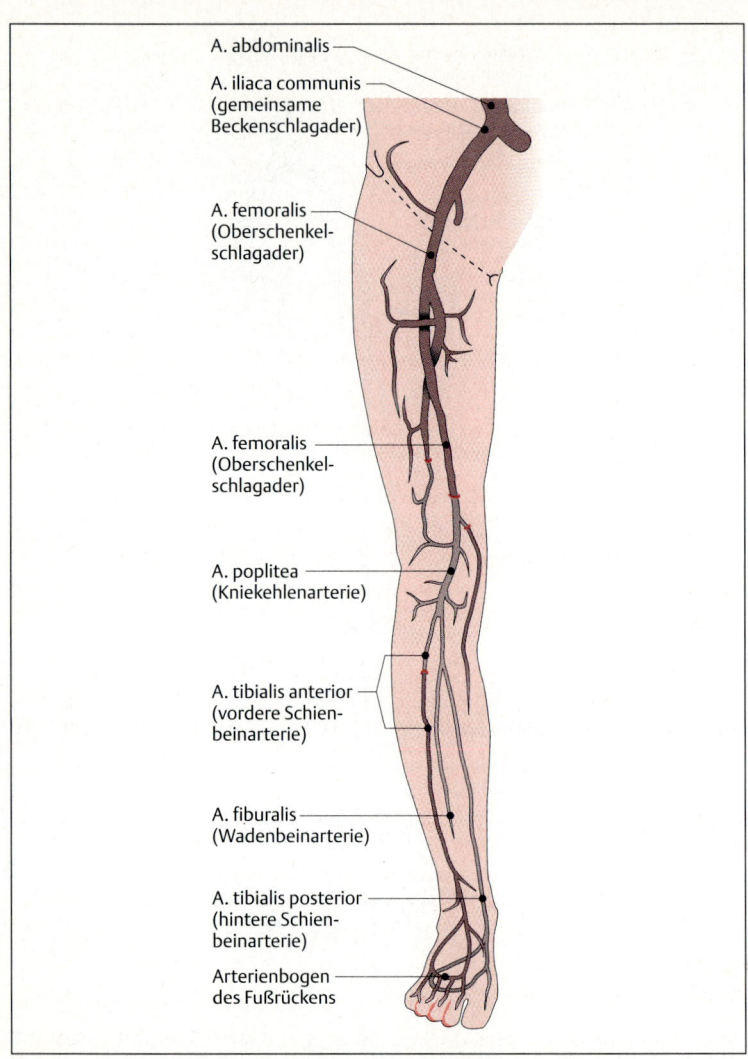

Abb. 6   Die wichtigsten Arterien im Becken und Bein (nach Faller)

14. Welche wichtigen Äste gehen aus der Bauchaorta hervor?

Aus der Aorta unterhalb des Zwerchfells entspringt der Truncus coeliacus mit seinen Verzweigungen zu den Bauchorganen; etwas tiefer die obere und dann die untere Mesenterialarterie für die Durchblutung der Baucheingeweide; zwischen ihnen gehen die beiden Nierenarterien ab.

15. Wie verzweigt sich die Aorta abdominalis nach unten?

Sie setzt sich in die rechte und linke A. iliaca communis (die beiden gemeinsamen Beckenschlagadern) fort.

Diese teilen sich in je eine äußere Beckenschlagader (A. iliaca externa) und in eine A. femoralis (Oberschenkelschlagader). Der Femoralispuls ist in der Schenkelbeuge tastbar.

Die A. femoralis heißt in der Kniekehle A. poplitea und gabelt sich in die A. tibialis anterior und posterior (vordere und hintere Schienbeinarterie) und in die A. fibularis (Wadenbeinschlagader).

16. Was nennt man eine Endarterie?

Eine Arterie, deren Verzweigungen keine Verbindungen mit anderen Arterien (Kollateralen) haben und deren Versorgungsgebiet nicht durch Umwegskreisläufe mitversorgt werden kann, nennt man Endarterie.

17. Was geschieht, wenn eine Endarterie z.B. durch einen Thrombus verschlossen wird?

Wenn eine Endarterie verschlossen wird, stirbt das von ihr ernährte Gewebe ab, es entsteht eine Nekrose.

18. Was nennt man Kollateralen?

Kollateralen sind netzartige Verbindungen von kleinen Arterien innerhalb eines Verzweigungsgebietes. Sie ermöglichen bei einem Durchblutungshindernis, z. B. bei arterieller Embolie, die Ernährung des Versorgungsgebietes durch Umwegskreisläufe, die Kollateralkreisläufe, das Gewebe stirbt nicht ab.

19. Was ist ein Aneurysma?

Eine Ausbuchtung der Arterienwand. Sie kann durch Schwäche der Gefäßwand spindelförmig (z. B. Aortenaneurysma) oder nach Verletzung sackartig sein.

20. Was ist eine arteriovenöse Fistel?

Eine direkte Verbindung (Kurzschluß, Shunt) zwischen Arterie und Vene. Sie kann angeboren sein, durch Verletzung, Entzündung oder Tumor entstehen. Bei Patienten mit terminaler Niereninsuffizienz wird vom Arzt eine solche Fistel an den Unterarmgefäßen angelegt, um einen Zugang für die Dialyse zu haben.

21. Welche Folgen hat eine arteriovenöse Fistel?

Die Umgehung der Kapillaren durch diesen Kurzschluß bewirkt durch rasches Abströmen einen Volumenverlust in der Arterie, aber eine Volumenfülle in der Vene und dadurch eine Mehrbelastung des rechten Herzens. Reflektorisch wird das Herzzeitvolumen erhöht. Es kommt zu Mehrarbeit des Herzens. Arterie und Vene im fistelnahen Gebiet erweitern und schlängeln sich; es entsteht ein pulsierender Tumor, über dem man mit dem Stethoskop ein Maschinengeräusch hört.

22. Welchen Schichtaufbau zeigt die Arterienwand?

Sie zeigt 3 Schichten:

Die *Intima*, die innere Schicht, besteht aus einem einschichtigen Endothel.

Die *Media*, die mittlere Schicht, besteht bei den großen Arterien aus elastischen Fasern, die sich der Pulswelle elastisch anpassen, bei den kleineren Arterien vom muskulären Typ aus glatten Muskelfasern, durch deren Kontraktion die Arterien je nach Durchblutungsbedarf enger oder weiter gestellt werden können. Diese Anpassung wird durch das Gefäßnervensystem, einem Teil des vegetativen Nervensystems, reguliert.

Die *Adventitia* als äußere Schicht besteht aus Bindegewebe.

23. Was nennt man die Windkesselwirkung der Aorta?

Durch ihre Elastizität gibt die Aortenwand dem Pulsdruck der Herzkontraktion nach und verflacht die Pulswelle etwas. Dieses Abfangen des Pulsdrucks und die Verteilung des Drucks auf einen längeren Zeitraum nennt man die Windkesselwirkung der Aorta. Auf diese Weise wird auch in der Phase der Erschlaffung des Herzmuskels (Diastole) der Blutdruck in den Arterien aufrechterhalten.

24. Wo kann man die Pulswelle tasten?

Der Puls wird an der *A. radialis*, der Speichenschlagader, getastet und gezählt. Bei Anomalien oder Krankheiten kann er seitenverschieden sein.

Auch an der *A. carotis*, vor dem M. sternocleidomastoideus am Hals oder an der *A. temporalis* (Schläfenarterie vor dem Ohr) kann man den Puls tasten.

Auch an der *A. brachialis* kann der Puls an der Innenseite des Oberarmes und in der Ellenbeuge *(A. cubitalis)* palpiert werden. An dieser Stelle setzt man das Stethoskop bei der Blutdruckmessung auf (Abb. **7**).

Besonders bei Durchblutungsstörungen der Beine (z. B. bei der arteriellen Verschlußkrankheit, AVK) wird der Puls in der Leistenbeuge *(A. femoralis)*, in der Kniekehle an der *A. poplitea*, hinter dem Innenknöchel an der *A. tibialis posterior* und über dem Fußrücken an der *A. dorsalis pedis* untersucht und mit der Gegenseite verglichen (s. Frage 98–100, S. 100/101).

25. Was beurteilt man beim Fühlen des Pulses?

◆ Frequenz, d. h. die Anzahl der Schläge pro Minute;

◆ Stärke, d. h. gut gefüllter, kräftiger Puls oder schwacher, schlecht gefüllter, fadenförmiger Puls, z. B. bei Kollaps, Herzschwäche oder Blutung;

◆ Rhythmus, regelmäßig, einzelne Unregelmäßigkeiten (Extrasystolen) oder dauernde Unregelmäßigkeit (absolute Arrhythmie).

26. Wie nennt man den beschleunigten oder verlangsamten Puls?

Pulsfrequenz über 100 nennt man Tachykardie, unter 50 Bradykardie.

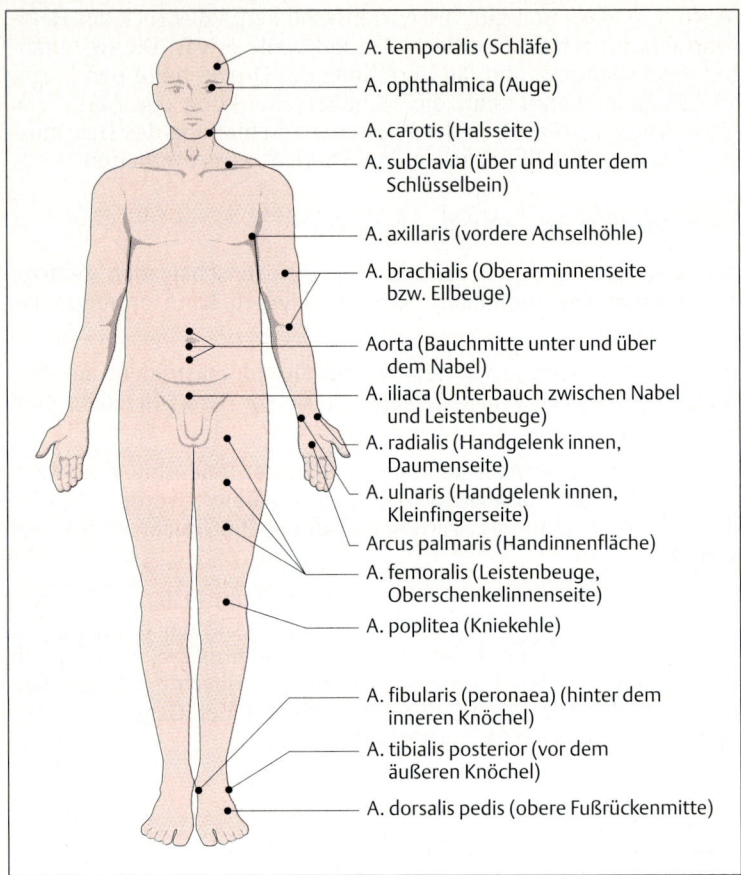

Abb. 7 Palpations- und Auskultationsstellen (nach Beske)

27. Was versteht man unter Blutdruck?

Blutdruck ist der Druck, den der Blutstrom auf die Gefäßwand ausübt.

Den Druck, der bei der Kontraktion der linken Herzkammer (Systole) in den Arterien entsteht, nennt man den systolischen Blutdruck, der Druck, der beim Wiedererschlaffen des linken Ventrikels gemessen wird, ist der diastolische Blutdruck. Letzterer wird durch die elastischen Arterien, vor allem die Aorta (Windkesselfunktion) aufrechterhalten.

Man schreibt diese beiden Werte z. B. RR 120/70 mm Hg (sprich „120 zu 70").

28. Wie wird der Blutdruck gemessen?

Der Blutdruck wird durch die unblutige Methode nach Riva-Rocci (ital. Internist, 1863–1937) gemessen.

Dazu komprimiert man die A. brachialis am Oberarm durch eine Gummimanschette, an die ein Manometer (Druckmesser) angeschlossen ist, indem man die Manschette mit Luft aufpumpt, bis kein Blut mehr durchfließt, der Puls nicht mehr tastbar ist und die Gefäßtöne verschwinden.

Während des langsamen Ablassens des Drucks auf die Arterie durch Öffnen des Ventils wird mit dem Stethoskop (Hörrohr) über der A. cubitalis in der Ellenbeuge auskultiert.

Wenn man die ersten Töne durch das stoßweise Durchtreten von Blut in dieses Gefäß während des höchsten Drucks (Systole) hört, registriert man diesen systolischen Druck durch gleichzeitiges Ablesen des Manometers.

In dem Augenblick, in dem sich durch weiteres Ablassen des Drucks in der Manschette wieder ein kontinuierlicher Blutstrom einstellt und die klopfenden Töne verschwinden, liest man den diastolischen Wert auf dem angeschlossenen Manometer ab.

29. An welchen Stellen wird der Blutdruck gemessen?

Meist wird der Blutdruck nur an einem Arm des ruhenden Patienten gemessen. Es ist ein Unterschied, ob man liegend, sitzend, stehend, in Ruhe oder nach Belastung mißt (s. Schellong-Funktionsprüfung, s.

Frage 44, S. 132). Man mißt den Blutdruck evtl. auch vergleichend an beiden Armen.

Bei bestimmten Fragestellungen (z. B. bei Aortenisthmusstenose; s. Frage 244, S. 190) wird der Blutdruck auch an den Beinen gemessen, wobei besonders breite Blutdruckmanschetten über die Oberschenkel erforderlich sind; dabei wird in der Kniekehle auskultiert. Besser ist es, den systolischen Druck am Bein mit Hilfe eines Doppler-Gerätes zu messen.

30. Wie hoch ist der normale Blutdruck?

Der Blutdruck des Gesunden hängt von *Alter* und *Konstitution* ab, es gibt daher keine allgemeine, sondern nur eine individuelle Norm.

Er liegt beim jungen Erwachsenen bei RR 120/70 mm Hg und nimmt mit jedem Lebensjahrzehnt etwa um 5 mm systolisch zu. Er soll aber auch im hohen Alter nicht über 160 systolisch ansteigen. Ein diastolischer Blutdruck über 95 mm Hg gilt als krankhaft, da er mit einem erhöhten Risiko für Herzinfarkt und Schlaganfall einhergeht, wenn er lange Zeit fortbesteht.

31. Was versteht man unter Blutdruckamplitude?

Die Differenz zwischen systolischem und diastolischem Blutdruck wird Blutdruckamplitude genannt. Sie beträgt bei RR 120/70 mm Hg: 50 mm Hg.

32. Welche Krankheit zeigt eine hohe Blutdruckamplitude?

Bei der Aortenklappeninsuffizienz kann der diastolische Wert sehr tief liegen, z. B. RR 150/50 mm Hg, wodurch eine hohe Amplitude entsteht. Auch bei Nachlassen der Elastizität der Aorta im hohen Alter kommt es dazu, wobei dann aber der systolische Wert deutlich erhöht ist.

33. Was bedeutet eine kleine Blutdruckamplitude?

Eine kleine Blutdruckamplitude, besonders mit Hypotonie und schnellem Puls, weist auf einen schwachen Kreislauf hin, z. B. bei Kollaps, bei Blutverlust, bei Herzversagen. – Auch bei Aortenklappenstenose kann die Blutdruckamplitude sehr klein sein, z. B. RR 110/90 mm Hg.

34. Wie wird der Blutdruck gesteuert?

Der arterielle Blutdruck wird durch Nervenendigungen, die Pressorezeptoren, an der Teilungsstelle der A. carotis communis, am Aortenbogen, im rechten Vorhof und in der linken Kammer registriert und über den Hirnstamm und das Gefäßnervensystem sowie über gefäßwirksame Hormone (z. B. Adrenalin und Noradrenalin) reguliert.

35. Von welchen weiteren Faktoren ist der Blutdruck abhängig?

Der Blutdruck hängt ab von:

– der Füllung der Blutgefäße, z. B. Abfall des Blutdrucks bei Blutverlusten;

– der Elastizität der Gefäße, z. B. hoher Blutdruck bei Arteriosklerose;

– der Herzleistung, z. B. Abfall bei Herzmuskelschwäche;

– der Viskosität (Leicht- oder Zähflüssigkeit des Blutes, z. B. Anstieg bei Polyglobulie.

Weitere Faktoren sind: Alter, Konstitution, augenblickliche Disposition, Körperlage, Tageszeit, Atmung und psychische Einflüsse.

Kapillaren

36. Wie sind die Kapillaren aufgebaut?

Die Wand der Kapillaren besteht aus einem einschichtigen Epithel. Das Lumen, d. h. die innere Weite der Kapillaren, beträgt etwa 8 μm = 0,008 mm, so daß Erythrozyten und Leukozyten eben hindurch können. Die Leukozyten können sich durch die Spalten zwischen den Epithelzellen durchzwängen und ins Gewebe auswandern.

37. Welche wichtige Aufgaben haben die Kapillaren?

Durch die Wände der Kapillaren findet der Stoffaustausch zwischen Blut und Gewebe statt.

Krankheiten der Kapillaren s. Hämorrhagische Diathese (Frage 208–211, S. 53).

Venen

38. Welche Aufgaben haben die Venen?

Die Venen besorgen den Rückstrom des Blutes zum Herzen.

39. Welche Funktion hat die obere Hohlvene (Vena cava superior)?

Die V. cava superior nimmt das Blut von Kopf und Hals durch die V. jugularis (Drosselvene) und aus dem Arm durch die V. subclavia (Unterschlüsselbeinvene) und aus dem Brustkorb durch die V. azygos auf und mündet von oben in den rechten Vorhof.

40. Welche Aufgabe hat die untere Hohlvene (Vena cava inferior)?

Die V. cava inferior, die untere Hohlvene, sammelt das Blut aus den Beinen und dem Bauchbereich. Die Lebervenen als Endstrecken des Pfortaderkreislaufs fließen knapp unterhalb des Zwerchfells in die untere Hohlvene. Diese mündet von unten her in den rechten Vorhof.

41. Welchen Wandaufbau zeigen die Venen?

Die *Intima* bildet die innerste Schicht.

Die *Media* als Mittelschicht zeigt nur wenig Muskelfasern und geringe Wanddicke.

Die *Adventitia* aus Bindegewebe bildet die äußerste Schicht.

Besonders an den Venen der unteren Körperpartien finden sich zahlreiche *Venenklappen,* die das Zurückströmen des Blutes in die Peripherie ventilartig verhindern.

42. Wovon hängt die Fortbewegung des Blutes in den Venen ab?

◆ Sie hängt ab vom Kapillardruck, der eine Fortsetzung des Drucks in den Arterien ist;

◆ von den Muskelbewegungen, die durch ihre Kontraktionen die Venen auspressen;

◆ vom Druck der Eingeweide auf die Venen;

◆ vom Sog im Brustkorb bei der Einatmung, der das Blut dem Herzen zufließen läßt;

◆ von der Schwerkraft: besserer Rückstrom des Blutes im Liegen oder bei Hochlagerung der Extremitäten.

43. In welche funktionell bedeutsamen Teile gliedert sich das Venensystem?

Man unterscheidet ein oberflächliches und ein tiefes Venensystem. Zu den *oberflächlichen Venen* am Bein gehört die vor allem bei Erweiterung sichtbare V. saphena magna. Sie entsteht am inneren Fußrand, verläuft an der Vorder- und Innenseite des Ober- und Unterschenkels und mündet kurz unter dem Leistenband in die V. femoralis. Die neben den Arterien verlaufenden *tiefen Venen* liegen eingebettet in die Muskulatur und sind nicht sichtbar. Die sog. *Perforansvenen* stellen Verbindungen zwischen dem oberflächlichen und dem tiefen Venensystem dar.

Krankheiten der Blutgefäße und des Kreislaufs

Krankheiten der Venen

44. Welche allgemeine Bedeutung haben Venenleiden?

Venenkrankheiten sind sehr häufig. Ca. 30% der erwachsenen Bevölkerung haben mehr oder weniger ausgeprägte Krampfadern. Venenthrombosen sind mit die häufigsten Komplikationen nach operativen Eingriffen. Wenn sich thrombotisches Material löst und mit dem Blutstrom verschleppt wird, können nicht selten tödlich verlaufende Lungenembolien entstehen.

45. Wie nennt man Venenerweiterungen?

Varizen oder Varikose. Am Bein, wo sie am häufigsten auftreten, spricht man von Krampfadern, am Analring von (äußeren) Hämorrhoiden.

46. Welche Erscheinungen können Varizen machen?

Die Venen sind im Stehen erweitert, oft geschlängelt und verschwinden bei Hochlagerung. Sie können Druck, Kribbeln, Ziehen, selten krampfartige Schmerzen verursachen, die bei längerem Gehen oder Hochlagerung verschwinden.

47. Wodurch entstehen Varizen?

Primäre Varizen sind wahrscheinlich Folge einer anlagebedingten Bindegewebsschwäche. Als fördernde Faktoren gelten langes Stehen, viele Schwangerschaften, Bewegungsmangel und Adipositas.

Sekundäre Varizen entstehen bei Erkrankungen des tiefen Venensystems, am häufigsten nach tiefen Phlebothrombosen. Man nennt diesen Zustand dann ein postthrombotisches Syndrom. Seltene Ursachen von sekundären Varizen sind venöse Abflußbehinderungen durch Tumoren im kleinen Becken.

48. Welchen Zustand nennt man chronische venöse Insuffizienz?

Wenn die Venenklappen nicht mehr schließen und das Zurückfließen des Blutes in die Peripherie nicht mehr verhindern können, besteht eine venöse Insuffizienz. Als ihre Folgen können eine ödematöse Schwellung, später auch eine Atrophie der Haut und bräunliche Pigmentierungen durch Hämosiderineinlagerungen auftreten.

Schließlich kommt es zur Ulzeration, dem hartnäckigen Unterschenkelgeschwür (Ulcus cruris), meist an den Stellen, wo sich die Perforansvenen befinden. Da eine (häufig zunächst nicht erkannte) Thrombose der tiefen Beinvenen der Ausgangspunkt all dieser Symptome ist, wird das Krankheitsbild mit dem Sammelbegriff *postthrombotisches Syndrom* bezeichnet.

49. Was kann man gegen die chronische venöse Insuffizienz unternehmen?

Rechtzeitige *Vorbeugung* durch Vermeiden von längerem Stehen und Sitzen und Tätigkeiten wie Pressen und Heben (Berufswechsel), Vermeidung von Übergewicht, Bewegungen zur Aktivierung der Muskelpumpe: Gehen, Schwimmen, häufiges Beinhochlagern, nachts erhöhtes Bettfußende, Massagen.

Stramm anliegende *Spezialstrümpfe* aus festem Gewebe, die aber genau passen müssen, evtl. Gummistrümpfe, die vor dem Aufstehen angezogen werden müssen.

Chirurgische Maßnahmen wie *Varizenverödung* kommen in Betracht, allerdings nur in den Fällen, in denen das tiefe Venensystem noch offen ist.

Das Ulcus cruris ist wegen der Rezidivneigung stationär zu behandeln.

50. Wie kann es zur Venenthrombose kommen?

◆ Verlangsamung des Blutstromes bei Varikosis oder Herzkranken, bei längerer Bettruhe, nach Operationen, besonders Schenkelhalsoperationen, durch Tumoren und durch lokale Schäden wie Druck oder ein Trauma mit Verletzung der Venenwand;

◆ erhöhte Gerinnungsfähigkeit des Blutes, die nach Operationen oder im Wochenbett, aber auch bei Ovulationshemmern oft eine wichtige Rolle spielt;

◆ Übergewicht und höheres Lebensalter;

◆ örtliche oder verschleppte Entzündungen an der Gefäßwand;

◆ Frakturen und Lähmungen, z. B. nach Schlaganfall.

51. Wann spricht man von Thrombophlebitis?

Wenn Entzündungserscheinungen an den oberflächlichen Venen wie Rötung und Fieber zu beobachten sind.

52. Welche Lokalisationen von Venenthrombosen sind zu unterscheiden?

90% der Venenthrombosen spielen sich an den Bein- und Beckenvenen ab. Am Arm können sich Thrombosen nach intravenösen Injektionen oder Infusionen entwickeln. Venenthrombosen an den inneren Organen sind selten.

53. Welche Erscheinungen machen oberflächliche Thrombophlebitiden?

Strichförmige Rötung, strangartige Schwellung und Schmerzen entlang dem Venenverlauf. Kein stärkeres Ödem, weil der Abfluß über die tiefen Venen erhalten bleibt.

54. Welche Symptome sprechen für eine tiefe Venenthrombose?

Beginn mit Spannungsgefühl, Ödembildung im Zuflußgebiet der Venen, Druckschmerzhaftigkeit der Vene und auch der Fußsohle, fortschreitende Zunahme von Ödem und Schmerz.

55. Welche Gefahren bestehen bei Venenthrombose und Thrombophlebitis?

Oberflächliche Thrombophlebitiden verursachen nur sehr selten Komplikationen, dagegen sind bei tiefen Thrombosen Lungenembolien nicht selten.

56. Wie können Venenthrombosen behandelt werden?

Eine *oberflächliche Thrombophlebitis* kann durch lokale gerinnungs- und entzündungshemmende Salben (heparinoidhaltige Salben) sowie mit Alkoholumschlägen behandelt werden. Bettruhe ist schädlich, die Patienten sollen mit straff gewickeltem Bein viel gehen.

Eine *tiefe Thrombose* erfordert in der ersten Zeit Heparinbehandlung, Bettruhe, Hochlagerung der Extremität (Schiene, Sandsack), lokale Salbe, feuchte Umschläge und oral entzündungshemmende Medikamente. Vielfach wird eine Kompression der thrombosierten Vene als Schutz gegen Lungenembolie empfohlen.

Bis zum 21. Tag ist eine fibrinolytische Behandlung noch angezeigt. Danach muß wegen Embolie- und Rezidivgefahr eine Antikoagulantientherapie angeschlossen werden (Lungenembolie s. Frage 135–141, S. 229–230). Bei ausgedehnten Thrombosen im Oberschenkel- und Beckenbereich kommen auch operative Maßnahmen in Betracht.

Hypotonie

57. Was bezeichnet man als Hypotonie?

Erniedrigter Blutdruck wird Hypotonie genannt.

Man muß zwischen gelegentlicher Hypotonieneigung, z.B. als orthostatische Schwäche im Stehen, und konstant niedrigem Blutdruck unterscheiden.

58. Wann spricht man von Hypotonie?

Systolische Blutdruckwerte beim Mann unter 110, bei der Frau unter 100 mmHg und diastolische Werte unter 60 mmHg bezeichnet man als hypoton.

59. Welche Beschwerden können bei Hypotonie auftreten?

Hypotoniker klagen über Schlappheit, rasche Ermüdbarkeit, Neigung zu Kopfschmerzen und Schwindel, besonders morgens nach dem Aufstehen. Es kommt leicht zum Kollaps, besonders bei längerem Stehen in geschlossenen Räumen mit verbrauchter Luft.

60. Wodurch kann es zu Hypotonie kommen?

◆ Die Hypotonie kann als konstitutionelle Eigenart, besonders bei Asthenikern (Schlankwüchsigen), oft ohne jegliche Beschwerden beobachtet werden;

◆ Hochleistungssportler und Schwerarbeiter zeigen oft Hypotonie und Bradykardie ohne Beschwerden und Krankheitsbedeutung (Vagotonie) (s. Frage 165, S. 168);

◆ sie kann bei vegetativ labilen Menschen besonders mit orthostatischer Regulationsschwäche (Blutdruckabfall im Stehen) vorkommen. Man spricht dann auch von einem orthostatischen Syndrom;

◆ als Folge von Erschöpfungszuständen;

◆ sie kann bei akuten oder chronischen Infektionskrankheiten toxisch bedingt sein (z. B. bei Diphtherie);

◆ als Folge großer Blutverluste;

◆ bei Nebennierenrindeninsuffizienz, dem Morbus Addison, ist Hypotonie infolge von Verminderung des intravasalen Blutvolumens durch Mangel an Natrium und Cortisol ein Hauptsymptom (s. Frage 110, S. 403).

61. Welche Möglichkeiten bestehen, um die konstitutionelle Hypotonie zu behandeln?

Wenn eine konstitutionelle Hypotonie Beschwerden macht, helfen *Kreislaufmittel* nur symptomatisch, solange sie gegeben werden.

Besser und nachhaltiger ist ein entsprechendes *Kreislauftraining:* Bewegung an frischer Luft, körperliche Arbeit, Gymnastik, Sport, Hydrotherapie, besonders Kneippsche Maßnahmen, Bürstenmassagen. In extremen Fällen werden Mineralocorticoide zur Vermehrung des intravasalen Blutvolumens gegeben.

Schock

62. Was wird als „Schock" bezeichnet?

Der Ausdruck „Schock" wird für sehr verschiedene Zustandsbilder verwendet.

Unter Schock im medizinischen Sinn ist vor allem ein akutes *Versagen der Blutzirkulation* mit einer schweren Störung der Organdurchblutung und nachfolgender Zellschädigung zu verstehen.

Daneben wird der Ausdruck Schock auch für eine *schwere psychische Beeinträchtigung* als Folge eines durchgemachten seelischen Traumas verwendet.

63. Wie werden die Bezeichnungen Schock, Kollaps und Ohnmacht gebraucht?

Zwischen Schock (s. oben) und Kollaps oder Kollaps und Ohnmacht wird nicht immer streng unterschieden.

Der Ausdruck *Schock* wird meist für eine schwere Schädigung der Zirkulation, *Kollaps* für leichtere Zustände des Kreislaufversagens durch verschiedene Ursachen mit Bewußtseinsverlust gebraucht. *Ohnmacht* ist ein leichter Kreislaufkollaps mit einer Blutverteilungsstörung, vor allem mit ungenügender Hirndurchblutung, nach längerem Stehen (orthostatisch) oder psychisch bedingtes Kreislaufversagen mit kraftlosem Zusammenfallen, Blässe und Bewußtseinsverlust. Der Puls ist im Gegensatz zum Schock oft verlangsamt.

64. Was ist eine Synkope?

Ein kurz dauernder Bewußtseinsverlust, meist durch eine Herzrhythmusstörung bedingt, aber auch aus nicht kreislaufbedingten Gründen, z. B. Petitmal-Epilepsie.

65. Wie kann ein Kollaps bei Erschöpfung oder vegetativ Labilen behandelt werden?

Flachlagerung von Kopf und Körper, Lockerung der Kleider, Hochlagerung der Beine (nicht bei Kopf- und Thoraxverletzten), um einen besseren Blutrückstrom an das Herz zu bewirken.

Oft genügen schon externe *Kreislaufreize* wie frische Luft, nasses Tuch auf die Stirn, Klopfen mit der flachen Hand. Evtl. Kreislaufmittel i.v.

66. Welche Schockarten sind nach ihren Ursachen zu unterscheiden?

◆ Der Blutmangelschock (hypovolämischer Schock) durch mangelhafte Füllung des Kreislaufsystems;

◆ der kardiogene Schock durch Versagen des zentralen Motors;

◆ der septische Schock durch infektiös-toxisches Kreislaufversagen;

◆ der anaphylaktische (allergischer Schock) durch Überempfindlichkeit gegen Medikamente oder Fremdeiweiß;

◆ der traumatische Schock, reflektorisch durch Gewalteinwirkung;

◆ der hypoglykämische Schock, der eigentlich kein Schock im engeren Sinne ist, durch Unterzuckerung bzw. Insulinüberdosierung.

67. Wodurch kann es zum hypovolämischen Schock kommen?

Der hypovolämische Schock kann z. B. durch eine große Blutung oder durch den Flüssigkeitseiweiß- und Elektrolytverlust bei Verbrennung oder durch gehäuftes Erbrechen und Durchfälle eintreten. Es kommt zu einem ungenügenden venösen Rückfluß mit schlechter Füllung der Halsvenen, Absinken des zentralen Venendrucks (ZVD), gemessen mittels Kavakatheter.

68. Was kann einen kardiogenen Schock auslösen?

Der kardiogene Schock kann bei Herzinfarkt, Rhythmusstörungen, schwerer kardialer Insuffizienz oder Herzbeuteltamponade auftreten. Aber auch bei Lungenembolie bricht die Blutzirkulation durch Versagen des zentralen Motors zusammen. Der kardiogene Schock ist erkennbar an den gestauten Halsvenen, bei hohem zentralvenösen Druck (ZVD), feststellbar mittels Kavakatheter.

69. Wie kann es zu einem septischen Schock kommen?

Der septische Schock bei Infektionen entsteht durch toxische Lähmung des Gefäßnervensystems (Vasomotoren); meist ist aber auch eine toxische Herzinsuffizienz damit verbunden.

70. Auf welche Weise kommt ein anaphylaktischer, d. h. allergischer Schock zustande?

Der allergische Schock wird durch Überempfindlichkeit gegen Fremdeiweiß, z. B. als anaphylaktischer Schock bei Gabe von Immunglobulinen, Fehltransfusionen, Insektenstichen oder Nahrungsmittelallergie ausgelöst.

Besonders häufig wird er durch Überempfindlichkeit gegen Medikamente, z. B. jodhaltige Kontrastmittel, verursacht. Es kommt zu vermehrter Durchlässigkeit der Kapillarwandungen, Erschlaffen der Blutgefäße (Hypovolämie), auch bis zur Verkrampfung der glatten Muskulatur, z. B. in den Bronchiolen mit akutem Asthmaanfall oder Kehlkopfödem.

71. Wie kann es zu einem traumatischen Schock kommen?

Der traumatische Schock wird durch Gewalteinwirkung, wie z.B. durch Kopf- oder Thoraxprellung (K.o.-Schlagen), durch Bauchtrauma, Quetschung, Fraktur oder Operation über eine reflektorische Vaguswirkung mit Kreislaufversagen ausgelöst.

72. Was versteht man unter einem hypoglykämischen Schock?

Der hypoglykämische Schock durch Zuckerverarmung in Blut und Gewebe führt zu Bewußtlosigkeit, aber ohne Kreislaufbeeinträchtigung (s. Frage 58, S. 424).

73. Welche Folgen hat das Kreislaufversagen im Schock?

◆ Das Gewebe erhält zu wenig Sauerstoff (Hypoxie);

◆ dadurch entstehen vermehrt saure Stoffwechselprodukte wie z.B. Milchsäure (Azidose);

◆ der Blutstrom verlangsamt sich; in den kleinen Gefäßen ballen sich Thrombo- und Erythrozyten zusammen (Sludge-Phänomen, sprich: sladsch) und disseminierte intravasale Gerinnung (DIC);

◆ durch die Störung der Durchblutung und des Stoffwechsels kommt es zu irreparablen Zellschädigungen von Herz, Lunge, Leber, Niere, Nebenniere und Nervensystem, die zum Tode führen können.

74. Welche 3 Phasen oder Schweregrade des Schocks können unterschieden werden?

- Die Frühphase,
- der kompensierte Schock und
- der dekompensierte Schock.

75. Wodurch ist die Frühphase eines Schocks gekennzeichnet?

In der Frühphase findet sich selten verlangsamter, meist beschleunigter Puls, etwas erhöhter oder normaler Blutdruck, die Haut ist blaß.

76. Was kann man als noch kompensierten Schock bezeichnen?

Im noch kompensierten Schock sinkt der Blutdruck ab, ist aber noch meßbar. Der Puls ist beschleunigt und schlecht gefüllt. Die Haut ist blaß oder grau-zyanotisch, kalt und feucht.

77. Was sind die Symptome eines dekompensierten Schocks?

In der dekompensierten Phase ist der Blutdruck kaum oder nicht mehr meßbar, der Puls sehr schnell und kaum tastbar, die Atmung beschleunigt.

Der Patient ist unruhig und fühlt sich elend. Er ist bewußtseinsgetrübt bis bewußtlos.

Die Mikrozirkulation in den Kapillaren ist schwer gestört; es kommt zu Sludge und Mikrothromben, in den Organen treten irreversible (nicht mehr behebbare) Gewebsschädigungen auf.

78. Welche Rolle spielen die Nieren im Schock?

Bei einem längeren und schwereren Schock kommt es durch den Blutdruckabfall zu einem ungenügenden Filtrationsdruck in den Glomeruli mit Oligurie oder Anurie. Auch Hypoxie und Azidose können eine entscheidende Nierenschädigung bewirken, die zum Tode führt.

79. Wie sind die Aussichten bei einem Schock?

Der Schock stellt eine vitale Bedrohung dar. Vom rechtzeitigen Erkennen und von der richtigen Behandlung hängt das Überleben ab.

Die Frühphase und der noch kompensierte Schock lassen sich noch erfolgreich beeinflussen, wenn die Ursache beseitigt und die Mikrozirkulation in den Geweben wieder normalisiert werden kann. Ein Patient in der dekompensierten Phase läßt sich nur sehr selten und schwer retten.

80. Welche Sofortmaßnahmen kommen bei einem Schock in Betracht?

- Flach lagern, eventuell Beine hoch (nicht bei Kopf- oder Brustverletzten!);
- Freihalten der Atemwege, Kopf zur Seite, bei Bewußtlosen stabile Seitenlage;
- Arzt rufen, eventuell Notarztwagen oder Krankenwagen;
- für Beruhigung sorgen;
- Sauerstoffzufuhr (Dosierung beachten!);
- Schutz vor Unterkühlung oder Überwärmung;
- eventuelle Transportfähigkeit beurteilen (Puls möglichst unter 100/min, RR systolisch möglichst über 100 mmHg, möglichst rosige Hautdurchblutung und warme Körperenden);
- eine Vene offenhalten.

81. Welche Laborbefunde müssen bei einem Schock sofort erhoben werden?

- Hb, Erythrozyten, Hämatokrit, Blutgruppe,
- Harnstoff und Kreatinin,
- Blutgasanalyse und Elektrolytstatus.

82. Welche Behandlungsmaßnahmen kommen bei einem Schock in Frage?

Sie richten sich nach Art und Schwere des Schocks. Die Ursache muß möglichst ausgeschaltet werden (Blutung usw.).

Krankheiten der Blutgefäße und des Kreislaufs 95

Bei Schock mit Hypovolämie steht die Auffüllung des Kreislaufs (Infusionen, Blutersatzmittel, Albumin, Plasma, Transfusion) im Vordergrund, aber nicht beim kardiogenen Schock.

Bei jeder Art von Schock sind Glukokortikoide 1–5 g i.v. angezeigt, besonders beim anaphylaktischen Schock. Bei schwerem Schock mit Azidose Pufferlösungen (Natriumbikarbonat), eventuell Elektrolytersatz entsprechend den Laborbefunden. Bei Versagen der Gefäßnervenregulation wie beim traumatischen oder infektiöstoxischen Schock Blutdruck anheben: Noradrenalin, Dopamin u. a. m.

Beim kardiogenen Schock Sauerstoff und Herzglykoside (Digitalis), eventuell Gabe von Antiarrhythmika (z. B. Lidocain), eventuell Schrittmacher bei Block, Defibrillieren bei Kammerflimmern.

Nicht zu viel Flüssigkeit geben wegen der Gefahr des Lungenödems.

83. Welche ärztlichen Maßnahmen sind bei einem schweren Schock durchzuführen?

◆ Schaffung eines dauerhaften venösen Zugangs, am besten als Kavakatheter mit der Möglichkeit, den zentralen Venendruck (ZVD) zu messen;

◆ evtl. Tracheotomie, vorsichtige Schmerzbekämpfung (Dolantin 25–50 mg), Magensonde bei Rückstau von Magensaft,

◆ Dauerkatheter zur Kontrolle der Urinausscheidung.

84. Welche allgemeinen Befundkontrollen durch die Krankenschwester sind bei einem Patienten im Schock wichtig?

– Allgemeinzustand beachten: Unruhe, Angst,

– Bewußtseinsgrad: Somnolenz, leichte oder tiefe Bewußtlosigkeit, Koma,

– Hautdurchblutung: Lippenfarbe, Haut warm und rosig oder blaß, zyanotisch und kühl. Körperenden (Akren) wie Nase, Ohren, Finger beachten,

– Puls und Blutdruck: alle 15 Minuten kontrollieren, auch diastolischen Wert und Amplitude beachten,

– Körpertemperatur: stündlich rektal messen,

- Urinausscheidung (Blasenkatheter): anfangs stündlich messen,
- EKG-Überwachung.

Hypertonie

85. Was bezeichnet man als Hypertonie?

Blutdruckwerte, die bei wiederholter Messung in Ruhe 160 mmHg systolisch und 95 mmHg diastolisch übersteigen, bestätigen eine Hypertonie. Man unterscheidet labile Hypertonie mit nicht immer erhöhten Blutdruckwerten und fixierten Bluthochdruck mit ständiger Blutdruckerhöhung.

86. Welche Ursachen führen zu Hypertonie?

In den meisten Fällen (ca. 95% aller Patienten mit Hypertonie) ist eine Ursache nicht erkennbar, man spricht dann von:

◆ essentieller Hypertonie. Sie ist die häufigste Form des Bluthochdrucks. Sie kommt familiär gehäuft vor. Emotioneller Streß und Überernährung, auch hoher Kochsalzkonsum sind häufige Teilursachen der essentiellen Hypertonie, ebenso das Zigarettenrauchen.

◆ Die renale Hypertonie entsteht bei bestimmten Nierenkrankheiten, z. B. chronischer Nephritis oder Nierenarterienstenose durch krankhaft vermehrte gefäßaktive Substanzen im Blut (Renin-Angiotensin), die eine Engstellung der Arteriolen mit Blutdruckerhöhung bewirken.

◆ Ein hormonell bedingter Hochdruck kann bei Erkrankungen der Hypophyse (Akromegalie), der Nebennierenrinde (Morbus Cushing, Conn-Syndrom), des Nebennierenmarkes (Phäochromozytom) und der Schilddrüse (Morbus Basedow) vorkommen.

87. Wie ist der Verlauf der Hypertonie?

Es kann viele Jahre Beschwerdefreiheit bestehen. Meistens wird der Patient mit Hypertonie erst auf seinen hohen Blutdruck aufmerksam, wenn Folgeerkrankungen auftreten. Die wichtigsten Folgekrankheiten und Komplikation der Hypertonie sind Herzinfarkt, Apoplexie und Nierenversagen.

88. Welche Krankheitszeichen können auf eine Hypertonie hinweisen?

Kopfschmerzen, Schwindel, Kurzatmigkeit, starkes Herzklopfen, Herzbeklemmungen, manchmal Nasenbluten.

Durch zunehmende Arteriosklerose der Gefäße entstehen häufig akute Gefäßleiden, wie Angina pectoris, Herzinfarkt und eine Thrombose in den hirnversorgenden Arterien, z. B. als transitorische (vorübergehende), ischämische Attacken (TIA) als prolongiertes reversibles ischämisches neurologisches Defizit (PRIND) oder kompletten Apoplex (Schlaganfall).

Weitere Folgen des langjährig bestehenden hohen Blutdrucks sind chronisches Herzversagen (s. Linksherzinsuffizienz), chronisches Nierenversagen (s. Urämie) und periphere Durchblutungsstörungen (Claudicatio intermittens).

89. Welche besonders bösartige Verlaufsform der Hypertonie gibt es?

Die maligne Hypertonie kann schon in jüngeren Jahren auftreten, sich rasch verschlimmern, mit besonders auch diastolisch hohen Werten einhergehen und unter starken Kopfschmerzen, Erbrechen, Krämpfen, Lähmungen, Schlaganfall, Herz- oder Nierenversagen (Urämie) zum Tode führen.

90. Welche Behandlungsmöglichkeiten bieten sich bei Hypertonie an?

Änderung der Lebensweise: Übergewicht, Nikotin und körperlichen sowie psychischen Streß vermeiden, salzarme Kost. Bohnenkaffee (bis zu 5 g pro Tag) und Alkohol in vernünftigen Grenzen halten. Für ausreichende körperliche Bewegung (Ausdauer-Sportarten) und Schlaf sorgen. Evtl. autogenes Training.

Blutdrucksenkende Medikamente (Antihypertonika, Antihypertensiva).

91. Welche Antihypertensiva sind wichtig?

Saluretika vom Typ der Thiazide (z. B. Esidrix). Sie fördern die Urinausscheidung und bewirken Blutdrucksenkung durch Kochsalzausscheidung. Beachte aber auch Kaliumverarmung. Auch Diabetes und

Gicht können bei entsprechender Disposition gefördert werden. – Nur Triamteren (Jatropur), Amilorid (Moduretik) und Aldosteronantagonisten (Aldactone) wirken kaliumsparend. Blutzucker und Harnsäure im Serum kontrollieren!

Betarezeptorenblocker (z.B. Beloc, Concor, Tenormin) setzen die Spannung der Arterienwände herab und wirken dadurch blutdrucksenkend.

Kalziummantagonisten (Isoptin, Dilzem, Adalat) bewirken eine Gefäßerweiterung und verringern den peripheren Widerstand und den Blutdruck.

ACE-Hemmer (ACE = Angiotensin-Converting-Enzym) (z.B. Captopril, Pres, Cibacen) hemmen die Aktivierung des intaktiven Angiotensin I in das aktive Angiotensin II, die stärkste körpereigene Substanz, die den Blutdruck hochhält.

Angiotensin II-Antagonisten (AT1-Blocker) hemmen selektiv und spezifisch die Angiotensin II-Wirkungen am Rezeptor (Lorzaar, Diovan).

Zentral (d.h. am Zentralnervensystem) wirksame *Alpha-Rezeptoragonisten* (Catapresan, Physiotens, Presinol) und peripher (d.h. am sympathischen Nervensystem der Gefäße) angreifende Alpha-Rezeptorantagonisten (Cardular, Minipress) beeinflussen den Katecholaminstoffwechsel (Adrenalin, Noradrenalin).

Weitere wichtige gefäßerweiternde Medikamente zur Behandlung des hohen Blutdrucks sind Hydralazin (Nepresol), Minoxidil (Lonolox) und Diazoxid (Hypertonalum).

Wird der Blutdruck mit einer der genannten Substanzen nicht ausreichend gesenkt, so muß der Patient u.U. drei oder vier verschiedene Medikamente gleichzeitig regelmäßig einnehmen. Es liegt im Ermessen des Arztes, wann er welche Medikamente in welcher Kombination einsetzt.

92. Worauf ist bei einer antihypertensiven Behandlung zu achten?

Die Medikamente sollen nur langsam gesteigert werden. Der Blutdruck ist oft und in verschiedenen Situationen zu messen: liegend, sofort nach Aufstehen, nach längerem Stehen, vor und nach Belastung.

93 Welche Rolle spielt der Hochdruck statistisch?

25% aller Menschen über 45 Jahren leiden an Bluthochdruck. Er ist besonders in Verbindung mit Arteriosklerose eine der häufigsten Krankheiten und Todesursachen.

Erkrankungen der Arterien

94. Welche organischen Gefäßkrankheiten sind wichtig?

◆ Die Arteriosklerose ist die verbreitetste organische Gefäßkrankheit und eine der wichtigsten Krankheiten überhaupt. Ihre wichtigen Komplikationen: Herzinfarkt, Gehirnschlag, arterielle Verschlußkrankheit (AVK), periphere Thrombose oder Embolie.

◆ Die Thrombangiitis obliterans oder Endangiitis obliterans (Winiwarter-Buergersche Krankheit);

◆ die Raynaudsche Krankheit, die mit spastischen Gefäßveränderungen beginnt und bis zur Gangrän führen kann;

◆ die Panarteriitis nodosa.

Selten sind luische Gefäßkrankheiten.

Arteriosklerose

95. Wodurch entsteht die Arteriosklerose?

Von den Ursachen, die bei der Entwicklung einer Arteriosklerose eine Rolle spielen, sind bekannt:

- Familiäre Fettstoffwechselstörungen, vor allem familiäre Hypercholesterinämie,
- die gegenseitige Verstärkung von hohem Blutdruck und Arteriosklerose,
- die Verstärkung der Arteriosklerose bei Diabetes mellitus und Gicht,
- die Förderung der Arteriosklerose durch falsche Ernährung mit viel tierischen Fetten (Butter, Rahm, fetter Käse, Speck, fettes Fleisch) und cholesterinhaltigen Nahrungsmitteln (Eier, Butter,

Fleisch), aber auch durch zuviel Kochsalz, durch Nikotin und Bewegungsmangel und Fettsucht.

– In jüngster Zeit wurden auch Hinweise gefunden, wonach die Arteriosklerose durch eine chronische Infektion (Zytomegalie-Virus, Chlamydien) bedingt sein könnte.

96. Wie entwickelt sich die Arteriosklerose in der Gefäßwand?

Durch degenerative Veränderungen des Intimaendothels kommt es zu umschriebenen Schwellungen, in denen sich Fettstoffe ablagern. Diese gelblichen Flecken werden atheromatöse Plaques genannt. Dieser Prozeß kann schon bei zwanzigjährigen Menschen beginnen. Später kommt es zu Kalkeinlagerungen: aus der Atheromatose wird die Arteriosklerose. Bei Frauen schreitet die Arteriosklerose meist erst nach der Menopause stärker fort.

97. Welche lokalen Komplikationen können bei der Atheromatose und Arteriosklerose entstehen?

Die atheromatösen Plaques und Kalkeinlagerungen verengen das Gefäßlumen und verursachen Durchblutungsstörungen (Angina pectoris, Claudicatio intermittens, Zerebralsklerose u. a. m.).

Die atheromatösen und sklerotischen Plaques bilden durch geschwürigen Zerfall eine rauhe Oberfläche, an der sich Gerinnsel entwickeln können: arterielle Thrombosen, evtl. mit Verschluß des Gefäßes

◆ Koronarthrombose → Myokardinfarkt, Herzinfarkt;

◆ Thrombose der Hirngefäße → Hirninfarkt, Erweichungsherd; Apoplex mit Halbseitenlähmung;

◆ Thrombose in einer Beinarterie → Schmerzen beim Gehen (Claudicatio intermittens), Gangrän.

Verkalkung der Aorta bis zu den Aortenklappen bewirkt eine sklerotische Aortenstenose oder auch -insuffizienz.

98. Was versteht man unter arterieller Verschlußkrankheit?

Als arterielle Verschlußkrankheit (AVK) bezeichnet man alle durch Einengung oder Vestopfung der Arterien verursachten Zustände von Mangeldurchblutung. Sie betrifft meist das ganze Arteriensystem, aber oft mit Bevorzugung bestimmter Gefäßgebiete. Im allgemeinen

Sprachgebrauch versteht man unter AVK die arterielle Durchblutungsstörungen an den Beinarterien.

99. Wie sind die Beschwerden bei Claudicatio intermittens?

Beim intermittierenden Hinken kommt es nach einer kurzen Gehstrecke wegen der ungenügenden Blutzufuhr durch die sklerotisch verengten Gefäße in die Muskulatur zu heftigen Schmerzen im Bein, meist besonders in der Wade. Der Patient muß stehenbleiben. Nach kurzer Zeit schwinden die Schmerzen, weil die Durchblutung für den ruhenden Muskel noch ausreicht. Will der Patient wieder weitergehen, so kommt es nach einer noch kürzeren Wegstrecke wieder zu den Schmerzen, die zum Stehenbleiben zwingen („Schaufensterkrankheit").

100. Welche Befunde können bei Claudicatio intermittens festgestellt werden?

Die Fußpulse der A. dorsalis pedis und der A. tibialis posterior sind auf der kranken Seite schwach oder gar nicht tastbar. Möglicherweise sind bereits die Pulse an der Leiste oder an der A. poplitea nicht tastbar, sofern Engstellen oder Verschlüsse in den Becken- oder Oberschenkelarterien vorliegen.

Beidseitige Blutdruckmessung, Auskultation von Becken- und Beinarterien auf Stenosegeräusche.

Die Doppler-Drücke sind erniedrigt (s. Frage 50, S. 134), der Ratschowsche Versuch fällt krankhaft aus; pathologisches Oszillogramm.

Das Arteriogramm zeigt die genaue Lokalisation und Ausdehnung der Verengung der Arterie.

101. Was ist ein Oszillogramm?

Die Extremitäten werden durch aufblasbare Gummimanschetten wie beim Blutdruckmessen abgeschnürt, die Beine z. B. am Ober-, Unterschenkel und Fußrücken.

Beim Nachlassen des Manschettendrucks werden die arteriellen Pulsationen durch den Oszillographen als Ausschläge auf einen ablaufenden Papierstreifen als Kurve aufgezeichnet.

Die Höhen der Ausschläge entsprechen der Pulswelle und damit der Durchblutung. Wichtig ist auch der Seitenvergleich der Kurven, z. B. beider Beine, und der Höhenvergleich der Ausschläge, z. B. am Oberschenkel und Fußrücken, wo durch die Seiten- und Höhenlokalisation der Sitz einer Durchblutungsstörung festgestellt werden kann.

102. Worauf beruht die Lagerungsprobe nach Ratschow?

Auf der Veränderung der Hautfarbe und der Venenfüllung erst bei Hochlagerung, dann nach Absinkenlassen der Beine in bestimmten Zeitabständen.

103. Was stellt man mit der Duplex-Sonographie fest?

Die Duplex-Sonographie ist ein Ultraschallverfahren, bei dem man gleichzeitig den Verlauf des Gefäßes aufsuchen (B-Bildverfahren) und die Strömungsgeschwindigkeit und -richtung im Gefäß bestimmen kann (Doppler-Verfahren, evtl. farbcodiert). Besonders häufig wird die Methode bei Stenosen der A. carotis angewendet.

104. Wozu wird die Angiographie angewandt?

Bei der röntgenologischen Gefäßdarstellung mit Kontrastmitteln können Kaliberveränderungen der Blutgefäße, Umwegkreisläufe, Wandveränderung oder ein Stop durch Thromboembolie erkannt werden.

105. Was kann mit der Hauttemperaturmessung erreicht werden?

Durch die vergleichende Hauttemperaturmessung, z. B. beider Beine, kann eine Durchblutungsstörung festgestellt werden.

106. Wie kann man der Arteriosklerose vorbeugen?

Man kann der Entwicklung einer Arteriosklerose vorbeugen durch:

– Senkung von Bluthochdruck, Behandlung von Diabetes und Gicht,

– Medikamente zur Senkung des Blutfett- und Cholesterinspiegels,

– Vermeidung von Nikotin,

– Reduzierung besonders der tierischen Fette und ihren teilweisen Ersatz durch Pflanzenöl, z. B. Erdnußöl, Sonnenblumenöl, Maisöl, Genuß von Margarine statt Butter,

- Vermeidung von Fettsucht und Übergewicht durch körperliche Bewegung,
- Vermeidung von psychischem Streß, regelmäßige Entspannung.

107. Was bedeutet Ischämie?

Ungenügende Durchblutung eines Gewebebereichs mit mangelhafter Sauerstoffversorgung des Gewebes. Dies führt bei plötzlich auftretender Ischämie zu ischämischem Schmerz (z. B. bei Claudicatio intermittens), Stenokardie, Herzinfarkt.

Chronische Ischämie kann zu fortschreitenden Gewebeschädigungen mit Nekrose und Gangrän führen.

108. Wo tritt die periphere arterielle Verschlußkrankheit am häufigsten auf?

90% der arteriellen Gefäßverschlüsse entwickeln sich durch arteriosklerotische Verengung an den unteren Extremitäten; Männer sind 4mal häufiger befallen als Frauen.

109. Welche Arten von Gangrän sind zu unterscheiden?

- Nicht infizierte Gangrän: trockene Gangrän,
- infizierte Gangrän: feuchte Gangrän.

110. Welche chirurgischen Eingriffe zur besseren Durchblutung sind wichtig?

Durch die *Endarteriektomie* (Ausschälen der einengenden Intimaveränderungen) wird der Durchfluß wieder gebessert (sog. „stripping").

Gefäßplastiken können durch Einsatz von Kunststoffprothesen oder eines Venenstücks anstelle des kranken Arterienteils oder als Umleitung neben der undurchgängigen Arterie (Bypass) die Durchblutung wieder herstellen.

111. Was bedeutet perkutane, transluminale Angioplastie (PTA)?

Die drohende Beinamputation wegen einer arteriellen Verschlußkrankheit (AVK) kann vermieden werden, wenn durch eine mechanische Aufdehnung von Gefäßstenosen durch eine PTA eine Erweiterung des Gefäßlumens erreicht werden kann.

Bei diesem Angioplastie genannten Verfahren wird ein doppellumiger Katheter in die Stenose eingeschoben und der Ballon an seiner Spitze unter Druck so aufgefüllt und erweitert, daß das arteriosklerotische Material zusammengepreßt und die Verengung wieder erweitert wird. – Gleichzeitig wird ein Fibrinolytikum wie Urokinase durch den Katheter eingespritzt und eine orale antithrombotische Begleitbehandlung mit Azetylsalizylsäure (Aspirin, Colfarit, Asasantin) durchgeführt.

Zur Vor- und Nachuntersuchung werden Serienangiogramme angefertigt, die Fußarteriendrücke dopplersonographisch gemessen sowie die Gehstrecke bei einer Geschwindigkeit von 3 km pro Stunde und 5% Steigung ermittelt.

112. Was ist ein Stent?

Ein Stent ist ein dünnes Röhrchen aus feinem Drahtgeflecht, das auf einen Ballonkatheter geschoben und unter Röntgenkontrolle bis an die Engstelle der Arterie vorgeschoben wird. Dort bläst man den Ballon auf, das Drahtgeflecht wird aufgeweitet und bleibt wegen der besonderen Materialeigenschaften in der gewünschten Lumenweite. Die vormalige Engstelle der Arterie ist somit dauerhaft beseitigt.

Nichtarteriosklerotische Krankheiten der Arterien

113. Welche arteriellen Erkrankungen außer der Arteriosklerose spielen eine Rolle?

– Die Endangiitis oder Thrombangiitis obliterans (Buerger-Winiwartersche Krankheit),

– die Panarteriitis nodosa oder Panarteriitis,

– die Arteriitis temporalis,

– die Raynaudsche Krankheit und

– die luischen Gefäßveränderungen.

114. Welche Veränderungen liegen der Buergerschen Krankheit zugrunde?

Bei ihr kommt es zu entzündlichen Verquellungen der Gefäßintima mit Neigung zu Thrombose und Gefäßverschluß. Besonders Männer und starke Raucher werden befallen. Intermittierendes Hinken (Claudicatio intermittens) und Fußgangrän („Raucherbein") sind nicht selten.

115. Welche Behandlungsmöglichkeiten bestehen bei der Endangiitis obliterans?

Da die eigentliche Ursache unbekannt ist, muß prophylaktisch und symptomatisch behandelt werden:

◆ Das Rauchen ist sofort und vollständig einzustellen;

◆ die schlecht durchbluteten Füße sind vor Kälte, Druck und Bagatellverletzungen (Achtung beim Nägelschneiden) zu schützen, da sie die Gangrän auslösen können;

◆ systematisches Gehtraining führt zur Durchblutungsförderung durch Öffnung der Kollateralgefäße, evtl. auf dem Laufband;

◆ Medikamente zur Verbesserung der Durchblutung wie Prostavasin, Trental, Dusodril.

Häufig ist die Amputation nicht zu umgehen.

116. Welche Vorgänge liegen der Panarteriitis nodosa zugrunde?

Man glaubt, daß eine Sensibilisierung gegen körpereigene Substanzen, eine Autosensibilisierung, zugrunde liegt, und rechnet sie zu den Autoimmunerkrankungen.

Sie spielt sich als chronische generalisierte Entzündung, vor allem der kleineren Arterien, ab.

117. Welche Krankheitszeichen können bei der Panarteriitis nodosa auftreten?

Es entstehen Krankheitsgefühl, Gewichtsabnahme, subfebrile Fieberschübe, Leukozytose und Eosinophilie.

Je nach Lokalisation des Arterienbefalles treten abdominelle Beschwerden mit Gefäßverschlüssen, vaskuläre Schrumpfniere mit Hypertonie und Urämie, bei Koronariitis Angina pectoris und Rhythmusstörungen, im zentralen Nervensystem Enzephalomalazien, Blutungen, epileptische Anfälle und psychische Veränderungen auf.

118. Welche Erscheinungen treten bei der Arteriitis temporalis auf?

Durch entzündliche Veränderungen der Schläfenarterie können heftige Kopfschmerzen, bei Übergreifen auf die Gefäße des Auges auch Erblindung eintreten.

119. Welche Veränderungen spielen sich bei der Raynaud-Krankheit (Morbus Raynaud) ab?

Sie beruht auf meist symmetrischen funktionellen Durchblutungsstörungen durch überschießende Reaktionen des Gefäßnervensystems (Arterioneuropathie).

Es kann anfangs vor allem unter Kälteeinwirkungen oder psychischen Erregungen zu spastischen Verengungen der Arterien, besonders der Finger, mit Weißwerden, „Absterben" und Schmerzen („Leichenfinger", Digiti mortui) kommen, dem eine blaurote Verfärbung folgt. Auch Gangrän durch Gefäßverschluß kann als Spätfolge auftreten.

120. Was wird bei Raynaud-Krankheit empfohlen?

- Schutz vor Abkühlung, besonders vor nasser Kälte,
- Nikotinverbot,
- Kalziumantagonisten (Adalat, Isoptin, Dilzem),
- physikalische Therapie mit Kapillartraining: Kneippen usw., evtl. Sympathektomie (operative Entfernung der Ganglienknoten des Sympathicus im thorakalen Abschnitt, wodurch die gefäßverengende Funktion dieses Teils des Gefäßnervensystems ausgeschaltet wird).

121. Welche Veränderungen können durch luische Gefäßprozesse entstehen?

Die Lues kann eine Entzündung, Vernarbung und Schwächung der Gefäßwand bewirken, der Druck in den Blutgefäßen kann eine Ausbuchtung, ein Aneurysma ausbilden. Aneurysmen können auch angeboren sein, durch Verletzung mit Verdünnung der Gefäßwand und durch altersarteriosklerotische Wandschwäche entstehen.

Besonders im aufsteigenden Teil der Aorta (Aorta ascendens) und im Aortenbogen entwickelt sich ein luisches Aneurysma. Dieses kann durch Druck die Nachbarorgane, z. B. Trachea (Stridor), N. recurrens (Heiserkeit), den Ösophagus (Schluckbeschwerden) und die großen Venen (Einflußstauung) beeinträchtigen. Luische Aortenaneurysmen sind heute wegen der verbesserten Behandlung der Lues extrem selten geworden.

Thrombose und Embolie

122. Wie entsteht eine Thrombose?

Thrombose ist ein an der Gefäßwand mehr oder weniger festsitzendes Blutgerinnsel in einem Blutgefäß. Die Entstehung einer Thrombose wird durch Veränderungen der Gefäßintima bei Atheromatose bzw. Arteriosklerose oder anderen Erkrankungen der Gefäße gefördert.

In den venösen Gefäßen sind (1) Veränderungen der Venenwand, (2) Zunahme der Blutviskosität und (3) Abnahme der Strömungsgeschwindigkeit wichtige Faktoren für die Entstehung von Thrombosen *(Virchowsche Trias)*.

123. Welche Lokalisation von arteriellen Thrombosen sind gefährlich?

Die Thrombose einer *Hirnarterie* bewirkt Untergang von Gehirngewebe (Hirninfarkt), eine der Formen des Gehirnschlages (Apoplexie) (s. Frage 133–135, S. 110).

Die *Koronarthrombose* verursacht den Ausfall eines Teils des Herzmuskels (Herzinfarkt) (s. Frage 106, S. 151).

Vollständiger Verschluß einer *Beinarterie* durch Thrombose führt zum Absterben (Nekrose) des von ihr versorgten Gewebes. Es entsteht eine arteriosklerotische Gangrän. Wenn gleichzeitig ein Diabetes mellitus besteht, spricht man von einer diabetischen Gangrän.

124. Was nennt man eine Embolie?

Wenn sich der ganze Thrombus oder Teile davon loslösen, mit dem Blutstrom weitergetragen werden und in einer Arterie steckenbleiben, nennt man das eine Embolie. Das verschleppte Gerinnsel heißt Embolus.

125. Von wo nehmen die Embolien häufig ihren Ausgang?

Von einer *Venenthrombose* kann ein Gerinnsel durch die untere Hohlvene über den rechten Vorhof und die rechte Herzkammer in die Lungenschlagader, Truncus pulmonalis, verschleppt werden und zu einer evtl. tödlichen Lungenembolie führen. Kleine Lungenembolien nennt man Lungeninfarkte (s. Frage 135–141, S. 229/230).

Bei Mitralvitien mit Vorhofflimmern stammen die Gerinnsel *aus dem linken Herzen* als Vorhofthromben oder entstehen als wandständige Thromben an der Innenfläche des Herzens über einem Myokardinfarkt oder gehen von den Herzklappen selbst aus, z. B. bei bakterieller Endokarditis (Lentasepsis). Abgelöste kleine Thromben können kleine Haut-, Nieren-, Gehirn- und andere Embolien verursachen (s. Frage 81, 84, S. 144/145).

126. Welche Folgen hat eine Embolie?

Wenn das betroffene arterielle Versorgungsgebiet nicht durch Kollateralen versorgt werden kann, kommt es zur Nekrose. Große Embolien, z. B. Lungenembolien, können durch Schock zum sofortigen Tod führen.

Eine Hirnembolie führt meist zu Halbseitenlähmung (Hemiplegie) (s. Frage 133–134, S. 110). Eine Mesenterialembolie bewirkt eine Nekrose im betreffenden Gebiet mit Darmbluten, evtl. paralytischem Ileus und Peritonitis (s. Frage 161, S. 283).

In den peripheren Beinarterien kommt es zur Gangrän wie bei arterieller Thrombose, wenn keine anderen arteriellen Verbindungen (Kollateralen) die Blutversorgung aufrechterhalten können.

Die Folgen einer Embolie sind z. T. denen einer arteriellen Thrombose sehr ähnlich, unterscheiden sich aber meist durch ihren plötzlichen Beginn und schweren Verlauf.

127. Wie sind die Krankheitszeichen einer arteriellen Embolie am Bein?

Die „4 englischen P": Schmerz (pain), Blässe (pallor), Störung der Sensibilität (Parästhesie) und der Bewegung (Parese). Betroffen ist das Versorgungsgebiet des Gefäßes. Dieses ist erst kalt und blaß, später zyanotisch oft mit deutlicher Abgrenzung gegen das gesunde Gewebe. Bewegungen sind nicht mehr möglich.

Der akute arterielle Verschluß ist ein chirurgischer Notfall.

Wenn der Fuß nekrotisch wird, verfärbt er sich dunkel, das Gewebe fault ab (Gangrän).

128. Was ist ein reitender Embolus?

Es kann vorkommen, daß ein Embolus erst an der Verzweigung der Bauchaorta in die Beckenarterien hängenbleibt (sog. reitender Embolus), dann einen hohen Verschluß, z.B. in der Oberschenkelarterie, verursacht, später oft unter Einwirkung von gefäßerweiternden Mitteln sich weiter peripher verlagert und dann einen weniger großen Ausfall verursacht.

129. Wie kann man die Lage eines peripheren Embolus feststellen?

- Durch Kontrolle der Pulse in der Inguinal-, Poplitealgegend und der Fußpulse,
- durch das Oszillogramm,
- durch die Doppler-Sonographie (Ultraschall),
- durch Arteriographie,
- durch die Abgrenzung des geschädigten Gewebes.

130. Welche Behandlungsmöglichkeiten kommen bei Embolie in Frage?

- Schmerz- und Schockbekämpfung,
- Tieflagerung des Beins, lockerer Watteverband,
- keine Wärme- oder Kälteanwendung, sie verschlimmert die Schmerzen!
- Sofortige Krankenhauseinweisung auf eine gefäßchirurgische Abteilung!

◆ Bei einer frischen Embolie kommt das Auflösen des Thrombus durch Streptokinase in Betracht.

◆ Beim frischen Fall und bei günstiger Lage kann durch die chirurgische Embolektomie das Gerinnsel aus der Arterie entfernt werden; besonders das Herausziehen mit dem Fogarty-Katheter ist oft erfolgreich.

◆ Bei Gangrän muß rechtzeitig amputiert werden.

Apoplexie

131. Was versteht man unter Apoplexie?

Als Apoplexie, Schlaganfall oder Gehirnschlag bezeichnet man plötzlich eintretende, meist halbseitig ausgeprägte Lähmungen durch Gefäßverschluß oder Blutung.

132. Wo im Gehirn tritt ein Gefäßverschluß oder eine Blutung am häufigsten auf?

Die häufigste Stelle einer Gefäßveränderung, die zur Apoplexie führt, ist in dem kleinen Seitenast der A. cerebri media (mittlere Hirnarterie), der in der Capsula interna (innere Kapsel) verläuft und dort vor allem die gebündelten Pyramidenbahnen einer Hirnseite versorgt. Man nennt diese Lokalisation Mediainfarkt, da die A. cerebri media betroffen ist.

133. Welche Gefäßveränderungen können in der Capsula interna zur Apoplexie führen?

Dafür kommen 3 Ursachen in Frage:

Die *Thrombose* der Arterie bei Arteriosklerose ist die weitaus häufigste Ursache der Apoplexie.

Die *Hirnblutung,* meist als Massenblutung, kommt bei Gefäßwandschwäche und Hypertonie vor. Dies führt zum Platzen einer Arterie mit Ausbreitung des Blutes in das Gehirn und Zerstörung von Nervenfasern in diesem Gebiet.

Eine *Hirnembolie* kann durch Verschleppung von Thromben aus dem linken Vorhof bei Mitralklappenfehler mit Vorhofflimmern, bei frischem Herzinfarkt mit Herzwandthromben und bei bakterieller Endokarditis (Lentasepsis) vorkommen.

134. Welche Folgen haben Thrombose oder Embolie einer Hirnarterie?

Die Verstopfung einer Hirnarterie durch Thromose oder Embolie bewirkt eine Ischämie des von der Arterie mit Blut versorgten Hirnbezirkes mit raschem Absterben des Nervengewebes. An seiner Stelle entsteht ein Gewebsverlust, den man als Erweichungsherd (Enzephalomalazie) bezeichnet.

Je nach Lage des Hirninfarktes stellen sich verschiedene Lähmungen, Sensibilitätsstörungen oder andere neurologische Ausfallserscheinungen ein.

135. Welche Unterschiede sind bei Eintritt einer Apoplexie wichtig?

Eine Thrombose kann sich manchmal allmählich oder schubweise entwickeln.

Hirnblutung und Hirnembolie treten meist schlagartig auf. Die Hirnblutung hat eine besonders schlechte Prognose.

136. Welche Schweregrade können bei Apoplexie in den ersten Tagen beobachtet werden?

Bei *leichten Fällen* (meist durch Thrombose hervorgerufen) kann manchmal nur eine flüchtige Lähmung des Gesichtsnervs (Fazialisparese) oder eine Parese des N. facialis und des Armes der gleichen Seite mit Herabsetzung der groben Kraft auftreten. Auch flüchtige Seh- oder Sprachstörungen können beobachtet werden. Die Veränderungen bilden sich spätestens nach 24 Stunden zurück. So ein vorübergehendes Ereignis nennt man transitorische ischämische Attacke (TIA). Bleibt die neurologische Symptomatik länger als 24 Stunden bestehen, bildet sich aber in wenigen Tagen vollständig zurück, so spricht man von einem PRIND (prolongiertes reversibles ischämisches neurologisches Defizit).

Meist kommt es zur durchgehenden Schwäche oder Lähmung einer Körperhälfte, zur Halbseitenlähmung (Hemiparese bis Hemiplegie), wobei die rechtsseitige Hemiplegie meist mit Aphasie verbunden ist. Selten kommt es auf der gelähmten Seite auch zu einer Sensibilitätsstörung und zu einem Gesichtsfeldausfall.

In allen *schweren Fällen* tritt plötzlich oder manchmal auch allmählich ein Bewußtseinsverlust, das apoplektische Koma, ein. Wenn das apoplektische Koma über 2–3 Tage bestehenbleibt, ist die Prognose sehr schlecht.

Bei großer Hirnblutung mit Durchbruch der Blutung in das Ventrikelsystem werden beiderseitige Streckkrämpfe der Arme und Beine beobachtet. Bei der Lumbalpunktion gewinnt man dann blutigen Liquor. Die Prognose ist infaust.

137. Wie ist das Bild eines Patienten mit Hemiplegie im apoplektischen Koma vor Beginn der Behandlung?

- Der Patient liegt bewußtlos auf dem Rücken,
- die Atmung ist vertieft, oft schnarchend,
- die Pupillen sind weit,
- der Mund der gelähmten Seite hängt herab,
- die Wange der gelähmten Seite wölbt sich bei der Atmung vor /sogenanntes „Tabakblasen"),
- der gelähmte Arm liegt dem Körper an,
- die Hand ist eingerollt,
- das Bein ist nach außen rotiert,
- der Fuß fällt nach außen unten ab.

Nach Anheben des gelähmten Armes oder Beines fällt die Extremität auf das Bett zurück. Es besteht in diesem Stadium eine schlaffe Lähmung.

138. Welche Lähmungsarten treten bei Hemiplegie durch Apoplexie auf?

Bei typischer Hemiplegie durch Apoplexie in der Capsula interna besteht erst eine *schlaffe Hemiparese*.

Später kommt es durch Fortfall der Hemmung der zerstörten Pyramidenbahnen zum Überwiegen des extrapyramidalen Systems mit Eintritt der *Spastik*. Die schlaffe Muskulatur wird wieder innerviert, die Reflexe sind gesteigert, die Pyramidenzeichen (z. B. der Babinski-Reflex) sind positiv. Die Bewegungen sind allerdings nicht mehr so fein koordiniert wie vor der Apoplexie, weil die regulierende Einwirkung der Pyramidenbahnen weggefallen ist.

139. Welche Sofortmaßnahmen sind bei einem apoplektischen Insult zu treffen?

- Patient hochlagern,
- Sauerstoff geben,

– nasogastrale Sonde legen wegen Aspirationsgefahr,
– Flüssigkeitsbeschränkung (Gefahr des Hirnödems).

140. Wie ist der weitere Verlauf einer Apoplexie in der ersten Phase?

Für den weiteren Verlauf sind das Ausmaß des Schadens, aber auch die pflegerische Behandlung in der Anfangsphase von großer Bedeutung. Vor allem der frühzeitigen Mobilisierung durch Krankengymnastik kommt große Bedeutung zu. Wenn die Hirnschädigung begrenzt bleibt sowie Atmung und Kreislauf ausreichend stabilisiert sind, kann das apoplektische Koma abklingen.

141. Wie geht die Lähmung zurück?

Die Rückbildung der Lähmung beginnt meist am Bein und ist dort auch am besten, so daß die meisten Halbseitengelähmten wieder gehfähig werden. Am Arm ist die Rückbildung meist schlechter, so daß nur 1% der Hemiplegiker die volle Handgeschicklichkeit wieder erlangen.

142. Wie kann sich die Aphasie zurückbilden?

Bei einer Aphasie bildet sich die sensorische Komponente für das Wortverständnis rascher zurück als die motorische Aphasie. D. h., der Patient versteht bald wieder alles, es dauert aber länger, bis er wieder selbst sprechen kann. Die Wortfindung ist erschwert, der Wortschatz bleibt oft klein.

143. Welche Komplikationen sind bei Apoplexie zu fürchten?

Der *Tod* kann durch die ausgedehnte Gewebszerstörung im Gehirn, durch gesteigerten Hirndruck oder durch Ventrikeldurchbruch bei großer Massenblutung eintreten.

Von seiten der Atmungsorgane können aus einer Bronchitis durch Sekretstauungen *Bronchopneumonien* entstehen, ebenso durch Aspiration von Speichel, da der komatöse Patient nicht schlucken kann.

Da nicht selten bei einem Apoplektiker auch ein Diabetes mellitus oder eine Niereninsuffizienz vorliegt, können sich bedrohliche *Stoffwechselstörungen* entwickeln.

Durch die Blasenentleerungsstörung und die Notwendigkeit des Katheterisierens bzw. eines Dauerkatheters können sich *Harnwegsinfektionen,* evtl. auch eine Pyelonephritis, entwickeln.

Dekubitalgeschwüre entstehen leicht bei den bewußtlosen gelähmten, inkontinenten und oft übergewichtigen Patienten.

144. Welche Probleme entstehen bei der allgemeinen Lagerung des Patienten im apoplektischen Koma?

Der Kopf ist zur Seite zu drehen, damit die Zunge nicht zurückfällt; evtl. Güdel-Tubus einlegen.

Um eine Aspiration von Speichel zu verhüten, kann der Patient in Bauchlage gebracht werden.

Um Druckgeschwüre zu vermeiden, muß je nach Hautzustand zweistündlich ein Lagewechsel vorgenommen werden.

145. Woran ist bei plötzlich auftretender Zyanose eines Patienten im apoplektischen Koma zu denken?

Sie kann das Zeichen einer beginnnenden Asphyxie (Erstickung) sein. Diese kann bei dem auf dem Rücken liegenden Patienten durch das Zurückfallen der Zunge entstehen. Der Kopf des Patienten soll deshalb zur Seite gelagert werden. Evtl. sind Sauerstoffbeatmung und Intubation erforderlich.

146. Warum bedürfen die Atemwege eines Patienten im apoplektischen Koma besonders sorgfältiger Pflege?

Da im apoplektischen Koma Schluck- und Hustenreflex erloschen sind, kommt es zur Sekretansammlung in Mundhöhle und Bronchien, die leicht zu Bronchopneumonien führt. Manchmal gelingt es, den Patienten in Bauchlage zu bringen, um die Mundsekretion zu beherrschen. Auch häufiger Lagewechsel hilft hypostatische Pneumonien zu verhüten. Sonst müssen die Sekrete durch einen Mund- oder Nasenkatheter abgesaugt werden; evtl. muß für die sogenannte Bronchialtoilette dazu intubiert oder tracheotomiert werden.

147. Was ist bei schweren Schluckstörungen eines Apoplexie-Patienten zu tun?

Man sollte zunächst eine Magensonde legen und den Patienten darüber ernähren. Geht die Schluckstörung nicht rasch zurück, so sollte frühzeitig eine perkutane endoskopische Gastrostomie (PEG) angelegt werden, über die der Patient dauerhaft mit Sondenkost enteral ernährt werden kann. Die spätere Entfernung der PEG ist möglich.

148. Welche Maßnahmen helfen einen Dekubitus zu vermeiden?

◆ Häufiger Lagewechsel; gefährdet sind Stellen des Körpers mit ungenügender Weichteildeckung: Kreuzbein, Fersen, Steißbein, Trochantergegend, Schultern und Wirbelsäule. Falls verfügbar, kann der Patient auf einer speziellen Dekubitus-Matratze oder in einem pneumatischen Bett gelagert werden. Jede Druckstelle durch Faltenbildung im Bett muß vermieden werden.

◆ Vermeidung von Einnässen bei Inkontinenz durch Dauerkatheter.

◆ Allgemeine Hautpflege entsprechend dem Hauttyp und -zustand des Patienten.

149. Welche Gelenke sind bei Hemiplegie gefährdet?

Es besteht besonders die Gefahr der Versteifung im Schultergelenk durch Schrumpfung der Gelenkkapsel, Kontrakturen der Fingergelenke, der Hüfte, des Knies und die Gefahr der Spitzfußbildung.

150. Wie lassen sich Gelenkschädigungen bei Apoplexie vermeiden?

Durch besondere Lagerung des Patienten mit Apoplex (Bobath-Lagerung) lassen sich Gelenkkontrakturen und Muskelverkürzungen vermeiden.

◆ Kopf: Das Kopfteil des Bettes soll ganz flach eingestellt sein, da jede Erhöhung des Kopfes zu einer Beugung des Rumpfes und des Hüftgelenks auf der betroffenen Seite führt.

◆ Hand: Der Patient soll keine Gegenstände (Rolle, Binde) in die betroffene Hand bekommen, weil durch den Druck auf die Fingergrundgelenke ein Reiz zum Faustschluß ausgeübt und eine Spastik gefördert wird.

◆ Spitzfußprophylaxe: Ein andauernder Druck am Fußballen, z. B. durch eine Fußstütze, führt zu einer Stützreaktion mit Erhöhung der Streckspastizität im Bein oder zu einer Beugespastik durch Auslösung des Fluchtreflexes. Der Patient wird wahrscheinlich nie wieder gehen lernen, da er bei jedem Bodenkontakt das betroffene Bein anbeugt. Die beste Spitzfußprophylaxe ist das Sitzen im Stuhl. Zur Spitzfußprophylaxe dient auch die Verwendung von Bettdeckenabweisern (Tunnel).

◆ Dekubitusmatratze: Diese Matratzen haben zwar den Vorteil, Dekubitalgeschwüre weitgehend zu verhindern, allerdings erschweren sie die Spürinformation und das Lagegefühl des halbseitengelähmten Patienten. In diesem Sinne ist möglichst häufiges Umlagern günstiger als Dekubitusmatratzen.

◆ Aufrichthilfen: Der Hemiplegiker darf keine Aufrichthilfe (Bettgalgen) bekommen. Durch die große Anstrengung beim Hochziehen wird die Spastizität der betroffenen Seite stark erhöht, d. h., der Arm gebeugt und das Bein gestreckt.

151. Welche Störungen der Blasentätigkeit können bei Apoplexie vorkommen?

Es liegt häufig eine *Inkontinenz* der Blase vor, so daß diese sich dauernd entleert.

Es kann auch eine *Urinretention* (Harnverhaltung) entstehen, so daß sich die Blase enorm ausdehnen muß. Man kann sie als Tumor über der Symphyse tasten. Dieser Zustand versetzt die Patienten oft in sehr starke Unruhe. Durch Katheterisieren ist die Unruhe gleichzeitig mit der Harnverhaltung zu beheben. Bei Urinretention kann es oft zu Harnträufeln, zur sogenannten *Überlaufblase,* kommen, die gefüllt bleibt, wobei nur eine kleine Harnmenge entleert wird. Auch diese Patienten müssen unter strengster Vermeidung einer Harnwegsinfektion (Gefahr der Pyelonephritis!) katheterisiert werden.

Die Urinausscheidung im apoplektischen Koma ist genau zu kontrollieren.

152. Welche Probleme können im apoplektischen Koma mit dem Wärmehaushalt entstehen?

Es kann durch Störung der Wärmeregulation zur Unterkühlung kommen. Dies ist durch vorsichtige Gaben von Wärmflaschen zu vermeiden, wobei, wie bei allen bewußtlosen und unruhigen Patienten, drauf zu achten ist, daß es nicht zu Verbrennungen kommt.

153. Welcher Defektzustand bleibt oft nach Apoplexie zurück?

Der oft bleibende Defektzustand nach Apoplexie wird als Wernicke-Mann-Haltung (Abb. **8**) bezeichnet: Dabei sind Arm und Hand gebeugt und an den Körper gepreßt. Beim Gang wird das Bein im Bogen nach vorne geführt.

Meistens bestehen auch eine Hirnleistungsschwäche und eine Affektinkontinenz.

154. Wie kann der Patient nach Apoplexie gehfähig gemacht werden?

Voraussetzung für Gehübungen sind eine entsprechende Herz-Kreislauf-Leistung sowie ausreichende Konzentration und Mitarbeit.

Nachdem die schlaffe in eine spastische Lähmung übergegangen ist und der Patient durch Sitzen auf der Bettkante das Gleichgewichtsgefühl geübt hat, darf er versuchen, mit Unterstützung von zwei Pflegekräften sich vor das Bett zu stellen. Dann übt man das Verlagern des Körpergewichts vom gesunden auf das kranke und vom kranken auf das gesunde Bein, vorerst ohne Schritte zu machen, später mit abwechselndem Vorschieben der Füße, wobei beim kranken Fuß anfangs vom Pflegepersonal mitgeholfen werden muß.

Beim Üben darf der Patient weder in seiner Konzentration noch körperlich überfordert werden.

155. Welche psychischen Störungen bleiben oft nach Apoplexie zurück?

Oft bleibt eine mehr oder minder stark ausgeprägte allgemeine *Hirnleistungsstörung* bestehen mit: Konzentrationsschwäche, schlechtem Gedächtnis, Verlangsamung des Denkens, herabgesetzter Kombinationsfähigkeit, Antriebsmangel (Verlust der Initiative), Neigung zur Reizbarkeit und depressiven Verstimmung, Kopfschmerzen, Schwindel, Schlafstörung.

156. Wie ist die psychische Führung bei Apoplektikern zu gestalten?

An Apoplexie leiden meist alte, körperlich, geistig und seelisch mehr oder weniger stark abgebaute Patienten. Durch den Schlaganfall sind sie oft weiterhin stark in ihrer Persönlichkeit getroffen. Dies muß von Anfang an bei allen Maßnahmen berücksichtigt werden.

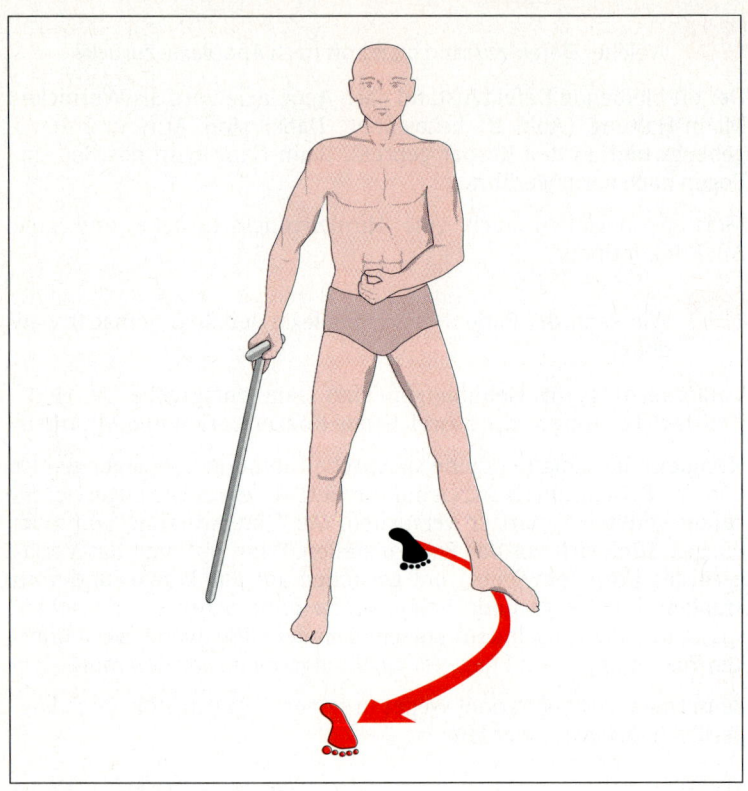

Abb. 8 Wernicke-Mann-Haltung und Gang durch Halbseitenlähmung (nach Mumenthaler)

Da dem Patienten oft die Initiative und Konzentration zu eigenem Handeln fehlen, muß er zu den notwendigen Übungen und möglichst weitgehender Selbständigkeit mit Geduld ermuntert werden.

Der Patient muß dazu angehalten werden, sobald die Befunde es erlauben, mit Bewegungsübungen und Gehübungen zu beginnen. Wenn die Patienten zu lange sich selbst überlassen im Bett bleiben, gelingt es oft nicht mehr, sie wieder an Aktivität zu gewöhnen, sie bleiben oft bettlägerig und auf dauernde Pflege angewiesen.

157. Wie ist ein Patient mit Aphasie zu behandeln?

Bei einem Patienten mit Aphasie ist immer daran zu denken, daß er vielleicht über ein ausreichendes Wortverständnis verfügt, aber sich selbst nicht ausdrücken kann. Das Nicht-sprechen-Können macht den Patienten meist ungeduldig und unglücklich. Das Pflegepersonal muß Geduld bewahren und versuchen, die Wünsche des Patienten zu erraten. Symboltafeln können hier als Hilfsmittel dienen.

Das Wieder-sprechen-Lernen übt man am besten durch Nachsprechen-Lassen einfacher Formeln des alltäglichen Lebens („auf Wiedersehen", „ja", „nein"), die sich aus der jeweiligen Situation ergeben. Logopädische Hilfe sollte in Anspruch genommen werden.

158. Was ist eine „Stroke-unit"?

Weil man erkannt hat, wie wichtig für die Prognose von Apoplexie der möglichst frühzeitige Einsatz einer Reihe von verschiedenen Maßnahmen aus mehreren Fachgebieten ist, versucht man in jüngster Zeit, diese Maßnahmen auf speziellen Stationen optimal zu koordinieren. In einer Stroke-unit arbeiten neben Neurologen oder Internisten auch Ärzte für physikalische Medizin, speziell geschultes Pflegepersonal, Krankengymnasten, Ergo- und Logotherapeuten sowie Psychotherapeuten kooperativ zusammen.

Bei der heute noch überwiegend üblichen Behandlung auf internistischen Allgemeinstationen wird häufig zu viel wertvolle Zeit verloren, ehe die entsprechenden Maßnahmen eingeleitet werden.

Herz (lat. Cor, griech. Kardía)

Bau und Funktion des Herzens

1. Wo liegt das Herz?

Es liegt im Mediastinum (Mittelfellraum) zwischen den Lungen, hinter dem Brustbein, vor der Speiseröhre und über dem Zwerchfell. Ein Drittel des Herzens liegt rechts, zwei Drittel liegen links von der Mittellinie. Die Herzspitze ist nach vorne links unten gerichtet.

2. Wo liegt die Herzspitze?

Im 5. Interkostalraum (Zwischenrippenraum) und innerhalb der linken Medioklavikularlinie (Mittelschlüsselbeinlinie).

Der Herzspitzenstoß kann als Pulsation gesehen (nur bei schlanken Menschen) oder gefühlt werden.

3. Was kann bei der Beobachtung der Herzgegend auffallen?

Der Herzspitzenstoß kann verlagert sein. Er kann auch vermehrt hebend und stärker pulsierend sein. Außerdem können sich abnorme Pulsationen in der Herzgegend erkennbar machen. Verstärkte Pulsationen im epigastrischen Winkel beobachtet man bei Hypertrophie der rechten Kammer. Verstärkte Pulsationen der Halsschlagadern fallen z. B. bei Hyperthyreose auf.

4. Wie groß ist das Herz?

Das Herz ist etwa so groß wie eine Faust. Herzgröße und -form können je nach Konstitution ziemlich stark schwanken.

5. Aus welchen Schichten baut sich das Herz auf?

Das Herz besteht aus einem Hohlmuskel, dem *Myokard* (Herzmuskel), der durch rhythmische Kontraktionen das Blut im Kreislauf weiterpumpt.

Innen ist der Herzmuskel vom *Endokard* (Herzinnenhaut) ausgekleidet, das auch die Herzklappen bildet bzw. überzieht.

Nach außen wird der Herzmuskel vom *Perikard* (Herzbeutel) umschlossen.

6. Wie ist der Herzbeutel aufgebaut?

Das Perikard bildet einen doppelten Sack, dessen innere Schicht, Epikard genannt, dem Myokard anliegt und dessen äußere Wandung den Herzraum nach außen begrenzt. Zwischen beiden Hüllen ist nur ein sehr schmaler Spielraum, ein Gleitspalt für die Bewegungen des Herzmuskels.

Das Epikard ist eine Art Serosaüberzug und sondert etwas Flüssigkeit in den Herzbeutel ab, wodurch die Bewegung des Herzens erleichtert wird.

7. Aus welchen Abschnitten oder Unterteilungen besteht das Herz?

Das Herz wird durch das längs verlaufende *Septum* (Trennwand) in eine rechte und linke Hälfte geteilt.

Beide Herzhälften werden durch die quer liegende *Ventilebene,* die durch die Atrioventrikularklappen (rechts Trikuspidalis, links Mitralis) gebildet wird, in je einen *Vorhof* (Atrium) und eine *Kammer* (Ventrikel) unterteilt.

Das Herz besteht also aus 2 Vorhöfen (Atrien) und 2 Kammern (Ventrikeln).

8. Wo befinden sich die Herzklappen?

Es gibt 4 Herzklappen (Abb. **9**). Je eine Klappe liegt zwischen Vorhof und Kammer (Atrioventrikularklappen) und je eine am Austritt der großen Arterien aus den Kammern: in der Aorta und Pulmonalarterie.

9. Wie heißen die Herzklappen?

◆ Die zweizipfelige Klappe zwischen linkem Vorhof und der linken Kammer heißt Mitralklappe.

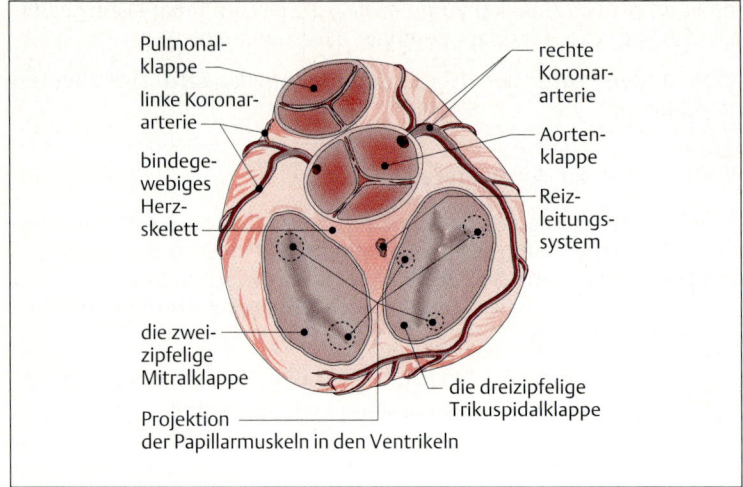

Abb. 9 Darstellung der Klappenebene des Herzens nach Entfernung der Vorhöfe und der großen Gefäße (nach Faller)

◆ Die dreizipfelige Klappe liegt zwischen rechtem Vorhof und rechter Kammer, sie wird Trikuspidalklappe genannt.

◆ Die Klappe, die im Abgang der Aorta aus dem linken Ventrikel liegt, heißt Aortenklappe.

◆ Die Klappe am Austritt der Pulmonalarterie (Lungenschlagader) aus der rechten Herzkammer heißt Pulmonalklappe.

10. Wie sind die Herzklappen ausgebildet?

Die zweizipfelige *Mitralklappe* und die dreizipfelige *Trikuspidalklappe* werden durch segelförmige Platten der Herzinnenhaut, des Endokards gebildet, die bei ihrem Schluß genau aneinanderpassen. An ihrer Unterseite ziehen sehnenartige Stränge zu den Papillarmuskeln genannten Teilen des Myokards. Von diesen aus können die beiden Atrioventrikularklappen durch Muskelkontraktion geöffnet oder bei ihrem Erschlaffen durch den Blutstrom wieder geschlossen werden. Die Sehnenfäden verhindern auch das Zurückschlagen der Segelklappen in die Vorhöfe hinein.

Die *Aorten- und Pulmonalklappen* sind taschenförmig oder halbmondartig ausgebildet. Sie werden durch den von unten aus den Ventrikeln kommenden Blutstrom in der Systole geöffnet. Wenn dieser in der Diastole aufhört, fallen sie durch den Druck des über ihnen liegenden Blutes zurück und schließen dicht, so daß kein Blut aus den großen Gefäßen ins Herz zurückfließen kann.

11. Mit welcher technischen Einrichtung kann man das Herz selbst und die Funktion der Herzklappen vergleichen?

Das Herz selbst läßt sich mit einer Pumpe und die Klappen mit Ventilen vergleichen. Die Klappenventile sorgen dafür, daß das Blut immer nur in einer Richtung fließen kann.

12. Welche Klappen gehören zur rechten und welche zur linken Kammer?

Die rechte Kammer wird gegen den rechten Vorhof durch die Trikuspidalklappe, gegen den Truncus pulmonalis durch die Pulmonalklappe verschlossen. Die linke Kammer wird durch die Mitralklappe und Aortenklappe begrenzt.

13. Wie heißt die Zusammenziehung und die Erschlaffung des Herzmuskels?

Die Kontraktion ist die *Systole,* die Arbeitsphase des Herzens, durch die das Blut in den Kreislauf getrieben wird.

Die *Diastole* ist die Erschlaffungsphase oder Erweiterung des Herzens, in der dieses wieder mit Blut aufgefüllt wird.

14. Wie fließt das Blut durch das Herz?

Das Blut kommt aus dem Körper durch die obere und untere Hohlvene (V. cava superior und inferior) an das Herz heran. Diese Venen münden in den rechten Vorhof.

Vom *rechten Vorhof* fließt das Blut in der Diastole durch die geöffnete Trikuspidalklappe in den *rechten Ventrikel* (rechte Kammer). In der Systole wird das Blut bei geschlossener Trikuspidalklappe durch die geöffnete Pulmonalklappe in die *Pulmonalarterie* (Lungenschlagader) ausgepreßt.

Das Blut verteilt sich im *Lungenkreislauf* bis in die Lungenkapillaren, die die Alveolen (Lungenbläschen) umspinnen. Dort findet der Gasaustausch statt, indem Kohlendioxid vom Blut durch die Alveolenwand ausgeschieden und Sauerstoff aus der Einatmungsluft ins Blut aufgenommen werden. Das sauerstoffreiche Blut sammelt sich dann aus den Lungenkapillaren in den *Lungenvenen*, die in den *linken Vorhof* münden.

Während der Diastole wird das Blut zum Teil passiv, zum Teil infolge der Kontraktion des linken Vorhofes durch die geöffnete Mitralklappe in den *linken Ventrikel* (linke Kammer) gedrückt. Der linke Ventrikel wirft es dann in der Systole bei geschlossener Mitralklappe durch die geöffnete Aortenklappe in den *großen Kreislauf* aus, von wo es nach Durchströmen sämtlicher Organe und Extremitäten durch die Venen wieder im rechten Vorhof und der rechten Herzkammer ankommt.

15. Was nennt man den kleinen Kreislauf?

Als kleinen, Pulmonal- oder Lungenkreislauf bezeichnet man den Weg des Blutes vom rechten Ventrikel durch die Pulmonal- oder Lungenarterien, durch die Lungenkapillaren und die Pulmonal- oder Lungenvenen zum linken Vorhof.

16. Wie unterscheidet sich das Blut in den Pulmonalarterien und Lungenvenen?

Die Lungenarterien führen das sauerstoffarme, kohlendioxidreiche, dunkelrote Blut zu den Lungenalveolen. Die Lungenvenen bringen nach dem Gasaustausch das sauerstoffreiche, hellrote und kohlendioxidarme Blut an das Herz zurück. Im Gegensatz zu den Schlagadern und Venen im großen Körperkreislauf fließt im pulmonalen Kreislauf in den Lungenarterien dunkles und in den Lungenvenen hellrotes Blut.

17. Welchen Aufbau zeigt das Myokard?

Die Herzmuskulatur zeigt Eigenschaften der glatten, unwillkürlichen und der quergestreiften (Skelett-)Muskulatur.

Die Fasern zeigen Querstreifen, sind aber, anders als der Skelettmuskel, geflechtartig miteinander verbunden. Die Kontraktion ist unwillkürlich, rhythmisch und autonom (autorhythmisch) wie bei der glatten Muskulatur, aber im Gegensatz zu dieser viel schneller.

Die Tätigkeit des Herzmuskels wird vom vegetativen Nervensystem und den Kreislaufhormonen (vor allem Adrenalin und Noradrenalin) beeinflußt.

18. Was sind die Papillarmuskeln?

Sie sind besondere Teile des Myokards, die nach innen in die Ventrikel zapfenförmig vorspringen. An ihnen beginnen die Sehnenfäden, die die Segelklappen fixieren.

19. Wie dick ist das Myokard?

Im linken Ventrikel ist der Herzmuskel weitaus am kräftigsten und etwa 1,0 cm breit, da er zur Versorgung des großen Kreislaufs auch die schwerste Arbeit leisten muß. Der rechte Ventrikel für den kleinen Kreislauf ist deutlich dünner, seine Wanddicke beträgt etwa 0,6 cm. Am schwächsten ist die Herzmuskulatur im Vorhofbereich entwickelt.

20. Was nennen wir das Koronarsystem?

Die zwei Herzkranzarterien oder Koronararterien entspringen aus der Aorta unmittelbar nach der Aortaklappe.

Die *linke Koronararterie* versorgt den linken Ventrikel durch einen zwischen rechtem und linkem Ventrikel abwärts ziehenden Ast (Ramus interventricularis anterior) und einen nach hinten führenden Ast (Ramus circumflexus) mit arteriellem Blut.

Die *rechte Kranzarterie* verläuft in einer Furche zwischen rechtem Ventrikel und rechtem Herzrohr und versorgt die untere und hintere Wand des Herzens mit Nährstoffen, vor allem mit Sauerstoff und Blutzucker (Glukose).

21. Wie ist der Abfluß des Blutes aus dem Koronarsystem?

Aus den Kapillaren des Myokards sammelt sich das venöse Blut in den Koronarvenen, deren größere Gefäße mit den Koronararterien in den Kranzfurchen des Herzens verlaufen und im rechten Vorhof münden.

22. Welche Bedeutung haben die Herzkranzgefäße?

Das Koronarsystem ist für die Ernährung und den Stoffwechsel und damit für die Funktion des Herzmuskels entscheidend. Störungen der koronaren Durchblutung bedeuten Beeinträchtigung der Herzleistung. Umschriebene Durchblutungsausfälle verursachen lokale Gewebszerstörung (Nekrosen) des Myokards (s. Angina pectoris und Herzinfarkt, Frage 92 u. 105, S. 148 u. 151).

23. Welche Wirkung hat der Sympathikus auf das Herz?

Die autorhythmische Herzaktion kann durch den sympathischen Teil des vegetativen Nervensystems gefördert werden: Erregbarkeit, Erregungsleitung und Schlagfrequenz nehmen durch den Sympathikusreiz mit Ausschüttung von Adrenalin und Noradrenalin zu.

24. Welche Wirkung hat der Parasympathikus auf die Herzaktion?

Die parasympathischen Fasern des N. vagus (X. Hirnnerv) setzen Erregbarkeit, Erregungsleitung und Schlagfrequenz durch Azetylcholin, den Vaguswirkstoff, herab. Es bremst das Herz oder schaltet sozusagen einen Schongang ein.

25. Wie kommt die rhythmische Herzaktion zustande?

Das Herz verfügt über ein selbständiges Reizbildungszentrum im rechten Vorhof, den Sinusknoten. Von diesem gehen bei Füllung des rechten Vorhofs 60–70 rhythmische Reize pro Minute aus, die über ein besonderes Reizleitungssystem zur Kontraktion des Herzens (zur Systole) führen.

26. Wie baut sich das Reizleitungssystem des Herzens auf?

Es besteht aus dem Sinusknoten, der zwischen den Einmündungsstellen der oberen und unteren Hohlvene im rechten Vorhof liegt. Er wird als Schrittmacher bezeichnet.

Der dort entstehende Reiz wird durch die Vorhofmuskulatur zum Atrioventrikularknoten (AV-Knoten oder Aschoff-Tawara-Knoten) geleitet.

Vom AV-Knoten wird der Reiz durch das His-Bündel, das sich in 3 Schenkel, einen für den rechten und zwei für den linken Ventrikel, teilt, weitergeleitet.

Die Schenkel des His-Bündels verzweigen sich als Purkinje-Fasern, die den Erregungsreiz auf die Kammermuskulatur übertragen, wodurch die Kontraktion des Herzmuskels, die Systole, ausgelöst wird (Abb. 10).

27. Wie ist die Vorhof- und Kammertätigkeit aufeinander abgestimmt?

Wenn die Kammern in der Diastole erschlaffen, müssen sich schon die Vorhöfe zusammenziehen, um mit ihrem Blut die Kammern zu füllen. Die Vorhöfe müssen sich daher vor den Kammern zusammenziehen. Das wird dadurch bewirkt, daß der Reiz vom Sinusknoten zuerst die Vorhofmuskulatur erreicht. Der Reiz wird dann mit Verzögerung vom AV-Knoten aufgenommen und an die Kammermuskulatur weitergeleitet. Diese *„Überleitungszeit"* von den Vorhöfen auf die Kammern beträgt 0,1–0,2 Sekunden.

28. Welche Störungen der Reizbildung gibt es?

Außer der normalen Reizbildung im Sinusknoten (Sinusrhythmus) kann es auch in anderen Herzabschnitten zur Reizbildung und von dort zur Reizausbreitung kommen.

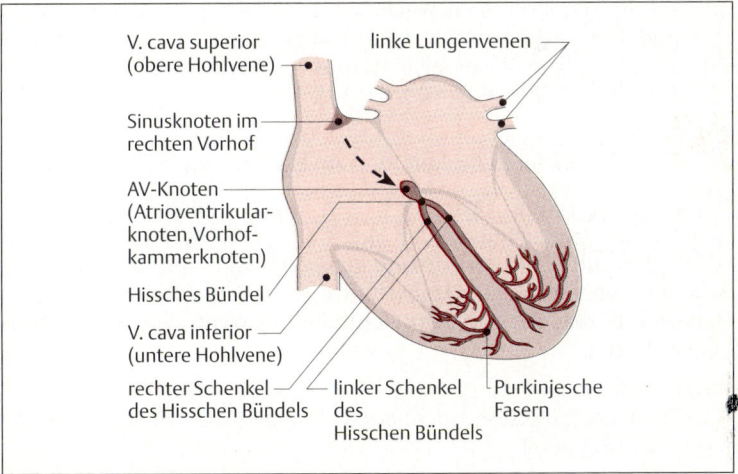

Abb. 10 Das Reizleitungssystem des Herzens (nach Faller)

◆ Wenn das Erregungszentrum in der Kammermuskulatur liegt, kommt es zu ventrikulären Extrasystolen;

◆ wenn es im Vorhofbereich oder auch im Aschoff-Tawara-Knoten liegt, spricht man von supraventrikulären Extrasystolen;

◆ außerdem gibt es Vorhofflattern und Vorhofflimmern mit kreisenden Erregungen in den Vorhöfen, die in unregelmäßigen Abständen auf die Kammern übergeleitet werden. Es besteht dann eine absolute Arrhythmie (s. Frage 189, S. 174).

Untersuchungsmethoden des Herzens

29. Wie können Herzgröße und -form untersucht werden?

Man kann die Herzform und -größe durch *Perkussion* (Abklopfen) gegen das umgebende Lungengewebe bestimmen.

Noch besser läßt sich das Herz *röntgenologisch* bei der Thoraxdurchleuchtung, durch eine Übersichtsaufnahme und Ergänzung durch eine seitliche Aufnahme oder durch Schrägaufnahmen des Vorder- und Hinterherzraumes oder durch andere Spezialaufnahmen z. B. Computertomographie (CT) oder *Kernspintomographie* (MRT: Magnetresonanztomographie) in seiner Lage und in all seinen Abschnitten erkennen. Auch Stauungszeichen im kleinen Kreislauf und Perikardergüsse können röntgenologisch erfaßt werden. Die empfindlichste Nachweismethode von Perikardergüssen ist die *Echokardiographie* (s. Frage 49, S. 134).

30. Was kann durch Auskultation am Herzen festgestellt werden?

Durch Auskultation (Abhören), evtl. durch Phonokardiographie (elektrische Aufzeichnung der Herztöne), läßt sich vor allem ein Urteil über die *Funktion der Herzklappen* bilden und die besondere Belastung bestimmter Herzabschnitte durch Verstärkung einzelner Herztöne hören. Bei Herzbeutelentzündung kann sog. Perikardreiben auftreten.

31. Welche Blutuntersuchungen können bei Herzkrankheiten wichtig sein?

Blutbild, BSG, Elektrophorese, Antistreptolysintiter (AST), Transaminasen (SGOT, SGPT) und die Kreatinphosphokinase (CK, früher CPK) – besonders wichtig ist das herzspezifische Enzym CK-MB – geben Aufschluß über entzündliche oder mit Gewebszerstörung einhergehende (nekrotisierende) Prozesse am Herzen.

32. Welche allgemeinen Kontrollen sind bei Herzkranken wichtig?

Kontrolle von Puls, evtl. Rhythmusstörungen, Blutdruck und Atmung, Durchblutung der Haut (Zyanose, Blässe, Gesichtsröte), Flüssigkeitsausscheidung (Ein- und Ausfuhr sowie spezifisches Gewicht des Urins messen), Kontrolle von Ergüssen (Pleura, Perikard, Aszites), Einflußstauung der Halsvenen, Zeichen von Lungenstauung, Leberschwellung und Ödemneigung an den Beinen oder in der Kreuzgegend (Anasarka) sind wichtige Grundlagen der Beurteilung und Behandlung von Herzkrankheiten.

33. Wie kommen die Herztöne zustande?

Es sind 2 Herztöne zu unterscheiden:

Der erste Herzton ist dumpf und entsteht durch die Anpassung der Kammermuskulatur am Beginn der Systole als *Anspannungston.*

Der zweite Herzton ist heller und kürzer. Er wird durch den Schluß der Aorten- und Pulmonalklappen gebildet und ist demnach ein *Klappenton.*

34. Wodurch entstehen krankhafte Herzgeräusche?

Durch Erkrankungen der Herzklappen kommt es zu Veränderungen des Blutstromes. Dadurch können krankhafte systolische oder diastolische Herzgeräusche entstehen. Diese sind oft nicht am Ort ihrer Entstehung, sondern fortgeleitet mit dem Blutstrom an anderer Stelle am besten hörbar. Durch besondere Belastungen einzelner Herzteile können besondere Akzentuationen bestimmter Herztöne entstehen.

35. Wie kommt das EKG zustande?

Bei jeder Aktion einer Zelle entstehen minimale elektrische Ströme, so auch bei der Anspannung und Erschlaffung des Herzmuskels, die sogenannten Herzaktionsströme.

Die ganz schwachen Herzaktionsströme werden durch Elektroden aufgenommen und durch einen Verstärker im EKG-Apparat so verstärkt, daß sie registriert werden können.

36. Welche EKG-Ableitungen sind allgemein üblich?

Man leitet diese Herzaktionsströme, die sich über den ganzen Körper ausbreiten, nicht vom Herzen, sondern von bestimmten Stellen als *Extremitäten-* oder Standardableitungen, als *Brustwandableitungen* und andere Spezialableitungen wie das Nehb-Dreieck oder durch besondere Schaltungen wie die Goldberger-Ableitungen ab.

Man kann auch durch einen Einschwemmkatheter mit Elektrode, den man durch eine Vene ins rechte Herz einführt, direkt Aktionsströme getrennt aus den Vorhöfen und Kammern ableiten.

37. Wie werden die einzelnen Ableitungen bezeichnet?

◆ Die drei Extremitäten- oder Standardableitungen werden als I, II, III oder D_1, D_2, D_3 beschrieben.

◆ Den Brustwandableitungen wird ein V vorgesetzt, die werden nach links hin als V_1, V_2, V_3, V_4, V_5, V_6, evtl. auch V_7 und V_8, nach rechts als Vr_1, Vr_2 usw. abgeleitet.

◆ Die 3 Goldberger-Ableitungen werden als aVR, aVL und aVF und manchmal nur als R, L und F bezeichnet.

◆ Beim Nehb-Dreieck werden die Ableitungen D, A, J unterschieden (D = dorsalis, A = anterior, I = inferior).

38. Welche Einzelheiten sind an der EKG-Kurve zu unterscheiden?

Die einzelnen Phasen der Herzaktion sind im EKG (Abb. **11**) als Zacken und Linien erkennbar und werden mit Buchstaben bezeichnet:

Die *P-Welle* entspricht der Vorhofaktivität. Die Zeit vom Beginn der Vorhoftätigkeit bis zum Beginn der Kammeraktion entspricht der Reizleitung vom Sinusknoten bis zum AV-Knoten und damit zur Kammermuskulatur. Sie heißt Überleitungszeit und soll 0,2 Sekunden nicht überschreiten (s. Frage 27, S. 127).

Die *QRS-Gruppe* Kammeranfangsschwankung entspricht der Erregungsausbreitung in den Kammern und soll nicht über 0,11 Sekunden betragen.

Untersuchungsmethoden des Herzens 131

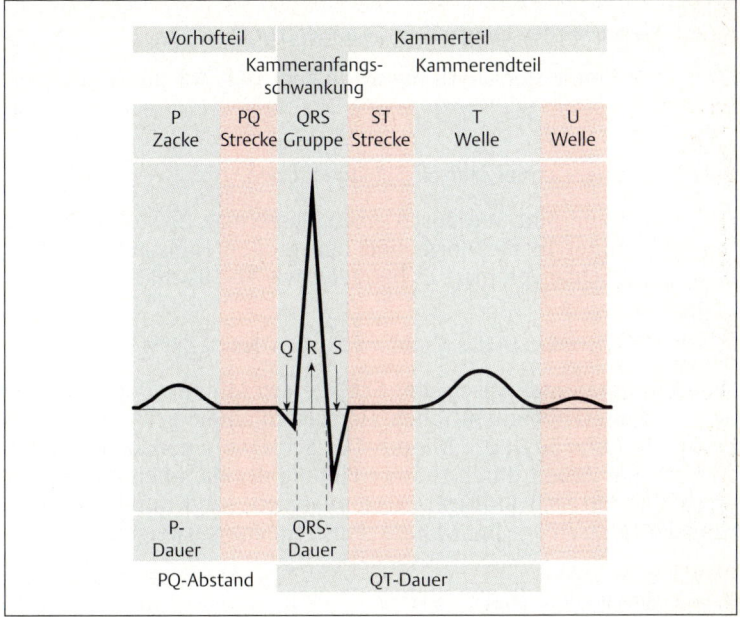

Abb. 11   Bezeichnung der Abschnitte und Ausschläge des EKG (nach Müller-Seiffert)

Die *ST-Strecke* wird als Zwischenstück bezeichnet und T die Endschwankung genannt, beide entsprechen der abklingenden Kammererregung, Erregungsrückbildung oder Repolarisation.

In der Zeit vom Ende des T bis zum Beginn des nächsten P ruht der Herzmuskel in der Diastole.

39. Was kann durch das EKG erkannt werden?

Das Elektrokardiogramm (EKG) läßt ein Urteil über die Reizbildung und Reizleitung im Herzen und über Schädigungen des Herzmuskels und seines Stoffwechsels zu. Es hat eine besondere Bedeutung zur Feststellung eines Herzinfarktes. Auch besondere Belastungen einzelner Herzteile können im EKG erkennbar werden.

40. Wozu werden Langzeit-EKGs angefertigt?

Man kann damit Herzrhythmusstörungen nach Art und Häufigkeit erfassen.

41. Was bezeichnet man als Schlagvolumen?

Die Menge von Blut, die durch einen Herzschlag (Systole) von der linken Kammer in die Aorta und den großen Kreislauf befördert wird, heißt Schlagvolumen. Es beträgt etwa 70–100 ml Blut.

42. Was nennt man das Minutenvolumen des Herzens?

Schlagvolumen mal Anzahl der Schläge pro Minute (Pulsfrequenz) ist das Minutenvolumen, auch Herzzeitvolumen genannt. Dieses beträgt in Ruhe 5–7 l pro Minute. Das Schlagvolumen kann z. B. bei körperlicher Arbeit durch bessere Füllung der Kammer, die stärker erschlafft und sich kräftiger zusammenzieht, und durch Vermehrung der Herzschläge pro Minute (Pulsfrequenz) ansteigen.

43. Was ist der Schellong-Test?

Der Test nach Schellong stellt eine Funktionsprüfung des Herz-Kreislauf-Systems dar. Er dient zur Prüfung der orthostatischen Kreislaufregulation.

44. Wie wird der Schellong-Test durchgeführt?

Nach 10 Minuten *Liegen* werden dreimal Puls und Blutdruck im Abschnitt von 1 Minute gemessen.

Dasselbe sofort nach *Aufstehen,* nach 5 Minuten Stehen (orthostatische Kreislaufregulationsprüfung).

Danach im *Liegen* erneute Messungen von Puls und Blutdruck bis zur Rückkehr zu den Ausgangswerten.

Als nächstes werden eine dosierte Belastung wie eine bestimmte Anzahl Kniebeugen in einer genauen Zeit oder Treppenlaufen ausgeführt und nach Wiederhinliegen 5 oder 10 Minuten lang Puls und Blutdruck registriert (Herzfunktionsprüfung).

45. Was bedeutet Ergometrie?

Ergometrie, wörtlich Arbeitsmessung, bedeutet die Untersuchung bei einer genau dosierten körperlichen Belastung, womit die Leistungsfähigkeit, z. B. des Herzens, anhand des EKG (Belastungs-EKG) untersucht wird.

Sie wird meist mit dem Fahrradergometer durchgeführt, wobei die menschliche Arbeitsleistung nach Zeitdauer in Minuten und nach Schwere in Watt geprüft wird: z. B. Fahrradtreten für 5 Minuten bei 60 Watt.

46. Wodurch kann die Herzfrequenz (Pulsfrequenz) erhöht werden?

◆ Erhöhter Bedarf bei körperlicher Arbeit, psychischer Erregung (Aufgeregtsein, Angst, Wut), erhöhter Grundumsatz bei Überfunktion der Schilddrüse, erhöhter Stoffwechsel bei Fieber;

◆ ungenügender Sauerstofftransport: bei Anämie, um das Gewebe durch beschleunigten Blutumlauf doch noch möglichst gut mit Sauerstoff zu versorgen, ebenso bei einer Blutung oder bei Bronchialasthma, wo die Sauerstoffaufnahme in der Lunge erschwert ist, oder bei Schock durch Absinken des Blutdrucks und Versuch, durch Frequenzanstieg das Minutenvolumen zu erhalten und die Durchblutung der lebenswichtigen Zentren zu gewährleisten;

◆ ungenügende Herzleistung mit dem Versuch, diese durch schnellere Herzaktion auszugleichen;

◆ als Folge von Medikamenten oder Genußmitteln, Sympathikomimetika, Parasympathikolytika (Atropin), Kaffee.

47. Wodurch kann es zur Bradykardie kommen?

◆ Eine Herzaktion unter 60/Minute kann konstitutionell bedingt sein. Man beobachtet sie bei Hochleistungssportlern und Schwerarbeitern häufig;

◆ sie kann Folge einer Störung im Reizbildungs- und Reizleitungssystem sein, die man als Block bezeichnet;

◆ sie kann durch Medikamente, besonders durch Digitalis, bewirkt werden;

◆ sie kann auch Folge von gesteigertem Hirndruck, z. B. bei einem Hirntumor, sein.

◆ Selten entsteht Bradykardie durch infektiös-toxische Schäden wie bei Typhus oder schwerer Herzschädigung durch Diphtherie.

48. Was versteht man unter ZVD?

Als ZVD (zentraler Venendruck) wird der Druck in der V. cava superior bezeichnet. Er wird durch Einführen eines Kunststoffkatheters in die V. cava superior gemessen; Normalwert 10 cm H_2O (Wassersäule).

Der ZVD gibt Aufschluß über das venöse Angebot und die Leistungsfähigkeit des rechten Herzens, d. h., er ist z. B. bei Herzinsuffizienz und Hypervolämie erhöht, bei Hypovolämie (Schock) erniedrigt.

49. Was kann mit der Ultraschall-Echokardiographie des Herzens erfaßt werden?

Ultraschallwellen können Gewebe durchdringen. Sie werden an den verschiedenen Grenzflächen aber verschieden zurückgeworfen (Echoeffekt). Die Aufzeichnung der reflektierten Wellen durch einen Empfänger ermöglicht eine *bildliche Darstellung* innerer Organe.

Durch die zweidimensionale Schnittbild-Echokardiographie des Herzens können Aussagen über die Dicke von Kammer- und Vorhofwänden bzw. über das Septum, ferner über die Größe der Herzhöhlen und über das Perikard gemacht werden. Mit Hilfe der Farb-Doppler-Echokardiographie kann auch die Klappenfunktion gut beurteilt werden.

Sie läßt bei einem vergrößerten Herzen erkennen, welche Anteile besonders betroffen sind, z. B. zeigt sie früher als mit der Röntgenmethode eine Vergrößerung des Vorhofes. Sie läßt wandständige Thromben und Tumoren erkennen und kann einen Perikarderguß erfassen. Auch Aussagen über entzündliche Auflagerungen auf die Herzklappen bei Endokarditis sowie über das Kontraktionsverhalten des Herzmuskels und über die Auswurfleistung sind möglich.

50. Worauf beruht der Doppler-Effekt?

Wenn sich eine Lokomotive uns nähert, klingt der Ton ihrer Pfeife höher, wenn sie sich von uns entfernt, klingt er deutlich tiefer. Im ersten Fall verkürzt sich die Wellenlänge durch die Bewegung der Schallquelle, im zweiten Fall verlängert sie sich, was in beiden Fällen die Tonhöhe bestimmt.

Bei der Doppler-Sonographie des Herzens oder der peripheren Gefäße *reflektieren die Erythrozyten den Ultraschall.* Bewegen sie sich auf den Schallkopf zu, verkürzt sich die Wellenlänge, bewegen sie sich weg, verlängert sie sich. Wellenlänge und Frequenz sind umgekehrt proportional. Aus der Frequenzverschiebung lassen sich Schlüsse auf die Strömungsrichtung und -geschwindigkeit des Blutstromes ziehen. So werden Stenosen oder die Strömungsumkehr bei Kollateralkreisläufen erkannt.

51. Worauf beruht die Doppler-Echokardiographie?

Sie beruht auf der Kombination zweier Untersuchungsmethoden:

Auf der Echokardiographie, die im zweidimensionalen Schnittbildverfahren angeborene und erworbene Herzfehler aufklären hilft (s. Frage 49, S. 134) und auf der Doppler-Sonographie, wie sie in der peripheren Gefäßdiagnostik angewandt wird (s. Frage 50, S. 134).

Diese beiden Verfahren sind als nichtinvasive Methoden (d. h. ohne instrumentelles oder medikamentöses oder Röntgenstrahlen verwendendes Eindringen in den Körper) besonders schonende Untersuchungen, die die Computertomographie (CT) und den Herzkatheterismus z. T. ersetzen können.

52. Was leistet die Doppler-Echokardiographie?

Die Kombination der beiden Verfahren erlaubt erstmals die exakte Darstellung der *Strömungsverhältnisse im Herzen* durch eine nichtinvasive Methode.

Ihre besondere Bedeutung gewinnt sie in der Beurteilung von Klappenstenosen und -insuffizienzen und als zuverlässige Methode bei der Diagnostik von Shuntvitien mit ihren besonderen Problemen der Strömungsrichtung und -geschwindigkeit.

53. Wozu dient der Herzkatheterismus?

- Zur Druckmessung im Herzen und in den Lungenarterien,
- zur Messung des Sauerstoffgehalts in den verschiedenen Teilen des Herzens und der Gefäße,
- zur Erkennung von Septumdefekten und Gefäßanomalien, auch zum Nachweis von Klappenfehlern.

54. Wie wird eine Herzkathetisierung durchgeführt?

Halbsteife Kunststoffkatheter werden nach Desinfektion und Lokalanästhesie aseptisch durch eine Kanüle in die Leisten- oder Ellenbeugenarterie eingeführt. Ihre Lage wird röntgenologisch (Bildverstärker-Fernsehanlage) ständig kontrolliert.

55. Welche Arten des Herzkatheterismus werden unterschieden?

Der *Rechtsherzkatheter* (Einschwemm- oder Flowkatheter) wird von der linken Armvene durch die obere Hohlvene und den rechten Vorhof in die rechte Kammer und von da noch in den Truncus pulmonalis bzw. A. pulmonalis vorgeschoben.

Der *Linksherzkatheter* wird gegen den Blutstrom durch die A. femoralis und durch die Aorta in den linken Ventrikel eingeführt.

Der *transseptale Katheder* geht durch die V. cava inferior in den rechten Vorhof. Dort wird mit einer feinen Kanüle am Katheter das Vorhofseptum durchstochen und der Katheter durch den linken Vorhof in die linke Kammer weitergeschoben (Abb. **12**).

56. Welche Kontrastmitteluntersuchungen des Herzens gibt es?

Bei der *Angiokardiographie* wird ein hochkonzentriertes Kontrastmittel durch Herzkatheter zur Darstellung des Herzens und der großen Gefäße eingespritzt.

Sie zeigt:

- die Größe von Vorhöfen und Kammern;

- Shuntverbindungen, Klappenstenosen oder Insuffizienzen;

- die Strömung innerhalb des Herzens, z. B. Septumdefekte, Abgang und Verlauf der großen Gefäße, z. B. angeborene Anomalien, Pulmonalstenose, offenen Ductus arteriosus (s. Frage 240–246, S. 189f).

Durch die *Koronarographie* mittels Herzkatheter können Anomalien, Wandveränderungen oder Gefäßverschlüsse der Herzkranzarterien erkannt werden.

57. Was ist bei der Nachbehandlung nach Linksherzkatheterismus zu beachten?

– Bettruhe für 24 Stunden nach arterieller Katheterisierung,

Untersuchungsmethoden des Herzens 137

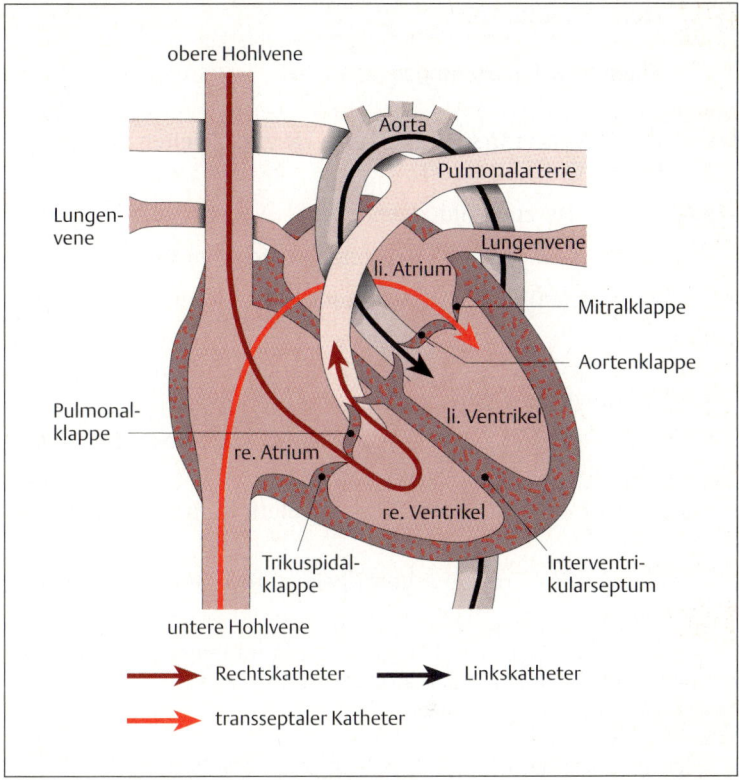

Abb. 12 Herzkatherismus. Wege der verschiedenen Herzkatheter (nach Juchli)

- Kompression der arteriellen Punktionsstelle mit Sandsack für 12 Stunden,
- Kontrolle der Fußpulse,
- Überwachung von Puls und Blutdruck,
- nicht essen, nicht trinken, bis die Allgemeinerscheinungen abgeklungen sind (Erbrechen mit Pressen kann eine Nachblutung auslösen), dann erst Tee und Zwieback.

Herzkrankheiten

Allgemeine Erläuterungen

58. Durch welche Ursachen können Herzkrankheiten hervorgerufen werden?

- Angeborene Herzmißbildungen,
- Autoimmun-Erkrankungen des Endo-, Myo- oder Perikards,
- infektiöse Entzündungen am Endo-, Myo- oder Perikard (z. B. Sepsis)
- toxische Myokardschädigung (z. B. Infektionskrankheiten, Alkoholkardiomyopathie),
- Erkrankungen der Herzkranzgefäße (Arteriosklerose, Thrombose mit Herzinfarkt, Koronariitis),
- Überlastung des linken Ventrikels bei Bluthochdruck und Arteriosklerose,
- Überlastung des rechten Ventrikels durch Lungenkrankheiten (Cor pulmonale),
- degenerative Myokardschädigung oft kombiniert (arteriosklerotisch-infektiös-toxisch und stoffwechselbedingt),
- Rhythmusstörungen,
- Perikarderkrankungen (Verwachsungen, Verkalkungen).

Endokarditis

Allgemeines

59. Welche Arten von Endokarditis können wir unterscheiden?

Die Entzündung der Herzinnenhaut, die Endokarditis, spielt sich vor allem an den Herzklappen ab und heilt meistens mit Herzklappenfehlern aus. Sie manifestiert sich in der Regel an bereits durch frühere Entzündungen oder einen Herzfehler vorgeschädigten Herzklappen.

Man unterscheidet abakterielle und infektiöse Formen der Endokarditis. Abakterielle Formen der Endokarditis sind bedingt durch Antigen-Antikörper-Reaktionen, die sich an den Herzklappen abspielen, z. B. die rheumatische Endokarditis oder die Endokarditis bei Lupus erythematodes. Bei der infektiösen Endokarditiden erfolgt eine Erregerabsiedlung an den (meistens vorgeschädigten) Herzklappen, überwiegend Streptokokken, Staphylokokken, Pneumokokken, Gonokokken und gramnnegative Bakterien.

60. Wie können sich die Herzklappen durch Endokarditis verändern?

Die Herzklappen können bei der Abheilung der Entzündung miteinander verwachsen. Die Verengung ihrer Öffnung durch Verwachsung nennt man *Stenose,* z. B. Mitralstenose, Aortenstenose. Das Blut staut sich vor der verengten Klappe.

Wenn eine Herzklappe durch teilweise Zerstörung ihrer Ränder oder durch Überdehnung ihrer Ansatzstellen nicht mehr vollständig schließt, nennt man das eine *Klappeninsuffizienz,* z. B. Mitralinsuffizienz, Aorteninsuffizienz. Bei Schlußunfähigkeit einer Herzklappe, der Insuffizienz, fließt ein Teil des Blutstromes wieder zurück, so daß sich das Blut vor der insuffizienten Klappe vermehrt, also auch anstaut.

Rheumatische Endokarditis

61. Wie kann es zu einer rheumatischen Herzerkrankung kommen?

Die rheumatischen Herzerkrankungen sind Teilerscheinungen des rheumatischen Fiebers, des akuten Gelenkrheumatismus, dessen Ursache zwar nicht genau bekannt ist, der aber 1–3 Wochen nach einer akuten Streptokokkeninfektion, z. B. an den Mandeln (eitrige Angina, Tonsillitis; s. Frage 241, S. 527), auftreten kann.

Meist werden Kinder oder Jugendliche betroffen; je jünger, um so häufiger ist die Herzbeteiligung am rheumatischen Prozeß. Bei Kindern ist oft nur das Herz und nicht die Gelenke befallen.

62. Wo spielen sich die rheumatischen Herzerkrankungen ab?

Im akuten rheumatischen Schub sind oft alle drei Hauptschichten des Herzens als Endo-, Myo- und Perikarditis befallen, man spricht dann von rheumatischer Karditis oder Pankarditis.

In 30–40% verbleiben rheumatische Klappenfehler, durch die häufigen rheumatischen Rückfälle erhöht sich diese Zahl später noch.

63. Wie verläuft eine rheumatische Endokarditis?

Bei einer rheumatischen Endokarditis entwickeln sich an den befallenen Herzklappen warzenähnliche Wucherungen mit kleinen Thromben. Diese bestehen aus Fibrin, Thrombozyten und Erythrozyten. Sie lösen sich nicht so leicht ab wie bei Endocarditis lenta (s. Frage 81, 84, S. 144/145), daher sind Mikroembolien bei rheumatischer Endokarditis selten.

Die anfangs verdickten Klappen heilen narbig aus. Dabei können durch narbige Verziehung und Schrumpfung Klappeninsuffizienz oder durch narbige Verwachsung der Klappenränder miteinander Stenosen entstehen.

64. Was sind kombinierte Klappenfehler?

An ein und derselben Klappe, z. B. Mitralis oder Aortenklappe, können durch teilweise Verwachsung und teilweise Schrumpfung kombinierte Klappenfehler, z. B. Mitralinsuffizienz und -stenose, entstehen, wobei der Stenosen- oder der Insuffizienzanteil überwiegen kann. Es können auch zwei Klappen befallen sein, z. B. bei einem kombinierten Aorten- und Mitralvitium (vitium = Herzfehler).

65. Wie kann man Klappenveränderungen feststellen?

Beim Abhören können krankhafte Geräusche, die durch die Beeinträchtigung des Blutstromes entstehen, mit dem Stethoskop gehört und auch phonokardiographisch aufgezeichnet werden.

Durch Mehrbelastung der Herzteile vor dem Klappenfehler kommt es zur Änderung der Herzform, die am besten röntgenologisch oder sonographisch (durch Ultraschall) erkennbar ist. Die veränderten Strömungsverhältnisse sind mit der Doppler-Echokardiographie zu erfassen.

66. Woran ist eine akute rheumatische Myokarditis zu erkennen?

- Tachykardie, manchmal auch Rhythmusstörungen,
- das EKG zeigt charakteristische Veränderungen,
- die Herzfigur ist schlaff und erweitert,
- meist liegen noch hinweisende Laborbefunde vor (BSG beschleunigt, AST positiv, s. Frage 247, S. 529).

67. Wie wird der Verlauf einer rheumatischen Herzerkrankung kontrolliert?

Es müssen beobachtet werden:

◆ Am *Herzen* Frequenz, Herzgeräusche, EKG, Phonokardiogramm, Herzform im Röntgen, Pulsunregelmäßigkeiten, Belastungsfähigkeit, evtl. Insuffizienzzeichen;

◆ die evtl. gleichzeitigen *Gelenkveränderungen* der Polyarthritis rheumatica mit Schmerz, Schwellung und Rötung;

◆ als *Laborbefunde* vor allem die Aktivitätszeichen des Rheumatismus, BSG (Blutkörperchensenkung), AST (Antistreptolysintiter), Elektrophorese, CRP (C-reaktives Protein).

68. Wie wird ein Patient mit rheumatischer Karditis behandelt?

◆ Strenge Bettruhe im akuten Stadium, die Körperpflege wird von den Pflegenden durchgeführt, evtl. wird die Nahrung dargereicht;

◆ leichte Kost, kleine Mahlzeiten;

◆ als Medikamente kommen die Gruppen der Antirheumatika und Antiphlogistika (entzündungshemmende Medikamente) in Betracht: Salizylsäurepräparate, Kortikosteroide;

◆ möglichst früh einsetzende Penizillinbehandlung, um die Streptokokken zu vernichten und erneute Krankheitsschübe zu verhindern;

◆ bei Kindern ist nach Polyarthritis eine bis zu 5 Jahre fortgeführte Dauerprophylaxe mit oralem Penizillin durchzuführen, um Rezidive mit Verschlimmerung des Herzleidens zu vermeiden.

69. Welche Dauerfolgen können nach einer rheumatischen Herzerkrankung verbleiben?

Es können rheumatische Klappenfehler (Vitien) zurückbleiben:

Am häufigsten wird die Mitralklappe befallen, meist als Mitralstenose, etwas seltener als Mitralinsuffizienz, oft als kombiniertes Vitium (Mitralinsuffizienz und -stenose) mit überwiegendem Insuffizienzanteil. Am zweithäufigsten erkrankt die Aortenklappe an Insuffizienz, Stenose oder kombiniertem Vitium. Auch die Kombination von Mitral- und Aortenfehler kommt vor.

70. Ist die rheumatische Endokarditis heute noch ein großes Problem?

Nein, da die Erkrankung zumindest in Mitteleuropa fast völlig verschwunden ist. Grund dafür ist wahrscheinlich der Umstand, daß heute Kinder mit fieberhaften Streptokokkeninfektionen meist frühzeitig antibiotisch behandelt werden, und es daher nicht zu der gefürchteten immunologischen Reaktion auf die Erreger kommt. Durch die Öffnung der Ostgrenzen könnte sich die epidemiologische Situation aber möglicherweise in den nächsten Jahren wieder ändern.

71. Welche operativen Möglichkeiten der Behandlung gibt es bei erworbenen Herzklappenfehlern?

Mitralstenosen können besonders bei jüngeren Leuten, sofern keine Gegengründe bestehen, durch *Sprengung der Verwachsungen* („Kommissurotomie") erfolgreich operiert werden und eine entscheidende Besserung erfahren.

In fortgeschrittenen Fällen von Mitral- oder Aorteninsuffizienz und auch von Aortenklappenstenosen kommt ein künstlicher *Klappenersatz* in Frage.

Als letzte Möglichkeit kommt eine *Herztransplantation* in Betracht.

72. Wie wird das Herz bei Mitralvitien umgebaut?

Bei Mitralfehlern staut sich das Blut vor der Mitralklappe im linken Vorhof. Dieser wird vergrößert, wodurch die Herztaille ausgefüllt wird (Mitralherzform). Der linke Vorhof kann durch seine Lage an der Hinterwand des Herzens die Speiseröhre verdrängen und sich vom linken bis an den rechten Herzrand ausdehnen.

Bei Mitralstenose ist der linke Ventrikel klein, weil er durch die verengte Mitralklappe wenig Blut bekommt.

Bei der Mitralinsuffizienz ist der linke Ventrikel dagegen groß, weil er Pendelblut bewegen muß, das immer wieder in ihn zurückfließt.

73. Welche Folgen hat ein Mitralvitium?

Durch weitere Rückstauung des Blutes kommt es zur Lungenstauung, evtl. mit blutig tingiertem Auswurf und der Gefahr des Lungenödems (Linksinsuffizienz).

Wenn auch der rechte Ventrikel unter der Rückstauung im kleinen Kreislauf versagt, kommt es zur Links-rechts-Insuffizienz mit Nachlassen der Lungenstauung, aber Dekompensationszeichen im großen Kreislauf: Leberschwellung, Beinödeme usw. (s. Frage 134f, S. 160).

74. Wie wird das Herz durch Aortenfehler umgebaut?

Bei Aortenfehlern muß der linke Ventrikel mehr Arbeit leisten: bei der Aortenstenose gegen den erhöhten Widerstand der verengten Klappe, bei Aorteninsuffizienz, weil immer ein Teil des ausgeworfenen Blutes durch die schlußunfähige Aortenklappe in den Ventrikel zurückfließt. In beiden Fällen hypertrophiert der linke Ventrikel, später dilatiert (erschlafft) er, so daß sich das Herz nach links vergrößert. Die Herzspitze ist vermehrt gerundet, die Herztaille darüber erscheint vertieft (Aortenform des Herzens).

75. Was nennt man eine relative oder sekundäre Mitralinsuffizienz?

Bei der Erweiterung des linken Ventrikels z. B. durch Bluthochdruck oder Aortenvitium kann es auch zu Überdehnung der Mitralklappe kommen, so daß diese nicht mehr dicht schließt. Man nennt dies eine sekundäre Mitralinsuffizienz.

76. Wann liegt ein Mitralklappenprolapssyndrom vor?

Durch Veränderungen am Halteapparat der Mitralklappe, nämlich an den Papillarmuskeln (z. B. nach Herzinfarkt), kann es bei der Systole zur Vorwölbung der Mitralsegel in den linken Vorhof kommen. Es fließt ein Teil des Blutes in den Vorhof zurück: Mitralinsuffizienz durch Mitralklappenprolapssyndrom.

Es wird am besten durch Echokardiographie erkannt.

Bakterielle Endokarditis

77. Wodurch kann eine bakterielle Endokarditis entstehen?

Ausgangspunkt sind oft Tonsillen- oder Zahnwurzeleiterungen, die z.B. nach Eingriffen wie Tonsillektomie oder Zahnextraktion bakteriell streuen. Die Erreger setzen sich dann an den Herzklappen fest.

78. Welche Erreger sind für die bakterielle Endokarditis verantwortlich?

In 2/3 der Fälle Streptococcus viridans. Außerdem kommen andere Kokken wie Enterokokken, Staphylokokken, A-Streptokokken, Pneumokokken, Meningokokken, schließlich auch Kolibakterien in Betracht.

In den meisten Fällen besteht bereits ein Klappenfehler, sei es angeboren oder erworben. Ausnahmen bilden immungeschwächte Patienten, z.B. Alkoholkranke oder I.v.-Drogenabhängige, die ein erhöhtes Risiko für eine sog. Rechtsherzendokarditis haben, da sie infektiöses Material direkt in die Vene injizieren, das sich dann an der Trikuspidal- oder Pulmonalklappe festsetzen kann.

79. Welche Herzklappen werden von der bakteriellen Endokarditis häufig befallen?

Meist werden Mitral- oder Aortenklappen oder beide befallen.

80. Wie ist der Verlauf der bakteriellen Endokarditis?

Sie *kann* unter dem Bild einer hochfieberhaften Sepsis verlaufen: „Lentasepsis". Häufig ist aber ein schleichendes Krankheitsbild, daher die Bezeichnung „subakute bakterielle Endokarditis".

81. Welche Krankheitszeichen treten bei bakterieller Endokarditis auf?

◆ Es bestehen leichte Ermüdbarkeit, allgemeines Krankheitsgefühl, subferible Temperaturen.

◆ Wichtig ist die Beobachtung eines neu aufgetretenen oder sich ändernden Herzgeräusches.

◆ Später treten Anämie, Mikroembolien in die Haut als schmerzhafte rote Knötchen und in den Nieren mit mikroskopisch erkennbarer Hämaturie bzw. Mikrohämaturie auf, wobei nur im Urinsediment Erythrozyten nachweisbar sind. Auch Hirnembolien mit Halbseitenlähmung kommen vor.

◆ Eine infektiös-toxische Myokardschädigung (EKG) und ein septischer Milztumor sind nachweisbar.

82. Welche Laborbefunde sind bei bakterieller Endokarditis wichtig?

◆ Wichtig ist die Blutentnahme aus der Vene, manchmal auch aus einer Arterie, möglichst während eines Fieberschubes, am besten bei Schüttelfrost zur bakteriellen Züchtung der Erreger (Blutkultur);

◆ häufige Blutentnahme erhöht die Wahrscheinlichkeit des Erregernachweises und damit die Diagnose;

◆ die BSG ist stark beschleunigt;

◆ im Blutbild Leukozytose und Anämie;

◆ in der Elektrophorese Alphaglobulinvermehrung, später Verminderung des Gesamteiweißes und des Albumins mit Vermehrung der Gammaglobuline.

83. Welche klinischen Kontrollen sind wichtig?

Puls, Blutdruck, EKG, evtl. Phonokardiogramm, evtl. Echokardiographie, genaue, z.B. zeitweise dreistündlich durchgeführte rektale Temperaturkontrolle, häufige Urinkontrolle auf Erythrozyten, Beachtung der Mikroembolien in der Haut.

84. Wodurch kommt es zu den Mikroembolien in der bakteriellen Endokarditis?

Die Erreger sitzen an den Klappen mit Erythrozyten, Thrombozyten und Fibrin fest. Es bilden sich viel größere warzenartige Auflagerungen als bei der rheumatischen Endokarditis, die sich leicht ablösen und mit dem Blutstrom als Mikroembolien verschleppt werden.

85. Welche Behandlung kommt bei der bakteriellen Endokarditis in Betracht?

- Strenge Bettruhe,
- eventuell chirurgische Beseitigung des Ausgangsherdes der Sepsis,
- Antibiotikum, möglichst nach Empfindlichkeitstest der Erreger, meist hochdosiertes Penizillin, durch Infusion oft über Monate.

Je eher und intensiver die Behandlung wirkt, um so geringer sind die bleibenden Klappenfehler, um so besser die Prognose.

Als *Prophylaxe* bei Tonsillektomie und Zahnextraktion mit Wurzelvereiterung ist daher ein antibiotischer Schutz, meist Penizillin, empfehlenswert.

Luische Herzerkrankungen

86. Welche Erkrankung kann durch Gefäßwandentzündungen Klappenfehler am Herzen verursachen?

Die Lues (Syphilis) kann durch chronische Entzündung der Gefäßwände zu einer Erweiterung der Aorta führen. Durch ein Aortenaneurysma im Anfangsteil (Aszendenzabschnitt) der Aorta kann der Klappenring der Aortenklappen erweitert und schlußunfähig werden (Aortenklappeninsuffizienz).

Der Entzündungsprozeß kann von der Aorta auch auf die Aortenklappen übergehen und zu narbiger Schrumpfung führen, wodurch ebenfalls eine Aortenklappeninsuffizienz entsteht.

Die luische Gefäßerkrankung befällt auch häufig die Koronararterien. Folge: Koronarinsuffizienz mit Angina pectoris und evtl. Herzinfarkt.

Myokarditis

87. Wodurch kann es zu Myokarditis kommen?

Eine Herzmuskelentzündung kann entstehen:

◆ als rheumatische Myokarditis im Rahmen eines rheumatischen Fiebers;

◆ als infektiös-toxische Myokarditis bei vielen bakteriellen Infektionen (z. B. Diphterie) und besonders bei Sepsis.

◆ Virusbedingte Myokarditiden sind als leichte Fälle bei Virusinfekten häufig und meist ohne Folgen. Es gibt aber auch vereinzelt schwere, lang hingezogene Verlaufsformen mit bleibendem Herzmuskelschaden durch Virusinfektion, z. B. durch Coxsackie-B-Virus oder bei Virusgrippe.

◆ Auch Pilze und Parasiten können eine Myokarditis verursachen.

88. Welche Symptome macht eine Myokarditis?

Subjektiv Herzdruck, unangenehmes Herzklopfen, Herzstolpern, Mattigkeit, in schweren Fällen Atemnot und Unruhe.

Objektiv Tachykardie, Rhythmusstörungen bis zum totalen Block und Kammerflimmern mit Todesfolge.

Wichtig sind die EKG-Veränderungen, Puls- und RR-Verhalten. Häufig besteht gleichzeitig eine infektiös-toxische Kreislaufschwäche (s. Frage 60, S. 89).

89. Welche Therapie empfiehlt sich bei Myokarditis?

– Behandlung des Grundleidens;

– Bettruhe, evtl. Sedativa, Antirheumatika, Antibiotika, evtl. Antiarrhythmika; auf Digitalis spricht der kranke Herzmuskel schlecht an.

Erkrankungen der Koronararterien

Koronare Herzkrankheiten (Koronarinsuffizienz)

90. Welche Wandveränderungen der Koronararterien gibt es?

– Spasmen der Koronargefäße als funktionelle Störung,

– koronares Intimaödem als Übergang von funktionellen zu organischen Veränderungen.

Die *Arteriosklerose* der Herzkranzarterien (Koronarsklerose) ist die häufigste Ursache der koronaren Herzkrankheit (Koronarinsuffizienz). Sie beginnt schon in frühen Jahrzehnten und führt in der zweiten Lebenshälfte häufig zu Beschwerden und Komplikationen (Angina pectoris, Herzinfarkt).

91. Was nennt man Koronarinsuffizienz?

Koronarinsuffizienz heißt die ungenügende Durchblutung der Herzkranzgefäße.

92. Welche Bedeutung hat die koronare Herzkrankheit?

Durch Koronarinsuffizienz kann es zu stenokardischen Anfällen (Angina pectoris) kommen. Sie kann die Grundlage für die Entstehung einer Koronarthrombose (Herzinfarkt) bilden.

93. Was versteht man unter Ein-, Zwei- oder Dreigefäßerkrankung?

Je nachdem, ob nur die rechte oder die linke Koronararterie oder der Ramus circumflexus eine arterielle Stenose aufweist, spricht man von Eingefäßerkrankung. Sind zwei oder alle drei Gefäße betroffen, liegt eine Zwei- oder Dreigefäßerkrankung vor.

94. Welche Beschwerden können bei akuter Koronarinsuffizienz auftreten?

Die Mangeldurchblutung des Herzmuskels durch Koronarinsuffizienz bewirkt anfallsweise auftretende beklemmende bis krampfartige zusammenschnürende Schmerzen, die oft mit Angst verbunden sind und sich bis zum Vernichtungsgefühl steigern können.

Typischerweise sind die Schmerzen hinter dem Brustbein und nicht links über dem Herzen. Sie können in die linke Schulter, den linken Arm, meist in die Kleinfingerseite, selten auch nach rechts oder in den Hals, manchmal auch nach links hinten in den Rücken, selten in den Bauchraum ausstrahlen. Nicht selten besteht ein Gefühl wie ein Ring um die Brust oder ein Zusammenschnüren des Halses, verbunden mit Atemnot.

95. Wie nennt man die Beschwerden durch Koronarinsuffizienz?

Man nennt sie Stenokardien (wörtlich Herzenge) oder Angina pectoris (Enge der Brust). Man spricht von stenokardischen oder pektanginösen Beschwerden.

96. Wie sind pektanginöse Beschwerden zu bewerten?

Bei jüngeren, oft vegetativ labilen Menschen sind Engegefühl in der Brust häufig nicht Ausdruck einer koronaren Herzkrankheit, sondern haben sog. funktionellen Charakter. Sie treten typischerweise eher in Ruhe auf und bessern sich sogar bei körperlichen Belastungen. Man bezeichnet diese Zustände von starkem Herzklopfen und Angstgefühlen, die oft stundenlang anhalten können, auch als Herzphobie oder Herzneurose.

Bei älteren Menschen (Männer häufiger betroffen als Frauen) beruhen pektanginöse Beschwerden dagegen viel wahrscheinlicher auf organischen Gefäßwandveränderungen im Rahmen einer Koronarsklerose. Das Engegefühl tritt in der Regel bei körperlichen oder psychischen Belastungen (z. B. Sport, Hetze, Geschlechtsverkehr), nach reichlichen Mahlzeiten und bei kaltem Wetter auf. Die Dauer der Beschwerden beträgt nur 10–15 Minuten.

97. Welche Bedeutung haben Angina-pectoris-Anfälle?

Angina-pectoris-Anfälle in Ruhe sind ein schwerwiegendes Krankheitssymptom, das eingehende Untersuchungen durch EKG usw. erfordert; sie können Vorboten eines Herzinfarkts sein (s. Herzinfarkt, Frage 105f, S. 151).

98. Wie kann der akute Angina-pectoris-Anfall behandelt werden?

Bei Patienten mit Verdacht auf Angina pectoris sollte ein Versuch mit Nitroglyzerin-Kapseln oder -Spray gemacht werden. Eine Kapsel Nitrolingual aufbeißen und den Inhalt im Mund lassen, nicht schlucken. Den Patienten mit organisch, d. h. arteriosklerotisch bedingten Beschwerden, geht es mit Nitroglyzerin-Kapseln meist rasch besser; Patienten mit sog. funktionellen Beschwerden sprechend auf Nitroglyzerin nicht an. Insofern hat diese Therapie gleichzeitig diagnostischen Wert.

99. Welche Medikamente eignen sich zur Dauerbehandlung der Angina pectoris?

◆ Nitrate mit verzögerter Wirkung, z. B. Isosorbitdinitrate (Isoket retard), Isosorbitmononitrat (Ismo, Elantan).

◆ Betarezeptorenblocker. Sie setzen Herzfrequenz, Kontraktionsgeschwindigkeit und den Druck in den Arterien herab, wodurch auch der O_2-Verbrauch im Herzmuskel vermindert wird.

◆ Kalziumantagonisten: Isoptin, Adalat, Dilzem. Sie senken auch den Sauerstoffbedarf des Herzens.

100. Wie kann der Koronarsklerose vorgebeugt werden?

Behandlung bzw. Vermeidung der Risikofaktoren wie: Nikotin, Überernährung, Bewegungsmangel, Hochdruck, Diabetes, Gicht, Hyperlipidämie und Vermeidung von Überlastungen, Konfliktsituationen, übertriebenem Ehrgeiz in der beruflichen und privaten Sphäre.

101. Wie kann die Hyperlipidämie bekämpft werden?

Die Erhöhung des Fett- und Cholesterinspiegels im Blut kann durch fettarme Diät, besonders Reduzierung der tierischen Fette, ferner durch Medikamente wie Clofibrat (Regelan), Nikotinsäurepräparate, Cholestyramin und Hemmstoffe des Schrittmacherenzyms der Cholesterinsynthese (HMG-CoA-Reduktase, z. B. Zocor, Mevinacor) als Dauerbehandlung erfolgreich bekämpft werden.

102. Wie geht die Ballondilatation einer Koronararterienstenose vor sich?

Bei der perkutanen transluminalen Koronararterienangioplastie (PTCA) wird über einen Führungskatheter der eigentliche Ballonkatheter in die betroffene Koronararterie und bis in die Stenose hinein vorgeschoben. Eine günstig gelegene Stenose kann durch Druckfüllung des Ballons an der Katheterspitze (bis zu 13 Atmosphären) erweitert werden. Das arteriosklerotische Material wird verschoben und komprimiert. Medikamentöse Unterstützung durch Heparin und Azetylsalizylsäure.

103. Was ist ein Stent?

Ein Stent ist ein dünnes Röhrchen aus feinem Drahtgeflecht, das auf einen Ballonkatheter geschoben und unter Röntgenkontrolle bis an die Engstelle der Arterie vorgeschoben wird. Dort bläst man den Ballon auf, das Drahtgeflecht wird aufgeweitet und bleibt wegen der besonderen Materialeigenschaften in der gewünschten Lumenweite. Die vormalige Engstelle der Arterie ist somit dauerhaft beseitigt.

104. Was versteht man unter einem aortokoronaren Bypass?

Eine Koronararterienstenose kann eventuell durch ein Venenstück, das in die Aorta und in die Koronararterie jenseits der Stenose eingepflanzt wird, umgangen werden. Eine solche Überbrückung nennt man einen aortokoronaren Bypass.

Herzinfarkt

Allgemeine Beurteilung

105. Was versteht man unter einem Herzinfarkt?

Ein Myokardinfarkt ist ein umschriebener Untergang, eine Nekrose, von Herzmuskelgewebe durch Ischämie (Durchblutungsmangel). Die Nekrose kann mit einer bindegewebigen Narbe abheilen.

106. Welche Vorgänge spielen sich bei einem Herzinfarkt ab?

Man glaubt, daß ein Ödem oder eine Verquellung der Intima in einem Koronargefäß oft am Anfang eines Infarktes entsteht.

Am häufigsten läßt sich ein Koronarverschluß durch eine Thrombose auf der aufgerauhten Gefäßinnenwand bei Koronarsklerose nachweisen.

107. Welche Umstände erhöhen das Risiko, einen Herzinfarkt zu bekommen?

Herzinfarkte sind bei Hypercholesterinämie, Zigarettenrauchen, Bluthochdruck, Übergewicht, Diabetes mellitus und Gicht besonders häufig. Wenn zwei oder mehr dieser Risikofaktoren zusammentreffen, steigt die Gefahr eines Herzinfarktes erheblich an.

108. Was sind die Ursachen für die starke Zunahme von Herzinfarkten in den letzten Jahrzehnten?

Wahrscheinlich hängt die starke Zunahme der Herzinfarktfälle mit unserer Lebensweise und den Bedingungen der modernen Arbeitswelt zusammen. Neben Mangel an körperlicher Bewegung, Nikotinkonsum und verbreiteter Überernährung spielen wahrscheinlich Streß aller Art, Arbeit unter Zeitdruck, hohe berufliche Anforderungen bei gleichzeitig geringem persönlichen Handlungsspielraum am Arbeitsplatz eine wichtige Rolle. Menschen mit der Unfähigkeit zu entspannen gelten als Infarktpersönlichkeiten. Frauen sind wesentlich seltener betroffen als Männer.

109. Wie ist die Infarkthäufigkeit nach Alter und Geschlecht?

Am häufigsten treten Herzinfarkte bei Männern zwischen dem 50. und 60. Lebensjahr, bei Frauen zwischen dem 60. und 70. Lebensjahr auf.

Männer erkranken etwa 4mal häufiger als Frauen.

110. Wie kann man einen Angina-pectoris-Anfall von einem Herzinfarkt unterscheiden?

Eine schwere und länger als 20 Minuten anhaltende Stenokardie, die sich z. B. auf Nitropräparate nicht bessert, ist infarktverdächtig, insbesondere wenn Schocksymptome oder Insuffizienzzeichen erkennbar sind.

Beim Herzinfarkt besteht das Bild eines schweren Angina-pectoris-Anfalles, oft mit Todesangst und Vernichtungsgefühl, der trotz entsprechender Behandlung nicht abklingt.

Die endgültige Diagnose bringen EKG und Herzmuskelenzyme.

Klinik des Herzinfarktes

111. Wie ist das Krankheitsbild des akuten Myokardinfarktes?

Meist besteht das Bild eines schweren Angina-pectoris-Anfalles, der trotz entsprechender Behandlung nicht abklingt.

◆ Die Schwere der Erscheinungen ist von der Größe des befallenen Herzmuskelteiles abhängig: Neben den typischen Infarkten gibt es Mikro- und Rieseninfarkte. Auch eine Vorschädigung oder Begleitkrankheiten spielen prognostisch eine ungünstige Rolle.

Wichtig sind die Schocksymptome: Blässe, kalter Schweiß, schneller, schwacher Puls, Blutdruckabfall mit kleiner Amplitude (kardiogener Schock). Atemnot und Zyanose sind Ausdruck einer Herzinsuffizienz. Rhythmusstörungen verschlechtern die Prognose. Manchmal kommt es auch zu Erbrechen. Untypische Infarkte können in den Bauchraum ausstrahlen und eine Magenperforation oder eine Gallenkolik vortäuschen.

Etwa 20% der Herzinfarkte verlaufen ohne typische Beschwerden als sogenannte „stumme Infarkte".

112. In welchen Teilen des Herzens können Herzinfarkte auftreten?

Sie treten fast nur im linken Ventrikel auf.

Je nach Lokalisation der Myokardnekrose spricht man von *Vorder-* oder *Hinterwandinfarkt,* bei seitlichem Übergreifen von *Lateralinfarkt.* Wenn nur ein verhältnismäßig kleines Gebiet an der Vorderfläche über der Herzspitze betroffen ist, handelt es sich um einen supraapikalen Vorderwandinfarkt.

Beim Innenschichtinfarkt ist nur subendokardial eine geringere Schichttiefe des Herzmuskels, beim transmuralen Infarkt die gesamte Dicke der Herzmuskelwand betroffen.

Wenn das Kammerseptum in den Infarkt mit einbezogen ist, wird das Reizleitungssystem oft beeinträchtigt, so daß Blockbilder im EKG entstehen.

113. Welche wichtigen Untersuchungen müssen bei Herzinfarkt sofort eingeleitet werden?

◆ EKG am Krankenbett;

◆ Untersuchung von Herzmuskelenzymen, die durch das Absterben von Herzmuskelgewebe frei werden und im Blut nachweisbar sind: CK, besser noch CK-MB, GOT und LDH (s. Frage 115, S. 154);

◆ weißes Blutbild (Leukozytose und Linksverschiebung), flüchtiger Blutzucker- und Temperaturanstieg, bei Schock auch Kontrolle von Harnstoff und Kreatinin und der Urinausscheidung;

◆ Feststellung von Vorschädigung des Herzens durch Diabetes, Hochdruck, Hyperlipidämie, Hypercholesterinämie und Gicht.

114. Welche laufenden Kontrollen sind durch das Pflegepersonal bei Herzinfarkt auszuführen?

– Frage nach Herzschmerzen,

- auf Schocksymptome wie Blässe, kalter Schweiz, Dyspnoe und Unruhe achten,
- Kontrolle von Puls, Rhythmusstörungen beachten,
- Blutdruckkontrolle, auch Beachtung der Amplitude,
- Urinausscheidung kontrollieren,
- evtl. Kontrolle des Patienten durch Überwachungsgerät (Monitor mit Alarmeinrichtung) in Kombination mit Defibrillator und Schrittmacher,
- möglichst Behandlung auf Intensivpflegestation.

115. Wann fallen die Herzmuskelenzyme am höchsten aus?

Ein Myoglobinanstieg tritt bereits 2–3 Stunden nach dem Infarkt ein.

CK (Kreatin-Phosphokinase) beginnt bereits nach 4 Stunden anzusteigen und ist in den ersten Stunden am höchsten, normal Frauen 10–70 U/l, Männer 10–80 U/l.

CK-MB: Das herzmuskelspezifische Isoenzym der Kreatinphosphokinase ist nach 4 Stunden erhöht. Normal unter 6% der CK-Aktivität.

GOT (Glutamat-Oxalazetat-Transaminase) maximal am 3. Tag, normal 5–20 U/l.

LDH (Laktat-Dehydrogenase) fällt am 4.–5. Tag am höchsten aus, normal bis 180 U/l.

116. Was ist Troponin T?

Troponin T ist ein herzmuskelspezifisches Strukturprotein, das beim Untergang von Herzmuskelgewebe rasch nach dem Ereignis im Blut gemessen werden kann. Es reagiert noch früher als die CK. Für die Infarktdiagnostik eignet sich vor allem ein Bedside-Test, der ähnlich wie der Schwangerschaftstest, auf einer Karte mit einem Tropfen Blut des Patienten durchgeführt werden kann.

117. Was ist bei der Blutentnahme zur Enzymbestimmung zu beachten?

Jede Hämolyse muß vermieden werden, da zerfallene Erythrozyten auch Enzyme freisetzen und das Resultat verfälschen, d. h. wenig stauen, Blut tropfen lassen (nicht saugen!), absolut saubere Röhrchen benützen, Blut sofort ins Labor bringen oder in den Kühlschrank stellen.

118. Welche Komplikationen können beim Herzinfarkt auftreten?

◆ Rhythmusstörungen können vor allem zum lebensbedrohlichen Kammerflimmern mit „Sekundenherztod" führen: Kontrolle durch Monitor, Behandlung: Defibrillation.

◆ Der kardiogene Schock (s. Frage 68, S. 91) ist anfangs die größte Gefahr;

◆ bei totalem AV-Block mit bedrohlichem Absinken der Herzfrequenz: Kontrolle durch Monitor, Behandlung durch Schrittmacher;

◆ akute Linksinsuffizienz durch das geschwächte Herz; lebensbedrohliches Lungenödem;

◆ Herzwandruptur (Todesursache bei 10% der Infarktpatienten) in der Frühphase der Behandlung;

◆ Herzwandaneurysma durch Ausbuchtung der geschädigten Herzwand;

◆ eine bleibende Herzinsuffizienz als Links-Rechts-Insuffizienz durch das geschwächte Myokard, von dem ein Teil ausgefallen ist. Die Infarktnarbe hat keine Kontraktionsfähigkeit;

◆ Perikarditis mit Reibegeräusch;

◆ Bronchopneumonien, vor allem als Stauungspneumonie;

◆ Venenthrombosen durch Verlangsamung des Blutstromes;

◆ Ablösung eines Herzwandthrombus, der sich am Endokard über der Infarktstelle bilden und dann zu einer Embolie, z. B. Hirnembolie mit Halbseitenlähmung, führen kann.

Behandlung des Herzinfarktes

119. Welche Richtlinien sind für die Behandlung eines Patienten mit Herzinfarkt einzuhalten?

◆ Strengste Bettruhe, anfangs flach liegen, aber bei Atemnot halb sitzend, evtl. Sedierung oder anxiolytische (angstlösende) Behandlung durch Valium;

- sofort für einen venösen Zugang sorgen;
- evtl. Schockbekämpfung mit Dopamin, Dobutamin oder Noradrenalin. Bei Infusion Gefahr des Lungenödems!
- Sauerstoff bei Zyanose und Dyspnoe (O_2-Dosierung beachten!);
- Schmerzbekämpfung: Fortral, Dolantin, evtl. Opiate, aber ohne Beeinträchtigung von Atem und Kreislaufzentrum;
- bei Rhythmusstörungen Lidocain, Isoptin, bei Bradykardie Alupent, Atropin, evtl. Legen eines Herzschrittmacher-Katheters;
- Antikoagulantien (gerinnungshemmende Mittel), die das Weiterwachsen der Thrombose verhüten sollen. Erst Heparin, das sofort, aber nur kurz wirkt, dann Übergang auf Marcumar, genaue Dosierung und Kontrolle der Wirkung erforderlich;
- Fibrinolyse, falls Infarktereignis nicht länger als 6 Stunden zurückliegt und keine Kontraindikation für eine Lysebehandlung besteht;
- Gabe von Betablockern und Aspirin;
- falls möglich, frühzeitige perkutane transluminale koronare Angioplastie (PTCA) (s. Frage 102, S. 150);
- Pneumonieprophylaxe durch Antibiotikaschutz, Inhalieren. Wenn es der Zustand erlaubt, vorsichtige Atemübungen, Lagewechsel;
- Diät, leicht verdaulich, nicht blähend, sehr kleine Portionen, evtl. Reduktionsdiät;
- Stuhlgangregelung sofort und individuell angepaßt;
- bei Herzinsuffizienz Digitalis und Gabe von ACE-Hemmern;
- absolutes Nikotinverbot, Telefonverbot, Besuchseinschränkung.

120. Wie kann ein Koronarverschluß wieder durchgängig gemacht werden?

Dem akuten Myokardinfarkt liegt meist eine mehr als 80%ige Stenose zugrunde. Das entsprechende Gefäß ist fast immer durch einen Thrombus total verschlossen.

Zur *intrakoronaren Thrombolyse* wird wie bei der Koronarangiographie ein Katheter in den Anfang der Koronararterie plaziert und dann Streptokinase oder Urokinase eingespritzt. Bei rechtzeitiger Wiedereröffnung der Herzkranzarterie durch Thrombolytika können die Herzbeklemmungen und Rhythmusstörungen verschwinden und die Myokardkontraktilität sich bessern, das ischämisch geschädigte Myokard z. T. noch gerettet werden.

121. Welche bildgebenden Verfahren können nach einem Infarkt vorgenommen werden?

Die *Röntgenaufnahme* des Thorax kann die Herzgröße, Stauungszeichen der Lunge und mit Einschränkungen auch ein Herzwandaneurysma erkennbar machen.

In der *Echokardiographie* können die Bewegungen der Herzwände studiert, hypo- oder akinetische Areale der Herzwände dargestellt und evtl. vorhandene Thromben in den Vorhöfen oder Kammern frühzeitig erkannt werden. Sie ist die empfindlichste Methode zum Nachweis eines Perikardergusses.

Die *Szintigraphie* vermag eine Infarktnarbe vom übrigen, noch gut durchbluteten Herzmuskel gut abzugrenzen.

In der *Koronarangiographie* kann der Zustand der Koronararterien am besten beurteilt werden. Gleichzeitig läßt sich möglicherweise eine Therapie durch die Ballondilatation (PTCA) durchführen.

122. Wie ist die Nachbehandlung eines Myokardinfarktes?

Die meisten Patienten absolvieren nach einem durchgemachten Infarkt eine Anschlußheilbehandlung, bei der sie lernen sollen, ihre Lebensweise zu ändern und verursachende Faktoren (Übergewicht, Rauchen, Bewegungsmangel) auszuschalten. Medikamentös wird mit Aspirin und Betablockern behandelt, sofern keine Kontraindikationen vorliegen. Besteht eine Herzinsuffizienz, so sollten die Patienten ACE-Hemmer erhalten. Weitere, häufig verordnete Medikamente nach einem Infarkt sind Digitalis, Antikoagulantien (Marcumar) und Cholesterinsynthesehemmer. Erhöhter Blutdruck und Diabetes mellitus sind wirksam zu behandeln.

123. Was ist bei der Behandlung mit Heparin zu beachten?

Heparin ist ein sehr wirksames Medikament zur Gerinnungshemmung. Es wirkt sofort, aber nur einige Stunden nach der i.v. Gabe. Die Kontrolle der Heparintherapie erfolgt durch Bestimmung der partiellen Thromboplastinzeit (soll 1,5- bis 2fach verlängert sein) und der Thrombinzeit (soll 3fach verlängert sein).

124. Wie wird Heparin angewendet?

Bei der Vollheparinisierung wird zunächst ein Bolus von 10 000 IE Heparin i.v. gegeben und dann die Heparingabe über den Perfusor entsprechend den Werten von PTT und Thrombinzeit dosiert. Zur Thromboseprophylaxe bei bettlägerigen Patienten oder Patienten in der postoperativen Phase gibt man eine niedrige Heparindosis subkutan, z. B. 2mal 7500 IE s.c. oder 3mal 5000 IE s.c. Verwendet man niedermolekulares Heparin, so genügt eine einzige s.c.-Injektion pro Tag.

125. Was ist als Antidot gegen zu starke Heparinwirkung anzuwenden?

Das Gegenmittel ist 1%iges Protaminsulfat i.v. oder i.m. Es hebt die Heparinwirkung sofort auf.

126. Wie wirken die Kumarine (Dikumarol) als Antikoagulantien?

Kumarine wie Marcumar, Sintrom u. a. setzen mit ihrer Wirkung erst nach 24–36 Stunden ein. Daher meist gleichzeitiger Beginn der Antikoagulantientherapie mit Heparin und Kumarin, bei Einsetzen der Kumarinwirkung dann Weglassen des Heparins.

127. Wie werden Kumarinpräparate verordnet?

Kumarine werden oral als Tabletten gegeben. Dabei ist zu beachten, daß die Patienten zunächst eine Sättigungsdosis von 3–4 Tabletten an 2–3 Tagen bekommen müssen, um sie in den therapeutischen Bereich zu bringen. Danach ist der Quick-Wert laufend zu kontrollieren und die Marcumar-Dosis entsprechend zu modifizieren. Eine Unterdosierung bedeutet Unwirksamkeit und Gefahr einer Thrombose oder Embolie, eine Überdosierung bedeutet Blutungsgefahr.

Die Patienten sind über die Wirkung, die Gefahr und die Gegenmaßnahmen eingehend zu belehren, sie erhalten eine Kontrollkarte, auf der ihre Blutgruppe eingetragen ist, die Quick-Werte laufend registriert werden und die Verordnung der Antikoagulantien aufgeführt wird. Gleichzeitig wird ihnen ein Antidot (Konakion) mitgegeben.

128. Wie wird die Kumarinwirkung kontrolliert?

Die Kumarinwirkung muß durch Bestimmung der Prothrombinkonzentration (Quick-Test) regelmäßig nach ärztlicher Verordnung kontrolliert werden; anfangs oft täglich, später meist zweimal wöchentlich, bei Dauerbehandlung evtl. in größeren Abständen, wenn der Quick-Test nicht zu große Schwankungen zeigt. Sein Ergebnis soll zwischen 15 und 20% liegen. In den letzten Jahren wird zur Überwachung der Antikoagulation auch die INR (*I*nterntionale *N*ormalisierte *R*atio) verwendet (zur Bestimmung s. Frage 50, S. 18). Der therapeutische Bereich der INR liegt zwischen 2,5 und 3,5.

129. Welche Gefahr besteht bei Kumarinbehandlung?

Hauptgefahr sind Blutungen, besonders Hämaturie, aber auch Schleimhautblutungen im Rachen, Magen, Uterus. Besonders gefürchtet sind Blutungen im Gehirn und im Auge.

130. Welches Antidot gibt es gegen die Kumarine bzw. Dikumarole?

Vitamin K_1 (Konaktion, Synka-Vit) in großen Dosen hebt die Kumarinwirkung in einigen Stunden auf. In dringenden Fällen ist jedoch eine Bluttransfusion erforderlich.

131. Wann sind Antikoagulantien kontraindiziert?

- Bei Apoplexie mit Hirnblutung,
- bei Blutungsneigung und offenen Wunden,
- bei Magen-Darm-Ulzera,
- bei schweren Leber- und Pankreaserkrankungen,
- bei schwerer Hypertonie,
- vor chirurgischen Eingriffen, Punktionen, Zahnextraktionen.

132. Wodurch wird die Kumarinwirkung evtl. verstärkt?

Vor allem gleichzeitige Einnahme von Allopurinol, Chinidin und einigen Antibiotika verstärkt die Kumarinwirkung und ist zu vermeiden.

133. Wodurch wirken das Heparin und die Kumarine (Dikumarole)?

Das Heparin hemmt vor allem das Thrombin, auch das Prothrombin, und aktiviert die Fibrinolyse.

Die Kumarine verdrängen das Vitamin K in der Leber, wodurch die Prothrombinbildung verhindert wird.

Herzinsuffizienz

134. Was versteht man unter Herzinsuffizienz?

Herzinsuffizienz bedeutet unzureichende und ungenügende Pumpleistung des Herzens.

Man unterscheidet zwischen *Belastungsinsuffizienz* mit Einschränkung der Herzleistung für mehr oder minder starke körperliche Tätigkeit und *Ruheinsuffizienz,* wobei die Herzleistung auch nicht mehr für die geringen Anforderungen des Organismus in Ruhe genügt.

Bei kardialer Insuffizienz kann das Herz das Blutangebot nicht mehr bewältigen. Es kommt zur Stauung vor dem Herzen, d. h. in der Lungenstrombahn und im Venensystem. Lungenstauung, Leberschwellung und Beinödeme sind die Folge (Dekompensation).

135. Welche Teile des Herzens können die Insuffizienz verursachen?

Beim Versagen der linken Kammer spricht man von Linksherzinsuffizienz (s. Frage 147f, S. 163), bei der rechten Kammer von Rechtsherzinsuffizienz (s. Frage 157f, S. 166), bei Überlastung beider Ventrikel von globaler Herzinsuffizienz. Dementsprechend entwickeln sich verschiedene Symptome.

136. Welche leicht sichtbaren Symptome können bei Herzinsuffizienz oft beobachtet werden?

- Atemnot als Belastungs- oder Ruhedyspnoe;
- Zyanose, besonders der Lippen;
- Stauungsödeme, besonders als Knöchelödem, oder prätibiale Ödeme;
- Tachykardie, eventuell als Tachyarrhythmia absoluta.

137. Welche Arten der Dyspnoe kommen bei Herzinsuffizienz vor?

Die Kurzatmigkeit ist das erste und führende Symptom bei Herzinsuffizienz; sie entsteht durch Sauerstoffmangel. Die Dyspnoe bei Herzkranken ist eine vor allem inspiratorische, aber auch exspiratorische, beschleunigte und vertiefte Atmung (bei Bronchialasthma exspiratorisch verstärkte und verlängerte Atmung).

In leichteren Fällen nur Anstrengungsdyspnoe (Belastungs- oder Arbeitsdyspnoe); bei schwerer Insuffizienz bereits Ruhedyspnoe.

Bei starker Atemnot kann der Patient nur sitzend und mit aufgestützten Armen einigermaßen Luft bekommen; man spricht von Orthopnoe.

138. Wodurch kommt es zur Zyanose?

In den gestauten Lungen wird zu wenig Sauerstoff aufgenommen und durch den zu langsamen Blutstrom in den Kapillaren mehr Sauerstoff aus dem Oxyhämoglobin an die Gewebe abgegeben.

Durch das stark reduzierte (sauerstoffarme) dunkle Blut entsteht eine bläuliche Verfärbung: erst Lippenzyanose, später allgemein flächige Zyanose, besonders des Gesichts, oder auch Akrozyanose (Ohrläppchen, Nasenspitze, Finger).

139. Wo treten bei Herzinsuffizienz häufig schon früh Stauungserscheinungen auf?

Weil die gestauten Venen die Gewebsflüssigkeit nicht ableiten können, sammelt sich diese in den Beinen an, zuerst als abendliche *Knöchelödeme,* später als prätibiale oder auf den Oberschenkel übergreifende Beinödeme.

Wenn das kranke Herz das Blutangebot nicht bewältigen kann, kommt es vor dem Herzen in der Leber, die viel Blut aufnehmen kann, zu den ersten Rückstauerscheinungen; sie vergrößert sich: *Stauungsleber.*

Liegt der Patient nachts flach im Bett, so sinkt der hydrostatische Druck in den Beinen. Die Gewebsflüssigkeit (Ödem) fließt zurück in das Venensystem und wird über die Nieren ausgeschieden. Der Patient muß nachts 2- bis 3mal Waser lassen *(Nykturie).*

140. Wo bilden sich Ödeme beim bettlägerigen Patienten mit Herzinsuffizienz?

Die nicht abtransportierte Gewebeflüssigkeit sammelt sich der Schwerkraft entsprechend an den tiefliegenden Körperteilen an, beim liegenden Patienten in der Kreuz- und Steißbeinregion als Sakralödem, auch *Anasarka* genannt. Auf Daumendruck wird im teigig geschwollenen Gewebe eine Delle erkennbar.

141. Woran erkennt man einen venösen Rückstau in der oberen Körperhälfte?

Typisch für diesen Zustand sind gestaute Halsvenen. Im Normalzustand sind die Halsvenen nur bei einem liegenden Menschen oder beim Husten, Niesen oder Pressen deutlich sichtbar. Liegt eine Herzinsuffizienz vor, so sind die Halsvenen auch bei leicht angehobenem Oberkörper oder, im Extremfall, sogar beim sitzenden Patienten gestaut. Zur Prüfung hebt man langsam das Kopfteil des Krankenbettes an, wobei der Patient nur passiv bewegt wird und nicht seine Bauchmuskeln anspannen darf. Man registriert den Winkelgrad des Kopfteiles, bei dem die Halsvenen nicht mehr sichtbar sind als Anhalt für den Schweregrad der Herzinsuffizienz. Je steiler, umso schlimmer.

142. Welche Stauungserscheinungen können bei Herzinsuffizienz im Bauchraum auftreten?

◆ Leber- und Milzschwellung, Stauungsleber (s.o.), evtl. mit Stauungsikterus und Milztumor;

◆ sogenannte „Stauungsgastritis" (obwohl es keine Gastritis im Sinne einer Entzündung ist) und vermehrte Blutfülle im Darm; dadurch Appetitlosigkeit, Übelkeit, Blähungen;

◆ durch Austritt von Gewebeflüssigkeit in den Bauchraum: Aszites (Bauchwassersucht). Bei der Flüssigkeit handelt es sich um ein Transsudat.

143. Wo können sich Stauungsergüsse bilden?

Bei kardialer Insuffizienz können sich Transsudate absetzen als Aszites, Pleuraerguß oder Perikarderguß (Lungenstauung s. Linksherzinsuffizienz, Frage 149, S. 164).

144. Wie wirkt sich eine Herzinsuffizienz an den Nieren aus?

Bei Stauungen haben die Nieren einen verminderten Blutdurchfluß; die Urinausscheidung ist herabgesetzt: Oligurie. Der Urin ist dunkel und konzentriert (hohes spezifisches Gewicht). Eiweiß tritt aus den Gefäßen in den Urin über (Albuminurie). Im Blut Vermehrung von Harnstoff und Kreatinin.

145. Wodurch kommt es bei Herzinsuffizienz zu Tachykardie?

Die Tachykardie bei Herzinsuffizienz, oft in Form der Tachyarrhythmia absoluta (s. Frage 189, S. 174), kann als Versuch angesehen werden, das Blut schneller weiterzupumpen. Steigt die Herzfrequenz aber über einen bestimmten Wert, so werden die Ventrikel ungenügend gefüllt und trotz vermehrter Herzarbeit weniger Blut gefördert, so daß sich die Insuffizienz verstärkt.

146. Wie kann man bereits vor Auftreten von Stauungszeichen eine Herzinsuffizienz feststellen?

Die empfindlichste und gleichzeitig einfachste Untersuchungsmethode zur Feststellung einer leichten bis mittelgradigen Herzinsuffizienz ist die Echokardiographie. Man kann über Messungen der Größe des linken Ventrikels in der Systole und der Diastole einen Quotienten bilden, aus dem hervorgeht, wieviel des im Ventrikel befindlichen Blutvolumens ausgeworfen wird und wieviel zurückbleibt (Ejektionsfraktion).

Linksherzinsuffizienz

147. Welche Ursachen können zur Linksherzinsuffizienz führen?

- Koronare Herzkrankheit oder Herzinfarkt,
- Bluthochdruck,
- Myokarditis oder infektiös-toxische Myokardschädigung,
- Kardiomyopathien,
- dekompensierte Mitralklappenfehler,
- dekompensierte Aortenklappenfehler,
- Rhythmusstörungen,

– Hypervolämie, z. B. bei zu rascher und zu starker Flüssigkeitszufuhr (Infusionen, Plasma).

148. Welche Folgen kann die Hypertonie am Herzen haben?

Bei Hypertonie muß das Herz das Blut gegen den erhöhten Gefäßwiderstand in die Peripherie pumpen und dabei vermehrt Arbeit aufwenden.

Die linke Herzkammer hypertrophiert, d. h., ihre Muskelschicht wird dicker und größer. Das Herz nimmt (wie beim Aortenklappenfehler) durch Linksvergrößerung „aortale Form" an.

Der verdickte Muskel der linken Kammer braucht für seine vermehrte Arbeit eine stärkere koronare Durchblutung, die im Laufe der Zeit nicht mehr durch die Koronararterien gewährleistet werden kann. Es kommt über die Koronarinsuffizienz zu Herzmuskelschädigung mit Erschlaffung und Erweiterung der linken Kammer (Dilatation).

149. Was geschieht, wenn der überlastete linke Ventrikel in seiner Leistung plötzlich unzureichend wird?

Bei Linksherzinsuffizienz kann es durch akute Stauung in der Lunge zu Lungenödem oder Asthma cardiale kommen.

150. Wie sind die Krankheitserscheinungen eines Lungenödems?

Rasch zunehmende Atemnot mit brodelndem Atemgeräusch („Trachealrasseln") und Zyanose, Tachykardie, Schweißausbruch und Todesangst. Meist wird eine leicht rötliche (hämorrhagische, schaumige Ödemflüssigkeit ausgehustet. Es ist ein lebensbedrohlicher Zustand!

151. Wie kann das Lungenödem behandelt werden?

◆ Vorbeugen durch Flüssigkeitsbeschränkung, besonders abends;

◆ den Patienten aufsetzen, Beine aus dem Bett hängen lassen, „Herzbett" (Abb. **13**), für frische, kühle Luft sorgen, zum Aushusten anhalten, nicht allein lassen (s. Frage 199, S. 177);

◆ durch ein rasch und stark wirkendes Diuretikum (Lasix), evtl. Aderlaß oder sog. unblutiger Aderlaß durch Anbringen von venösen

Staubinden an den Beinen, kann als Sofortmaßnahme die Blutmenge und damit die Lungenstauung vermindert werden;

◆ Nitrolingual;

◆ andere Medikamente kommen je nach Ursache des Lungenödems in Betracht, evtl. Digitalis, ACE-Hemmer, Sauerstoffbeatmung und sedierende Maßnahmen.

152. Was nennt man Asthma cardiale?

Bei Herzasthma (Asthma cardiale) kommt es durch Stauung im kleinen Kreislauf zu anfallsweise nächtlicher Atemnot. Die Patienten setzen sich im Bett auf oder gehen an das offene Fenster, um besser Luft zu bekommen. Asthma cardiale ist ein lebensbedrohlicher Zustand!

Durch die Atemnot, die vermehrte Bronchialsekretion und gleichzeitig Bronchospastik ist das Asthma cardiale in den Krankheitszeichen dem Bronchialasthma sehr ähnlich. Das Asthma cardiale entsteht aber durch Lungenstauung, das Asthma bronchiale durch einen Spasmus der Bronchien.

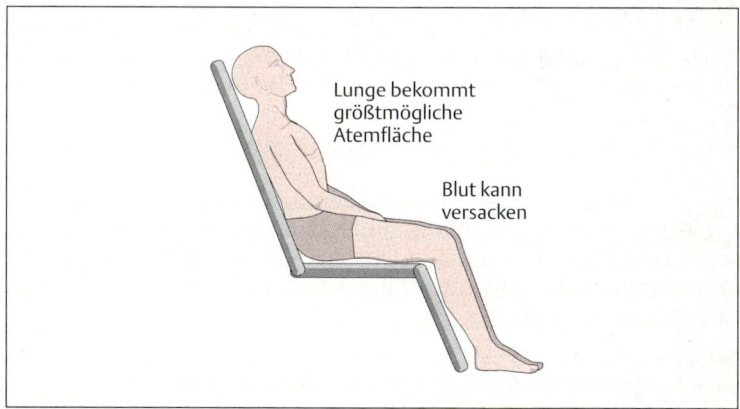

Abb. **13** Lagerung bei Lungenödem. Zusätzliche Erleichterung der Atmung erreicht man durch das Hochbetten der Arme, z. B. auf Kissen (nach Juchli)

153. Was ist beim Asthma-cardiale-Anfall zu machen?

Der Patient muß, z. B. in einem Herzbett, so gelagert werden, daß der Oberkörper möglichst aufrecht ist und die Beine herabhängen (Abb. **13**).

Therapie mit Digitalis, Diuretika, Sauerstoffatmung, Nitroglyzerin sublingual oder i.v., evtl. Beruhigungsmittel, die die Atem- und Kreislaufzentren nicht beeinträchtigen.

Cor pulmonale

154. Was nennt man Cor pulmonale?

Unter Cor pulmonale versteht man eine vermehrte Belastung des rechten Ventrikels durch einen erhöhten Widerstand im Lungen-(Pulmonal-)Kreislauf.

Man unterscheidet ein *akutes* Cor pulmonale, z. B. bei Lungenembolie, und ein *chronisches* Cor pulmonale bei chronischen Lungenkrankheiten.

155. Wie sind die Krankheitszeichen eines akuten Cor pulmonale?

Neben den Symptomen der Lungenembolie wie Schmerz, Schock und blutiger Auswurf (s. Frage 135f, S. 229) treten Luftnot, Todesangst und Zyanose auf, sofern nicht durch den Schock Blässe und kalter Schweiß bestehen. Im EKG Tachykardie und typische Veränderungen der vermehrten Belastung des rechten Herzens.

156. Wodurch kann das chronische Cor pulmonale entstehen?

Es entsteht bei Asthma, chronischer Bronchitis, Bronchiektasen, Lungenemphysem, Staublungenerkrankung; das gleiche Bild aber auch bei Druckerhöhung im kleinen Kreislauf durch Mitralstenose oder durch erschwerte Entleerung der rechten Kammer bei Stenose der Pulmonalklappe.

157. Wie ist der Verlauf eines chronischen Cor pulmonale?

Es entwickelt sich allmählich über eine lange Zeit der Anpassung an den gesteigerten Druck (Hypertonie) im kleinen Kreislauf.

Die Muskelwand der rechten Kammer hypertrophiert, später dilatiert sie auch. Wenn die rechte Kammer die erforderliche Leistung nicht mehr aufbringen kann, kommt es zur Rechtsherzinsuffizienz: stark ausgeprägte Zyanose, Polyglobulie, erweiterte Halsvenen, Leberschwellung, evtl. auch Stauungsikterus mit leichter Gelbfärbung in den Skleren, Ödeme. Eventuell kommt es zu Uhrglasnägeln und Trommelschlegelfingern.

158. Wie kann das chronische Cor pulmonale behandelt werden?

◆ Sofern das ursächliche Lungenleiden besserungsfähig ist, muß dieses behandelt werden;

◆ Bettruhe mit aufrechtem Oberkörper, am besten im Herzbett, Sauerstoff nach Verordnung;

◆ Besserung der Herzökonomie durch Digitalisierung;

◆ Entwässerung der Stauungsödeme durch Diuretika sind die Hauptprinzipien der Behandlung.

159. Welche besondere Gefahr besteht bei Cor pulmonale?

Es kommt oft zu unvorhersehbarem, sehr plötzlichem Versagen und schlagartigem Eintritt des Todes. Deshalb müssen Befinden und Vitalzeichen engmaschig kontrolliert werden.

Herzrhythmusstörungen

Änderungen des Sinusrhythmus

160. Welches ist der normale Herzrhythmus?

Der Sinusrhythmus, er geht vom Sinusknoten aus.

161. Welche Variation des Sinusrhythmus gibt es?

Sinustachykardie, Sinusbradykardie, Sinusarrhythmie.

162. Was nennt man Sinustachykardie und was -bradykardie?

Eine Herzschlagfolge über 100/min wird als Sinustachykardie, eine Frequenz unter 50 als Sinusbradykardie bezeichnet, wenn sie vom Sinusknoten ausgehen.

163. Was kann beim Gesunden zur Sinustachykardie führen?

Bei körperlicher Belastung, Schwangerschaft oder psychischer Erregung wird das Herz über den Sympathikusteil des vegetativen Nervensystems angetrieben, um den Blutumlauf an die Erfordernisse des Körpers anzupassen.

Bei schwersten körperlichen Anstrengungen kann die Sinusfrequenz des Herzens ihr Maximum von 180/min erreichen.

164. Wann kann es pathologisch zur Sinustachykardie kommen?

Viele Krankheitsprozesse sind mit Tachykardie verbunden, z. B.:

◆ Fieber oder Überfunktion der Schilddrüse (Hyperthyreose), weil der Stoffwechsel gesteigert ist;

◆ manche Medikamente, z. B. Adrenalin oder andere Sympathikomimetika genannte Medikamente, oder Genußmittel wie Koffein bewirken Tachykardien.

Als kompensatorische Tachykardie bei:

◆ Blutarmut (Anämie) oder Einschränkung der Lungenfunktion, um die Sauerstoffversorgung des Organismus zu gewährleisten.

◆ Herzkrankheiten; z. B. Myokarditis, Herzinsuffizienz, gehen oft mit Tachykardie einher.

165. Wann finden wir beim Gesunden eine Sinusbradykardie?

Bei Männern viel häufiger als bei Frauen.

Vor allem bei Sportlern und Schwerarbeitern kann eine Sinusbradykardie von 40–60 Schlägen pro Minute der konstitutionellen Norm entsprechen.

166. Welche Krankheitszustände können zu Sinusbradykardie führen?

– Bei Hypothyreose,

– im Rahmen eines akuten Herzinfarktes,

– bei Hirndrucksteigerung, z. B. durch Hirntumor oder -blutung,

- unter bestimmten Medikamenten, z. B. Digitalisüberdosierung, Betablocker,
- nach Einnahme von Drogen, z. B. Opiaten;
- bei Typhus und Parathyphus.

167. Was beobachtet man beim sogenannten Sinusknotensyndrom?

Durch Schädigung des Sinusknotens, z. B. durch Myokarditis oder bei Koronarsklerose, können anfallsweise Rhythmusstörungen auftreten, und zwar sowohl bradykarde als auch tachykarde Frequenzen, Extrasystolen und Überleitungsstörungen (sinuatriale Blockierung). Am aufschlußreichsten ist die Ableitung eines Langzeit-EKG.

168. Wie kann man beurteilen, ob eine Sinustachykardie oder -bradykardie oder ein AV- bzw. Schenkelblock vorliegt?

Durch das Elektrokardiogramm (EKG).

169. Wie kommt es zur periodischen Sinusarrhythmie?

Die Einatmung beschleunigt, die Ausatmung verlangsamt den Herzschlag (respiratorische Arrhythmie).

170. Welche Bedeutung hat die respiratorische Sinusarrhythmie?

Man beobachtet sie bei Kindern oder Jugendlichen und bei Sportlern. Sie hat keine Krankheitsbedeutung.

Extrasystolen

171. Welche Arten von krankhaften Rhythmusstörungen des Herzens sind zu unterscheiden?

Es gibt Störungen der *Reizbildung*, meist tachykarde Rhythmusstörungen und Störungen der *Erregungsleitung*, meist bradykarde Rhythmusstörungen.

172. Wieso können sich Extraschläge bilden?

Jede Herzmuskelzelle hat die Fähigkeit der Reizbildung und Reizleitung. Am empfindlichsten ist jedoch der Sinusknoten, dem sich als dem Schrittmacher der Herzaktion die Herzmuskelzellen unterordnen. Wenn der Sinusknoten aber geschädigt ist oder zusätzliche Reize auf den Herzmuskel einwirken, können Extraschläge, sogenannte Extrasystolen, entstehen.

173. Wie empfindet der Patient Extrasystolen?

Viele Patienten bemerken sie gar nicht, andere verspüren ein Aussetzen oder Stolpern des Herzschlages, z. T. als unangenehm, manchmal auch als beängstigend.

174. Wodurch können Extrasystolen entstehen?

- Bei leicht erregbaren Menschen können sie durch das neurovegetative System ausgelöst werden.
- Durch herdförmige Entzündungen des Herzmuskels (Myokarditis),
- durch Mangeldurchblutung des Myokards (z. B. koronare Herzkrankheit, Herzinfarkt),
- Stoffwechselstörungen, z. B. Hypokaliämie, Hyperthyreose,
- durch toxische Einwirkungen, z. B. Digitalisüberdosierung.

175. Welche Arten von Extrasystolen werden unterschieden?

Supraventrikuläre Extrasystolen (Abb. **14**) entstehen im Vorhofgebiet, der Reiz geht über den AV-Knoten auf die Kammermuskulatur über.

Ventrikuläre Extrasystolen (Abb. **15**) entstehen im Kammerbereich, breiten sich aber über die ganze Kammermuskulatur aus.

Wenn sie an wechselnden Stellen entstehen und im EKG verschieden aussehen, nennt man sie polytope oder polymorphe Extrasystolen.

176. Was nennt man Bigeminus oder Trigeminus?

Extrasystolen können regelmäßig zwischen die Normalschläge eingestreut sein.

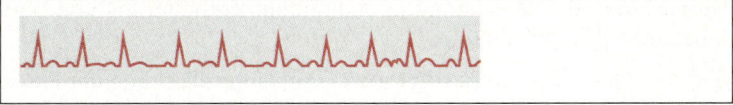

Abb. 14   Supraventrikuläre Extrasystolen

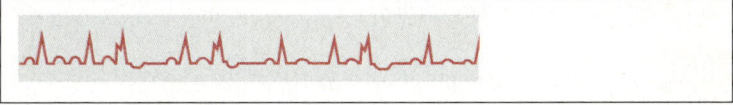

Abb. 15   Ventrikuläre Extrasystolen

Bigeminus: auf jeden Normalschlag folgt eine Extrasystole.

Trigeminus: auf jeden Normalschlag folgen zwei Extrasystolen.

177. Welche Bedeutung haben Extrasystolen?

Sie können harmlose Nebenbefunde sein, die auch bei herzgesunden Menschen auftreten.

Wenn sie gehäuft sind, bedingen sie eine unökonomische Herzleistung. Bei Digitalisbehandlung sind sie evtl. Zeichen der Überdosierung. Bei schweren Myokardschädigungen (infektiös-toxisch, z. B. bei Diphterie oder Myokarditis oder bei Herzinfarkt) zeigen sie ein bedrohliches Stadium an.

178. Was bedeutet das R-auf-T-Phänomen?

Der vorzeitige Einfall einer Extrasystole, wobei die R-Zacke des EKG auf die vorausgehende Endschwankung, das T, fällt, leitet oft zum gefährlichen Kammerflattern über. Am Monitor ist deshalb darauf zu achten.

179. Wie können Extrasystolen behandelt werden?

Gelegentlich auftretende, asymptomatische Extrasystolen bedürfen keiner Behandlung.

Behandlung der organischen Ursache: der koronaren Herzkrankheit, Myokarditis, der infektiös-toxischen Ursache, der Hyperthyreose, usw.

Überprüfung der Medikamente: Achten auf Kumulierung von Digitalis und auf Hypokaliämie.

Evtl. Medikamente (Antiarrhythmika) zur Unterdrückung der Extrasystolen verabreichen wie Chinidin, Ajmalin, Propafenon, Betarezeptorenblocker oder Amiodaron.

Paroxysmale Tachykardien

180. Was versteht man unter paroxysmaler Tachykardie?

Eine plötzlich einsetzende und über Minuten bis Stunden anhaltende Tachykardie. Sie kann ohne sonstige Herzkrankheit auftreten. Der Herzrhythmus ist dabei regelmäßig. Die paroxysmale Tachykardie kann ohne Behandlung ebenso plötzlich aufhören, wie sie begonnen hat.

181. Welche Arten von paroxysmalen Tachykardien werden unterschieden?

Durch das EKG können unterschieden werden:

die *supraventrikuläre* paroxysmale Tachykardie (Abb. **16**) und die *ventrikuläre* paroxysmale Tachykardie (Abb. **17**) mit Frequenz von 160–250/min. Sie ist ein lebensbedrohlicher Zustand, besonders in Form des Kammerflatterns (Haarnadelkurven im EKG).

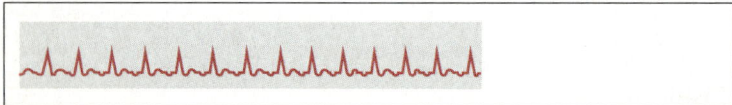

Abb. 16   Supraventrikuläre Tachykardie

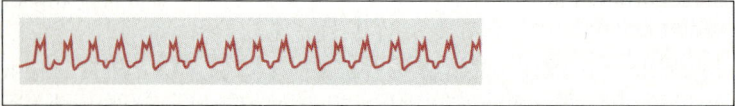

Abb. 17   Ventrikuläre Tachykardie

182. Welche Erscheinungen können bei paroxysmaler Tachykardie beobachtet werden?

◆ Anfangs können Schwindel, unangenehmes Herzklopfen oder Herzbeklemmung auftreten;

◆ in schweren Fällen kann eine Dekompensation entstehen, d. h. Einflußstauung der Halsvenen, Leberschwellung, Lungenstauung, auch Blutdruckabfall;

◆ nach Abklingen der paroxysmalen Tachykardie wird oft viel wasserheller Urin entleert, sogenannte Harnflut.

183. Wodurch kann es zu einer paroxysmalen Tachykardie kommen?

Die supraventrikuläre Form kann manchmal nur durch psychovegetative Fehlsteuerungen ausgelöst werden.

Als organische Ursachen sind Myokardschädigung, Vorhofüberdehnung bei Klappenfehlern, Myokarditis, Koronarsklerose und Herzinfarkt auslösend.

184. Wie kann man die paroxysmale Tachykardie behandeln?

Bei der supraventrikulären Form genügt manchmal ein Vagusreiz, z. B. Druck beiderseits auf die Halsschlagader (Karotisdruckversuch) oder Schlucken von eiskaltem Wasser.

Als Medikamente kommen besonders bei der supraventrikulären Form die i.v. Gabe von Verapamil (Isoptin), Ajmalin (Gilurytmal) oder Propafenon in Betracht.

Die elektrische Defibrillation mit dem Defibrillator ist besonders bei der ventrikulären paroxysmalen Tachykardie angezeigt.

185. Was nennt man Kammerflimmern?

Eine völlig ungeordnete rasche Tätigkeit der Herzmuskelfasern. Das Herz kann dabei kaum mehr Blut in den Kreislauf befördern. Der Effekt ist daher praktisch der gleiche wie bei einem Herzstillstand.

Nachweis des Kammerflimmerns durch das EKG (Abb. **18**).

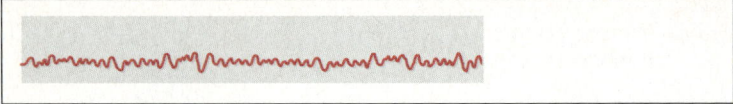

Abb. 18 Kammerflimmern

186. Wodurch kommt es zum Kammerflimmern?

Durch schwerste Schädigungen des Herzmuskels oder Entgleisungen des Stoffwechsels.

187. Welche Krankheitszeichen können bei Kammerflimmern auftreten?

Fehlen von Puls und Herztönen, Schnappatmung, Bewußtlosigkeit, weite Pupillen, evtl. hirnorganische Krämpfe, Tod.

188. Was kann man bei Kammerflimmern noch machen?

Reanimation mit Beatmung, Herzdruckmassage (evtl. wiederholter) Defibrillation, Gabe von Adrenalin und Lidocain (s. Frage 232, S. 186).

Absolute Arrhythmie

189. Was versteht man unter Vorhofflimmern und -flattern?

Durch Schädigung der Vorhöfe kann es zu kreisenden elektrischen Erregungen im Vorhofmyokard mit sehr rasch aufeinanderfolgenden schwachen Kontraktionen kommen. Bei einer Frequenz von 250–400/min spricht man von Vorhofflattern, über 400/min von Vorhofflimmern (Abb. **19** u. **20**). Eine regelmäßige Überleitung dieser hohen Flimmerfrequenzen auf die Kammer ist nicht möglich, es tritt eine absolute Arrhythmie auf. Beträgt die Frequenz eines Vorhofflatterns aber nur um 250/min, so kann es zu einer regelmäßigen Überleitung auf die Herzkammern kommen, wodurch sehr rasch eine bedrohliche Situation entsteht.

190. Wodurch kann es zum Vorhofflattern oder -flimmern kommen?

Bei Patienten unter 50 Jahren ohne koronare Herzkrankheit ist die häufigste Ursache ein sehr hoher chronischer Alkoholgenuß, eine Hyperthyreose oder ein Mitralklappenfehler. Bei älteren Patienten liegt meist eine koronare Herzkrankheit vor. Vorhofflimmern ist eine der häufigsten Rhythmusstörungen und tritt bei etwa 10% der über 70jährigen auf.

191. Welche Gefahren bestehen bei Vorhofflattern oder -flimmern?

Da die Vorhöfe ihr Blut nicht regelrecht entleeren und praktisch stillstehen, können sich durch Verlangsamung des Blutstromes besonders in den Herzohren Thromben bilden, die gelegentlich mit dem Blutstrom verschleppt werden: Emboliegefahr, besonders Hirnembolie mit Apoplex. Daher sollten Patienten mit Vorhofflimmern mit Antikoagulantien behandelt werden.

192. Welche Herzfrequenzen sind mit Vorhofflimmern oder -flattern verbunden?

Je nach Frequenz der Kammerarrhythmie spricht man von Tachyarrhythmia absoluta (120–150/min) oder Bradyarrhythmia absoluta (40–60/min).

193. Wie kann man die Vorhof- und Kammerarrhythmien behandeln?

Wenn ein beeinflußbares Grundleiden vorhanden ist, so z. B. eine Hyperthyreose, muß dieses therapiert werden.

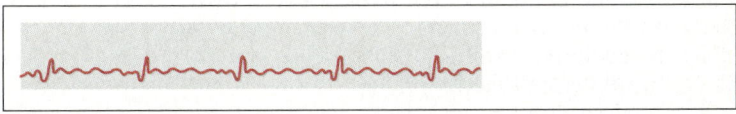

Abb. 19   Vorhofflattern

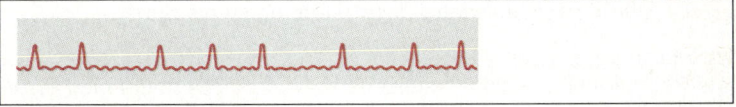

Abb. 20   Vorhofflimmern

Wenn das Vorhofflimmern noch nicht lange besteht, gelingt manchmal eine Rhythmisierung mit Chinidin, Sotalol, Verapamil, Disopyramid oder Propafenon. Bei jüngeren Patienten sollte man eine sog. elektrische Kardioversion anstreben, wodurch oft wieder ein Sinusrhythmus zu erreichen ist. Bei älteren Patienten mit lange bestehendem Vorhofflimmern ist das meistens nicht mehr möglich; in diesen Fällen begnügt man sich mit einer medikamentösen Verlangsamung der Herzfrequenz, vor allem, wenn ein tachykardes Vorhofflimmern vorliegt. In Fällen von bradykardem Vorhofflimmern wird man rechtzeitig einen Herzschrittmacher einsetzen.

194. Was versteht man unter einer elektrischen Kardioversion?

In Kurznarkose wird über eine auf der Brustwand angebrachte großflächige Spezialelektrode ein kurzer Gleichstromstoß auf das Herz abgegeben, wodurch die kreisenden Erregungen im Vorhof unterbrochen werden sollen.

195. Was ist eine frustrane Kontraktion?

Wenn bei der schnellen Form einer Arrhythmie oder auch bei Extrasystolen die Kammerkontraktionen so schnell aufeinander folgen, daß der Ventrikel noch nicht wieder genug mit Blut gefüllt ist und daher durch seine Kontraktion kaum Blut in den großen Kreislauf befördert wird, so ist das eine frustrane, d.h. vergebliche Kontraktion, bei der das Herz zwar Arbeit aufwendet, aber keine Leistung für den Blutkreislauf erbringt.

196. Was ist ein Pulsdefizit?

Ein Pulsdefizit entsteht durch frustrane Kontraktionen. Die Ventrikel kontrahieren sich zwar, aber in Ermangelung eines entsprechenden Schlagvolumens kommt es bei diesem Herzschlag nicht zu einer Pulswelle in der Peripherie.

Das Mißverhältnis von Herzschlägen, z.B. 140/min, und Pulsfrequenz, z.B. von 80/min, ist das Pulsdefizit von 60/min.

197. Wie wird ein Pulsdefizit festgestellt und registriert?

Es werden gleichzeitig während einer Minute die Herzschläge und die Pulsfrequenz gezählt. Meistens sind dazu zwei Personen erforderlich.

Auf der Fieberkurve wird die Herzfrequenz, zentraler Puls, durch Herzsymbol über dem peripheren Puls registriert.

198. Was bedeutet ein Pulsdefizit?

Es stellt eine höchst unökonomische Herztätigkeit dar, die rasch, meist durch Vollsättigung mit Digitalis ausgeglichen werden muß, um die damit verbundene kardiale Insuffizienz zu beheben.

Pflege und Behandlung von Patienten mit Herzkrankheiten

199. Welche allgemeinen Gesichtspunkte gelten für die Unterbringung und Pflege von Herzkranken?

◆ Das Krankenzimmer muß gut gelüftet (eher kühl), hell und ruhig sein;

◆ Bettruhe zur Reduzierung der Herzarbeit auf ein Minimum, Körperpflege im Bett;

◆ Dekubitus-, Thrombose- und Pneumonieprophylaxe durch Lagewechsel, eventuell vorsichtige Bewegungs- und Atemübungen;

◆ die Lagerung muß so sein, daß der Patient gut Luft bekommt; je nach Bedarf mehr oder weniger Hochlagerung mit Fußstütze zum Abstemmen, eventuell im „Herzbett" (Abb. **13**, S. 165) mit aufrechtem Oberkörper, herabhängenden Unterschenkeln und seitlichem Aufstützen der Arme, manchmal ist Lehnstuhlbehandlung ausreichend;

◆ Vitalzeichen überwachen: Puls, Blutdruck, Atmung, EKG, eventuell Überwachung am Monitor;

◆ Herzschmerzen, Unruhe, Angst beachten;

◆ als Diät leichte, nicht blähende, kochsalzarme, aber kaliumreiche Kost, eventuell Reduktionsdiät (Obst- und Reistage). Kaffee, Tee und Alkohol in kleinen Mengen.

◆ Stuhlregelung, Vermeidung von Obstipation (kein Pressen!) und Meteorismus. Der Nachtstuhl ist oft weniger anstrengend als das Steckbecken.

◆ Flüssigkeitsbeschränkung auf maximal 2 Liter täglich, Urinausscheidung kontrollieren, eventuell Ein- und Ausfuhr messen, Gewichtskontrolle!

◆ Für Ruhe, Entspannung, Vertrauen und Geborgenheit sorgen, weil Herzpatienten besonders unter ängstlicher Spannung und Unruhe leiden.

200. Was kann bei starker Dyspnoe oder Zyanose verordnet werden?

Dyspnoe und Zyanose sind Zeichen des O_2-Mangels. Sauerstoffgabe kann den Zustand bessern, am einfachsten durch die sogenannte Sauerstoffbrille, bei der kleine Schläuche in die Nasenlöcher hineinreichen und die Schläuche durch brillenartige Bügel an den Ohren fixiert sind.

Zeitdauer und Dosis der O_2-Gabe müssen genau beachtet werden!

201. Welche Gruppe von Medikamenten sind bei Herzinsuffizienz wichtig?

◆ Die Herzglykoside (Digitalispräparate) zur Ökonomisierung der Herzaktion;

◆ Diuretika zur Ausschwemmung der retinierten Flüssigkeit (Ödeme, Ergüsse);

◆ durch Nitrate und ähnliche Substanzen (Nitroglyzerin, Mono- und Dinitrate) können der erhöhte Füllungsdruck in den Venen vor dem Herzen (Vorlast) und der Auswurfwiderstand in den Arterien (Nachlast) durch Minderung der Wandspannung dieser Gefäße herabgesetzt werden;

◆ ACE-Hemmer entlasten das insuffiziente Herz durch eine Dilatation der arteriellen Gefäße (Nachlastsenkung);

◆ Elektrolytersatz, z. B. bei Kaliummangel (Hypokaliämie);

◆ Antiarrhythmische Mittel bei Rhythmusstörungen;

◆ Psychopharmaka (Sedativa zur Beruhigung und Entspannung), um die mit der Dyspnoe verbundene Angst zu lösen und den Sauerstoffbedarf durch Beheben der Unruhe herabzusetzen (das Atemzentrum darf aber nicht gedämpft werden!).

202. Was versteht man unter einem Diuretikum?

Diuretika sind harntreibende Mittel zum Ausschwemmen von Ödemen und Ergüssen.

203. Wie wirken die Diuretika?

Die *Saluretika* verhindern die tubuläre Rückresorption von Natrium, Chloriden (Kochsalz) und Wasser, die dadurch vermehrt ausgeschieden werden. Aber auch Kalium geht dabei verloren. Gefahr der Hypokaliämie! Manchmal auch Verschlechterung eines Diabetes mellitus oder Anstieg der Serum-Harnsäure: Lasix, Esidrix, u. a.

Kaliumsparende Diuretika: Jatropur, Moduretik.

Aldosteron-Antagonisten hemmen die Wasser retinierende und Kalium ausscheidende Wirkung des Aldosterons (s. Frage 117, S. 405). Sie halten Kalium zurück und schwemmen Wasser und Kochsalz aus (Aldactone).

204. Woran kann ein Kaliummangel erkannt werden?

Die Patienten sind apathisch, klagen über Schlappheit und Muskelschwäche, z. B. beim Treppensteigen. Auch Darmträgheit tritt häufig auf. In schweren Fällen kann es zur Darmlähmung (paralytischer Ileus) durch Hypokaliämie kommen. Das Kalium im Serum ist herabgesetzt (normal etwa 4–5 mval/l). Im EKG treten typische Veränderungen bei Hypokaliämie auf.

205. Nennen Sie kaliumreiche Nahrungsmittel!

- Trockenobst: bes. Aprikosen, Trauben, Feigen, Datteln, Rosinen;
- Frischobst: Bananen, Trauben, auch Zitronen;
- Gemüse: bes. Spinat, Tomaten, Pilze, Kohl, Rhabarber, Hülsenfrüchte, Kartoffel;
- Fleisch: geräucherter Schinken, Geflügel, Kalbfleisch, Hammel;
- Fisch: Thunfisch, Forelle, Kabeljau, Schellfisch;
- Getränke: Tee, Kakao, Tomatensaft, Fruchtsäfte.

206. Wie wirken die Digitalispräparate auf das Herz?

Sie setzen die Erregbarkeit im Sinusknoten herab, die *Herzfrequenz sinkt* (negativ chronotrop).

Sie *verlangsamen* die *Reizausbreitung*, die Diastole wird länger, die Herzkammern füllen sich besser (negativ dromotrop).

Die *Kontraktion* in der Systole wird beschleunigt und *verstärkt*, Schlagvolumen und Minutenvolumen nehmen zu (positiv inotrop).

207. Welche Nebenwirkungen hat Digitalis bei Überdosierung?

Appetitlosigkeit, Übelkeit, Erbrechen, evtl. auch Farbensehen, Benommenheit und Verwirrtheit.

Am Herzen Bradykardie, Extrasystolen, verlängerte Zeit der Überleitung vom Vorhof auf die Kammern (PQ über 0,2 s = AV-Block 1. Grades). Evtl. kommt es zum totalen Block.

208. Wodurch unterscheiden sich die Herzglykoside?

Die digitalisartigen Präparate, die sogenannten Herzglykoside unterscheiden sich durch den Grad der Resorption im Darm und die Dauer ihrer Wirkung am Herzen. Es sind zwei Gruppen zu unterscheiden.

209. Welche Arten von Herzglykosiden werden verwendet?

Digitoxin als stärkstes Mittel mit fast vollständiger Aufnahme im Darm, daher als Tabletten gut geeignet. Beginn der Wirkung nach 2 Stunden, Vollwirkung ab 6 Stunden. Sehr langsame Ausscheidung, daher Gefahr der Kumulation (Anhäufung) von Digitalis im Herzmuskel mit Überdosierungserscheinungen. Digitoxin hat die stärkste Wirkung auf Frequenz und Reizausbreitung (Präparat: Digimerck).

Digoxin mit (je nach Präparat) 60 bis 100% Resorption, raschem Wirkungseintritt und raschem Abbau, dadurch leichter steuerbar als Digitoxin. Präparate wie Lanicor (Digoxin), Novodigal (β-Azetyldigoxin) und Lanitop (β-Methyldigoxin).

210. Welches Herzglykosid wird gewählt?

Die Wahl der Herzglykoside richtet sich nach Art der Krankheit, z. B. wird bei Tachyarrhythmie mit Pulsdefizit meist eine Schnelldigitalisierung mit dem stark verlangsamenden Digitoxin (hohe Anfangsdosis) verordnet.

Bei akutem Herzversagen wird wegen des rascheren Wirkungseintritts meistens Digitalis i.v. gegeben, z. B. 2–3 Ampullen Novodigal.

211. Wie müssen die Herzglykoside dosiert werden?

Die rasche Vollwirkung ist anzustreben.

Die Dosis muß individuell angepaßt und genau nach Verordnung verabreicht und eingenommen werden. Die Beobachtung der Wirkung (Pulsfrequenz, Rekompensation) und der evtl. Nebenwirkungen wie Appetitlosigkeit, Übelkeit, Erbrechen, Bradykardie und Extrasystolen ist unbedingt erforderlich.

Bei Niereninsuffizienz ist die Dosis des überwiegend über die Niere ausgeschiedenen Digoxin entsprechend zu vermindern oder auf das über den Darm ausgeschiedene Digitoxin zu wechseln. Liegt eine Hypokaliämie vor, so kann Digitalis bereits bei Blutkonzentrationen im üblicherweise therapeutischen Bereich Rhythmusstörungen und Blockierungen am Herzen hervorrufen.

212. Wie kann man überprüfen, ob ein Patient zu wenig oder zu viel Digitalis bekommt?

Durch die Bestimmung des Digitalisspiegels im Blut des Patienten. Der sog. therapeutische Bereich für Digoxin beträgt 0,8–2,0 µg/l, für Digitoxin 13–25 µg/l. Die Blutabnahme für diese Spiegelbestimmung sollte unmittelbar vor der nächsten einzunehmenden Dosis erfolgen.

213. Was bedeutet ACE-Hemmer?

ACE ist die Abkürzung von *A*ngiotensin *C*onverting *E*nzyme. Dieses Medikament hemmt die Umwandlung des Angiotensin I in Angiotensin II, der stärksten physiologischen blutdrucksteigernden Substanz. Es kommt zu einer Verminderung des peripheren arteriellen Widerstandes und damit zur Blutdrucksenkung und Senkung der Vorlast für das Herz. ACE-Hemmer gehören heute zur Standardtherapie der Hypertonie und der chronischen Herzinsuffizienz (s. auch Frage 91, S. 98).

214. Was ist bei der ersten Gabe von ACE-Hemmern zu beachten?

Es kann bei der ersten Dosis eines ACE-Hemmers zu einem starken Blutdruckabfall kommen. Daher beginnt man in der Regel mit kleinen Dosen und steigert dann die Dosis. Die Nierenfunktion kann sich zu Therapiebeginn verschlechtern (Anstieg des Serum-Kreatinins). Bei fortgeschrittener Niereninsuffizienz ist die Dosis um 50% zu halbieren.

215. Welche Nebenwirkungen können bei Gabe von ACE-Hemmern auftreten?

Etwa 5–8% der behandelten Patienten bekommen Husten, da die ACE-Hemmer auch den Abbau von Bradykinin hemmen. Weitere zu beachtende Nebenwirkungen sind Hyperkaliämie und leichte Proteinurie.

Herzblock

216. Welche Störungen der Erregungsausbreitung im Herzen kommen vor?

Man unterscheidet Störungen der Erregungsüberleitung von den Vorhöfen auf die Kammern und Störungen der Erregungsausbreitung innerhalb der Kammern.

Die *Erregungsüberleitung* ist gestört bei den AV-Blöcken. Es können auftreten:

◆ ein AV-Block 1. Grades: Störung der Reizleitung vom Sinusknoten zum AV-Knoten = verlängerte Überleitungszeit = AV-Block 1. Grades. Es handelt sich um eine EKG-Diagnose, der Patient spürt davon nichts;

◆ ein AV-Block 2. Grades: die Überleitungszeit ist so lang, daß regelmäßig nur jede zweite oder dritte Sinuserregung auf die Vorhöfe übergeleitet wird oder sie wird immer länger, bis schließlich eine Erregung gar nicht mehr übergeleitet wird und die Periode von neuem beginnt (Wenckebach-Periodik);

◆ ein AV-Block 3. Grades: es findet überhaupt keine Überleitung von den Vorhöfen zu den Kammern mehr statt. Vorhöfe und Kammern schlagen unabhängig voneinander und damit unkoordiniert (totaler AV-Block).

Die *Erregungsausbreitung* kann gestört sein durch vollständige oder teilweise Unterbrechung der spezifischen Leitbahnen im Herzen für den elektrischen Reiz (rechter und linker Tawara-Schenkel). Entsprechend unterscheidet man einen Rechtsschenkelblock und einen Linksschenkelblock im Herzen. Diese Dignose wird mit dem EKG gestellt, der Patient muß davon keine Beschwerden haben. Allerdings weisen diese EKG-Befunde immer auf ein krankes Herz hin.

217. Wodurch kann es zum Herzblock kommen?

- Konorarsklerose,
- Herzinfarkt,
- Myokarditis, rheumatisch oder infektiös,
- Digitalisüberdosierung, Chinidin.

218. Wie können die Überleitungsstörungen behandelt werden?

- Kein Digitalis, keine Antiarrhythmika!
- Behandlung der Grundkrankheit,
- evtl. Schrittmacher.

219. Was ist bei Asystolie zu machen?

- Bei Herzstillstand sofort Herzmassage und Beatmung (s. Frage 233f, S. 187),
- Alupent 0,5–1,0 mg oder Adrenalin intrakardial,
- elektrischer Schrittmacher (s. Frage 223, S. 184).

220. Was ist ein Adams-Stokes-Anfall?

Durch vorübergehenden Ausfall der Systolen (Asystolie) treten plötzlich Blässe, dann Zyanose mit Bewußtlosigkeit, manchmal auch mit Krämpfen für einige Sekunden bis zu 3 Minuten auf, weil das Gehirn nicht durchblutet wird. Die Anfälle können sich in Abständen wiederholen. Ein schwerer Anfall kann tödlich verlaufen.

221. Was ist bei einem Adams-Stokes-Anfall zu tun?

Möglichst feststellen, welcher Rhythmus bei dem Patienten vorliegt. Sofort Puls tasten und Herz abhören. Sofern man keine Auffälligkeiten feststellt und der Patient wieder zu sich kommt, muß versucht werden, mittels Langzeit-EKG festzustellen, welche Rhythmusstörung dem Anfall vorausging. Allerdings führt dieses Verfahren nicht immer zu einer Diagnose. In vielen Fällen pflanzt man Patienten mit Adams-Stokes-Anfall auch ohne genaue EKG-Diagnose einen Herzschrittmacher ein, da jeder weitere Anfall potentiell tödlich sein kann.

222. Wie kann man dem drohenden Adams-Stokes-Anfall vorbeugen?

Durch Anwendung eines zunächst notfallmäßig angebrachten temporären Schrittmachers. Später kann dann, falls nötig, ein permanenter Schrittmacher implantiert werden.

223. Womit kann ein künstlicher Herzrhythmus hergestellt werden?

Externer temporärer Schrittmacher: Durch Aufsetzen von Elektroden an den EKG-Ableitungspunkten V_1 und V_6 wird ein Stromstoß erzeugt, der das Herz zu einer Kontraktion bringt. Die rhythmische Wiederholung erzwingt einen künstlichen Herzrhythmus. Nachteil: Es kommt gleichzeitig zu schmerzhaften Mitkontraktionen der Körpermuskulatur, dadurch sind externe Schrittmacher nur kurzfristig oder in Narkose anwendbar.

Durch einen *flexiblen Elektrodenkatheter,* der durch Punktion einer peripheren Vene unter Röntgen- und EKG-Kontrolle in den rechten Ventrikel eingeschoben wird.

Einpflanzung eines batteriebetriebenen *Schrittmachers,* z. B. in die Brust- oder Bauchhaut, der durch schwache Stromstöße über Elektroden das Herz regelmäßig stimuliert (Abb. **21**).

224. Welche Schrittmachertypen gibt es?

Praktisch alle heute verwendeten Herzschrittmacher sind bedarfsgesteuert, d. h. sie geben ihre Impulse nur ab, wenn die natürliche Herzfrequenz unter einen bestimmten, einstellbaren Wert absinkt. Abhängig von der Art der Impulsauslösung unterscheidet man kammergesteuerte, durch die P-Welle oder vorhofgesteuerte und

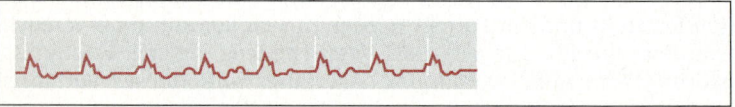

Abb. **21** Schrittmacher-EKG

sequentielle oder bifokale Schrittmacher. Für die verschiedenen Schrittmachertypen gibt es Codes, an denen man erkennen kann, um welches Modell es sich handelt. Am häufigsten werden VVI- und DDD-Schrittmacher verwendet. Die bifokalen Schrittmacher haben den Vorteil, daß sie den physiologischen Erregungsablauf Vorhof-Kammer zeitgerecht nachahmen und zu einer ökonomischeren Herzarbeit führen.

225. Welche Störungen können bei einem Schrittmacher auftreten?

- Dislokation der Elektrodenspitze mit mangelndem Kontakt zum Myokard,
- Bruch des Kabels,
- Batterieermüdung,
- Herzwandperforation,
- zu geringe Signalwahrnehmung („undersensing"),
- Reagieren auf nicht vorgesehene Signale („oversensing").

226. Durch welche Einflüsse von außen kann ein Schrittmacher gestört werden?

- Durch elektrische und magnetische Felder, wobei die Elektrode als Antenne wirken kann,
- durch Röntgenbestrahlung,
- durch Diathermiebestrahlung (Kurzwellen),
- durch Elektrochirurgie (Elektrokauter),
- durch Radar-, Funk- und Fernsehstationen,
- durch Mobiltelefone.

227. Wann ist eine Schrittmacherbehandlung angezeigt?

- Bei Adams-Stokes-Anfällen,
- bei Herzinsuffizienz durch bradykarde Rhythmusstörungen, insbesondere totalem AV-Block,
- bei Carotis-Sinus-Syndrom,
- bei Intoxikationen (Digitalis, Chinidin, Betablocker).

228. Wie lange liefert die Batterie eines Schrittmachers Strom?

Meist Jahre. Sie kann aber auch schon nach 24 Monaten erschöpft sein, so daß ein Batteriewechsel erforderlich wird. Das Versagen der Batterie macht sich durch Rhythmusstörungen bemerkbar.

229. Was geschieht mit einem Schrittmacher nach dem Tode des Patienten?

Er kann entfernt werden. – Verbleibt das Gerät im Körper eines Verstorbenen, so besteht bei einer Feuerbestattung die Gefahr einer Explosion der Lithiumbatterie im Verbrennungsofen. Angehörige und Leichenbestatter sind darüber zu informieren.

230. Was nennt man Defibrillieren?

Zur Durchbrechung tachykarder Extrareizbildungen, besonders des lebensbedrohlichen Kammerflimmerns, aber auch der paroxysmalen ventrikulären und supraventrikulären Tachykardien und bei Vorhofflattern und -flimmern wird ein Stromstoß angewendet, der wieder einen normalen Sinusrhythmus in Gang bringen soll. Beim Kammerflimmern bezeichnet man dies als Defibrillation, beim Vorhofflimmern als Kardioversion (s. auch Frage 194, S. 176).

231. Wie wird die Defibrillation durchgeführt?

Handtellergroße Elektroden werden an den EKG-Ableitungspunkt von V_1 und V_6 angesetzt und ein Stromstoß durch Kondensatorenladung von ca. 50–300 Ws ausgeübt.

232. Was bezeichnet man als kardiopulmonale Reanimation?

Die Gesamtheit der Maßnahmen, die bei einem pulslosen, nicht atmenden Patienten vorgenommen werden. Dazu gehört als wichtigste Maßnahme die möglichst frühzeitige Defibrillation, die Freihaltung der Atemwege und Beatmung, die Herzdruckmassage und die Kreislaufstabilisierung durch Gabe von Adrenalin, möglichst über einen zentralvenösen Zugang.

233. Wie wird die Herzmassage zur Wiederbelebung vorgenommen?

Der Patient liegt auf dem Rücken auf harter Unterlage.

Es werden mit den Handballen rhythmische Kompressionsstöße auf das Brustbein (Sternum) ausgeübt, dadurch wird das Herz gegen die Wirbelsäule gedrückt und ausgepreßt. Anfangs soll eine Frequenz der Kompressionen von 100/min, später von 60/min ausgeübt werden.

Zur effektiven Beatmung von Mund zu Mund ist ein zweiter Helfer erforderlich.

234. Wie wird die Mund-zu-Mund-Beatmung vorgenommen?

Der Kopf des Patienten wird durch die eine Hand des Beatmers nach hinten geneigt und die Nase des Patienten mit Daumen und Zeigefinger zugehalten. Die andere Hand liegt unter dem Kinn, um den Kopf zu fixieren. Nach tiefer Einatmung des Beatmers wird Mund auf Mund gesetzt und die Luft kräftig in die Lungen des Patienten geblasen. Dies wird 12–15 mal pro Minute durchgeführt.

Erkrankungen des Herzbeutels

235. Welche Erkrankungen des Herzbeutels können vorkommen?

Es gibt

- akut-entzündliche Erkrankungen des Perikards (Perikarditis),
- chronisch-persistierende Entzündungen und
- narbig ausgeheilte, zum Teil verkalkte Perikarditiden.

236. Welche Veränderungen können bei der Perikarditis am Herzbeutel entstehen?

Bei der trockenen Form, der *Pericarditis sicca*, bilden sich fibrinöse Auflagerungen an der entzündeten Stelle, die Schmerzen verursachen können (wie bei Pleuritis sicca). Mit einem Stethoskop kann man oft ein Reibegeräusch hören.

Bei einem *Perikarderguß* setzt sich Flüssigkeit (Exsudat) im Herzbeutel ab. Dabei entstehen keine Schmerzen. Am besten erkennt man einen Perikarderguß bei der Echokardiographie.

Der Herzschatten kann röntgenologisch vergrößert sein, die Herztöne werden leiser, das Herz kann sich nicht gut entfalten und nicht entsprechend füllen. Dadurch kann es zur Venenstauung am Hals und zur Leberschwellung kommen, der Blutdruck und die Förderleistung des Herzens sinken bedrohlich ab (Herztamponade).

237. Wodurch kann es zu einer Perikarditis kommen?

Bei zahlreichen Krankheiten kann es auch zu einer Perikarditis kommen. Eine *rheumatische* Perikarditis, meist als Zeichen einer schweren rheumtischen Karditis, bei rheumatischem Fieber, sowohl als Pericarditis sicca als auch exsudativa.

Bei einem *Myokardinfarkt,* der bis an die äußere Herzoberfläche reicht, kann eine Perikarditis durch das perikarditische Reibegeräusch als Begleitsymptom des Grundleidens erkannt werden.

Die *tuberkulöse* Perikarditis als Teilerscheinung einer Tuberkulose verläuft meist als exsudative Form im subakuten-subchronischen Verlauf.

Eine *eitrige* Perikarditis entsteht manchmal fortgeleitet von einer Pneumonie des linken Unterlappens.

Die sogenannte *unspezifische* Perikarditis ohne nachweisbare Erreger ist meist durch Virusinfektionen bedingt.

In fortgeschrittenen Stadien des Nierenversagens (Urämie) kann eine *urämische* Perikarditis auftreten.

238. Welche Behandlungsmöglichkeiten kommen bei Perikarditis in Frage?

Bei drohender Herztamponade durch Erguß: Entlastungspunktion,

Behandlung des Grundleidens: bei allergisch-rheumatischer Perikarditis: Antirheumatika, z. B. Kortikosteroide, bei Tuberkulose: Tuberkulostatika, bei eitriger Perikarditis: Penizillin oder andere Antibiotika.

239. Welche Folgen können nach Perikarditis verbleiben?

Es können narbige Schrumpfungen des Herzbeutels oder Verwachsungen des äußeren und inneren Perikards entstehen, die die Herzbewegungen behindern (Pericarditis constrictiva). Wenn eine Perikardschwiele verkalkt, nennt man das ein Panzerherz.

Diese Veränderungen können die Herzarbeit selbst oder das Einfließen des Blutstromes in das Herz beeinträchtigen, so daß operiert werden muß.

Angeborene Herzfehler

240. Welche Teile des Herzens oder der großen Blutgefäße können bei angeborenen Herzfehlbildungen betroffen sein?

Es können die Herzklappen, das Septum zwischen den Vorhöfen oder den Herzkammern und die Anfangsteile der großen Gefäße betroffen sein.

241. Wie kann das Septum verändert werden?

Die Herzscheidewand, das Septum zwischen den Vorhöfen oder zwischen den Kammern, kann unvollständig geschlossen sein, so daß das Blut von einer Herzseite in die andere fließt: Vorhofseptumdefekt bzw. Kammerseptumdefekt.

242. Welche Fehlbildung kommt an der Pulmonalarterie vor?

Bei der angeborenen Pulmonalstenose sind die Pulmonalklappen miteinander verwachsen und eingeengt (Stenose), der rechte Ventrikel wird überlastet und hypertrophiert. Die Lunge bekommt zu wenig Blut, es entsteht eine Blaufärbung der Haut, Zyanose.

243. Was liegt bei der Fallotschen Tetralogie vor?

Häufig sind gleichzeitig mit der Pulmonalstenose andere Mißbildungen vorhanden, z. B. ein Kammerseptumdefekt mit „reitender" Aorta, die über dem linken und rechten Ventrikel liegt und aus beiden Blut bekommt, die sogenannte Fallotsche Tetralogie.

244. Welche Mißbildung kann am Aortenbogen auftreten?

Bei der Aortenisthmusstenose liegt eine Verengung im Aortenbogen vor, so daß durch die Aorta descendens zu wenig Blut in die Bauchorgane und unteren Extremitäten fließen kann. Es bildet sich deshalb ein Umwegkreislauf über die Interkostalarterien, die sich stark erweitern. In der oberen Körperhälfte findet sich ein Bluthochdruck (Blutdruck an beiden Armen erhöht) und ein Blutunterdruck in der unteren Körperhälfte (Blutdruckmessung an den Beinen!).

245. Was bezeichnet man als offenen Ductus Botalli?

Beim offenen Ductus arteriosus Botalli bleibt eine embryonale Gefäßverbindung zwischen Aorta und Truncus pulmonalis, die sich sonst nach der Geburt selbst schließt, offen. Dadurch fließt Blut aus der Aorta direkt in die Pulmonalarterie und wird damit dem großen Kreislauf entzogen.

246. Was ist ein Shunt?

Shunt bedeutet Kurzschluß. Man versteht darunter den verkürzten falschen Weg, den das Blut bei angeborenem Herzfehler nimmt, z. B. durch das offene Vorhof- oder Kammerseptum vom linken ins rechte Herz oder umgekehrt. Man spricht demnach von einem Links-rechts-Shunt oder Rechts-links-Shunt.

247. Welche Untersuchungsmethoden sind zur Aufklärung von angeborenen Herzfehlern von besonderer Bedeutung?

Abgesehen von Zyanose, Dyspnoe, krankhaften Herzgeräuschen, pathologischen Röntgen-, Echokardiographie- und EKG-Befunden und Trommelschlegelfingern (Verdickung der Fingerendglieder) bei Säuglingen und Kleinkindern (blue babies), die auf einen angeborenen Herzfehler hinweisen, sind wichtige Untersuchungen:

Durch den *Herzkatheter* wird der Druck in den Herzhöhlen gemessen und durch die Entnahme von Blutproben der Sauerstoffgehalt in den einzelnen Abschnitten bestimmt. So können z. B. erhöhter Druck und vermehrter Sauerstoffgehalt im rechten Ventrikel für einen Kammerseptumdefekt mit Links-rechts-Shunt sprechen, durch den der kräftige linke Ventrikel arterielles Blut in die rechte Kammer hinüberpreßt.

Bei der *Angiokardiographie* wird die röntgenologische Darstellung der Herzhöhlen und großen Gefäße mittels eines Herzkatheters durch die Ausbreitung eines Kontrastmittels angewendet, um abnorme Verbindungen darzustellen und beurteilen zu können.

Moderne *Computer-* und *Kernspintomographiegeräte* mit sehr kurzer Aufnahmezeit können heute auch die Detailstrukturen des sich ständig bewegenden Herzens nicht-invasiv abbilden.

248. Welche Komplikationen kommen bei angeborenen Herzfehlern vor?

Angeborene Herzfehler neigen besonders zu bakterieller Endokarditis (s. Frage 77, S. 144). Wenn Herzvitien zu spät operiert werden, treten irreversible strukturelle Veränderungen des Myokards auf. In diesen Fällen kann dem Patienten nur noch durch eine Herztransplantation geholfen werden.

249. Welche Behandlungsmöglichkeiten stehen bei konnatalen Vitien zur Verfügung?

Es kommen Herzoperationen in Frage:

Beim offenen Ductus arteriosus Botalli wird dieser unterbunden und evtl. durchgetrennt. Die Resultate sind sehr gut.

Die Verengung bei der Aortenisthmusstenose wird entfernt und die Gefäßenden durch Naht miteinander verbunden.

Operationen am offenen Herzen, z. B. Septumdefekte, erfordern einen großen Aufwand mit der Herz-Lungen-Maschine. Dabei wird das Blut über Plastikschläuche aus den Hohlvenen durch einen Apparat (Oxygenator) gepumpt, wo es mit Sauerstoff angereichert und anschließend wieder in die Arterie zurückgeführt wird.

Nicht alle Fehlbildungen sind operabel. In extremen Fällen ist eine gleichzeitige Transplantation von Herz und Lungen erforderlich.

Atmungsorgane *(Respirationstrakt)*

Allgemeines

1. Welchen Weg nimmt die Atemluft?

Sie zieht durch die oberen und unteren Luftwege.

Zu den *oberen Luftwegen* werden die Nase mit ihren Nebenhöhlen und der Pharynx (Rachen) gerechnet.

Die *unteren Luftwege* bestehen aus dem Larynx (Kehlkopf), der Trachea (Luftröhre), den beiden Haupt- oder Stammbronchien, die sich im rechten Hilus (Lungenwurzel) in 3 oder im linken Hilus in 2 Lappenbronchien teilen. Diese verzweigen sich weiter in die Segmentbronchien und Bronchiolen. An diese schließen sich die Alveolen (Lungenbläschen) an.

2. Welche Aufgaben haben die Atmungsorgane?

Die lebensnotwendige Aufnahme von Sauerstoff und die Abgabe von Kohlendioxid (CO_2), damit auch die Regulation des Säure-Basen-Gleichgewichts.

Die Lunge ist außerdem ein wichtiges Blutdepot.

3. Welche Bedeutung haben Sauerstoff und Kohlendioxid?

Sauerstoff ist für die langsame stufenweise Verbrennung von kohlenstoff- und wasserstoffhaltigen Substanzen im Körper unentbehrlich. Durch diese Verbrennung entstehen Energie und Wärme (gleichbleibende Körpertemperatur zwischen 36,5° und 37°. Endprodukte der Verbrennung sind Kohlendioxid und Wasser.

4. Aus welchen Anteilen setzt sich die Luft zusammen?

Die Luft besteht aus ca. 20% Sauerstoff und fast 80% Stickstoff und 1% Edelgasen, das Kohlendioxid macht nur etwa 0,03% aus.

5. Wie setzt sich die Ausatmungsluft zusammen?

In den Lungenbläschen werden etwa 4% des Sauerstoffgehaltes der Luft aufgenommen. Daher finden sich in der Ausatmungsluft noch 16% Sauerstoff, daneben auch 4% Kohlendioxid. Stickstoff und Edelgase werden unverändert ein- und ausgeatmet.

6. Welche zwei Orte der Atmung sind zu unterscheiden?

Die *äußere* Atmung ist der Gasaustausch in den Alveolen zwischen Luft und Blut mit O_2-Aufnahme und CO_2-Abgabe.

Die *innere* Atmung ist der Gasaustausch des Blutes mit den Geweben durch die Kapillarwände mit Abgabe von O_2 und Aufnahme von CO_2 ins Blut.

7. Wie werden Sauerstoff und Kohlensäure im Blut transportiert?

Der Sauerstoff wird im Blut locker an das Hämoglobin der Erythrozyten gebunden, wodurch Oxyhämoglobin entsteht und das Blut hellrot wird. Das Kohlendioxid aus den Geweben wird im Blutplasma gelöst transportiert.

8. Wodurch wird die Atemluft bewegt?

Bei der Erweiterung des Brustkorbes durch die Atemmuskulatur (Zwerchfell, Interkostalmuskeln) folgen die elastischen Lungen, die der inneren Brustwand luftdicht anliegen, dieser Bewegung und saugen Atemluft ein: Inspiration.

Durch die Erschlaffung der Atemmuskulatur verkleinert sich der Brustraum und ein großer Teil der Luft wird wieder aus den Lungen hinausbefördert: Exspiration.

9. Wie erfolgt die Einatmungsbewegung?

Bei der Inspiration heben die Zwischenrippenmuskeln (Interkostalmuskeln) die Rippen, der Thorax hebt sich und wölbt sich stärker nach vorne und nach den Seiten.

Das nach oben gewölbte Zwerchfell (Diaphragma) kontrahiert sich, wird dadurch flach und abwärts bewegt, so daß sich der Thoraxraum auch nach unten vergrößert.

10. Wie geht die Ausatmung vor sich?

Die Ausatmung mit Verkleinerung des Brustkorbraumes geschieht durch Erschlaffung der Einatmungsmuskulatur, die Rippen sinken durch die Schwerkraft herab, die Lungen ziehen sich gleichzeitig durch ihre Elastizität zusammen. Das Zwerchfell erschlafft und wölbt sich bei seinem Erschlaffen durch den Druck der Eingeweide aus dem Bauchraum in zwei Kuppeln unter den Lungen nach oben.

11. Wie kann die Atmung verstärkt werden?

Bei verstärkter Atmung werden Hals- und Schultermuskeln betätigt, die die Hebung und Erweiterung des Thorax bei der Inspiration unterstützen.

Bei der Ausatmung können die Bauchmuskeln durch Kontraktion den Brustkorb stärker herabziehen.

12. Wann kommt es zu verstärkter Ventilation?

Bei starken körperlichen Anstrengungen, aber auch bei Dyspnoezuständen wie Asthma, Bronchitis, Herzinsuffizienz.

13. Wieso macht die Lunge die Bewegungen der Thoraxwand mit?

Die Pleura überzieht die Lunge (Lungenfell) und die innere Thoraxwand (Rippenfell). Beide serösen Häute liegen unmittelbar aneinander, dazwischen findet sich etwas seröse Flüssigkeit. Diese stellt einen Berührungskontakt zwischen Lungenfell und Rippenfell her, wodurch sich die Lunge von der Thoraxwand nicht entfernen kann. Sie ermöglicht auch die gleitende Verschiebung.

Nase

14. Wodurch werden die beiden Nasenhöhlen gebildet?

Das *Siebbein* bildet das Dach der beiden Nasenhöhlen und läßt die Fasern der Riechnerven (Nn. olfactorii) aus der Riechregion der Nasenschleimhaut ins Gehirn durchtreten.

Die *Nasenscheidewand* wird zum Teil knöchern, z. T. durch Knorpel gebildet. Der harte und weiche *Gaumen* stellen den Boden der Nasenhöhlen dar.

Innen an den Seitenwänden finden sich die obere, mittlere und untere *Nasenmuschel*.

15. Welche Öffnungen und Verbindungen haben die Nasenhöhlen?

Die Verbindung nach außen stellen die Nasenlöcher her, die Verbindungen nach hinten zum Rachen heißen Choanen.

Unter der mittleren Nasenmuschel finden sich die Öffnungen zur Stirn- und Oberkieferhöhle.

Der Tränennasengang mündet in den unteren Nasengang.

16. Wie ist die Schleimhaut der Nase aufgebaut?

In der Schleimhaut liegen zahlreiche *Becherzellen* und andere Drüsenzellen, die Schleim absondern. Dieser und die Tränenflüssigkeit feuchten die Atemluft an.

An der Oberfläche der Nasenschleimhaut findet sich ein *Flimmerepithel*, dessen Härchen Schleim und Staub gegen die Nasenöffnungen hin bewegen.

Im Bindegewebe der Nasenschleimhaut liegen ausgedehnte *Venengeflechte*, die die Atemluft anwärmen, aber bei Entzündung auch stark anschwellen und die Nase verstopfen können.

Das *Riechfeld* mit den Nervenzellen des ersten Hirnnervs (Nn. olfactorii) liegt im oberen Nasengang und ermöglicht eine gewisse Beurteilung der Atemluft.

17. Welche Aufgabe haben die Nasennebenhöhlen?

Die Kiefer-, Stirn- und Keilbeinhöhle sowie die Siebbeinzellen stellen eine Erweiterung des Nasenraumes dar und verstärken durch ihre Schleimhäute die Anfeuchtung, Anwärmung und Säuberung der Atemluft. – Außerdem verstärken sie durch die in ihnen mitschwingende Luft die Resonanz beim Sprechen und tragen zur Klangfarbe der Stimme bei.

18. Wie können die Nasennebenhöhlen untersucht werden?

Sekret und Eiter können durch Spülung gewonnen und bakteriologisch auf Erreger geprüft werden.

Die Kiefer-, Stirn- und Keilbeinhöhle können röntgenologisch und sonographisch (Ultraschall) untersucht werden.

Bei der vorderen Rhinoskopie wird durch die Nasenlöcher, bei der hinteren Rhinoskopie vom Rachen aus durch die Choanen die Nase inspiziert.

Durch die Endoskopie der Nebenhöhlen kann auch direkter Einblick in diese und durch Biopsie Gewebe zur histologischen Untersuchung gewonnen werden.

Rachen und Kehlkopf (Pharynx und Larynx)

19. Welche Bedeutung hat der Rachen?

Im Rachen überkreuzen sich Atem- und Speisewege.

Im Rachendach findet sich die Rachenmandel, eine Anhäufung lymphatischen Gewebes in der Schleimhaut.

Im oberen Teil des Pharynx münden die Ohrtrompeten (Tubae auditivae; Eustachische Röhren), die den Rachen und das Mittelohr verbinden. Sie vermitteln den Druckausgleich im Mittelohr, indem sie sich beim Schlucken öffnen.

20. Wie werden die Atemwege beim Schluckakt vor dem Eindringen von Speisen geschützt?

Beim Schluckakt wird das Gaumensegel (der weiche, bewegliche, hinten gelegene Teil des Gaumens) nach oben bewegt und verschließt den Rachen gegen den Nasenraum. Bei Gaumensegellähmung treten während des Schluckens Speisen und Getränke durch die Nase aus.

Der Kehldeckel legt sich beim Schlucken über den Kehlkopfeingang und schützt vor Eindringen der Speisen in die Luftröhre.

21. Wie ist der Kehlkopf aufgebaut?

Mit dem Kehlkopf beginnen die unteren Luftwege. Er baut sich aus Knorpeln auf, die einen Hohlraum bilden, in dem die Stimmbänder von vorne nach hinten verlaufen. Der enge Spalt dazwischen heißt Stimmritze. Je stärker die Spannung der Stimmbänder, um so höher der Ton.

22. Was bedeutet Laryngitis?

Laryngitis bedeutet Kehlkopfentzündung.

Sie kann akut im Rahmen einer Virusinfektion der Atemwege mit Heiserkeit, bellendem Husten und hörbar erschwerter Atmung (inspiratorischem Stridor) als sogenannter Pseudo-Krupp (echter Krupp nur durch Kehlkopfdiphterie) auftreten.

Als stenosierende Laryngitis oder Epiglottitis ist sie besonders bei Kleinkindern mit Atemnot, Tachykardie, Unruhe, Blässe, Zyanose, Stridorgeräusch und akuter Erstickungsgefahr ein lebensbedrohlicher Zustand. Behandlung mit Prednisolon, Antihistaminika, Sauerstoffatmung, eventuell Nottracheotomie (Koniotomie: Luftröhrenschnitt unterhalb des Kehlkopfs mit Einlegen einer Atmungskanüle).

Bronchien

23. Wo liegen die Trachea und die Hauptbronchien?

Die Trachea verläuft vor der Speiseröhre und hinter der Schilddrüse und dem Brustbein. Sie befindet sich z. T. im Hals, z. T. im Brustkorb. Die Stelle der Teilung der Trachea in die beiden Stammbronchien (Bifurkation) liegt vor dem 4. Brustwirbel. Der rechte Stammbronchus ist kürzer und zieht steiler abwärts. Über dem linken Stammbronchus verlaufen der Aortenbogen und die linke Pulmonalarterie (Lungenschlagader). Die Stammbronchien enden im Lungenhilus (Lungenwurzeln).

24. Wie verzweigen sich die Bronchien vom Hilus bis zur Lunge?

Aus dem rechten Hilus gehen 3 Lappenbronchien für den rechten Ober-, Mittel- und Unterlappen, links 2 Lappenbronchien für den linken Ober- und Unterlappen ab. – Die Lappenbronchien verzweigen sich in die Segmentbronchien für die 2–5 Lungensegmente, aus denen ein Lungenlappen besteht. – Die Segmentbronchien verzweigen sich immer weiter bis in ihre kleinsten Äste, die Bronchiolen, die in die Alveolengänge übergehen, an denen die Lungenbläschen (Alveolen) hängen (Abb. **22**).

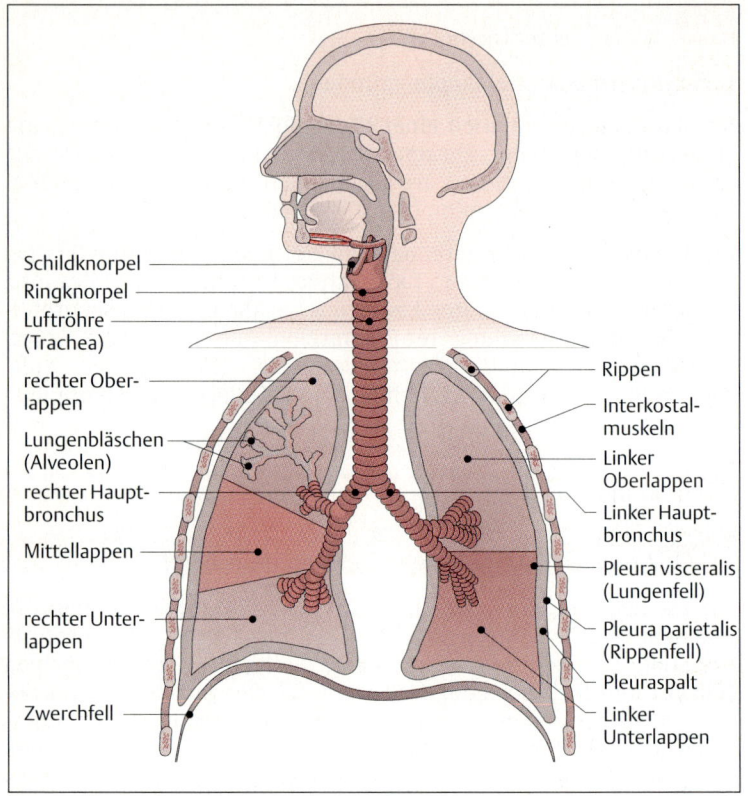

Abb. 22   Die Atmungsorgane (nach Juchli)

25. Wie ist der Schichtaufbau der Trachea und der Bronchien?

Trachea und Bronchien sind innen mit einem Flimmerepithel und Becherzellen und gemischten Drüsen ausgekleidet. Die Flimmerhaare befördern Schleim- und Staubteilchen nach oben. In den Wandungen sind hufeisenförmige Knorpelspangen, durch die die Atemwege offengehalten werden. Zwischen diesen finden sich bindegewebige Membranen und in den Bronchien glatte Muskulatur, wodurch die Bronchien verengt werden können (z. B. bei Asthma). Die Bronchiolenwandung besitzt viel glatte Muskulatur und keine Knorpelspangen.

Lungen

26. Wie sind die Lungen aufgebaut?

Die rechte Lunge besteht aus Ober-, Mittel- und Unterlappen, die linke Lunge nur aus Ober- und Unterlappen.

Der horizontale Lappenspalt trennt den rechten Ober- und Mittellappen, der große schräge Lappenspalt verläuft auf beiden Seiten zwischen den Unterlappen und den darüberliegenden Lungenteilen.

Die Lungenlappen sind in je 2–5 Segmente unterteilt, es finden sich rechts 10, links 9 Segmente. Diese setzen sich aus zahlreichen Lungenläppchen zusammen, die etwa 1–1,5 cm Durchmesser haben.

Die kleinsten Bausteine sind die Lungenalveolen (Lungenbläschen), die das eigentliche Lungengewebe darstellen.

27. Wie ist ein Lungenläppchen aufgebaut?

Im Lungenläppchen liegen um einen Bronchiolus und einen Ast der Lungenschlagader die Lungenbläschen (Alveolen). Diese werden von einem Kapillarnetz umsponnen, das durch einen Ast der Lungenvene abgeleitet wird.

28. Wie sehen die Lungenalveolen aus?

Eine Lungenalveole hat einen Durchmesser von etwa 0,2 mm.

Insgesamt finden sich etwa 500 Millionen Lungenbläschen in beiden Lungen, die zusammen eine atmende Oberfläche von 200 m^2 haben.

Am Alveoleneingang finden sich glatte Muskelfasern, in der Alveolenwand vor allem elastische Fasern.

29. Welche Aufgaben haben die Alveolen?

In den Alveolen findet der Gasaustausch zwischen Luft und Kapillaren statt. Maßgeblich für den Austausch von Sauerstoff und Kohlendioxid ist der jeweilige Teildruck (Partialdruck) dieser Gase und das daraus resultierende Konzentrationsgefälle diesseits und jenseits der Alveolarwand.

Pleura

30. Was ist die Pleura?

Die Pleura ist der seröse Überzug der Lungen (Pleura visceralis: Lungenfell) und der inneren Thoraxwand (Pleura parietalis: Rippenfell) und des Zwerchfells (Pleura diaphragmatica). An der Lungenwurzel gehen Pleura visceralis und parietalis ineinander über.

31. Welche Aufgabe hat die Pleura?

Zwischen dem Lungen- und dem Rippenfell befindet sich ein kapillärer Gleitspalt mit etwas seröser Flüssigkeit, der das Aneinandervorbeigleiten der beiden serösen Häute bei der Atmung ermöglicht.

Lungenhilus

32. Was bezeichnet man als den Lungenhilus?

Die Verzweigung der Stammbronchien und der Lungengefäße an der Innenseite der Lungen wird Lungenstiel, Lungenwurzel oder Hilus genannt. Dort treten auch die Nerven des vegetativen Systems (N. vagus) in die Lunge ein, und die Lymphbahnen aus der Lunge fließen durch die im Hilus befindlichen Lymphknoten („Hilusdrüsen") ab.

Ventilation

33. Wie wird die Atembewegung gesteuert?

Die rhythmischen Atembewegungen werden vom Atemzentrum im verlängerten Mark (Medulla oblongata) gesteuert.

Dieses erhält auf dreierlei Wegen Impulse:

◆ durch die Verzweigungen des vegetativen Nervengeflechtes (N. vagus) werden Reize von den Dehnungsrezeptoren in den Lungen,

◆ von Chemorezeptoren in der Aorta und A. carotis (Halsschlagader), die das Absinken des Sauerstoffgehaltes im Blut melden, und

◆ durch den Kohlendioxidgehalt bzw. den pH-Wert des Blutes im Atemzentrum selbst.

Muskelarbeit mit Sauerstoffverbrauch und Anstieg des Kohlendioxids reizt das Atemzentrum, wodurch die Atmung beschleunigt und vertieft wird.

34. Wieviel Atemzüge sind normal?

Die Atemfrequenz hängt von Alter und Konstitution ab. Beim Erwachsenen in Ruhe sind etwa 16 Atemzüge/Minute normal, während Neugeborene etwa 40 Atemzüge/Minute zeigen.

35. Wie kann das Atemzentrum medikamentös beeinflußt werden?

Manche Medikamente, wie Schlafmittel, oder Opiate wie Morphium, dämpfen das Atemzentrum und können dadurch gefährlich werden (z. B. bei Suizidversuch).

Durch Koffein, Strychnin und andere Analeptika kann das Atemzentrum angeregt werden.

36. Was nennt man Atemzugvolumen?

Das Luftvolumen eines Atemzuges nennt man Atemzugvolumen. Es beträgt in Ruhe etwa 500 ml.

37. Was ist das inspiratorische und exspiratorische Reservevolumen?

Die Luftmenge, die man über das Atemzugvolumen maximal einatmen kann, ist das inspiratorische Reservevolumen.

Die Luftmenge, die man nach der gewöhnlichen Ausatmung noch weiter ausatmen kann, ist das exspiratorische Reservevolumen (Abb. **23**).

38. Was bezeichnet man als Vitalkapazität?

Vitalkapazität (VK) ist die Luftmenge, die nach tiefster Einatmung bis zur vollständigen Ausatmung abgegeben wird. Sie entspricht der Summe von Atemzugvolumen, inspiratorischem und exspiratorischem Reservevolumen.

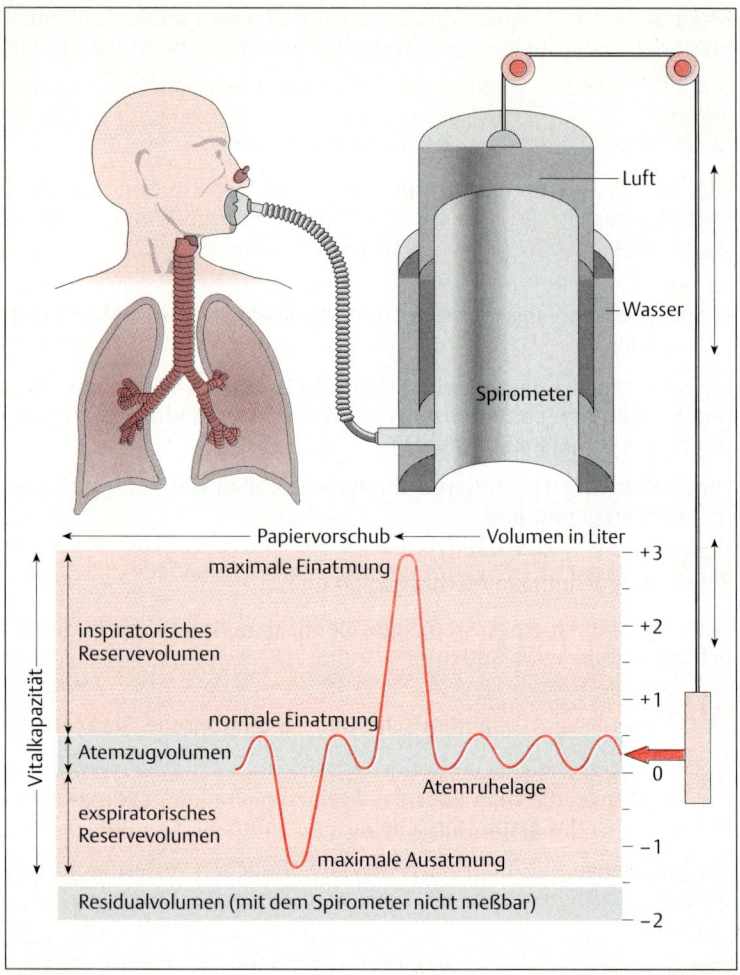

Abb. **23** Messung der Lungenvolumina. Das Spirometer besteht aus einem Topf, über den, durch Wasser abgedichtet, eine Glocke gestülpt ist. Über einen Auslaß ist der abgeschlossene Gasraum mit den Atemwegen der Versuchsperson verbunden. Der Gasinhalt des Spirometers wird durch die Glockenstellung angezeigt, die in Volumeneinheiten (Litern) geeicht ist. Veränderungen beim Ein- und Ausatmen werden über einen Schreiber aufgezeichnet (nach Silbernagl u. Despopoulos)

39. Wovon hängt die Größe der Vitalkapazität ab?

Die Vitalkapazität hängt vom Alter, Geschlecht und von der Körpergröße ab. Sie ist bei Männern größer als bei Frauen, bei größeren Menschen höher als bei kleinen und nimmt im Alter ab.

40. Was versteht man unter Residualluft?

Die Residualluft oder Reserveluft bleibt auch bei maximaler Ausatmung noch in der Lunge zurück. Sie macht beim Gesunden ca. 35% der Totalkapazität (siehe unten) aus und ist (irreversibel) beim Lungenemphysem und (reversibel) beim akuten Asthma bronchiale vermehrt.

41. Was nennt man Totalkapazität?

Die Totalkapazität ist die Gesamtmenge der Luft in den Lungen, also Vitalkapazität und Residualluft zusammen.

42. Wie errechnet man das Atemminutenvolumen?

Das Volumen eines solchen Atemzugs (Atemzugvolumen), z. B. 500 ml, wird mit der Zahl der Atemzüge in der Minute, z. B. 16, multipliziert: 0,5 x 16 = 8,0 l werden in einer Minute ein- und ausgeatmet (Atemminutenvolumen).

43. Was versteht man unter FEV_1?

Es ist die *f*orcierte *e*xspiratorische Einsekundenkapazität (*Vo*lumen/*1* sec), d. h. das Luftvolumen, das in einer Sekunde ausgeatmet werden kann. Der Patient wird aufgefordert, so schnell wie möglich die gesamte Luft, die er zuvor eingeatmet hat, wieder auszuatmen. Andere (ältere) Bezeichnungen sind Atemstoßtest oder Tiffeneau-Test. Die FEV_1 beträgt normalerweise 70–80% der Vitalkapazität. Sie ist ein gutes Maß für die Exspirationsleistung, und ist vor allem beim Asthmatiker vermindert.

44. Was ist der Atemzeitquotient (AZQ)?

Das Verhältnis zwischen der Inspirations- und der Exspirationsdauer. Normalerweise beträgt es 0,6–0,8. Vermindert ist der AZQ vor allem beim Asthma bronchiale, da sich die Exspiration verlängert.

45. Was mißt der Atemgrenzwert (AGW)?

Der AGW stellt das maximale Ventilationsvolumen in einer Minute dar.

Er wird durch maximal tiefe und schnelle Ein- und Ausatmung gemessen.

46. Womit wird die Lungenleistung gemessen?

Mit einem Spirometer. Einfache Parameter wie die Vitalkapazität, die FEV_1 und die Flußgrößen werden bestimmt, Zeit-Volumen-Kurven erstellt. Nach Eingabe von Alter, Größe und Gewicht des Patienten errechnet die Elektronik des Gerätes die Ergebnisse in bezug zu einem Normalkollektiv gesunder Patienten und gibt sie in Prozent der Norm an.

47. Welche Angaben sind für die Auswertung einer Spirographie erforderlich?

Alter, Körpergröße, Gewicht des Patienten, Temperatur und Luftdruck (Barometerstand) im Untersuchungszimmer.

48. Was ist ein Peak-Flow-Meter?

Ein einfaches Gerät mit einer Art von Windrad, durch das der Patient forciert ausatmet. Anhand der Drehgeschwindigkeit des Windrades läßt sich der Spitzenfluß der Ausatmungsluft in Litern/Minute jederzeit vom Patienten selbst bestimmen. Das Gerät eignet sich vor allem für Asthmatiker zur laufenden Selbstkontrolle ihrer Atemfunktion und Feststellung des Behandlungserfolges unter Medikamenten. Laufende Verschlechterungen des Wertes sollten zu einem Arztbesuch Anlaß geben.

49. Was ist ein Ganzkörper-Plethysmograph?

Der Ganzkörper- oder Bodyplethysmograph ist eine Einrichtung, die es gestattet, unabhängig von der Bereitschaft des Untersuchten (Gutachten!) die verschiedenen Lungenvolumina, die Atemwegswiderstände (Resistance) und die Lungendehnbarkeit (Compliance) zu messen.

50. Was versteht man unter Blutgasanalyse (BGA)?

Die Messung der Partialdrücke von Sauerstoff (pO_2) und Kohlendioxid pCO_2) im arteriellen oder Kapillarblut, die Bestimmung des pH-Werts und die Bestimmung der Bikarbonatkonzentration des Plasmas. Man nimmt entweder Blut aus einer Arterie ab oder gewinnt mit einer Lanzette Kapillarblut aus dem hyperämisierten Ohrläppchen. Die BGA gehört zu den wichtigsten diagnostischen Maßnahmen insbesondere bei beatmeten Patienten auf der Intensivstation. Sie dient auch zur Feststellung einer vitalen Bedrohung z. B. eines Patienten im Status asthmaticus und ist entscheidend zur Indikationsstellung einer künstlichen Beatmung.

Normalwerte im arteriellen Blut: pO_2: 70–100 mm Hg
pCO_2: 32–46 mm Hg
pH-Wert: 7,36–7,44
Bikarbonat: 20–26 mmol/l

51. Was kann man aus dem pH-Wert des Blutes schließen?

Man erkennt, ob eine Azidose (pH-Wert zu niedrig) oder ein Alkalose (pH-Wert zu hoch) vorliegt.

52. Bei welchen Zuständen kommt es zu Azidose und Alkalose?

Die Veränderungen können durch eine Störung der Atemfunktion mit erniedrigter oder erhöhter Sauerstoffbeladung des Blutes oder durch eine Stoffwechselstörung mit erhöhtem Anfall von sauren oder basischen Stoffwechselprodukten bedingt sein. Entsprechend unterscheidet man eine respiratorische Azidose/Alkalose und eine metabolische Azidose/Alkalose.

53. Welche Beispiele für respiratorische und metabolische Azidose/Alkalose kennen Sie?

– Respiratorische Azidose: Lungenemphysem, Lungenembolie

– Metabolische Azidose: diabetisches Koma, Laktatazidose

– Respiratorische Alkalose: Hyperventilation (absichtlich) oder bei Asthma

– Metabolische Alkalose: Säureverlust durch anhaltendes Erbrechen, Hyperaldosteronismus

54. Wie verändern sich die Ventilationsleistungen im Alter?

Die Ventilationsleistung der Lunge nimmt dadurch ab, daß das exspiratorische, später auch das inspiratorische Reservevolumen fortschreitend kleiner werden; damit sinkt die Vitalkapazität ab, die Residualluft nimmt zu. Durch Rückgang der Lungenelastizität und der Thoraxbeweglichkeit verringern sich FEV_1 und Atemgrenzwert.

55. Von welchen drei Vorgängen ist die äußere Atmung abhängig?

Die *Ventilation* ist die Luftbewegung bei Ein- und Ausatmung, die *Diffusion* ist der Gasaustausch durch die Alveolenwand hindurch, und die *Perfusion* ist die Durchblutung des Kapillarnetzes um die Alveolen.

56. Was ist eine obstruktive und was eine restriktive Ventilationsstörung?

Bei der obstruktiven Ventilationsstörung wird die Atemströmung in der Exspiration durch Verengung der Bronchiallumina, wie bei Asthma oder Bronchitis, behindert.

Eine restriktive Ventilationsstörung entsteht durch Elastizitätsverlust der Lungen, der Pleura oder des Thorax, z. B. durch bindegewebige Schrumpfung bei Steinstaublunge (Silikose), bei Pleuraschwarten oder Verknöcherung der Rippen-Wirbel-Gelenke (Bechterew-Krankheit). Dadurch wird sowohl die Ein- wie die Ausatmung eingeengt. Beide Ventilationsstörungen können sich kombinieren, wie z. B. bei fortgeschrittener Emphysembronchitis.

57. Welche krankhaften Atemtypen werden unterschieden?

◆ Dyspnoe: Atemnot, verstärkte Atmung. Man unterscheidet Atemnot bereits in Ruhe: Ruhedyspnoe; bei Belastung: Belastungsdyspnoe;

◆ Orthopnoe: Der Patient kann nur bei aufrechtem Oberkörper, z. B. im Sitzen mit aufgestützten Armen, noch einigermaßen ausreichend Luft bekommen;

◆ Apnoe: Atemstillstand, vorübergehend oder endgültig;

◆ Asphyxie: Erstickung durch O_2-Mangel oder Lähmung des Atemzentrums;

◆ Kußmaul-Atmung: Die große Atmung mit verlangsamten und vertieften Atemzügen, z. B. im Coma diabeticum (Abb. **24 b**);

◆ Cheyne-Stokes-Atmung: Eine periodisch an- und abschwellende, bei Aufzeichnung spindelförmige Atmung mit vorübergehender Apnoe (Abb. **24 c**);

◆ Biot-Atmung: Vertiefte Atemzüge gleicher Höhe mit vorübergehendem Atemstillstand (Abb. **24 d**).

58. Was bedeutet die Cheyne-Stokes-Atmung?

Sie stellt eine bedrohliche Atemstörung dar, z. B. bei schwerster Herzinsuffizienz, Gehirnkrankheiten, schweren Stoffwechselstörungen (Urämie) oder Vergiftungen, die rechtzeitig erkannt werden muß.

Sie zeigt, daß das Atemzentrum nur noch auf verstärkte Reize anspricht. Erst durch das Ansteigen des CO_2 im Blut während eines kurzen Atemstillstands (apnoische Phase) wird es gereizt und löst die vertieften Atemzüge aus. Wenn durch diese der vermehrte CO_2-Gehalt des Blutes wieder abgeatmet wurde, verflacht die Atmung und setzt wieder kurz aus, bis das Atemzentrum erst wieder durch den Anstieg des Kohlendioxids im Blut angeregt wird.

59. Wie kommt es zur Biot-Atmung?

Wenn das Atemzentrum nicht mehr auf CO_2 anspricht, sondern nur auf Sauerstoffmangel, kommt es zu regelmäßigen, sehr tiefen Atem-

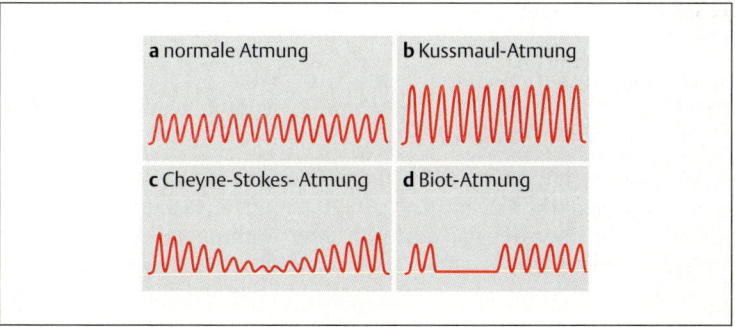

Abb. **24 a – d**   Normale Atmung und pathologische Atemtypen

zügen. Wird durch diese vertiefte Atmung der Sauerstoffmangel ausgeglichen, so tritt ein kurzer Atemstillstand ein, bis durch erneuten Sauerstoffmangel die vertiefte Atmung wieder einsetzt: Die Biot-Atmung kann z. B. bei gesteigertem Hirndruck (Hirnödem, -blutung, -tumor oder Meningitis) auftreten.

60. Welche besonderen Untersuchungsmethoden spielen bei Erkrankung der Atmungsorgane eine wichtige Rolle?

Neben der Inspektion durch direkte Betrachtung:

◆ Perkussion (Abklopfen) und Auskultation (Abhören) sind als orientierende Untersuchungen unentbehrlich und in einzelnen Fällen anderen Untersuchungen überlegen;

◆ die Sputumuntersuchung (siehe unten);

◆ Röntgenuntersuchungen aller Abschnitte der Atmungsorgane, besonders der Lungen, evtl. Schichtaufnahmen (CT bzw. MRT);

◆ Spiegeluntersuchung durch durch den HNO-Arzt (z. B. Kehlkopf);

◆ Bronchoskopie: – direkte Betrachtung der Bronchialschleimhaut,
– Möglichkeit der Biopsie für die histologische Untersuchung,
– Fremdkörperentfernung (vor allem bei Kindern),
– bronchoalveoläre Lavage (Zytologie, Erregernachweis);

◆ Bronchographie: über das Bronchoskop wird röntgendichtes Kontrastmittel in interessierende Bronchialabschnitte eingespritzt und anschließend ein Röntgenbild angefertigt; die Methode wird heute nicht mehr oft angewandt, die wichtigste Fragestellung sind Bronchiektasen;

◆ Thorakoskopie: in örtlicher Betäubung wird ein starres Röhrchen mit Optik in die seitliche Thoraxwand eingebracht und evtl. gezielt Gewebenproben entnommen;

◆ Lungenszintigraphie: beim Perfusions-Inhalations-Szintigramm werden radioaktiv markierte Partikel i.v. injiziert und inhaliert und die Aktivität über den Lungen mit einer Gammakamera gemessen. Indikation vor allem Lungenembolie und Bronchialkarzinom.

61. Was versteht man unter einer bronchoalveolären Lavage?

Bei der bronchoalveolären Lavage (BAL) wird durch das Bronchoskop angewärmte physiologische Kochsalzlösung in Abschnitte des Bronchialsystems gespritzt und anschließend z. T. wieder abgesaugt. Die abgesaugte Spülflüssigkeit wird dann auf pathologische Zellen oder Erreger untersucht.

62. Welche äußere Beschaffenheit ist am Sputum zu beachten?

Die *Menge:* Messung im Spitzglas durch 24 Stunden.

Die *Farbe:* z. B. rot durch Blutbeimengungen (Hämoptoe, Bluthusten) bei Lungenembolie, bei Tuberkulose, Karzinom und bei Lungenstauung durch Herzfehler (bei Lungenödem rötlich-schaumig), auch bei hämorrhagischer Diathese.

Die *Konsistenz:* schleimig-eitriges Sputum bei eitriger Bronchitis oder Bronchiektasen, bei letzteren dreischichtiges Sputum.

Der *Geruch* des Auswurfes: z. B. faulig-fötider Geruch wie Aas bei Lungengangrän.

63. Welche bakteriologischen Untersuchungen des Auswurfs sind wichtig?

Wichtige Erreger lassen sich durch bestimmte Färbungen der *Sputumausstriche* im Mikroskop erkennen, z. B. Tuberkelbakterien nach Ziehl-Neelson.

Manche Krankheitskeime lassen sich durch *bakteriologische Züchtung* auf bestimmten Nährböden erkennen. Dabei läßt sich auch ihre Empfindlichkeit gegen die wirksamsten Medikamente herausfinden (Resistenzprüfung, Antibiogramm).

64. Was ist bei der bakteriologischen Sputumuntersuchung zu beachten?

Der Patient muß tatsächlich Sputum aus den tieferen Bronchialabschnitten produzieren. Häufig wird nur Speichel aus der Mundhöhle untersucht, der bezüglich seiner mikrobiellen Besiedelung nicht aussagekräftig für die Diagnostik einer Infektion ist.

65. Wie gewinnt man Sputum für die mikrobiologische Untersuchung?

Man hält den Patienten an, das nach einem kräftigen Hustenstoß expektorierte Material abzugeben. Man kann den Patienten konzentrierte Kochsalzlösung inhalieren lassen, worauf er einen Hustenreiz bekommt und Sputum abhustet (induziertes Sputum). Bei beatmeten Patienten wird Sputum über den Tubus abgesaugt.

66. Was wird bei einer Mediastinoskopie gemacht?

In Intubationsnarkose werden nach einem Hautschnitt über dem Brustbein durch Einführen des Mediastinoskops die Lymphknoten um die Trachea und an ihrer Teilung (Bifurkation) gespiegelt und Biopsieproben entnommen. Die Mediastinoskopie wird bei Verdacht auf Bronchialkarzinom oder bei Mediastinaltumoren durchgeführt.

Künstliche Beatmung

67. Wann muß ein Patient maschinell beatmet werden?

Es gibt pulmonale Ursachen, die zur *Ateminsuffizienz* führen und durch den Sauerstoffmangel im Gehirn zu Zittern (Tremor), verwaschener Sprache, Unruhe, Somnolenz, Psychosen, Koma und Krämpfen führen.

Als extrapulmonale Indikationen zur künstlichen Beatmung sind vor allem Vergiftungen und Lähmungen (Polyneuritis, Poliomyelitis) zu nennen.

68. Wie wird eine künstliche, apparative Beatmung durchgeführt?

Wenn vermutlich nur kurz beatmet werden muß, wird meist nur eine Intubation vorgenommen. Wenn der Patient voraussichtlich länger an das Gerät angeschlossen werden soll, wird eine Tracheotomie vorgezogen.

Während der künstlichen Beatmung muß die Trachealkanüle häufig von Schleim gereinigt und eine Bronchialtoilette durch Absaugen durchgeführt werden. Die Atemluft wird durch Zusatzgeräte am Beatmungsgerät angefeuchtet und angewärmt. Es sind Puls, Blutdruck, Blutgase und Elektrolyte zu kontrollieren, das Verhalten des

Patienten ist zu beobachten, evtl. muß er sediert werden. Manchmal sind schleimlösende Medikamente (Mukolytika) erforderlich.

69. Welche Probleme können bei einem tracheotomierten Patienten auftreten?

Durch die Umgehung des Nasen-Rachen-Raumes wird die Atemluft zu wenig aufgewärmt, angefeuchtet und nicht von Staub und Bakterien gereinigt. Dadurch entsteht eine erhöhte Infektionsgefahr der Atemwege (Pneumonie!). In der Trachea können durch den Tubus bzw. durch zu hohe Luftdrücke Druckulzera entstehen und Spätschäden (Tracheomalazie) verbleiben.

Erkrankungen der Atmungsorgane

Rhinitis und Sinusitis

70. Wodurch kann Schnupfen hervorgerufen werden?

Die häufigste Ursache einer Rhinitis sind Virusinfektionen, die mit Bakterien Mischinfektionen, den „eitrigen Schnupfen", bilden. Die Übertragung erfolgt durch Tröpfcheninfektion. Wegen der vielen Erregertypen kann man mehrmals im Jahr an Schnupfen erkranken.

Der Heuschnupfen ist eine allergische Reaktion der Nasenschleimhaut auf Pflanzenpollen, z. B. während der Gräserblüte.

Auch viele andere Reize können zum Bild des Schnupfens mit Vermehrung des Nasensekrets führen (Rauch, Staub, Dämpfe).

71. Was bedeutet Sinusitis?

Eine Sinusitis oder Nasennebenhöhlenentzündung ist häufig am Schnupfen beteiligt. Sie kann sich durch Zuschwellen der Nebenhöhlenausführungsgänge in die Nase zum Empyem entwickeln, am häufigsten in den Kieferhöhlen, seltener in den Stirnhöhlen und der Keilbeinhöhle.

Die Entzündung der Oberkieferhöhle kann sich auch von Zahneiterherden entwickeln (dentogene Sinusitis maxillaris).

72. Welche Komplikationen können von einer Sinusitis ausgehen?

Die Entzündung kann auf die Hirnhäute übergreifen (eitrige Meningitis) oder auf die Augenhöhle als Ophthalmitis übergehen.

Nebenhöhlenentzündungen stehen sehr häufig im Zusammenhang mit einer chronischen Bronchitis und sollen mit dieser gleichzeitig behandelt werden.

73. Wie kann eine Sinusitis behandelt werden?

Es muß für guten Abfluß der Nebenhöhlen in die Nase durch schleimhautabschwellende Mittel, evtl. durch Punktion mit Spülung oder Operation gesorgt werden. Bei eitriger Entzündung medikamentöse Behandlung mit Antibiotika.

Bei mangelhafter Luftdurchgängigkeit der Nase durch Verkrümmung der Nasenscheidewand oder Schleimhautwucherung kommen operative Eingriffe in Frage.

Tonsillitis

74. Was ist der lymphatische (Waldeyersche) Rachenring?

Er besteht aus einer Ansammlung von lymphatischem Gewebe im Rachen. Dazu gehören die *Rachenmandel* oben an der Decke des Nasenrachens, die beiden *Gaumenmandeln* (Tonsillen) und die lymphatischen *Seitenstränge* beiderseits im unteren Rachengebiet.

75. Welche Formen der Tonsillitis sind zu unterscheiden?

– Angina catarrhalis: Rötung und Schwellung,
– Angina follicularis: kleine gelbliche Stippchen auf den geröteten und geschwollenen Tonsillen;
– Angina lacunaris: Tonsillitis mit größeren Belägen,
– Angina membranacea: festhaftende Beläge über den ganzen Mandeln (Diphtherieverdacht!),
– Angina necroticans: Entzündung mit geschwürigem Zerfall von Mandelgewebe, z. B. bei Angina Plaut-Vincent (s. Frage 252, S. 530; Frage 243, S. 528).

76. Wann ist die Tonsillektomie angezeigt?

Wenn durch die akute Entzündung unmittelbare Gefahren entstehen (z. B. Abszeßbildung), bei rezidivierenden Entzündungen und wenn die Mandeln zu groß sind (Hypertrophie) und ein mechanisches Hindernis für die Atmung darstellen.

77. Was nennt man eine Seitenstrang-Angina?

Auch nach der Mandelentfernung kann es zur „Halsentzündung" durch Infektion mit Rötung und Schwellung des lymphatischen Gewebes in den Seitensträngen des Rachens durch Viren oder Streptokokken kommen.

Pharyngitis – Laryngitis

78. Wie nennt man eine allgemeine Entzündung des Rachens?

Rachenkatarrh oder Pharyngitis.

79. Welche Erkrankungen des Kehlkopfs sind wichtig?

- Die akute Entzündung (Laryngitis acuta) durch Infekte, viel Sprechen, Raucheinwirkung,
- die chronische Entzündung (Laryngitis chronica) durch ständiges Einwirken äußerer Reize,
- Laryngitis auch bei Grippe, Masern, Diphterie,
- die tuberkulöse Laryngitis (Kehlkopftuberkulose) bei Lungentuberkulose,
- bei chronischer Heiserkeit muß immer auch an Kehlkopfkrebs gedacht werden.

80. Welche Krankheitserscheinungen treten bei Kehlkopfkatarrh auf?

Heiserkeit, evtl. bis zur Aphonie (Stimmlosigkeit). Die Laryngoskopie zeigt Rötung und Schwellung der Stimmbänder, evtl. wulstige Schwellung und Fibrinbeläge.

81. Wie ist eine Laryngitis zu behandeln?

Bei Laryngitis im Rahmen einer Infektionskrankheit ist diese zu behandeln. Im übrigen Vermeidung aller Reize wie Rauchen und Sprechen, Inhalieren mit Salzlösungen (z. B. Emser Salz) oder Aerosolinhalationen, Halswickel als durchblutungsfördernde Maßnahme.

82. Worum handelt es sich bei der Erkältung der Luftwege?

Durch Unterkühlung können oft schon länger vorhandene Erreger oder durch Ansteckung infolge Tröpfcheninfektion eingeschleppte Krankheitskeime ein geändertes, für sie günstiges lokales Milieu finden und Entzündungen der Schleimhäute in den Luftwegen auslösen.

Meist handelt es sich primär um *Virusinfekte,* die sekundär durch eine *bakterielle Superinfektion* kompliziert werden.

Die Ausdehnung der Entzündung kann verschiedene Abschnitte des Atmungstraktes befallen, z. B. als Pharyngitis, Laryngitis, Tracheobronchitis, oder alle Abschnitte von einer Sinusitis bis zur Bronchitis und Bronchopneumonie.

83. Welche Beschwerden machen Infekte der Luftwege?

Allgemeine Mattigkeit und Krankheitsgefühl, Schnupfen, Heiserkeit, Husten, wundes Gefühl hinter dem Brustbein (Tracheitis), Temperatursteigerung, manchmal Auswurf.

84. Welche Behandlungsmaßnahmen kommen bei einer Infektion der Luftwege in Betracht?

Bettruhe, Schwitzpackungen mit Aspirin und Lindenblütentee, evtl. Hals- oder Brustwickel, Inhalieren, Hustenmittel (Expektorantien), bei bakterieller Mischinfektion Antibiotika.

Bronchitis, Bronchiektasen und Asthma

85. Welche statistische Bedeutung haben Bronchitis, Asthma und Emphysem?

Die Zahl der Fälle nimmt ständig zu. Bronchitis ist die häufigste Ursache der Arbeitsunfähigkeit. Sie ist in hohem Maße für vorzeitig eintretende Berufs- oder Erwerbsunfähigkeit verantwortlich. Renten, Krankenhausbehandlung und Kuren wegen Bronchitis stellen eine hohe finanzielle Belastung der Allgemeinheit dar.

Bei Operationen stellen die Folgen der chronischen Bronchitis an der Lunge eine starke Gefährdung vor allem für ältere Patienten dar.

86. Wodurch kann es zur akuten Bronchitis kommen?

Durch „Erkältung" kommt es zu einer örtlichen Abwehrschwäche in der Bronchialschleimhaut. Der Beginn der Entzündung wird durch Viren ausgelöst, denen bakterielle Mischinfektionen mit Pneumokokken, Streptokokken, Staphylokokken und Influenzabakterien folgen können.

Bei Grippe, Masern, Keuchhusten stellt die Bronchitis eine Begleitkrankheit des Grundleidens dar.

87. Welche Beschwerden treten bei akuter Bronchitis auf?

Wundes Gefühl unter dem Brustbein, Husten, anfangs wenig zähglasiger, schlecht löslicher Auswurf, der später schleimig-eitrig werden kann.

88. Welche Behandlungsmöglichkeiten bestehen bei einer akuten Bronchitis oder einem akuten Schub einer rezidivierenden Bronchitis?

◆ Inhalieren und Expektorantien (Hustensaft) zur Verflüssigung und besseren Lösung des Auswurfs;

◆ kurzfristig Kodein, um den zu häufigen Hustenreiz, besonders nachts, zu unterdrücken;

◆ Brustwickel, Schwitzen mit Tee und Aspirin;

◆ bei eitriger Bronchitis Antibiotika, evtl. Erregernachweis und Empfindlichkeitstest;

◆ bei spastischer Komponente Asthmamittel;

◆ manchmal sind Herz- und Kreislaufmittel nötig.

89. Welche Komplikationen können bei Bronchitis auftreten?

◆ Bronchiolitis, als besonders bei Kleinkindern und Säuglingen schweres Krankheitsbild: Unruhe, Zyanose und Dyspnoe;

◆ Peribronchitis durch Eindringen der Bronchitis in tiefe Gewebsschichten;

◆ Bronchopneumonie, besonders bei Kindern und alten Leuten;

◆ Übergang in eine chronische Bronchitis, eventuell mit Bronchospastik (asthmoide Bronchitis);

◆ Emphysem und Cor pulmonale.

90. Wie ist die chronische Bronchitis definiert?

Eine chronische Bronchitis liegt vor, wenn ein Patient mehr als drei Monate im Jahr an zwei aufeinanderfolgenden Jahren hustet.

91. Was kann zu einer chronischen Bronchitis führen?

Voraussetzung scheint eine erbliche Krankheitsanlage zu sein, mit Neigung zu allergischen Reaktionen. Chronische Reize wie Staub und Rauch (Zigaretten!) wirken verschlimmernd.

Mehrere akut ablaufende bronchitische Schübe führen zu einer vermehrten Bronchialsekretion und Schädigung des Flimmerepithels. Diese Veränderungen ermöglichen eine chronische Infektion der Bronchien mit Neigung zu Verschlimmerungsschüben durch Erkältung, besonders im Herbst und Winter.

92. Wodurch entsteht die Atemnot bei Bronchitis und Asthma?

Hauptursachen sind Bronchospastik und die entzündliche Schwellung der Bronchialschleimhaut. Die Bronchospastik entsteht durch Kontraktion der Ringmuskeln in den Bronchien als Folge der allergischen Reaktion, beim Asthma gegen inhalierte Antigene, bei der Bronchitis gegen die Infektionserreger und ihre Stoffwechselprodukte. Durch den Entzündungsprozeß schwillt die Bronchialschleimhaut an und verengt die Bronchien noch mehr.

Eine weitere Ursache der Bronchialverlegung ist die verstärkte Schleimschicht durch vermehrte Sekretabsonderung in den Bronchien.

Alle genannten Vorgänge sind Teil der überschießenden allergischen Reaktionen der Bronchien und verengen das Lumen der Atemwege.

Die fortschreitende Ausbildung eines Lungenemphysems als Folge der Bronchialerkrankung verstärkt die Kurzatmigkeit.

93. Welche Krankheitserscheinungen kommen bei chronischer Bronchitis vor?

- Husten und Auswurf, besonders morgens,
- Atemnot bei Anstrengungen, evtl. auch schon in Ruhe,
- beim Abhören der Lungen: Giemen, Pfeifen und Brummen (nichtklingende Rasselgeräusche – RG),
- röntgenologisch können peribronchitische Veränderungen erkennbar sein, vor allem müssen Bronchialkarzinom und Tuberkulose ausgeschlossen werden.

94. Welche allgemeinen Maßnahmen sind bei Bronchitis wichtig?

Rauchverbot, Vermeidung von Stäuben und Dämpfen, von Unterkühlungen und Durchnässungen, aber auch von zu trockener Luft, Behandlung von Nasennebenhöhlenerkrankungen; im nichtakuten Stadium Atemgymnastik.

95. Welche medikamentösen Behandlungen kommen bei Bronchialerkrankungen in Frage?

- Zur Schleimverflüssigung reichlich trinken und Expektorantien,
- bei trockenem Reizhusten Kodein,
- Broncholytika wegen Bronchospasmen zum Beispiel Euphyllin (Theophyllin),
- Aerosoltherapie mit Teilchengrößen von 1–5 µm nach vorausgehendem Broncholytikum,
- bei akuten Verschlimmerungen mit eitrigem Sputum: Antibiotika.

96. Was nennt man Asthma bronchiale?

Asthma bronchiale weist folgende Charakteristika auf:

1. Reversible Atemwegsobstruktion durch spastische Kontraktion der Bronchialmuskulatur;
2. Entzündung der Atemwege mit Produktion zähen Schleims;
3. gesteigerte Empfindlichkeit gegenüber einer Vielzahl von Reizen.

97. Wodurch kommt es zum Bronchialasthma?

Voraussetzung für die Entwicklung eines Asthma bronchiale ist die *Überempfindlichkeit* des Bronchialsystems, das mit einer verstärkten Bronchokonstriktion auf viele verschiedene Reize reagiert.

Man unterscheidet *extrinsisches* Asthma, bei dem die Bronchokonstriktion und Entzündung durch inhalierte Allergene (Pflanzenpollen, Tierhaar, Hausstaub, Federn, Medikamente u. v. a.) ausgelöst werden. Diese Form des Asthma manifestiert sich vor allem bei jüngeren Patienten mit Atopie.

Beim *instrinsischen* Asthma kommt es auf dem Boden einer erblich-konstitutionellen Grundlage durch chemisch-toxische, mikrobiell-infektiöse und psychische Faktoren zur Entwicklung einer Bronchialobstruktion.

Bei langjährigem Bestehen sind extrinsisches und intrinsisches Asthma manchmal nicht sicher auseinander zu halten. Beide Formen verschlechtern sich in der Regel in der Kälte und bei feuchtem Wetter und sind auch von psychischen Faktoren abhängig.

98. Welche Symptome können bei Asthma bronchiale beobachtet werden?

Meist (wegen des erhöhten Vagotonus) nachts plötzlich einsetzende Atemnot im Sinne einer exspiratorischen Dyspnoe mit verlängerter und erschwerter Ausatmung; exspiratorischer Stridor (pfeifendes Atemgeräusch), evtl. Zyanose und (gegen Ende des Anfalls) Aushusten eines zähen glasigen Schleims. Die Patienten müssen meist sitzen (Orthopnoe), sie stützen ihre Arme auf, um die Schultermuskulatur als Atemhilfsmuskulatur einsetzen zu können. Es besteht eine erhebliche innere Unruhe, manchmal auch Angst vor Ersticken.

99. Wie kann ein Status asthmaticus behandelt werden?

◆ Bronchospasmolyse: 2–4 Stöße eines β_2-Mimetikums (Berotec, Sultanol, möglichst mit einer Applikationshilfe (Spacer) bzw. als mikronisierte Teilchen; Theophyllin i.v.; Bricanyl s.c.;

◆ Steroide: 100–250 mg Prednisolon i.v.;

◆ Sedierung: Vorsicht wegen möglicher atemdepressiver Wirkungen (Valium, Atosil);

◆ Sauerstoff: je nach Ausmaß der Dyspnoe und der Zyanose über Nasensonde verabreicht;

◆ Beatmung: abhängig vom Schweregrad des Anfalls und von der Blutgasanalyse.

100. Was nennt man Bronchiektasen?

Bronchiektasen sind längliche oder sackförmige Erweiterungen der Bronchien, selten angeboren, meist erworben durch Wandveränderungen bei chronischer Bronchitis mit Peribronchitis oder Lungenentzündung. Sie sind nicht rückbildungsfähig.

101. Welche Erscheinungen weisen auf Bronchiektasen hin?

Reichlicher Auswurf, besonders morgens „maulvolle Expektorationen" und Dreischichtung des Sputums im Spitzglas: oben schaumiger Schleim, darunter trübes Sekret, ganz unten krümeliger eitriger Bodensatz; fad-süßlicher Geruch des Sputums.

In Knie-Ellenbogen-Hängelage Entleerung von viel Sputum, das in den Bronchiektasen angesammelt war. Diese Art der Entleerung in der sog. Quincke-Hängelage, soll nur nach ärztlicher Verordnung durchgeführt werden.

Uhrglasnägel, Trommelschlegelfinger, als Spätkomplikation evtl. Amyloidose.

102. Wie können Bronchiektasen nachgewiesen werden?

Bei der Bronchographie sind die bronchiektatischen Erweiterungen durch Kontrastmittel radiologisch darzustellen. Weniger invasiv können Bronchiektasen auch mittels Computertomographie oder Kernspintomographie diagnostiziert werden.

103. Welche Therapiemöglichkeiten kommen bei Bronchiektasen in Frage?

Konservativ: wie bei chronischer Bronchitis.

Chirurgisch: bei Bronchiektasen nur in einem umschriebenen Gebiet und bei guter Funktion der übrigen Lungenabschnitte evtl. Segmentresektion oder Lobektomie.

104. Welche Komplikationen können bei Asthma, Bronchitis oder Bronchiektasen auftreten?

Ein Entzündungsprozeß auf der Schleimhaut kann tief in die Bronchialwand eindringen und als Peribronchitis oder Bronchopneumonie auf das umgebende Gewebe übergreifen.

Die Bronchialwand kann dauernd geschädigt bleiben, wodurch bindegewebige Narben oder Bronchiektasen entstehen können. Die häufigste Folge ist das obstruktive *Lungenemphysem*. Später durch die vermehrte Belastung der rechten Herzkammer: chronisches *Cor pulmonale*.

Lungenemphysem

105. Was vesteht man unter einem obstruktiven Lungenemphysem?

Durch die erschwerte Ausatmung und den Hustendruck bei Asthma oder Bronchitis wird das Lungengewebe überdehnt, es kommt zu Erweiterung der Alveolen, Schwund von Alveolarepithel und Verlust an Gewebeelastizität („Lungenblähung").

106. Welche Folgen hat ein Emphysem?

Die Ventilation der Ein- und Ausatmungsluft wird verringert, die Lungendurchblutung wird erschwert, es entsteht ein erhöhter Druck im kleinen Kreislauf (pulmonale Hypertonie) mit Belastung der rechten Herzkammer. Schließlich kommt es zur Ausbildung eines Cor pulmonale, evtl. mit Rechtsherzinsuffizienz (s. Frage 154f, S. 166).

107. Was nennt man ein Altersemphysem?

Durch die allgemeine Alterung des Gewebes mit Verlust von Elastizität und Untergang von Alveolarepithel kommt es zwar zu einer Erweiterung des Lungenvolumens, „Lungenblähung", mit faßförmigem Thorax, aber zu immer stärkerer Verminderung der Ventilation des Ein- und Ausatmungsvolumens und zu geringerer Aufnahmefähigkeit für Sauerstoff.

108. Welche Beschwerden macht ein Emphysem?

◆ Kurzatmigkeit, erst als Belastungsdyspnoe, später auch in Ruhe. Bei respiratorischer Insuffizienz auch Zyanose;

◆ Husten oft beim Übergang von warmen in kalte Räume und nach tiefen Atemzügen;

◆ Kopfschmerzen, Schwindel und allgemeine Leistungseinschränkung.

109. Welche Befunde zeigen sich beim Emphysem?

Tiefer, faßförmiger Thorax in Inspirationsstellung mit eingeschränkten Atemexkursionen. Bläuliche Verfärbung von Nasenspitze und Finger (Akrozyanose).

Die Atembreite bei tiefer In- und Exspiration in Höhe der Brustwarzen, mit dem Zentimetermaß gemessen, ist klein. Das Zwerchfell steht tief, ist flach und nur wenig verschieblich. Die Schlüsselbeingruben sind verstrichen oder vorgewölbt.

Röntgenologisch sind die Lungen vermehrt strahlendurchgängig. Die Leistungen bei den Lungenfunktionsprüfungen sind eingeschränkt, z. B. die Vitalkapazität ist herabgesetzt.

Durch die ungenügende Abatmung von CO_2 reichert sich das Kohlendioxid im Blut an (Hyperkapnie) und führt zur respiratorischen Azidose (Übersäuerung des Blutes).

110. Welche Behandlungsmöglichkeiten gibt es bei Lungenemphysem?

An der Spitze steht die *Vorbeugung* durch Bekämpfung von bronchospastischen Zuständen bei Asthma, Bronchitis oder Bronchiektasen.

Atemgymnastik, bei Cor pulmonale Digitalisierung.

In schweren Fällen mit respiratorischer Azidose und Hyperkapnie kann Sauerstoffgabe in kleinen Mengen verordnet werden (Nasenkatheter). Sie ist aber nur mit größter Vorsicht unter Beachtung von Atemfrequenz und -tiefe, Rückgang der Zyanose und Beobachtung der Bewußtseinslage durchzuführen, da zuviel Sauerstoff das Atemzentrum erlahmen läßt. Auch Schlafmittel und Opiate sind gefährlich.

Die operative Entfernung der am stärksten überblähten Lungenbereiche kann zur Entlastung der übrigen führen.

111. Was ist eine Atelektase?

Bei Verlegung eines Bronchus durch Fremdkörper, Tumor oder Flüssigkeit (Sekret, Erbrochenes) wird der von diesem Bronchus versorgte Lungenteil nicht mehr belüftet, die dort vorhandene Luft resorbiert. Dieser Lungenanteil, die Atelektase, kann schrumpfen, wenn die Belüftung nicht wieder zustande kommt.

Im Atelektasegebiet können sich sekundäre Entzündungen entwickeln (Bronchopneumonie).

112. Welche Arten von Lungenentzündungen sind zu unterscheiden?

◆ Pathologisch-anatomisch: alveoläre Pneumonien (Beteiligung der Lungenbläschen) und interstitielle Pneumonien (Beteiligung des Zwischengewebes und der Gefäße);

◆ nach der Ausdehnung: lobäre (Lappen-) und lobuläre (Herd-) Pneumonien;

◆ nach der Ursache: Infektionen (Viren, Bakterien, Pilze, Parasiten), physikalische Schäden (Hitze, Strahlen), chemische Schädigung (Reizgase, Magensaft), Kreislaufstörungen (Infarkt, Lungenembolie);

◆ nach dem Verlauf: akute und chronische Pneumonien;

◆ nach der Entstehung: primär in einer bisher gesunden Lunge, sekundär auf dem Boden einer Vorschädigung (Infarkt, Stauung, Atelektase, Bronchitis und Peribronchitis);

◆ nach der Vorgeschichte: ambulant erworbene und nosokomiale Pneumonien.

113. Welche Erreger spielen bei den Pneumonien eine wichtige Rolle?

Bei zu Hause erworbenen Pneumonien:

- Pneumokokken (50–70%),
- Haemophilus influenzae,
- Staphylokokken,
- Mykoplasmen,
- Klebsiellen,
- Legionellen,

bei im Krankenhaus (nosokomial) erworbenen Pneumonien:

- Kolibakterien,
- Pseudomonas,
- Staphylokokkus aureus,
- Pneumokokken,
- zusätzlich viele Virusarten und Pilze; letztere vor allem bei immunsupprimierten Patienten (Alter, Tumorkranke, Chemotherapie, HIV-Infektion).

114. Worum handelt es sich bei einer Bronchopneumonie?

Es kommt zu herdförmigen entzündlichen Infiltrationen an einer oder an mehreren Stellen, evtl. in mehreren Lungenlappen, wobei der Prozeß von den Endverzweigungen der Bronchien ausgeht und auf die Peribronchialalveolen übergreift.

115. Was kann die Entstehung einer Bronchopneumonie auslösen oder fördern?

◆ Kälteschäden: Unterkühlung, Durchnässung, Erkältung, Zugluft kann bereits vorhandene Erreger durch lokale Resistenzschwäche krankheitserzeugend werden lassen;

◆ Bronchusveränderungen: akute und chronische Bronchitis mit Peribronchitis, z. B. auch bei Masern und Keuchhusten. Bronchiektasen, Bronchusverengung, Atelektase, Bronchialkarzinom;

- Zirkulationsstörungen: Lungenstauung, Lungenödem, Lungeninfarkt;

- Aspirationspneumonie: durch Verschlucken von Speisen und Getränken, erbrochenen Mageninhalt, Blut oder Fremdkörper;

- hypostatische Pneumonie: durch mangelhafte Belüftung und Sekretstau in den nach hinten und unten gelegenen Lungenpartien bei alten bettlägerigen Menschen oder frisch Operierten;

- toxische Schäden: bei Urämie, durch Gase oder Staub;

- physikalische Schäden: z. B. nach Bestrahlung.

116. Welche Krankheitserscheinungen können bei einer Bronchopneumonie auftreten?

Allmählicher, anfangs oft unbemerkter Beginn ohne Schmerzen, allmählich ansteigende, oft nicht sehr hohe Temperaturen, die bei älteren oder erschöpften Kranken auch völlig fehlen können; manchmal fällt eine Tachykardie oder beschleunigte Atmung auf.

117. Welche Bedeutung haben die Bronchopneumonien?

Sie sind häufige Komplikationen anderer Krankheitszustände. Sie verlaufen je nach Grundleiden und Abwehrlage verschieden. Nicht selten kommt es zu immer weiterer Ausbreitung und zum Zusammenfließen der bronchopneumonischen Herdbildungen, besonders in den Unterlappen, mit tödlichem Ausgang durch toxisches Herz- und Kreislaufversagen.

118. Wie kann man Bronchopneumonien nachweisen?

Tachykardie, beschleunigte Atmung, Temperaturerhöhung sind zu beachten. Besonders der Perkussions- und Auskultationsbefund und – wenn möglich – eine Röntgenaufnahme sind beweisend. Bronchialkarzinom und Tuberkulose müssen ausgeschlossen werden.

119. Wie kann eine Bronchopneumonie behandelt werden?

- Beseitigung evtl. fördernder Ursachen wie Lungenstauung (intensive Herztherapie) oder mangelhafte Belüftung (Abklatschen, Atemgymnastik);

- Antibiotika, möglichst gezielt durch Erregernachweis und Empfindlichkeitstest;
- Herz- und Kreislaufbehandlung;
- Inhalieren und Expektorantien zur Sekretolyse, eventuell Absaugen;
- bei Atemnot und Zyanose: Sauerstoff;
- kompetente, fachgerechte Pflege.

120. Was bezeichnet man als Lobärpneumonie?

Die Lobärpneumonie stellt ein schweres, akutes Krankheitsbild dar, meist mit Befall eines ganzen Lungenlappens.

121. Welche Symptome können bei einer Lobärpneumonie auftreten?

- Fieber: plötzlicher Beginn aus vollem Wohlbefinden mit Schüttelfrost und hochbleibender Temperatur, eventuell Fieberdelirium;
- Aussehen: gerötetes Gesicht, in schweren Fällen Zyanose, häufig Herpes febrilis (Fieberbläschen an den Lippen);
- Atmung: oberflächlich, kurz, mit stechenden Schmerzen auf der erkrankten Seite, Nasenflügelatmen;
- Husten: meist schmerzhaft und deshalb nicht ergiebig;
- Auswurf: rostbraun (pflaumenkompottartig);
- Laborbefunde: Leukozytose, Linksverschiebung, hohe BSG, erhöhtes CRP, Oligurie mit hohem spezifischem Gewicht, Albuminurie.

122. Welche Stadien der Lobärpneumonie spielen sich in der Lunge ab?

Entzündliche Anschoppung: Austritt von seröser Blutflüssigkeit und Erythrozyten in die Alveolen.

Rote Hepatisation: Gerinnung der fibrinhaltigen Blutflüssigkeit im befallenen Lappen, der leberähnlich aussieht.

Graue Hepatisation: als Abwehrvorgang wandern Leukozyten in den befallenen Lappen ein.

Stadium der Lösung: Abbau und Verflüssigung der geronnenen Blutflüssigkeit durch Enzyme und Phagozytose. Aushusten und Resorption des Materials, Abtransport auf dem Lymphweg mit Wiederherstellung der Lungenfunktion.

123. Welche Erreger können eine Lobärpneumonie auslösen?

- Vor allem Pneumokokken,
- seltener Streptokokken und Staphylokokken,
- Haemophilus influenzae,
- Klebsiella pneumoniae.

124. Wie kommt es zur Auslösung der Lobärpneumonie?

Meist sind die Krankheitserreger bereits in den Atemwegen vorhanden. Erst durch auslösende Faktoren wie Unterkühlung werden sie krankheitserregend.

Die Kontagiosität durch Tröpfcheninfektion ist gering, daher keine Isolierungspflicht.

125. Welche Komplikationen können bei der Lobärpneumonie auftreten?

◆ Tödlicher Kreislaufkollaps durch Toxinwirkung;

◆ Herzversagen durch infektiös-toxische Myokardschädigung bzw. Begleitmyokarditis und vermehrte Rechtsherzbelastung;

◆ Lungenabszeß durch eitrige Einschmelzung im Lungenlappen;

◆ Pleuraempyem durch Übergreifen der Entzündung vom befallenen Lungenlappen auf die Pleura;

◆ Sepsis mit eitrigen Metastasen in Gelenken, Meningen, Endokard, Perikard, Peritoneum.

126. Wann muß man bei der Lobärpneumonie an Spätkomplikationen denken?

Wenn die *Temperatur* auf die Behandlung sich nicht vollständig normalisiert; wenn sich der *Röntgenbefund* über lange Zeit nicht bessert.

127. Wie ist der Verlauf der Lobärpneumonie?

Ohne Antibiotika gleichbleibend hohes Fieber (Kontinua) mit plötzlichem Abfall am 7. oder 9. Tag („Krise") mit Schweißausbruch (Gefahr des Kreislaufkollapses) zur Normaltemperatur mit Beruhigung der Atmung und Besserung des Allgemeinzustandes.

Unter antibiotischer Behandlung Abkürzung des Verlaufs mit geringerer Herz-Kreislauf-Belastung.

128. Was ist bei der Pflege eines Patienten mit Lobärpneumonie wichtig?

◆ Bettruhe mit aufgerichtetem Oberkörper, Stütze durch Kissen. Patienten, die zum Fußende abrutschen, müssen wieder hochgezogen werden.

◆ Das Krankenzimmer muß gut gelüftet und etwas kühl sein. Luft anfeuchten, evtl. inhalieren lassen.

◆ Intensive Haut- und Mundpflege wegen Dekubitus- und Soorgefahr. Abreiben, Abklatschen, evtl. leichte, nicht anstrengende Atemübungen, Brustwickel, Wadenwickel.

◆ Häufiger Wäschewechsel, leichte, nicht beengende Wäsche.

◆ Diät: genügend Flüssigkeitszufuhr, Fruchtsäfte, Milchmixgetränke, leicht verdauliche eiweiß-, vitamin- und kalorienreiche Kost in kleinen Mahlzeiten.

◆ Intensive Kontrolle des Allgemeinzustandes. Auf Unruhe, Benommenheit, Zyanose achten. Puls, Blutdruck, Atmung, Temperaturverhalten und Urinausscheidung kontrollieren.

129. Welche medikamentöse Behandlung ist bei Lobärpneumonie meist erforderlich?

◆ Möglichst früh beginnende intensive antibiotische Behandlung, um den Verlauf zu verkürzen und Komplikationen zu vermeiden, möglichst nach Empfindlichkeitstest;

◆ Herzbehandlung mit Digitalis;

◆ Expektorantien zur Verflüssigung des zähen Auswurfs;

◆ Sauerstoffgabe bei Zyanose;

- bei Unruhe, die Atmung und Herz belastet, Sedativa, die aber das Atem- und Kreislaufzentrum nicht dämpfen dürfen;

- Schmerzen durch Begleitpleuritis sprechen auf Kodein, Paracetamol oder ähnliche Medikamente an.

130. Welche besonderen Verlaufsformen der Pneumonien gibt es?

Wanderpneumonie: Bei schlechter Abwehrlage kann die Pneumonie in einem Gebiet ausheilen und ein anderes befallen.

Chronische Pneumonie: Die Auflösung der pneumonischen Infiltration bleibt nach der Abfieberung aus (z. B. bei Alkoholikern).

Greisenpneumonie: meist als Bronchopneumonie: wegen schlechter Abwehrlage oft ohne Fieber, aber mit Pulsbeschleunigung.

131. Was wissen Sie von Viruspneumonien?

Viruspneumonien verlaufen als sog. atypische Pneumonien, d. h. ihr klinisches Bild weicht von den bakteriell bedingten (typischen) Pneumonien ab:

- langsam schleichender Beginn mit Kopf- und Gliederschmerzen,
- nur leichtes Fieber ohne Schüttelfrost,
- trockener Reizhusten ohne Auswurf,
- Mißverhältnis zwischen geringem bis fehlendem Auskultationsbefund und massivem Röntgenbefund,
- oft schwere Ateminsuffizienz, d. h. schwereres Krankheitsgefühl als bei bakteriellen Pneumonien.

Erreger sind sog. „große Viren" wie Mykoplasmen und Chlamydien, aber auch Grippeviren.

132. Was ist eine Lungenmykose?

Bei einer Lungenmykose, auch Pilzpneumonie genannt, handelt es sich um einen Pilzbefall der Lungen.

Am häufigsten sind Candida-Pilze, die auch die Soor-Krankheit im Mund verursachen. In der Lunge lassen sich röntgenologisch meist kleinfleckige, auch zusammenfließende Herde erkennen.

133. Welche Patienten erkranken leicht an einer Pilzpneumonie?

Es sind vor allem Patienten mit herabgesetzter Abwehrkraft, besonders auch Patienten, die mit Kortikoiden, Antibiotika und Zytostatika behandelt wurden, also z. B. Tumorkranke.

134. Wie muß dem Pilzbefall der Atemwege vorgebeugt werden?

Sorgfältige Mundpflege bei Schwerkranken mit Entfernung aller Speisereste und Mundspülungen nach dem Essen. Ein Soor-Belag im Mund muß durch Pinselungen, Spülungen und antimykotische Lutschtabletten behandelt werden, da von dort die Candidainfektion leicht in die Lunge vordringen kann.

Lungenembolie

135. Wie entsteht ein Lungeninfarkt?

Der Lungeninfarkt entsteht durch die embolische Verschleppung von thrombotischem Material aus einer Vene: z. B. Loslösung eines Thrombus aus einer tiefen Beinvene, die durch das rechte Herz in das Verzweigungsnetz der Lunge gerät und dort steckenbleibt (Lungenembolie). Wenn sich im Anschluß an eine Lungenembolie eine *blutige Nekrose* bildet, nennt man dies einen Lungeninfarkt.

136. Wie macht sich ein Lungeninfarkt bemerkbar?

Er macht sich durch Husten und blutigen Auswurf bemerkbar. Wenn der Infarkt bis an die Pleura reicht, treten Schmerzen beim Atmen auf.

Das Bild kann einem Herzinfarkt ähnlich sein.

137. Wie sieht ein Lungeninfarkt aus?

Das nicht mehr durchblutete Lungengewebe hat keilförmige Gestalt. Die Spitze liegt an der Infarzierungsstelle, die Basis des Keils in der Lungenperipherie an der Pleura visceralis.

Bei großen Embolien kann ein ganzer Lappen oder eine ganze Lungenseite betroffen sein.

138. Welche Krankheitszeichen können bei einer Lungenembolie auftreten?

Schock, mit kleinem frequenten Puls, Blutdruckabfall, Angst und Unruhe, Zyanose, Dyspnoe und Schmerz in der Brust, Bluthusten.

Eine massive Lungenembolie kann in Minuten oder Stunden durch akutes Cor pulmonale zum Tode führen.

Eine kleine Embolie macht einen atemabhängigen stechenden Pleuraschmerz evtl. blutigen Auswurf. Sie kann aber auch völlig unbemerkt verlaufen.

139. Welche Komplikationen können bei einem Lungeninfarkt entstehen?

Es kann zur Infarktpneumonie, einer Bronchopneumonie und auch durch Einschmelzung zu einem Lungenabszeß kommen.

140. Wie kann man einer Lungenembolie vorbeugen?

- Frühe Mobilisierung nach Operationen,
- reichlich Flüssigkeitszufuhr,
- Beine wickeln, Antithrombosestrümpfe tragen;
- niedrigdosierte Heparinisierung (2 x 7500 IE, 3 x 5000 IE unfraktioniertes Heparin s.c., 1 x/Tag niedermolekulares Heparin s.c.),
- bei vorliegender Thrombose: Heparin im Perfusor mit 2–3facher PTT-Verlängerung, anschließend Antikoagulation mit Marcumar.

141. Welche Behandlungsmaßnahmen kommen bei einer Lungenembolie in Betracht?

- Schocktherapie (Dopamin-Perfusor),
- Intubation, Beatmung, Reanimation,
- Sauerstoffgabe,
- Sedierung mit „lytischem Cocktail",
- Antikoagulation mit Heparin,
- evtl. Lysebehandlung mit Streptokinase,
- in seltenen Fällen chirurgische Embolektomie.

Lungenfibrosen und Pneumokoniosen

142. Wodurch kann es zur Lungenfibrose kommen?

Ursachen sind chronische Reize wie Entzündungen, Röntgenbestrahlung und vor allem Staubeinwirkungen.

Z. B. bewirkt silikathaltiger Staub bei Bergleuten, Keramikarbeitern und Ofenmaurern oder Arbeitern in Putzmittelfabriken die Silikose, bei Stahlarbeitern kann es zur Siderose, bei Asbestarbeitern zur Asbestose der Lungen mit bindegewebigen Schwielenbildungen, Schrumpfungen, Verziehungen und sekundärer Emphysembildung kommen.

143. Was sind die Folgen einer fortgeschrittenen Lungenfibrose?

Die Folgen sind eine Herabsetzung der Atmungsleistung und eine Überlastung des rechten Herzens (Cor pulmonale) bis zur pulmonalen und kardialen Insuffizienz.

144. Was bezeichnet man als Wabenlunge?

Es kann sich um angeborene zystische Hohlräume oder auch um das Endstadium einer zystischen Lungenfibrose bei chronischen Lungenkrankheiten handeln.

145. Wie ist die Leistungsfähigkeit bei einer Lungenfibrose zu beurteilen?

Der Röntgenbefund und die pulmonalen Funktionsprüfungen (Spirometrie, Ergospirometrie) und der Herzbefund (EKG, evtl. Herzkatheter mit Messung von Druck und O_2-Sättigung) lassen die Leistungsfähigkeit beurteilen.

146. Wie ist die Prognose der Lungenfibrosen?

Da das Leiden – allerdings in unterschiedlichem Tempo – immer weiter fortschreitet und keine Behandlungsmöglichkeit diesen Prozeß aufhalten kann, ist die Prognose nicht günstig.

147. Wie ist den Lungenfibrosen vorzubeugen?

Bei beruflicher Staubexposition sind regelmäßige Röntgenuntersuchungen der Gefährdeten durchzuführen und evtl. ein Arbeitswechsel zu veranlassen.

Lungenabszeß

148. Wodurch kann ein Lungenabszeß entstehen?

Durch eitrige Gewebseinschmelzung bei Pneumonie, Lungensteckschuß, Lungeninfarkt und bei Sepsis. Durch Fremdkörper in einem Bronchus oder Aspiration von Eiter.

149. Was läßt an einen Lungenabszeß denken?

Plötzliche Entleerung größerer Mengen stark eitrigen Sputums; hohes Fieber, Leukozytose.

Röntgenologisch Nachweis eines Rundschattens mit Spiegelbildung (Abszeßhöhle).

150. Was versteht man unter Lungengangrän?

Entzündliche Einschmelzung von Lungengewebe durch Fäulnisbakterien. Der eitrige Auswurf riecht fötid-faulig wie Aas.

Lungentumoren

151. Welche Arten von Lungentumoren gibt es?

Gutartige (benigne) und bösartige (maligne).

Die *gutartigen* Tumoren, Adenome, Fibrome usw., spielen nur eine geringe Rolle.

Bei den *bösartigen* Geschwülsten ist zwischen Lungenmetastasen, deren Primärtumor außerhalb der Lungen liegt, und primär in der Lunge entstandenen Tumoren zu unterscheiden. 95% der letzteren gehen allerdings vom Bronchialgewebe aus (Bronchialkarzinom), nur 5% vom eigentlichen Lungengewebe der Alveolen.

152. Was ist über die Häufigkeit des Bronchialkarzinoms zu sagen?

Das Bronchialkarzinom tritt im mittleren und höheren Lebensalter auf.

Bei Männern ist es der häufigste Krebs (Männer zu Frauen = 4:1). Bei Zigarettenrauchern ist es etwa 30mal häufiger als bei Nichtrauchern.

Die Erkrankungen an Bronchialkarzinom haben in den letzten Jahren ständig zugenommen, vor allem bei Frauen ist in den letzten 20 Jahren eine deutliche Zunahme zu beobachten.

153. Welche Krankheitserscheinungen können auf ein Bronchialkarzinom hinweisen?

Lange bestehen keine besonderen Hinweise. Oft bieten Metastasen die ersten Krankheitszeichen. Als häufige Symptome treten auf:

Krankheitsgefühl, Brustschmerzen, blutiger Auswurf, Reizhusten, Appetitabnahme und Gewichtsverlust, Atemnot, Bronchopneumonie, Atelektasen, evtl. Heiserkeit.

154. Welche Untersuchungen sind für die Diagnose des Bronchialkrebses wichtig?

- Röntgenuntersuchung des Thorax; wenn möglich, Vergleich mit älteren Aufnahmen,

- Bronchoskopie bei hilusnahen, Computertomographie bei hilusfernen Tumoren,

- Sputumuntersuchung auf Krebszellen nach Papanicolaou,

- Feinnadelbiopsie (CT-gesteuert) von Rundherden,

- evtl. Thorakotomie mit Schnellschnittdiagnose.

155. Welche Therapiemöglichkeiten kommen bei Bronchialkrebs in Frage?

Die Therapie richtet sich nach der Tumorhistologie. Kleinzellige Bronchialkarzinome werden primär mit Chemotherapie behandelt. Patienten mit Plattenepithel- oder Adenokarzinom werden je nach Ausbreitungsstadium operiert und/oder bestrahlt. Die Prognose ist ungünstig, da die meisten Patienten zu spät zur Behandlung kommen.

156. Was nennt man Lymphangiosis carcinomatosa?

Sind die Lymphbahnen der Lunge mit Krebszellen gefüllt, so entsteht röntgenologisch eine streifig-netzförmige Strukturvermehrung, die man als Lymphangiosis carcinomatosa bezeichnet.

157. Wie sehen Lungenmetastasen röntgenologisch aus?

Lungenmetastasen können als verschieden große, gut abgegrenzte, mitteldichte Rundherde auftreten, wie verschieden große Münzen.

Sarkoidose (Morbus Boeck)

158. Was wissen Sie über die Ursache der Sarkoidose?

Die Ursache der Sarkoidose, auch Morbus Boeck (sprich: buck) genannt, ist unbekannt.

Unter anderem wird vermutet, daß sie eine besondere Verlaufsform der Tuberkulose darstellt, da die Tuberkulinempfindlichkeit wie bei Anergien stark herabgesetzt ist. Sie verläuft als eine epitheloidzellige Granulomatose, d. h. eine besondere Gewebsreaktion des retikuloendothelialen Systems (RES), die sich in verschiedenen Organen abspielen kann.

159. Wie tritt die Sarkoidose auf?

Am häufigsten ist die Lunge befallen.

Wenn nur die Hiluslymphknoten befallen sind (Stadium I), kommt es in 80% ohne besondere Behandlung zur Ausheilung.

Netzförmige fibröse oder kleinknotige Lungenveränderungen (Stadium II) können mit bindegewebigen Schrumpfungen, Raffungen und Verziehungen einhergehen, die die Atmung beeinträchtigen (restriktive Ventilationsstörung) und zum Cor pulmonale führen.

Auch Befall von Leber und Milz, Augen (Iridozyklitis), Haut und Knochen (mit Zystenbildung) können hinzutreten.

160. Wie wird die Sarkoidose behandelt?

Wenn Veränderungen über die Hiluslymphknoten hinaus vorliegen, wird über Monate bis Jahre unter Kontrolle des Befundes mit Kortikosteroiden behandelt.

Erkrankungen der Pleura

161. Welche Erkrankungen der Pleura gibt es?

- Nichtentzündliche Erkrankungen: Stauungserguß (Transsudat),
- entzündliche Erkrankungen: Rippenfellentzündung (Pleuritis),
- Empyem (Eiteransammlung im Pleuraraum),
- Verklebungen und Verwachsungen (Adhärenz, Pleuraschwarten),
- Luftansammlungen im Pleuraraum (Pneumothorax),
- Blut im Pleuraraum (Hämatothorax),
- Lymphflüssigkeit im Pleuraraum (Chylothorax),
- Krebsausbreitung über die Pleura (Pleurakarzinose).

162. Wie kann es zu einer Pleuritis kommen?

Die Pleura kann selbständig, z. B. im Rahmen einer chronischen Polyarthritis, oder durch Übergreifen einer benachbarten Entzündung, z. B. bei Pneumonie oder Lungeninfarkt, oder metastatisch fortgeleitet auf dem Blut- oder Lymphwege (Sepsis, Tuberkulose oder Karzinose), z. B. auch als Durchwanderungspleuritis aus dem Bauchraum wie bei Pankreatitis oder subphrenischem Abszeß, erkranken.

163. Welche zwei Formen von entzündlicher Pleuritis sind zu unterscheiden?

Pleuritis sicca: trockene Rippenfellentzündung und

Pleuritis exsudativa: feuchte oder nasse Rippenfellentzündung mit Erguß (Exsudat).

164. Welche Erscheinungen macht eine Pleuritis sicca?

Heftige, stechende Schmerzen bei jedem Atemzug an einer bestimmten Stelle, Hustenreiz. Der Patient schaltet die kranke Seite möglichst aus und atmet mit der gesunden.

Beim Abhören findet man über der kranken Stelle das Reiben der Pleura, manchmal Knarren.

Wenn die Schmerzen verschwinden, ist die Pleuritis sicca ausgeheilt oder in eine Pleuritis exsudativa übergegangen.

165. Welche Krankheitserscheinungen kann man bei Pleuritis exsudativa beobachten?

Anfangs kann es zu hohem Fieber kommen.

Durch Ansteigen des Pleuraexsudates tritt Atemnot auf. Verdrängungserscheinungen des Mediastinums können eine Pleurapunktion notwendig machen.

Beim Perkutieren zeigt sich eine Dämpfung, beim Auskultieren ist das Atemgeräusch dort aufgehoben. Bei der Röntgenaufnahme kommt eine charakteristische Verschattung zur Darstellung. Empfindlicher für die Diagnose von Flüssigkeit im Pleuraraum ist die Sonographie.

Bei Resorption des Ergusses setzt eine Harnflut ein.

Mit der Abheilung bilden sich häufig Verwachsungen des Lungen- und Rippenfells aus (Pleuraschwarten), die die Atembewegungen beeinträchtigen, evtl. auch zur Deformierung des Thorax führen können.

166. Wie kann man einen entzündlichen Erguß bei Pleuritis exsudativa von einem Stauungserguß, z. B. bei Herzinsuffizienz, unterscheiden?

Transsudat ist hell, Exsudat ist trüb.

Durch den höheren Eiweißgehalt ist das spezifische Gewicht beim Exsudat über 1016 und die Rivalta-Probe positiv. Beim Transsudat ist das spezifische Gewicht unter 1016, Rivalta-Probe negativ.

Das spezifische Gewicht wird bei Zimmertemperatur (nicht körperwarm) bestimmt. Rivalta-Probe: ein Tropfen des Punktates wird in verdünnte Essigsäure gebracht; Transsudat: Essigsäure bleibt klar; Exsudat: Trübung.

167. Wie muß zu einer Pleurapunktion vorbereitet werden?

Dem Patienten vor der Punktion gegen Hustenreiz und zur Beruhigung evtl. Kodeintropfen geben, bei Kollapsneigung auch Kreislaufmittel.

Der Patient sitzt auf dem Bettrand oder auf einem Stuhl und wird gestützt. Zur Entfaltung der Zwischenrippenräume wird der Arm der kranken Seite gehoben.

Auf einem Tablett werden gerichtet:

- Hautdesinfektionsmittel und sterile Tupfer,
- Lokalanästhetikum: 10 ml Novocain aufgezogen, mit nicht zu kurzer Nadel, 20-ml-Spritze zur Probepunktion,
- verschiedene Punktionskanülen zur Auswahl, Dreiwegehahn und 50-ml-Spritze zum Ansaugen des Ergusses oder eine Rotandaspritze,
- ein großes Meßgefäß zum Auffangen des Punktates, kleine, evtl. sterile Röhrchen für Laborproben,
- Schnellverband.

168. Welches ist die häufigste Ursache der Pleuritis exsudativa?

Bei jungen Patienten sind über 50% tuberkulös bedingt, bei älteren nur noch ca. 20%.

169. Wie können entzündliche Pleuritiden behandelt werden?

Die tuberkulöse Pleuritis wird tuberkulostatisch, die fortgeleitete mit dem Grundleiden, z. B. antibiotisch, behandelt.

Bei Pleurakarzinose, Zytostatika, Röntgenbestrahlung, Radiogoldimplantation.

170. Wie kann es zum Pleuraempyem kommen?

Der Pleuraraum ist ein idealer Nährboden für Eitererreger. Die Infektion kann durch Verletzung der Brustwand von außen oder durch eine Verbindung mit den Bronchien (Spontanpneumothorax) oder vom Lungengewebe fortgeleitet (Pneumonie, Abszeß, Gangrän) oder durch septische Verschleppung entstehen.

171. Was kann auf eine Empyembildung hinweisen?

Vor allem hohes, remittierendes Fieber, oft auch Schüttelfröste und Leukozytose. Durch Probepunktion kann eitriges Exsudat nachgewiesen werden.

172. Welche Behandlungsmaßnahmen kommen bei einem Pleuraempyem in Betracht?

Evtl. wiederholte Punktionen an der tiefsten Stelle mit weiter Kanüle, Ablassen des Eiters, evtl. *Spülung*, Einspritzen eines *Antibiotikums* in den Pleuraraum, intensive antibiotische Therapie, möglichst nach Empfindlichkeitstest.

Durch die *Bülau-Saugdrainage* kann man einen dauernden Eiterabfluß bewerkstelligen, evtl. muß die Pleurahöhle durch *Rippenresektion* eröffnet werden, um einen ausreichenden Eiterabfluß zu ermöglichen.

173. Welche Folgen können nach Pleuraempyem verbleiben?

Es können ausgedehnte schrumpfende Pleuraschwarten mit Thoraxdeformierung zurückbleiben.

174. Wie kann versucht werden, die Pleuraschwartenbildung zu mildern?

Während der Empyembehandlung kann man fibrinolytische Enzyme, die die Verklebungen von Lungen und Rippenfell verhindern sollen, intrapleural instillieren.

Durch rechtzeitige Atemgymnastik, die der Schrumpfungstendenz der Pleuraschwarten entgegenwirken soll.

175. Wie kann es zum Pneumothorax kommen?

Der Pneumothorax kann durch Eindringen von Luft infolge einer *Verletzung* der Brustwand von außen entstehen.

Beim *Spontanpneumothorax* wird infolge Husten, Niesen, Pressen, Heben durch Lungenriß eine Verbindung der Bronchien mit dem Pleuraraum hergestellt, wenn durch Entzündung oder durch eine Emphysemblase ein Punkt geringerer Festigkeit entstanden war. Dabei kollabiert die Lunge total, sie ist dann etwa faustgroß um den Hilus.

Man kann einen *künstlichen Pneumothorax* anlegen, um einen Lungenflügel ruhigzustellen. Diese Maßnahme wurde früher bei der Tuberkulosebehandlung durchgeführt.

176. Was ist bei einem Spontanpneumothorax zu machen?

Atemnot und Kreislaufschwäche stehen im Vordergrund, evtl. stechende Schmerzen und Hustenreiz.

Evtl. muß die Luft aus dem Pleuraraum abgesaugt werden, bei Spannungspneumothorax (Ventilpneumothorax) ist dies lebensrettend. Wenn sich die innere Fistel schließt, wird der Pneumothorax jedoch allmählich spontan aufgesaugt und bildet sich zurück. Eventuell kommt chirurgische Behandlung in Frage (Thorakotomie). Medikamentös kommen Sedierung, Gaben von Sauerstoff, Kreislaufmittel, Kodein, antibiotischer Schutz in Betracht.

177. Was bedeutet ein Ventilpneumothorax?

Wenn sich bei einer Lungenruptur an der Verbindung von Bronchien zum Pleuraraum ein Ventil bildet, das die Luft bei der Atmung immer nur in den Pleuraraum ein-, aber nicht mehr wieder in den Bronchus zurückströmen läßt, spricht man von einem Ventilpneumothorax oder Spannungspneumothorax. Durch den entstehenden Überdruck auf der einen Lungenseite kann es zu einer lebensbedrohlichen Verdrängung des Mediastinums mit Abknickung der großen Gefäße kommen.

Mediastinum

178. Welche Organe umschließt das Mittelfell?

Das Mediastinum (Mittelfellraum) wird beiderseits von der Pleura mediastinalis, von der Brustwirbelsäule und dem Brustbein umschlossen.

In ihm liegen das Herz, die großen Blutgefäße, Lymphgefäße und Lymphknoten, die Luft- und Speiseröhre und der Thymus bzw. das retrosternale Fettgewebe.

179. Welche Krankheiten können sich im Mediastinum abspielen?

Mediastinitis oder Mediastinalphlegmone, fortgeleitet z. B. aus einem Retrotonsillarabszeß oder aus tuberkulösen Lymphknoten; von einer Osteomyelitis eines Wirbels oder von einer Ösophagusperforation ausgehend oder septisch entstanden.

Mediastinaltumoren, ausgehend von den mediastinalen Lymphknoten, z. B. bei Lymphogranulomatose, Non-Hodgkin-Lymphom oder Lymphosarkom, oder von den Organen im Mediastinum.

Mediastinalemphysem durch Fistelbildung von Trachea oder Bronchien, durch Verletzungen.

Mediastinalflattern: durch ungleichen Druck in den beiden Lungenseiten kann es zu starker Verschiebung des Mediastinums kommen (s. Spontanpneumothorax).

180. Welche Erscheinungen können Mediastinaltumoren verursachen?

- Röntgenologisches Symptom: Mediastinalverbreiterung;

- bei Kompression der V. cava superior kann es zum Bild der oberen Einflußstauung kommen: dicke Halsvenen, Gesichtsödem;

- bei Druck auf den N. laryngeus recurrens kommt es zur Rekurrensparese: Heiserkeit;

- bei Quetschung des N. phrenicus: Zwerchfellähmung.

Verdauungstrakt

Allgemeines

1. Aus welchen Abschnitten besteht der Verdauungstrakt?

Das Verdauungsrohr besteht aus der Mundhöhle, der Speiseröhre (Ösophagus), dem Magen (Gaster), dem Zwölffingerdarm (Duodenum), dem übrigen Dünndarm (Jejunum und Ileum) und dem Dickdarm (Kolon).

Die Ohr- und Mundspeicheldrüsen, die Leber (Hepar) und das Gallenwegssystem sowie die Bauchspeicheldrüse (Pankreas) sind Anhangsorgane des Verdauungsapparates.

2. Welche Aufgaben hat der Verdauungsapparat?

Durch die Nahrungs- und Flüssigkeitsaufnahme werden dem Körper die nötigen Bau- und Betriebsstoffe zugeführt. Sie werden im Verdauungsapparat zerkleinert, mechanisch und chemisch aufgespalten, in resorbierbare Anteile zerlegt *(Digestion)* und aufgenommen *(Resorption)*.

Außerdem sind Leber und Galle sowie der Darm selbst wichtige *Ausscheidungsorgane*.

3. Wie führt der Verdauungsapparat seine Aufgaben durch?

Die zahlreichen Drüsen produzieren Verdauungsenzyme (etwa 8 Liter in 24 Stunden) zur Aufspaltung der Nahrungsstoffe.

Die glatte Muskulatur des Verdauungsrohres wird durch das vegetative Nervensystem zu rhythmischen Bewegungen, zu Peristaltik, veranlaßt, die den Speisebrei weiterbefördern.

Die Resorption erfolgt hauptsächlich durch die Darmwand in das Pfortadersystem, z.T. in die Darmlymphgefäße, die in den Ductus thoracicus (Brustmilchgang) fließen.

Die Leber baut viele der Abbauprodukte zu neuen Verbindungen (z.B. Albumin, Enzyme, Gerinnungsfaktoren) auf.

4. Welche Arten von Krankheiten der Verdauungsorgane gibt es?

◆ Fehlbildungen (Fisteln, fehlende Teile, Lageanomalien);

◆ akute Entzündungen (Enteritis, Pankreatitis, Hepatitis): infektiös, parasitär, autoimmun, allergisch;

◆ toxische Schädigungen der Drüsenzellen, der Schleimhäute, der Leber und des Pankreas;

◆ chronische Verdauungs- und Resorptionsstörungen mit Mangelzuständen;

◆ Geschwüre und Divertikel mit Blutungen und Perforation in die Bauchhöhle;

◆ Bruchbildungen (Hernien);

◆ gut- und bösartige Tumoren: Myome, Adenome und Karzinome (vor allem Kolon und Magen).

Mundhöhle

5. Welches sind die wichtigsten Organe der Mundhöhle?

Zähne, Speicheldrüsen, Zunge und weicher Gaumen.

6. Welche Aufgabe hat die Mundhöhle?

Die Zunge schiebt die Speisen zwischen die Mahlzähne, diese zerkleinern sie. Die mit Speichel durchsetzten und gekauten Bissen werden von der Zunge nach hinten geschoben und vom Schluckakt erfaßt. Unter Einwirkung der Speichelenzyme beginnt die Verdauung der Stärke.

7. Welche Speicheldrüsen münden in die Mundhöhle?

Die *Ohrspeicheldrüsen* (Glandulae parotis), seitlich des aufsteigenden Unterkieferastes und vor dem Ohr gelegen, mit ihrer Mündung neben dem zweiten oberen Mahlzahn.

Die *Unterkieferspeicheldrüsen* (Glandulae submandibulares) liegen knapp unterhalb des Unterkiefers mit ihrer Mündung unter der Zungenspitze.

Die *Unterzungenspeicheldrüsen* (Glandulae sublinguales) befinden sich vorne neben der Zunge mit mehreren kleinen Ausführungsgängen unter dem Zungenrand.

8. Welche Arten von Speichel sind zu unterscheiden?

Der muzinreiche, fadenziehende Speichel durch Sympathikusreizung („trockener Mund") und die dünnflüssige Speichelsekretion durch den Parasympathikus („Wasser im Mund").

9. Wodurch wird die Speichelsekretion gefördert?

Durch das vegetative Nervensystem.

Auch die Berührung der Mundschleimhaut und stimulierende Geruchs- und Geschmacksempfindungen, sogar die intensive Vorstellung von Speisen bringen die Sekretion in Gang.

Krankhaft vermehrter Speichelfluß kann z. B. bei Parkinson-Syndrom (Schüttellähmung) auftreten.

10. Wodurch wird der Schluck- und Würgereflex ausgelöst?

Durch Berührung der hinteren Rachenwand.

11. Wie nennt man eine Entzündung der Mundschleimhaut?

Stomatitis.

12. Welche Ursachen hat die Stomatitis?

Trockenheit des Mundes (Mundatmung) und herabgesetzte Kautätigkeit bei Schwerkranken, alten Leuten und Säuglingen können zu Stomatitis führen.

Soor ist eine Pilzinfektion durch Candida albicans, die besonders bei längerer Antibiotikabehandlung und Immundefekten auftreten kann.

Vergiftungen mit Blei und Quecksilber.

Bei einigen *Autoimmunkrankheiten* kann eine Stomatitis entstehen.

13. Welche Krankheitszeichen können bei Stomatitis auftreten?

Rötung und Schwellung der Mundschleimhaut, Schmerzen beim Essen, evtl. geschwüriger Zerfall und Schorfbildung, auch Blutung; bei Soor weiße Flecken wie geronnene Milch.

14. Wie kann der Stomatitis vorgebeugt werden?

- Frühzeitige Mundpflege, regelmäßige Zahnpflege,
- Anregen der Kautätigkeit, z. B. durch Kaugummi, Dörrobst,
- genügende Trinkmenge, besonders Fruchtsäfte, die den Speichelfluß anregen, oder intravenöse Flüssigkeitszufuhr.

15. Welche Behandlungsmöglichkeiten bei Stomatitis gibt es?

Pinselungen mit Borglyzerin, Wasserstoffsuperoxid, Tinctura Myrrhae, Tinctura Ratanhiae; Spülungen mit Salbeitee, Kamillosan, Kaliumpermanganat; kortisonhaltige Salben, z. B. Volon-A-Haftsalbe; Lokalanästhestika (1%ige Procainlösung) bei schmerzhaften Aphthen.

Bei Pilzinfektionen Antimykotika (Ampho-Moronal) lokal oder systemisch.

16. Was sind Aphthen und was sind Rhagaden?

Mundaphthen sind kleine, rundliche, schmerzhafte Schleimhautdefekte (Erosionen), die einzeln oder an mehreren Stellen der Schleimhaut von Wangen, Zahnfleisch, Gaumen, Lippen und Zunge auftreten können. Sie haben meist einen weißlichen Belag.

Rhagaden sind kleine schmerzhafte Schrunden in den Mundwinkeln, manchmal bei Eisen- oder Vitaminmangel.

17. Was gehört auf ein Mundpflegetablett?

- Tupfer im Gefäß,
- Peán-Klemme zum Tupferfassen,
- Wegwerfschälchen für Lösungen,
- Lippensalbe oder -stift,
- Mundspatel,
- Taschenlampe.

18. Welche Erkrankungen des Zahnfleisches kommen vor?

◆ Gingivitis: Zahnfleischentzündung, z. B. bei kranken Zähnen, Diabetes mellitus, Mononukleose;

◆ Gingivahyperplasie: in der Schwangerschaft, bei Hydantoin-Einnahme (gegen Epilepsie) und bei Leukämien;

◆ Zahnfleischblutungen: bei Paradontose (Zahnfleischschwund), Blutkrankheiten, Vitamin-C-Mangel (Skorbut);

◆ Zahnfleischverfärbungen: schwärzlich bei Bleivergiftung, blaugrau bei Silber- oder Wismutvergiftung.

19. Welche Veränderungen der Zunge sind zu beobachten?

Eine *belegte* Zunge ist normal. Die alte Weisheit von der Zunge als dem Spiegel des Magens trifft nicht zu, da viele Menschen dauernd eine belegte Zunge haben, ohne je magenkrank zu sein.

Eine *glatte rote* Zunge deutet auf einen Mangel an Vitamin B_{12}, Eisen oder Niazin (z. B. bei Leberzirrhose oder chronischem Alkoholismus) hin.

Eine *höckrige* Zungenoberfläche ist meist eine Normvariante ohne krankhafte Bedeutung.

Eine *trockene* Zunge zeigt einen Flüssigkeitsmangel (Exsikkose) an, z. B. bei Fieber, Urämie, Ileus.

Eine *weißliche Verdickung* der Zungenoberfläche oder des Zungenrandes deutet auf eine Leukoplakie hin (eine Präkanzerose).

20. Welche Erkrankungen der Speicheldrüsen kommen vor?

- Epidemische Parotitis (Mumps), eine Virusinfektion (s. Frage 406, S. 567);
- eitrige Parotitis durch mangelhafte Mundpflege bei schweren Krankheiten, meist ein Zeichen schlechter Abwehr;
- Speichelsteine in den Ausführungsgängen mit Schmerzen, besonders beim Essen (selten);
- unspezifische Parotitis bei chronischem Alkoholabusus („Hamsterbäckchen");
- Infiltration der Speicheldrüsen, z. B. bei Leukämie.

Speiseröhre

21. Wie sind Lage und Bau des Ösophagus?

Er ist etwa 35–40 cm lang und liegt im hinteren Mediastinum vor der Wirbelsäule und hinter der Trachea (Luftröhre). Er tritt durch einen Schlitz (Hiatus) des Zwerchfells in den Bauchraum und geht mit dem Ringmuskel der Kardia in den Magen über.

Der Ösophagus ist innen mit Schleimhaut ausgekleidet, seine Muskelwand besteht aus Längs- und Ringmuskelfasern.

22. Wie kann die Speiseröhre untersucht werden?

Die wichtigste Untersuchung der Speiseröhre ist die *Ösophagoskopie*, da hierbei die Schleimhaut direkt betrachtet werden kann und die Möglichkeit der Gewebeentnahme *(Biopsie)* besteht.

Röntgenologisch können beim *Ösophagusbreischluck* vor allem der Bewegungsablauf des Schluckaktes und eine Hernienbildung am Zwerchfell untersucht werden.

Mit der *Szinitigraphie* kann die Entleerungsgeschwindigkeit studiert werden.

Mit der *pH-Metrie* mißt man den pH-Wert in der unteren Speiseröhre bei Verdacht auf Refluxkrankheit.

Mit der *Manometrie* werden die Druckverhältnisse untersucht, welche die Muskulatur der Speiseröhre beim Schluckakt erzeugt.

23. Welche Ösophaguskrankheiten kommen vor?

Refluxkrankheit: Sodbrennen und Schluckbeschwerden mit und ohne Ösophagitis; entzündliche Veränderungen der Schleimhaut bis hin zum Ulkus am unteren Ösophagus; Differenzierung nur endoskopisch möglich.

Hiatushernie (Zwerchfellbruch): der obere Anteil des Magens gleitet durch das (erweiterte) Loch im Zwerchfell in den Brustraum, er kann sich neben dem unteren Ösophagus befinden (Abb. **25**); häufig bei alten Menschen; nicht unbedingt mit Beschwerden verbunden.

Kardiospasmus (Achalasie): Erweiterung des Ösophagus durch Hypertrophie oder Spasmus des unteren Ösophagussphinkters; Entleerung der Nahrung in den Magen nur sehr verzögert möglich, Verbleiben der Nahrung im erweiterten Rohr.

Ösophagusdivertikel: Aussackungen aufgrund von Wandschwäche oder Narbenzug von außen; Schluckbeschwerden, Erbrechen, Entzündungen.

Ösophagusvarizen: Erweiterungen der Venen am unteren Ösophagus im Rahmen eines portokavalen Umgehungskreislaufs bei Leberzirrhose mit portaler Hypertension; Gefahr der Ruptur mit Verbluten.

Fremdkörper: Fischgräten, Knochensplitter, Gebißteile, Spielzeugkleinteile.

Verätzungen: durch Lauge oder Säure; aus Versehen bei Kindern, wenn giftige Flüssigkeiten in Lebensmittelflaschen aufbewahrt werden; in suizidaler Absicht.

Verletzungen: Perforation beim Magenspülen (vor allem wenn Divertikel vorhanden sind) oder bei der Endoskopie.

Ösophaguskarzinom: jede Schluckstörung bei älteren Menschen ist verdächtig auf ein Karzinom; vor allem Menschen mit reichlich Alkohol- und Tabakkonsum sind betroffen.

Stenosen: Verengungen, die bis zur Unfähigkeit zu schlucken gehen können. Ursachen: Karzinome, Bestrahlungen, abgeheilte Ulzera.

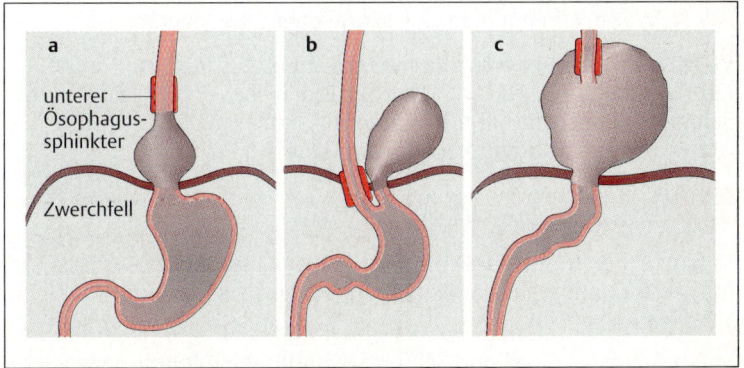

Abb. 25 a – c   Zwerchfellhernien. **a** Axiale Gleithernie, **b** Paraösophagealhernie, **c** massive Mischhernie (nach Schettler/Greten)

24. Wie können Schleimhautläsionen im Ösophagus entstehen?

- Durch sauren Reflux,
- durch Verätzungen,
- durch Infektionen (Candida-Pilz, Zytomegalie, Herpes simplex),
- durch Liegenbleiben und langsamen Zerfall von Tabletten.

Feste Arzneimittel sollen daher möglichst im Sitzen und mit ausreichend viel Flüssigkeit eingenommen werden.

25. Was bedeutet Dysphagie?

Unter Dysphagie versteht man jede Störung des Schluckaktes, unabhängig von der Ursache. Vorkommen als psychosomatische Störung („Globusgefühl"), bei Refluxkrankheit (Sodbrennen), Karzinom oder Achalasie. Wichtiges abklärungsbedürftiges Symptom.

25a. Was versteht man unter Refluxösophagitis?

Wenn saurer Mageninhalt (pH-Wert ca. 1) zu häufig in den Bereich der für diesen pH-Wert nicht ausgestatteten Schleimhaut des unteren Ösophagus gerät, so kann eine Schleimhautläsion, von der Entzündung bis hin zum Ulkus und zur Stenose, auftreten. Typisches Symptom ist Sodbrennen; die Diagnose kann nur endoskopisch gesichert werden.

26. Woran erkennt man eine Säure- oder Laugenverätzung?

Vorgeschichte, entweder durch den Patienten selbst oder durch die Eltern oder Angehörige, leere Flaschen oder Behälter; heftige Schmerzen retrosternal mit Würgereiz, kaffeesatzartiges Erbrechen, Ätzspuren am Mundwinkel oder am Gaumen.

27. Was ist als erste Hilfe bei Verätzungen zu machen?

Versuch der Neutralisation (bei Lauge Essigwasser, bei Säure Magnesiumoxid). Falls Substanz unbekannt, Wasser oder Milch zur Verdünnung geben.

Sofort Schmerzmittel und Schockbekämpfung einleiten, Legen eines Magenschlauchs, umgehende Krankenhauseinweisung wegen der Schock-, Perforations- und Vergiftungsgefahr.

28. Welche Folgen können Verätzungen des Ösophagus haben?

Es kann zur Durchätzung der Ösophaguswand mit nachfolgender Mediastinitis oder schwerer Blutung kommen.

Bei weniger tiefen Verätzungen kann eine narbige Abheilung mit *Strikturen* (Verengungen) eintreten, denen durch vorsichtiges Einführen eines Schlauches vorgebeugt werden kann oder die mit besonderen Instrumenten wieder gedehnt werden müssen („Bougieren").

29. Was ist bei Fremdkörpern in der Speiseröhre zu tun?

Sie müssen mit dem flexiblen oder starren Ösophagoskop oder, falls das nicht möglich ist, operativ entfernt werden.

30. Welche Symptome macht die Achalasie?

Durch Spasmen im unteren Ösophagusabschnitt (Kardiospasmus) stauen sich die Speisen im darüberliegenden, sich erweiternden Teil der Speiseröhre. Es kann zu einem Druckgefühl hinter dem Brustbein und zum Erbrechen unverdauter Nahrung kommen, dabei Gefahr der Aspirationspneumonie.

31. Wie kann der Kardiospasmus behandelt werden?

Versuch mit häufigen kleinen Mahlzeiten breiiger Nahrung und mit Sedativa. Durch spezielle Sonden kann die Kardia gedehnt werden.

32. Welche Symptome kann eine Hiatushernie zeigen?

- Sodbrennen, Aufstoßen, Druckgefühl hinter dem Brustbein mit Verstärkung der Beschwerden im Liegen, beim Bücken oder Pressen,
- Blutung, okkult oder manifest,
- retrosternale Schmerzen (Verwechslung mit Angina pectoris möglich),
- charakteristischer Röntgenbefund, besonders in Kopf-Tieflage.

33. Welche Maßnahmen kommen bei Hiatushernie in Frage?

- Häufige kleine Mahlzeiten, leichte Speisen, besonders Milchprodukte;
- letzte Mahlzeit zwei Stunden vor dem Zubettgehen, sich nicht nach vorne beugen;
- Schlafen mit erhöhtem Oberkörper und in Rechtslage;
- Medikamentös: Antazida, H_2-Blocker: z. B. Ranitidin (Zantic); Protonenpumpen-Inhibitoren: Omeprazol (Antra), Gastroprokinetika: Metoclopramid (Paspertin), Cisaprid (Propulsin);
- bei Anämie Eisenpräparate, evtl. Transfusion;
- Operation (Gastropexie) in schweren Fällen.

34. Welche Gefahren bestehen bei Ösophagusvarizen?

Die plötzlich auftretende, oft tödliche Ösophagusvarizenblutung mit Bluterbrechen und Kollaps, evtl. auch mit Teerstühlen.

35. Was ist bei einer Ösophagusvarizenblutung zu tun?

- Notfall-Endoskopie mit Feststellung der Blutungsquelle, evtl. sofortige Varizensklerosierung mit Äthoxysklerol 1% oder Anbringen von sog. Clips,
- Schockbehandlung,
- Blutstillung mit der Sengstaken-Blakemore-Sonde, Eiswasserspülung,
- Blutersatz mit Frischblut,
- Drucksenkung im Portalkreislauf (Vasopressininfusionen 20 E in 200 ml Glukose 5%; alternativ Gycylpressin 1 mg i.v.),
- Komaprophylaxe (Darmsterilisation mit Neomycin, Gabe von Laktulose).

36. Welche Beschwerden können auf ein Ösophaguskarzinom hinweisen?

- Beschwerden beim Schlucken von festen Speisen, später auch von flüssigen Speisen (Dysphagie);
- Druckgefühl hinter dem Brustbein, „als ob etwas steckenbliebe";
- Abmagerung und Anämie durch Unterernährung;

– Erbrechen unverdauter Speisen (Regurgitation).

37. Wer erkrankt am häufigsten am Ösophaguskarzinom?

Raucher, Patienten mit hohem Alkoholkonsum, bei Zustand nach Laugenverätzungen, Achalasie oder Sklerodermie, Patienten mit Endobrachyösophagus (Barrett-Ösophagus).

38. Welche Untersuchungen sind bei Verdacht auf Speiseröhrenkrebs wichtig?

Ösophagoskopie und Biopsie mit gezielter Gewebsentnahme (s. Gastroskopie, Frage 58, S. 256) und Röntgenuntersuchung mit Bariumbrei und -paste.

39. Wie kann das Ösophaguskarzinom behandelt werden?

Im mittleren und unteren Drittel nach Möglichkeit radikale Operation, unter Umständen mit sog. Colon-Interposition, d. h. die Verwendung eines Stücks Dickdarm als Ersatz für den entfernten Ösophagus; im oberen Drittel meist Strahlentherapie.

Bei inoperablen stenosierenden Tumoren werden Tuben endoskopisch implantiert (Celestin-Tubus) oder die Engstelle mit Bougierung oder Laserkoagulation aufgeweitet. Letzte Möglichkeit ist die Anlage einer künstlichen Fistel im Magen: perkutane endoskopische Gastrostomie (PEG) oder chirurgisch als Witzel-Fistel, durch die flüssige Nahrung direkt in den Magen gespritzt werden kann.

40. Was ist bei der Pflege einer PEG zu beachten?

In den ersten zwei Wochen muß die Eintrittsstelle der Sonde täglich gereinigt und der Verband gewechselt werden, der Gastrostomieschlauch ist wieder gut zu fixieren; in den ersten 24 Stunden nach Anlage der Sonde darf nur Tee verabreicht werden, auch nach jeder Sondenmahlzeit ist die Sonde mit Tee zu durchspülen.

41. Welche Nahrung wird bei der enteralen Ernährung über PEG verwendet?

Es ist industriell zubereitete, eiweiß-, vitamin- und kalorienreiche Sondennahrung zu verwenden, die in der Regel über eine Pumpe zugeführt wird. Der Kalorienbedarf des Patienten ist zu beachten und die entsprechende Menge an Sondennahrung zuzuführen, meist 1,5–2 Liter täglich.

42. Welche Probleme können bei der enteralen Ernährung über die Sonde auftreten?

◆ Durchfälle, die aber in der Regel nach einiger Zeit verschwinden;

◆ Erbrechen der Sondennahrung, mit der Gefahr der Aspiration;

◆ Infektion der Eintrittsstelle der Sonde, im Extremfall Peritonitis.

Magen und Zwölffingerdarm

Allgemeines

43. Wo liegt der Magen?

Der Mageneingang schließt in der *Kardia* an den Ösophagus und mit dem *Pylorus* (Pförtner, Magenausgang) an das Duodenum an (Abb. **26**).

Der *Magenfundus* liegt unter der linken Zwerchfellkuppe; das *Corpus ventriculi* (Magenkörper) liegt vor der linken Niere und dem Schwanz des Pankreas und das *Antrum* vor dem Körper des Pankreas.

Die Milz liegt links seitlich des Fundus und Korpus, die Leber rechts und vor dem Magen.

44. Wie heißen die seitlichen Begrenzungen des Magens?

Die kleine Kurvatur liegt nach rechts innen, der Magenwinkel zwischen Korpus und Antrum an der kleinen Kurvatur. Durch die große Kurvatur wird der Magen nach außen und unten begrenzt. Ferner unterscheidet man die Vorder- und Hinterwand des Magens.

45. Aus welchen Schichten baut sich die Magenwand auf?

Innen liegt die Magenschleimhaut *(Mukosa)* in Längsfalten. Darunter findet sich eine Bindegewebsschicht *(Submukosa)*. Die darauf folgende *Muskelschicht* besteht aus Längs-, Ring- und Schrägfasern glatter Muskulatur, die sich im Pylorus des Magenausgangs zu einem kräftigen Ringmuskel (Sphinkter) verstärken. Außen wird der Magen von *Serosa,* einem Teil des Peritoneums (Bauchfells), überzogen.

46. Welche Aufgaben hat der Magen?

Der Magen ist eine Ausweitung des Verdauungsrohres mit einer Speicherfunktion der aufgenommenen Nahrung, die portionsweise der weiteren Verdauung zugeführt wird. Gleichzeitig wird die Nahrung der Körpertemperatur angepaßt und die Eiweißverdauung eingeleitet.

47. Wie geht die Entleerung des Magens vor sich?

Der Magen umschließt den Speisebrei und kann sich entsprechend ausdehnen. Die Nervengeflechte in der Magenwand steuern auf den Füllungsreiz hin die Magenbewegungen, die *Magenperistaltik.* Diese

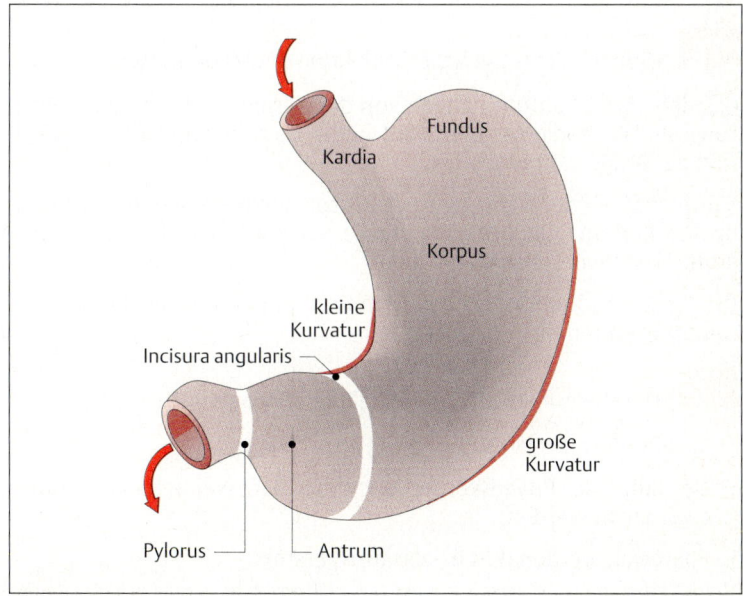

Abb. 26 Der Magen (nach Gerlach u.a.)

wird vom Parasympathikus (Vagus) gesteigert, vom Sympathikus gehemmt. Sie läuft mit konzentrischen Einziehungen rhythmisch und schubweise ab.

48. Wie lange ist die Verweildauer von festen Speisen im Magen?

Ein bis fünf Stunden, bei Kohlenhydraten am kürzesten, bei eiweißreicher Kost länger, am längsten bei fetten Speisen.

49. Wie sehen die Magendrüsen aus?

Sie ziehen von den Magengrübchen an der Oberfläche der Schleimhaut schlauchförmig verzweigt in die Tiefe. Sie weisen 3 Zellarten auf:

- die Nebenzellen bilden Schleim (Muzin),
- die Belegzellen eine Vorstufe der Salzsäure,
- die Hauptzellen das Pepsinogen und Kathepsin.

Das Labenzym ist nur in der Magenschleimhaut des Neugeborenen, es bewirkt die Milchgerinnung.

50. Wonach richtet sich die Produktion des Magensaftes?

Qualität und Quantität hängen von der Zusammensetzung der Nahrung ab. Die Antrumschleimhaut bildet Gastrin, welches die Sekretion des Magensaftes auslöst.

Säurelocker in der Nahrung sind: Röstprodukte, Würzstoffe, Fleischbrühe, Koffein, Alkohol u. a., starke Säurestimulantien sind: Histamin, Gastrin und Pentagastrin.

Die Säureproduktion ist bei Männern höher als bei Frauen. Sie nimmt im Alter ab.

51. Welche Aufgabe hat die Salzsäure im Magensaft?

- Sie aktiviert das Pepsinogen zu Pepsin;
- sie fällt die Eiweißkörper aus, die der weiteren Verdauung zugänglich werden;
- Bakterien werden durch Salzsäure zerstört;
- sie wirkt auf den Pylorusschluß.

Magen und Zwölffingerdarm

52. Was bewirken Pepsin und Kathepsin?

Sie spalten Eiweiß zu höheren Polypeptiden und leiten die Eiweißverdauung ein.

53. Was nennt man den Intrinsic factor?

Er ist ein Enzym der Korpusschleimhaut, das für die Resorption von Vitamin B_{12} aus dem terminalen Ileum notwendig ist (s. Frage 172, S. 286).

54. Wie ist die Lage des Duodenums?

Der Zwölffingerdarm ist etwa 25–30 cm lang („zwölf Fingerbreiten"). Das Duodenum hat hufeisenförmige Gestalt und ist an der Hinterwand der Bauchhöhle festgewachsen. Es schließt mit dem zwiebelförmig erweiterten Anfangsteil, dem Bulbus duodeni, an den Pylorus an und geht an der Flexura duodenojejunalis in den übrigen Dünndarm über.

In den absteigenden Teil münden der Gallengang und der Ausführungsgang des Pankreas meist gemeinsam mit der Vater-Papille, manchmal auch getrennt ins Duodenum. Wenn ein zusätzlicher Pankreasgang vorhanden ist, mündet dieser oberhalb der Vater-Papille (Abb. **29**, S. 306).

55. Wie ist der Wandaufbau des Duodenums?

Innen wird das Duodenum von *Mukosa* (Schleimhaut) mit dem darunterliegenden submukösen Bindegewebe ausgekleidet, in dem die Brunner-Drüsen liegen. Danach folgt nach außen eine Ringmuskelschicht und noch weiter außen eine Längsschicht glatter Muskelfasern. Der Serosaüberzug außen ist ein Teil des Peritoneums (Bauchfell).

Untersuchungsmethoden des Magens und Duodenums

56. Welche Voraussetzungen gelten für Magenuntersuchungen?

Der Patient muß zu den Magenuntersuchungen vollständig nüchtern sein, vor der Untersuchung nicht rauchen, nicht unter Medikamentenwirkung stehen.

57. Was ist durch die Röntgenuntersuchung des Magens zu erkennen?

Die Röntgendarstellung des Magens mit Kontrastbrei zeigt Lage, Größe, Form, Wandrelief und Bewegungsablauf der Peristaltik.

58. Was wird bei einer Gastroskopie gemacht?

Durch das flexible Gastroskop wird Licht durch ein Bündel sehr dünner biegsamer Glasfasern (Fiberskop) in den Magen eingestrahlt und die beleuchtete Magenwand durch ein zweites Glasfaserbündel betrachtet. Häufig wird heute die sog. Videoendoskopie eingesetzt, bei der das optische Bild über eine Elektronik auf einen Monitor gebracht wird und damit von mehreren Personen gleichzeitig betrachtet werden kann. Mit dieser Technik kann das Bild wie ein Fernsehbild über beliebig weite Strecken übertragen werden.

Die Spitze des Gastroskops im Magen kann vom Okular aus verschieden stark gekrümmt werden, so daß alle Teile des Magens beobachtet werden können.

Außerdem findet sich ein Kanal für die Lufteinblasung zum Entfalten und zum Freispülen der Optik des Gastroskops im Magen, wenn diese z. B. durch Schleim verschmiert ist. Ein zweiter Kanal ermöglicht die Einführung einer Biopsiezange, mit der gezielt Gewebe aus der Magenschleimhaut zur Karzinom- oder Gastritisdiagnose entnommen werden kann.

59. Welche Behandlungsmaßnahmen können mit Gastroskopen durchgeführt werden?

◆ Fremdkörper können entfernt werden;

◆ Polypen können abgetragen werden;

◆ Blutungsquellen können verschorft, unterspritzt oder mittels Gummibandligatur gestillt werden;

◆ Engstellen der Speiseröhre können mittels sog. Bougies aufgeweitet oder durch Einbringen von Stents dauerhaft weit gehalten werden;

◆ eine perkutane endoskopische Gastrostomie (PEG) kann angelegt werden.

60. Wie ist zur Gastroskopie vorzubereiten?

Patient nüchtern lassen, Zahnprothesen entfernen, Nierenschale und Zellstoff bereithalten.

Als Prämedikation werden eventuell 2,5–5 mg Dormicum i.v. gegeben. Zur Anästhesie der Rachenschleimhaut wird Xylocain-Spray angewandt.

Das Gastroskop (mit aufgeschobenem Beißring) wird durch Wasser oder ein anästhesierendes Gleitmittel (z. B. Sterigel) gleitfähig gemacht. Es wird mit Blas-, Spül- und Absaugevorrichtungen an die Kaltlichtquelle angeschlossen.

Eine Biopsiezange wird bereitgehalten. Schälchen mit physiologischer Kochsalzlösung zur Aufnahme des Biopsiematerials und für den Schnelltest auf das Vorliegen von Heliocobacter pylori (CLO-Test) (siehe Frage 64, S. 258) werden bereitgestellt.

Fotoapparat mit Film, Papier für den Videoprinter oder ein Videoband werden vorbereitet.

Nach der Gastroskopie mit Prämedikation und Rachenanästhesie darf der Patient nicht essen und nicht trinken und muß liegen, bis die Medikamentenwirkung abgeklungen ist. Wenn der Patient sediert wurde, darf er an diesem Tag kein Auto mehr lenken.

61. Welche Möglichkeiten der Bilddokumentation von Gastroskopien gibt es?

- Fotodokumentation mit auf das Endoskop aufgesetzter Kleinbild- oder Polaroidkamera;
- Aufzeichnung der Untersuchung auf Videoband mittels Video-Endoskopie;
- Bilddokumentation mittels Videoprinter.

62. Welche Bedeutung hat Helicobacter pylori?

Helicobacter pylori ist ein begeißeltes Bakterium, das bei 10–40% der Menschen in Mitteleuropa (je nach Altersgruppe) im Magenschleim lebt. Es muß nicht unbedingt Krankheitserscheinungen hervorrufen. Bei prädisponierten Personen trägt Helicobacter pylori aber zur Entstehung der chronischen Gastritis und des Magen- bzw. Duodenalgeschwürs bei. Durch die Beseitigung des Keims mittels antibiotischer Behandlung gelingt es heute, Patienten mit rezidivierenden Magen- oder Zwölffingerdarmgeschwüren dauerhaft zu heilen.

63. Warum kann Helicobacter pylori im sauren Milieu des Magens überleben?

Normalerweise werden Bakterien durch die Magensäure abgetötet. Helicobacter pylori erzeugt aber durch eine besondere Enzymausstattung mit Urease aus dem ubiquitär vorhandenen Harnstoff ein neutrales Ammoniumwökchen um sich herum und entgeht so dem Zugriff der Magensäure.

64. Wie kann Helicobacter pylori nachgewiesen werden?

◆ Mittels Schnelltest (CLO-Test), der auf dem Nachweis von Ammoniak beruht, in der Biopsie aus der Magenschleimhaut unmittelbar bei der Gastroskopie;

◆ mikroskopisch bei der histologischen Untersuchung der Magenschleimhautbiopsie;

◆ mittels C13-Atemtest; dabei wird Harnstoff, der mit dem stabilen Isotop des Kohlenstoffs C13 markiert wurde, oral aufgenommen und markiertes CO_2 abgeatmet, das massenspektrographisch bestimmt werden kann;

◆ mit serologischen Methoden im Blut;

◆ durch kulturelle Anzüchtung aus der Magenbiopsie.

65. Was ist eine Magensekretionsanalyse?

Man bestimmt mittels eingeführter Sonden im Magen bzw. Duodenum den Säuregehalt des Magensaftes nativ und nach verschiedenen Stimulationstests, z. B. mit Histamin.

Dieses Verfahren wird heute nur noch sehr selten durchgeführt, da die Säure zwar eine Grundvoraussetzung für die Entstehung von Geschwüren ist, man aber aufgrund einer hohen oder niedrigen Säuresekretion nicht auf eine besondere Neigung zum Geschwürsleiden schließen kann.

66. Was versteht man unter funktionellen Beschwerden des Magens?

Nur sehr wenige Patienten mit „Magenbeschwerden" haben tatsächlich eine faßbare Erkrankung, z. B. ein Geschwür, eine Gastritis oder ein Magenkarzinom. Oft handelt es sich um motorische Störungen des Ablaufs der Magenperistaltik oder abnorme Gasbildungen in Verbindung mit einer gesteigerten Sensibilität für Vorgänge im Magen-Darm-Trakt. Man spricht von funktionellen Beschwerden, Reizmagen oder nichtulzeröser Dyspepsie. Die endoskopische Untersuchung ist bei diesen Patienten unauffällig, wird aber häufig zum Ausschluß einer Erkrankung der Magenschleimhaut durchgeführt.

67. Wie häufig sind funktionelle Beschwerden des Magens?

Enorm häufig. Sie gehören zu den häufigsten Gründen, warum Patienten zur Magenspiegelung kommen. Man rechnet, daß etwa 50–60% der Patienten, die wegen Oberbauchbeschwerden den Arzt aufsuchen, derartige Beschwerden haben.

68. Was ist eine PEG?

Bei der perkutanen endoskopischen Gastrostomie wird während einer Gastroskopie der luftgefüllte Magen mit einer dicken Kanüle angestochen, durch diese Kanüle ein Faden geführt, der Faden mit der Biopsiezange gefaßt und aus dem Mund herausgeführt. An den Faden bindet man einen ca. 20 cm langen Schlauch, dessen eines Ende mit einer Halteplatte versehen ist. Der Schlauch wird am Faden durch die Bauchdecke gezogen, so daß die Halteplatte innen an der Magenwand anliegt. Über diese Sonde kann der Patient dann langfristig enteral ernährt werden (siehe Frage 40–42, S. 251–252).

Man legt die PEG bei Patienten mit vorübergehenden oder bleibenden Schluckstörungen wegen Schlaganfall, Karzinom oder Rachentumoren und bei dementen Patienten an.

69. Was ist zu einer Magenspülung zu richten?

- Gummischürze für Patient, Pflegeperson und Arzt,
- Zellstoff, Nierenschale,
- dicker Magenschlauch im warmen Wasser,

- großer Glastrichter mit Gummischlauch und Glaszwischenstück,
- Schlauchklemme (Peán),
- evtl. Mundsperre aus Holz oder Gummikeil oder Bindenrolle,
- Kannen mit körperwarmer Spülflüssigkeit,
- Reagenzgläser zum Auffangen von Untersuchungsmaterial, Meßzylinder und Eimer,
- evtl. Medikamente wie Magnesiumsulfat oder Kohle, die nach der Magenspülung in den Magen eingebracht werden.

70. Wann kommt eine Magenspülung in Frage?

Bei Vergiftungen per os (z. B. bei Nahrungsmittelvergiftung oder Medikamentenintoxikation, akzidentell oder in suizidaler Absicht), bei Magenentleerungsstörungen (Pylorusstenose).

71. Was ist bei der Magenspülung Bewußtloser zu beachten?

Der Patient muß vor der Magenspülung intubiert werden, um eine Aspiration zu vermeiden.

72. Wie wird auf okkultes Blut im Stuhl untersucht?

An drei verschiedenen Tagen wird eine Stuhlprobe auf einen Teststreifen gegeben (Hämoccult-Test). Der Patient soll sich ballaststoffreich ernähren und Vitamin-C-haltige Früchte oder Getränke meiden.

Erkrankungen des Magens und Duodenums

73. Welche Erkrankungen des Magens sind wichtig?

- Die akute Gastritis (Magenschleimhautentzündung),
- die chronische Gastritis, entweder als Oberflächengastritis oder als atrophische Gastritis mit Verlust der Säureproduktion,
- die Ulkuskrankheit (Ulcus ventriculi bzw. duodeni) und ihre Komplikationen,
- die Motilitätsstörungen nach Magenoperation,
- das Magenkarzinom.

74. Was kann eine akute Gastritis auslösen?

- Exzesse und Fehlverhalten der Ernährung: Alkohol, Nikotin, kalte Speisen und Getränke, verdorbene Speisen;
- viele Medikamente, vor allem Aspirin und Rheumamittel, Antibiotika, Steroide und Zytostatika;
- Streß, z. B. auf Intensivstation, bei Verbrennungen, Schock oder Sepsis.

75. Wie sind die Beschwerden bei akuter Magenschleimhautentzündung?

Druck- und Völlegefühl, Übelkeit, Erbrechen, Widerwillen gegen Essen, selten Temperatursteigerungen.

76. Was ist bei akuter Gastritis zu machen?

Ausschaltung der Ursachen; Nahrungskarenz, z. B. 24 Stunden Fasten, dann Diät: Tee, Zwieback, Haferschleim.

77. Welche Ursachen spielen für die Entstehung der chronischen Gastritis eine Rolle?

Man unterscheidet drei Ursachengruppen der chronischen Gastritis, die nach A, B und C zu merken sind:

◆ A: Autoimmungastritis: sie wird durch Autoantikörper gegen Belegzellen der Magenschleimhaut verursacht, spielt sich vor allem im Corpus des Magens ab und führt bei längerem Bestehen zu einer Atrophie der Magenschleimhaut (chronisch atrophische Gastritis). Gelegentlich kommt es zu einer Vitamin B_{12}-Mangelanämie, da der für die Resorption von Vitamin B_{12} notwendige Intrinsic factor fehlt.

◆ B: bakterielle Gastritis: bedingt durch Helicobacter pylori.

◆ C: chemische Gastritis: darunter fallen alle Schäden der Magenschleimhaut durch chemische Substanzen; z. B. nichtsteroidale Antirheumatika, Alkohol, Nikotin, Galle bei duodenogastralem Reflux usw.

Daneben gibt es noch eine Fülle anderer Ursachen, z. B. spezifische Infektionen, Lymphome, Sarkoidose, Morbus Crohn, Amyloidose, die aber alle sehr selten sind.

78. Welche Krankheitszeichen findet man bei chronischer Gastritis?

Druck- und Völlegefühl, Unverträglichkeit für bestimmte Speisen, Appetitlosigkeit, Aufstoßen, Blähsucht, Sodbrennen, morgendliches Erbrechen.

Häufig bestehen aber subjektiv keine Beschwerden.

Eine chronische Gastritis kann nur histologisch, d. h. durch Untersuchung einer Magenschleimhautbiopsie, diagnostiziert werden.

79. Welche Bedeutung hat die chronische Gastritis, wenn doch so häufig keine Beschwerden bestehen?

Die chronische Gastritis gilt als Risikofaktor für die Entstehung eines Magenkarzinoms.

80. Wie kann die chronische Gastritis behandelt werden?

In vielen Fällen ist keine Behandlung möglich, z. B. bei der Autoimmungastritis. Hier kann man nur die Folgen behandeln, z. B. eine Vitamin B_{12}-Mangelanämie durch Substitution von Vitamin B_{12}.

Beim Nachweis von Helicobacter pylori wird man versuchen, den Keim zu eliminieren, jedoch nur dann, wenn gleichzeitig Geschwüre vorliegen oder vorgelegen haben oder eine ausgeprägte Familienanamnese für Magenkrebs bekannt ist. Man wird dem Patienten raten, möglichst auf schädigende Gewohnheiten, vor allem Alkohol und Nikotin zu verzichten und, falls vertretbar, keine schleimhautschädigenden Medikamente einzunehmen.

81. Was versteht man unter peptischen Geschwüren?

Es sind Geschwürsbildungen, die durch Andauung der Schleimhaut entstehen und einen Substanzdefekt darstellen. Man unterscheidet

- das Ulcus ventriculi im Magen und
- das Ulcus duodeni, vor allem im Bulbus duodeni,
- sowie das Ulcus pepticum jejuni nach Magenoperation (Anastomosenulkus) und
- das Ulkus im Ösophagus bei Refluxösophagitis.

82. Wodurch entsteht das Magen- oder Zwölffingerdarmgeschwür?

Als entscheidend für die Entstehung von Magen- und Duodenalulzera wird heute der Keim Helicobacter pylori angesehen, der als Verursacher der chronisch aktiven Gastritis gilt.

Begünstigend wirken zusätzlich eine überschießende Säureproduktion, eine genetisch bedingte Veranlagung, psychische Spannungs- und Konfliktsituationen, Nikotin, Kaffee, Medikamente (Antirheumatika, Steroide).

Das Ulkusleiden wird als Mißverhältnis zwischen aggressiven (Helicobacter pylori, Säure, Pepsin) und protektiven (Schleim, intakte Durchblutung) Faktoren angesehen. Mit Beseitigung von Helicobacter pylori durch eine antibiotische Behandlung gelingt erstmals eine Heilung der rezidivierenden Ulkuskrankheit.

83. Welche Beschwerden können auf ein Ulkus hinweisen?

Schmerzen im Oberbauch, meist am Rippenbogen, rechts häufiger als links, die periodisch mit der Nahrungsaufnahme schwinden, danach aber wieder auftreten, beim Ulcus ventriculi bald nach dem Essen, beim Ulcus duodeni oft 2–3 Stunden nach der Mahlzeit; Nüchternschmerz, auch als Nachtschmerz.

Saures Aufstoßen und Sodbrennen, auch Blähungen, selten Erbrechen; Appetit und Gewicht sind meist nicht beeinträchtigt.

Schubweiser Verlauf mit Verschlimmerungsperioden (Rezidiven) ist typisch.

Bei *Ulkusblutung* kann es zum sog. kaffeesatzartigen Erbrechen oder zum sog. Teerstuhl kommen. Beide Phänomene entstehen dadurch, daß sich Blut bei Kontakt mit der Salzsäure des Magens schwarz färbt.

84. Wie wird das Ulkus nachgewiesen?

Im Epigastrium (Oberbauch) besteht eine umschriebene Druckempfindlichkeit.

Durch die Gastroskopie kann ein Ulkus direkt gesehen und durch Biopsie entschieden werden, ob es sich um ein peptisches Ulkus oder um ein zentral zerfallendes Karzinom (Magenkrebs) handelt.

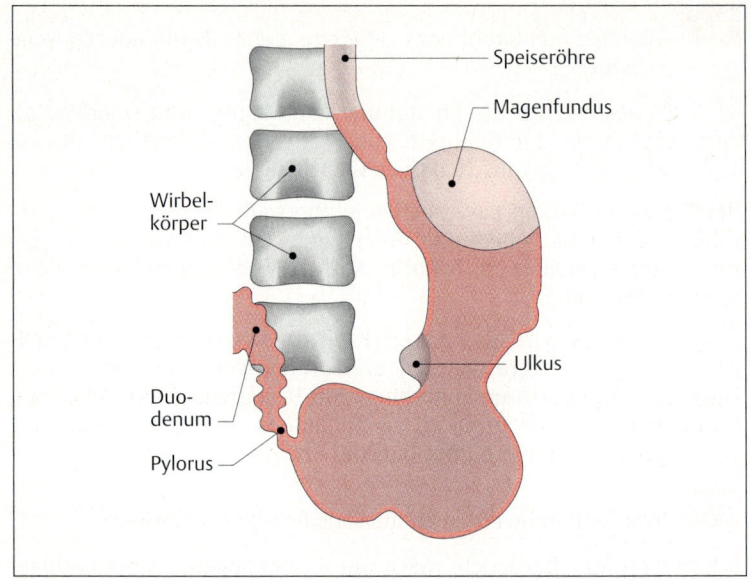

Abb. **27** Magengeschwür an der kleinen Kurvatur (Ulcus ventriculi) durch Röntgenkontrastmittel dargestellt (nach Gerlach u.a.)

Man erkennt, ob das Ulkus blutet oder vor kurzem geblutet hat (Abb. **27**).

Eine röntgenologische Untersuchung sollte heute bei Verdacht auf Ulkus nur noch in Ausnahmefällen durchgeführt werden, da sie wesentlich ungenauer ist und nicht die Möglichkeit der Biopsie bietet.

85. Wie kann ein Ulcus ventriculi oder duodeni behandelt werden?

Mit Protonenpumpenhemmern (Omeprazol, Pantoprazol, Lansoprazol) kann heute praktisch jedes gutartige Ulkus zur Abheilung gebracht werden. Zweitbeste Möglichkeit ist die Gabe von H_2-Blockern (Ranitidin, Famotidin). Antazida (Aluminium- oder Magnesiumsalze) zur Neutralisation der Magensäure spielen keine große Rolle mehr. Auch die früher für wichtig gehaltenen diätetischen Vorschriften sind überflüssig: der Patient soll essen, was ihm bekommt. Allerdings sollte das Rauchen eingestellt werden.

Beim Nachweis von Helicobacter pylori, der bei praktisch jedem Ulcus duodeni und bei ca. 70% der Ulcera ventriculi vorhanden ist, sollte man zusätzlich zur säurehemmenden Behandlung mit zwei verschiedenen Antibiotika versuchen, den Keim zu eradizieren („entwurzeln"). Das gelingt bei entsprechender Compliance (Mitarbeit des Patienten) in ca. 90% der Fälle.

86. Welche Ulkuskomplikationen kommen vor?

◆ Blutung: Erbrechen (Hämatemesis), Meläna (Teerstuhl), Sickerblutung mit okkultem Blut im Stuhl; Nachweis durch Teststreifen. Blutungen können auch durch Erosionen (oberflächliche Schleimhautdefekte) entstehen;

◆ Perforation in die freie Bauchhöhle mit Peritonitis oder durch ein Bauchorgan gedeckt und abgekapselt;

◆ Pylorusstenose durch Spasmus oder Schrumpfung oder beides;

◆ maligne Entartung eines chronischen kallösen Ulcus ventriculi (Ulkuskarzinom).

87. Wie macht sich eine Ulkusblutung bemerkbar?

Große Magenblutung, wenn ein größeres Blutgefäß angedaut wird:

Bluterbrechen von dunkelroten bis kaffeesatzartigen Massen, besonders beim Ulcus ventriculi, oder schwarze „Teerstühle", besonders beim Ulcus duodeni.

Anämie und Kollapssymptome: kalter Schweiß, Unruhe, Blässe, Tachykardie und Blutdruckabfall, evtl. Bewußtseinsverlust, Hämatokrit und Hb-Abfall.

Sickerblutung, allmählich auftretende Anämie mit Blässe, Hämatokrit und Hb-Abfall und okkultem Blut im Stuhl (Nachweis durch Teststreifen).

88. Was ist bei einer Magenblutung sofort zu machen?

– Arzt rufen, bis dahin Patienten flach legen, beruhigen und für Bettruhe sorgen;

– Infusionen bereitstellen;

– Hb, Hämatokrit und Blutgruppe bestimmen, Blutkonserve besorgen;

- halbstündliche Puls- und Blutdruckkontrolle;
- Nahrungskarenz, nur Eisstückchen lutschen lassen, Eisblase auf den Oberbauch, später aber auch eisgekühlte Milch;
- Notfallgastroskopie vorbereiten!
- Evtl. Operation vorbereiten.

89. Wie ist die weitere Behandlung der Magenblutung?

Die meisten Magenblutungen stehen spontan, doch besteht eine beträchtliche Rezidivgefahr. Mehrfache Gastroskopien im Verlauf sind zur Beurteilung der Situation unerläßlich! Häufig gelingt es, die Blutung durch endoskopische Maßnahmen wie Unterspritzen, Fibrinklebung, Elektro- oder Laserkoagulation zum Stehen zu bringen. Falls das nicht geht, muß notfallmäßig operiert werden. Medikamentös gibt man parenteral Protonenpumpenblocker oder Sucralfat über die Magensonde. Zur Überwachung ist eine Magensonde erforderlich. Die Sterblichkeit der Patienten mit Ulkusblutung ist beträchtlich, wobei vor allem ältere Patienten gefährdet sind.

90. Wie kann die Penetration eines Ulkus verlaufen?

Die Penetration ist ein allmähliches Durchdringen einer Ulzeration durch die Magen- oder Darmwand, die erhebliche Beschwerden (Dauerschmerz!) verursacht und in die Perforation, den Durchbruch, übergehen kann.

91. Wie macht sich die Ulkusperforation in die freie Bauchhöhle bemerkbar?

◆ Bild des akuten Abdomens: akuter Schmerz, der sich mehr und mehr steigert;

◆ Facies abdominalis: verfallenes Gesicht, spitze Nase, halonierte Augen, ängstlich-unruhiger Gesichtsausdruck, Blässe;

◆ die Bauchdeckenspannung setzt rasch ein, die Beine werden angezogen;

◆ trockene Zunge;

◆ Schocksymptome: Tachykardie, Blutdruckabfall;

◆ röntgenologisch: Luftsicheln unter dem Zwerchfell durch Austreten der Magenluft in die freie Bauchhöhle.

Magen und Zwölffingerdarm

92. Was nennt man eine gedeckte Perforation?

Einen Durchbruch, der durch Netz oder andere Bauchorgane, z. B. Gallenblase, Leber, Pankreas, gedeckt wird und dessen Perforationsöffnung dadurch verklebt und geschlossen wird.

93. Welche Gefahren bestehen bei Ulkusdurchbruch?

Tod im Schock oder an Peritonitis.

94. Was ist bei einer Ulkusperforation zu machen?

Sofortige Operation mit Übernähung der Perforationsstelle oder gleich Magenresektion (Teilentfernung des Magens).

95. Wodurch macht sich eine Pylorusstenose bemerkbar?

Erbrechen der gegessenen Speisen im Schwall – rasche Gewichtsabnahme, Exsikkose, Elektrolytverlust und Kräfteverfall – Überdehnung des Magens (Magenektasie).

96. Wodurch kann es zur Magenentleerungsstörung kommen?

Bei *angeborener Stenose* der Säuglinge durch Hypertrophie der Ringmuskulatur im Pylorus oder durch Pylorospasmus.

Bei *pylorischem Ulkus* durch Narbenschrumpfung oder durch Magenkarzinom im präpylorischen Bereich.

97. Welche Behandlungsmöglichkeiten kommen bei Pylorusstenose in Frage?

◆ Magenspülungen zur Entfernung alter Speisereste und zur Beseitigung der Überdehnung des Magens, evtl. laufendes Absaugen des Mageninhaltes;

◆ Ausgleich des Wasser- und Elektrolytverlusts, evtl. parenterale Ernährung;

◆ Versuch konservativer Behandlung mit Sekretionshemmern;

◆ Diät: kleine Portionen leicht verdaulicher Speisen;

◆ bei unbefriedigendem Erfolg Operation, z. B. als 2/3-Resektion (nach Billroth II), in Notfällen nur Anlegen eines neuen Magenausgangs durch Verbindung mit dem Dünndarm (Gastroenteroanastomose, GE).

98. Wann ist eine Magenoperation angezeigt?

- Bei chronisch-rezidivierendem Ulkus oder wenn ein Ulkus nach 8 Wochen trotz optimaler medikamentöser Behandlung nicht abgeheilt ist. Wegen der guten therapeutischen Möglichkeiten kommt das heute aber nur noch sehr selten vor;
- bei Pylorusstenose durch Narbenraffung oder durch Magenkrebs;
- bei bedrohlicher großer Blutung oder wenn die Blutung in 48 Stunden nicht steht;
- bei Ulkusperforation oder Penetration;
- bei Magenkrebs.

99. Welche wichtigen Magenoperationen gibt es?

Übernähung eines perforierten Ulcus ventriculi oder duodeni.

Bei *Gastroenteroanastomose* (GE) wird eine Dünndarmschlinge mit dem tiefsten Punkt des Magens verbunden, so daß dieser sich gleich in den Darm entleeren kann (Notoperation).

Bei der Operation nach *Billroth I* Magenteilentfernung; der Restmagen wird mit dem Duodenalstumpf verbunden.

Bei *Vagotomie* und *Pyloroplastik* werden die Vagusäste an der Kardia durchtrennt, um die Säureresektion zu reduzieren, und der Pylorus wird erweitert, weil er nach Durchtrennung der Vagusfasern von diesen nicht mehr geöffnet werden kann.

Die *Magenresektion,* meist als 2/3-Resektion nach Billroth II, wobei vom Magen nur der Fundus erhalten bleibt und dieser mit einer der oberen Jejunumschlingen verbunden wird.

Die Totalresektion *(Gastrektomie)* des Magens, z. B. wegen Karzinoms, mit Verbindung des Ösophagus mit dem Jejunum.

100. Welche Funktionsstörungen können nach Magenresektion auftreten?

◆ Beschwerden des kleinen Magens, besonders bei hoher Resektion oder enger Anastomose, auch durch Verschwellung der Anastomose bei Stumpfgastritis, mit Völlegefühl nach dem Essen, Neigung zum Erbrechen der Speisen.

◆ Dumping-Syndrom nach Resektion: nach dem Essen Blässe, Schwindel, Kollapsneigung, Durchfälle, Mattigkeit mit Schweißausbruch durch überstürzte Auffüllung des Dünndarms und rasche Resorption der Kohlenhydrate, aber auch evtl. durch Milchallergie.

◆ Rezidivulkus an oder unterhalb der Anastomose im Jejunum (Ulcus pepticum jejuni). Das sollte bei optimaler Operationstechnik an sich nicht vorkommen.

101. Wie kann man Funktionsstörungen nach Magenresektion behandeln?

Häufig kleine Essensportionen, entsprechende eiweißreiche Diät, Vermeiden von Zucker und Milch, sehr heißen oder eisgekühlten Getränken, evtl. Liegen nach den Mahlzeiten, Atropin, Wärme; selten ist erneute Operation, z. B. bei Rezidivulkus erforderlich.

102. Welche Tumorbildungen kommen im Magen vor?

Gutartige Tumoren sind selten und meist bedeutungslos: z. B. Neurinome.

Schleimhautpolypen, sie können in seltenen Fällen maligne entarten. Sind mehrere Polypen vorhanden, so spricht man von Polypose.

Das *Magenkarzinom,* besonders bei Männern zwischen dem 40. und 60. Lebensjahr häufig; nach dem Bronchial-, Prostata- und Kolonkarzinom der vierthäufigste Krebs der Männer. Die Häufigkeit ging in den letzten 30 Jahren aber laufend zurück.

103. Was kann auf einen Magenkrebs hinweisen?

Appetitverlust, Abneigung gegen Fleisch und Wurst, Gewichtsabnahme, Anämie, evtl. Magenblutung als Hämatemesis oder latente Sickerblutung mit okkultem Blut im Stuhl. Nachweis durch Teststreifen.

Schließlich Magenausgangsstenose oder Übergreifen des Karzinoms auf die Nachbarorgane, z. B. Pankreas und Fernmetastasen.

104. Wie wird ein Magenkarzinom nachgewiesen?

- Endoskopisch durch die Gastroskopie,
- histologisch durch Biopsie bei Gastroskopie,
- röntgenologisch durch die Magen-Darm-Passage,
- chirurgisch bei Probelaparotomie.

105. Welche Behandlungsmethoden kommen bei Magenkarzinom in Betracht?

Nur die Frühoperation des Magenkrebses hat manchmal Erfolg.

Bestrahlung und zytostatische Behandlung können zusätzlich angewandt werden, haben aber nur geringe Wirkung.

106. Welche Bedeutung haben Divertikel?

Divertikel des Ösophagus, des Magens (selten), des Duodenums, des Dünn- und Dickdarms haben keine Bedeutung, solange keine sekundären Entzündungen durch Stagnation des Speisebreies auftreten.

107. Was ist Sodbrennen?

Ein sehr aussagekräftiges und typisches Symptom für den Reflux von saurem Mageninhalt in die untere Speiseröhre.

Der Patient spürt ein hinter dem Brustbein aufsteigendes, brennendes Gefühl, vor allem im Liegen. Sehr häufiges Leiden, das auf eine Refluxosöphagitis hinweisen kann, die aber sicher nur endoskopisch nachzuweisen ist. Risikofaktoren sind Rauchen und Genuß von hochprozentigen Alkoholika oder Rotwein, Schwangerschaft und eine Hiatushernie (s. Abb. **25 a-c**, S. 247, und Frage 23, S. 246).

108. Was ist Aerophagie?

Luftschlucken, meist unbewußte, selten neurotische Gewohnheit, mit nachfolgendem Luftaufstoßen.

109. Wie kann es zum Erbrechen kommen?

Der Brechreflex aus dem verlängerten Mark (Medulla oblongata) kann durch Überfüllung des Magens bei Pylorusstenose oder Diätfehlern, bei Gallenleiden, reflektorisch mit Schwindel, z. B. bei der Seekrankheit, oder psychogen durch Ekel oder Aufregung ausgelöst werden. Toxisches Erbrechen kann durch Medikamente (Digitalis, Brechwurzel) oder durch Drogen (Alkohol) hervorgerufen werden.

Er kommt durch eine Kontraktion des Magenantrums, der Bauchdecken und des Zwerchfells bei Erschlaffung der Kardia des Ösophagus zustande.

110. Wie wird der Singultus ausgelöst?

Durch rhythmische Zwerchfellkontraktionen infolge von Reizung durch den N. phrenicus (Schluckauf).

111. Was sind Erosionen?

Oberflächliche Läsionen der Magen- oder Zwölffingerdarmschleimhaut, die oft multipel auftreten und zu Blutungen führen können. Sie sind gastroskopisch zu erkennen.

112. Was kann zu Magenblutung führen?

Magenblutungen mit Hämatemesis oder Teerstühlen können bei Ulcus ventriculi oder duodeni, Karzinom oder Erosionen der Magenschleimhaut, Ösophagusvarizen, evtl. bei Polypen oder Divertikeln vorkommen. Durch Gastroskopie kann die Blutungsquelle aufgefunden und in manchen Fällen koaguliert, verschorft oder mit einem Clip gestillt werden.

113. Was ist eine Gastroptose?

Gastroptose oder Senkmagen (Magensenkung) kommt bei asthenischen oder stark abgemagerten Menschen vor und hat keine Bedeutung. Wenn ängstliche Menschen hören, daß sie eine Magensenkung haben, werden sie vielleicht ohne Grund beunruhigt. Man soll den Ausdruck daher vermeiden.

114. Was bezeichnet man als Stauungsgastritis?

Es handelt sich dabei nicht um eine Entzündung, sondern um eine Stauung des venösen Blutabflusses, wie dies bei Herzleiden in allen Teilen des Pfortadergebietes, z.B. auch der Leber (Stauungsleber), und im großen Kreislauf, z.B. mit Beinödemen, vorkommen kann. Bei Stauungsgastritis besteht Appetitlosigkeit sowie Übelkeit.

115. Was versteht man unter Atonie des Magens?

Erschlaffung und Bewegungslosigkeit des Magens.

116. Was versteht man unter funktioneller Dyspepsie?

Unter funktioneller Dyspepsie werden auf den Oberbauch bezogene, meist wechselnde und durch äußere Umstände auslösbare Symptone, wie zum Beispiel Schmerz, Völlegefühl, Aufstoßen, Blähungen oder Sodbrennen zusammengefaßt. Synonyma sind Reizmagen, nervöser Magen, nichtulzeröse Dyspepsie oder funktionelle Magenbeschwerden. Ca. 25–30% der Bevölkerung leiden an solchen Beschwerden, ohne daß sie aber den Arzt aufsuchen. Auch bei einer gründlichen Untersuchung bleibt jedoch in vielen Fällen die Ursache unklar. Nur bei 10–20% der Patienten wird endoskopisch ein Ulkus oder eine andere organische Erkrankung entdeckt.

117. Wie stellt man sich die Entstehung der funktionellen Dyspepsie vor?

Man nimmt an, daß es sich bei der funktionellen Dyspepsie um Änderungen der Magenmotilität, des Tonus oder der Sekretion handelt. Der gesamte Magen-Darm-Trakt ist von einem dichten Nervengeflecht versorgt („Gehirn des Bauches"), das von der Psyche beeinflußt wird. Seelische Konflikte könnmen sich auf das geregelte Zusammenwirken von Sekretion und Magenmuskulatur ungünstig auswirken. Spasmen führen zu Schmerzen, Entleerungsverzögerung zu Völlegefühl oder Gasbildung.

118. Was ist bei funktioneller Dyspepsie zu tun?

Zunächst muß eine Diagnose gestellt werden. Bei jüngeren Patienten kann man sich zunächst mit einer gründlichen Anamnese und einer probatorischen Behandlung, z. B. mit Antazida oder Prokinetika begnügen. Bestehen die Beschwerden länger als zwei Wochen und ist der Patient über 50 Jahre, so sollte man eine Gastroskopie zum Ausschluß einer Refluxösophagitis, eines Ulkus oder eines Karzinoms durchführen. Diese diagnostische Maßnahme dient auch der Beruhigung der meist ängstlichen Patienten.

119. Besteht ein Zusammenhang zwischen funktioneller Dyspepsie und Helicobacter pylori?

Wahrscheinlich nicht, doch sind die Untersuchungen zu dieser Frage noch nicht abgeschlossen. Bei hartnäckigen Beschwerden ohne Besserung durch übliche Maßnahmen sollte man auch einen Versuch der Keimeradikation erwägen.

Dünndarm und Dickdarm

Allgemeines

120. Aus welchen Abschnitten besteht der Dünndarm?

Aus dem Duodenum (Zwölffingerdarm, s. Frage 54, S. 255), dem Jejunum (Leerdarm) und dem Ileum (Krummdarm).

121. Wie sind Jejunum und Ileum gebaut?

Jejunum und Ileum sind durch eine Doppelplatte des Peritoneums (Mesenterium), in der Arterien, Venen, Lymphgefäße und Nerven verlaufen, mit der Hinterwand der Bauchhöhle verbunden und dadurch verschieblich und beweglich.

Der Schichtaufbau der Wandung ist wie beim Duodenum von außen nach innen: Serosa (Peritoneum), Längs-, Ringmuskelfasern, submuköses Bindegewebe, Mukosa. Letztere bildet in den oberen Dünndarmabschnitten ringförmige Querfalten, die die Oberfläche vergrößern.

Der Dünndarm ist etwa 5 m lang und 4 cm weit.

122. Wie ist die Dünndarmschleimhaut beschaffen?

Die Oberfläche der Dünndarmschleimhaut besteht aus einer großen Zahl feiner Zotten, so daß sie wie Samt wirkt. Im Epithel der Zotten finden sich schleimbildende Becherzellen und die wichtigen Saumzellen (Enterozyten), die die zerlegten Nahrungsstoffe aus dem Darminhalt resorbieren.

Im Zentrum der Zotte verläuft eine zentrale Arterie, die sich in ein Kapillarnetz unter die Saumzellen verteilt, das die resorbierten

Monosaccharide und Aminosäuren aufnimmt und über die Pfortader an die Leber leitet (s. Fragen 233–235, S. 303).

Die Fette werden in das zentrale Chylusgefäß (Darmlymphgefäß) aufgenommen und über die Cisterna chyli und den Ductus thoracicus in den venösen Teil des Blutkreislaufs gebracht (s. Frage 1, S. 60).

123. Wie wird der Darmsaft gebildet?

Von den Lieberkühn-Drüsen in der Darmschleimhaut werden Wasser, Salze und Enzyme als alkalischer Darmsaft produziert.

124. Welche Enzyme enthält der Darmsaft?

- Die Darmlipase zur Fettspaltung,
- Peptidasen für den Peptidabbau,
- Saccharase, Laktase und Maltase für die Kohlenhydratzerlegung.

125. Welche Bewegungen führt der Dünndarm aus?

Die *Segmentation* entsteht durch die abwechselnde Kontraktion und Erschlaffung der glatten Muskulatur und dient zur Durchmischung des Speisebreies.

Die *Peristaltik* ist eine wellenförmig ablaufende Kontraktion der glatten Muskulatur zur Weiterbeförderung des Speisebreies.

126. Wie werden die Bewegungen des Dünndarms gesteuert?

Durch den Füllungsreiz, durch Hormone und das vegetative Nervensystem.

127. Wo findet sich lymphatisches Gewebe im Darm?

Lymphgewebe findet sich besonders reichlich im unteren Ileum, dort in den sogenannten Peyer-Plaques angehäuft.

128. Wie sind die Lage und der Verlauf des Dickdarms?

Der Dickdarm liegt wie ein Rahmen um den Dünndarm unter der Leber, vor dem Magen und der Milz.

Dünndarm und Dickdarm

129. Aus welchen Abschnitten besteht der Dickdarm?

Er beginnt mit dem *Zäkum* (Blinddarm) im rechten Unterbauch, an dem die Appendix (Wurmfortsatz) hängt. An das Zäkum schließt das *Colon ascendens*, der aufsteigende Teil im rechten Mittelbauch, an. Dieses geht an der Flexura coli dextra in das *Colon transversum*, den Querdarm, über, an den in der Flexura coli sinistra das *Colon descendens*, der absteigende Teil im linken Mittelbauch, anschließt. Im linken Unterbauch folgt dann das *Sigma*, der S-förmige Abschnitt, der in Unterbauchmitte in das *Rektum*, den gerade verlaufenden Enddarm oder Mastdarm übergeht.

130. Wie ist der Übergang vom Dünn- in den Dickdarm beschaffen?

Der Dünndarm mündet mit der letzten Ileumschlinge an der inneren (medialen) Seite in das Zäkum. Der Übergang ist durch die Ileozäkalklappe (Bauhin-Klappe) ventilartig beschaffen, so daß der Rückfluß des Speisebreies in das Ileum verhindert wird.

131. Wie sieht der Dickdarm äußerlich aus?

Das Kaliber des Dickdarms ist weiter als das des Dünndarms.

Die Fasern der Längsmuskulatur sind in 3 Bändern angeordnet, die Längsfurchen (Tänien) erzeugen.

Die Ringmuskeln bilden durch Kontraktion Einziehungen, zwischen denen sich die Wand als sogenannte Haustren vorwölbt. An den Längsfalten finden sich Fettanhängsel.

132. Wie ist der Dickdarm befestigt?

Aszendens und Deszendens sind an der Hinterwand der Bauchhöhle angewachsen (retroperitoneale Lage). Transversum und Sigma sind an einer Mesenterium genannten Doppelung des Peritoneums befestigt und dadurch verschieblich.

133. Wie sieht die Schleimhaut des Dickdarms aus?

Sie hat keine Zotten, nur Einsenkungen und zahlreiche schleimbildende Becherzellen.

134. Welche Aufgabe hat der Dickdarm?

Seine Hauptaufgabe ist die Rückresorption von Wasser und die Eindickung des Darminhaltes zur Kotbildung.

135. Woraus besteht der Stuhl?

Die Fäzes bestehen aus unverdaulichen Nahrungsresten, Schleim, Wasser und Bakterien, vor allem Kolibakterien. Durch Sterkobilin, ein Abbauprodukt der Gallenfarbstoffe, wird der Stuhl braun gefärbt.

136. Welche Rolle spielen die Kolibakterien?

Sie kommen im Kolon in physiologischer Weise vor, wirken aber z. B. in der Gallenblase oder in den ableitenden Harnwegen z. T. als gefährliche Entzündungserreger.

137. Welchen Aufbau hat die Appendix?

Sie ist reich an lymphatischem Gewebe, daher wird sie auch als die Tonsille des Darmes bezeichnet. Bei Kindern und Jugendlichen kann sie dementsprechend auch leicht entzündlich erkranken (Appendizitis).

Untersuchungsmöglichkeiten des Dünn- und Dickdarms

138. Welche Untersuchungsverfahren lassen Rückschlüsse auf die Darmfunktion zu?

Die *röntgenologische* Magen-Darm-Passage und der Kolonkontrasteinlauf (KE) lassen Passagehindernisse, Tumoren, Divertikel und Entzündungen erkennen.

Endoskopische Untersuchungen: Jejunoskopie, von oral ausgeführt, und Prokto-, Rekto-, Sigmoido-, Koloskopie, von anal vorgenommen, lassen die Wandverhältnisse des Darmes direkt einsehen und Biopsiematerial zur feingeweblichen Untersuchung gewinnen.

Resorptionstests prüfen die Aufnahmefähigkeit der Darmschleimhaut (Resorption).

Stuhluntersuchungen.

139. Wie kann der Stuhl untersucht werden?

- Makroskopisch: auf Konsistenz, Form, Farbe und Beimengung von Blut, Schleim und Eiter;
- mikroskopisch: auf unverdaute Nahrungsreste (Fett und Muskelfasern), Parasiten (Wurmeier u. a. m.);
- chemisch: okkultes Blut (Nachweis durch Teststreifen); Untersuchung der Nahrungsausnützung mit Bestimmung des Fettgehaltes und des Gehaltes an Chymotrypsin oder Elastase (Pankreas-Funktionstest); Stuhl-pH.
- physikalisch: Bestimmung der Stuhl-Osmolalität;
- auf Krankheitserreger durch bakteriologische und virologische Verfahren.

140. Welche Änderungen der Stuhlkonsistenz kommen vor?

- Wäßrig bei Diarrhö mit Ursache im Dickdarm;
- breiig bei Diarrhö mit Ursache im Dünndarm;
- kleinknollig, hart (Skybala) bei spastischer Obstipation;
- band- oder bleistiftförmig bei Darmstenose (z.B. Mastdarmkrebs).

141. Welche Änderungen der Stuhlfarbe können beobachtet werden?

- Rote Beimengungen (Blut) bei Mastdarmblutungen, bei Hämorrhoiden, Colitis ulcerosa, Polypen oder Rektumkarzinom;
- tiefschwarze Färbung, „Teerstuhl", bei Blutung, z.B. durch Ösophagusvarizen, Ulkus, Schleimhauterosionen oder Magenkarzinom, aber auch nach Blutwurst oder Kohletabletten, Eisen- oder Lakritzpräparaten;
- lehmfarben (acholisch) bei fehlender Gallenflüssigkeit, z.B. bei Hepatitis oder Verschlußikterus;
- grau und salbenartig bei gestörter Fettverdauung;
- weiß durch Bariumkontrastbrei;
- hellgelb nach Milchnahrung,
- gelb nach Karotten,
- grün nach Spinat.

142. Welche besonderen Beimengungen können im Stuhl erscheinen?

- Schleimauflagerungen, bemerkbar durch den Glanz, z. B. bei Colon irritabile;
- Blutauflagerungen, z. B. bei Hämorrhoidenblutung;
- Eiterauflagerungen (trüb-schleimig), z. B. bei Ruhr;
- Speisereste bei Durchfall oder Pankreasinsuffizienz;
- Würmer: Oxyuren, Askariden, Bandwurmglieder.

143. Wozu dient der Xylosetest?

Er ermöglicht die Feststellung einer Resorptionsstörung im Dünndarm (Malabsorption), sagt aber nichts über die Art der Dünndarmerkrankung aus.

144. Wie wird der Xyloseresorptionstest durchgeführt?

Xylose (ein Monosaccharidzucker) wird im oberen Dünndarm gut resorbiert und rasch durch die Nieren ausgeschieden. Vor dem Versuch muß der Patient nüchtern sein und die Blase entleeren.

25 g Xylose werden in 250 ml Wasser aufgelöst und vom Patienten getrunken. Danach trinkt er möglichst bald noch 2 x 250 ml Wasser und hält Bettruhe ein.

In den nächsten 5 Stunden wird der Urin gesammelt. Normalerweise werden mehr als 5 g Xylose im Urin ausgeschieden. Bei Malabsorption (z. B. bei Sprue) werden weniger als 4 g im Urin gefunden.

145. Wozu dient der Laktosetoleranztest?

Bei Unverträglichkeit für Milch und Milchprodukte, die mit dem Laktosetoleranztest geprüft wird, kommt es zu mehr oder weniger starkem Durchfall.

Diese Form der Malabsorption kommt bei bis zu 5% der Bevölkerung z. T. angeboren, z. T. erworben (z. B. Sprue) oder bei Morbus Crohn (s. unten) vor.

146. Wie wird die Laktosetoleranz geprüft?

Beim nüchternen Patient wird der Blutzucker bestimmt. 50 g Laktose, gut aufgelöst in gut 500 ml Wasser, werden innerhalb von 10 Minuten getrunken.

Blutzuckerbestimmung nach 30, 60 und 120 Minuten: normal Anstieg über 20 mg/dl.

Stuhlkontrolle, ob Durchfälle auftreten und Untersuchung auf pH-Wert im Stuhl.

147. Was ist der Wasserstoff-Atemtest?

Normalerweise entsteht beim Stoffwechsel kein Wasserstoff. Liegt eine Verdauungsstörung, z. B. durch Enzymmangel im Dünndarm vor, so gelangen verdauliche Kohlenhydrate in den Dickdarm. Die dort vorhandenen Bakterien verstoffwechseln diese Kohlenhydrate, wobei Wasserstoff frei wird, der in der Ausatmungsluft des Patienten nachgewiesen werden kann. Das Verfahren ist völlig harmlos und eignet sich daher vor allem für die Diagnostik bei Kindern.

148. Welche besonderen Untersuchungen des Dickdarms sind wichtig?

Die digitale *Austastung* des Rektums, besonders im Hinblick auf Mastdarmkrebs.

Die *Proktoskopie* und die *Rektosigmoidoskopie* mit gezielter Gewebsentnahme (Biopsie).

Die *Koloskopie* mit dem flexiblen Glasfaserkoloskop zur Endoskopie, Biopsie, fotografischen Bilddokumentation, eventuell auch zur Polypektomie. Optimales diagnostisches Verfahren, allerdings technisch aufwendig und für den Patienten belastender als der Kolonkontrasteinlauf.

Der *Kolonkontrasteinlauf* nach entsprechender Vorbereitung, Darstellung des Dickdarms durch Kontrastmittel und nach Entleerung mit Lufteinblasung. Dabei entsteht keine Möglichkeit der Gewebeentnahme. Der Patient wird einer erheblichen Strahlenbelastung ausgesetzt.

149. Wie ist der Patient zum Kontrasteinlauf oder zur Rektoskopie/Koloskopie vorzubereiten?

Patienten mit Obstipation müssen 2 Tage vor der Untersuchung Abführmittel nehmen.

Am Vorabend bekommen sie nur leichte Kost und einen oder mehrere Einläufe, je nach Verordnung.

Am Morgen der Untersuchung ein oder mehrere Reinigungseinläufe, je nach Verordnung. Vor der Koloskopie trinken die Patienten 2–3 Liter einer Salzlösung bis sich aus dem Darm kamillenteeartige Flüssigkeit entleert. Vor der Rektokopie bekommen die Patienten nur ein Klistier (Mikroklist, Prakto-Clyss).

150. Was ist zur Rektokopie bzw. Proktoskopie zu richten?

- Schlitztuch zum Abdecken,
- Gummihandschuhe und Anästhesinsalbe,
- Rektoskop (bzw. Proktoskop),
- Lichtquelle (Beleuchtung überprüfen),
- Gebläse zur Entfaltung des Darms,
- Watteträger entsprechend der Rektoskoplänge,
- Biopsiezange, Adrenalinampullen (Betupfen der Biopsiestelle),
- Schälchen zur Aufnahme von Biopsiematerial,
- Versandgläschen,
- Eimer, Zellstoff.

Erkrankungen des Dünn- und Dickdarms

151. Was nennt man Diarrhö?

Häufige (mehr als 5–6 mal täglich) Entleerung von dünnen Stühlen infolge beschleunigter Darmpassage (Durchfall), oft mit Tenesmen (krampfartigen Leibschmerzen) einhergehend.

152. Was kann zur Diarrhö führen?

- Infektion mit Bakterien (z. B. Typhus, Ruhr, Cholera), Viren, Pilzen;
- Toxine, z. B. bei Nahrungsmittelvergiftung;
- Colitis ulcerosa, Colon irritabile, Enteritis regionalis (Crohnsche Krankheit);
- Reizzustände durch Störungen der Verdauungsfunktion (Maldigestion, Malabsorption, Sprue);
- Darmparasiten, z. B. Amöben, Askariden;
- Intoxikationen, z. B. durch Alkohol oder mit Schwermetallen, Blei, Quecksilber;
- Medikamente wie Abführmittel, auch Digitalis, Antibiotika;
- Reizung durch Röntgen- und Radiumstrahlen;
- Allergien, z. B. gegen Milch oder Fischeiweiß;
- gesteigerte nervöse Erregbarkeit (bei Examen, nervöser Durchfall);
- Hyperthyreose (Morbus Basedow);
- Rektumkarzinom.

153. Was bezeichnet man als Obstipation?

Darmträgheit mit verzögerter Passage oder Stuhlverhalt durch gestörte Darmentleerung (gestörter Defäkationsmechanismus).

154. Wodurch kann Obstipation bedingt sein?

- Schlackenarme Kost,
- fehlende Bewegung,
- schwache Bauchdecken,
- schlaffes, ausgeweitetes Kolon,
- gestörter Defäkationsreflex,
- Allgemeinkrankheiten, besonders mit Fieber und Bettruhe,
- Tumoren, dabei auch wechselnd Durchfall,
- Verwachsungen nach Operationen oder abgelaufenen Entzündungen,

- schmerzhafte Veränderungen am After wie Hämorrhoiden und Fissuren,
- psychische Besonderheiten.

155. Wie ist eine Obstipation zu behandeln?

Nach ihren *Ursachen:*

Organische Veränderungen, wie Hämorrhoiden oder Fissuren, müssen beseitigt werden.

Änderungen der Lebensgewohnheiten mit mehr Bewegung und schlackenreicher Kost kann den Entleerungsreflex wieder einspielen.

Abführmittel und Einläufe nur als vorübergehende Hilfe anwenden.

156. Wie ist die normale Stuhlgangsfrequenz?

Viele Patienten haben falsche Vorstellungen von der normalen Häufigkeit des Stuhlgangs. Normal ist eine Frequenz zwischen dreimal täglich und dreimal pro Woche.

157. Was bedeutet Laxantienabusus?

Durch häufiges oder ständiges Einnehmen von Abführmitteln (Laxantien) spricht der Darm immer weniger auf den natürlichen Füllungsreiz zur Entleerung an, sondern nur noch auf den starken Reiz des Mittels. Dadurch Verschlimmerung der Obstipationsneigung.

Laxantien reizen die Darmschleimhaut: Durch Flüssigkeitsentzug aus der Darmwand mit gleichzeitigem Kaliumverlust kann es zur Hypokaliämie kommen.

158. Welche Abführmittel sind zu unterscheiden?

- Quellmittel: Leinsamen, Weizenkleie, Agar-Agar, Guar, Methylzellulose;
- Gleitmittel: Paraffinöl, Glyzerin-Suppositorien;
- Salinische Abführmittel: Karlsbader Salz, Bittersalz, Glaubersalz;
- Peristaltikfördernde Mittel: Sennablätter, Phenolphthalein, Rizinusöl;

- Einläufe: warmes Wasser, evtl. mit Seifenzusatz;
- Klistiere: 100–250 ml Öl, Mikroklist.

159. Was sind Meteorismus und Flatulenz?

Meteorismus: Blähbauch, entsteht durch vermehrte Gasbildung im Darm, wodurch der Leib aufgetrieben und das Zwerchfell hochgedrängt wird.

Flatulenz: Blähsucht mit Abgang von Darmgasen (Flatus: Wind).

160. Welchen Zustand bezeichnet man als Roemheld-Syndrom?

Bei meteoristisch geblähtem Abdomen wird das Zwerchfell hochgedrängt und das Herz quergelagert. Dadurch können pektanginöse Beschwerden auftreten (Roemheld-Syndrom).

161. Wie entsteht ein Ileus?

Man muß unterscheiden:

den *mechanischen Ileus:* Darmverschluß als akute und lebensbedrohliche, chirurgisch zu behandelnde Krankheit mit anfangs sehr starken, kolikartigen Leibschmerzen und Erbrechen von Magen- und Darminhalt und

den *paralytischen Ileus:* Darmlähmung durch entzündlich-toxische (Peritonitis, Pneumonie, Urämie), stoffwechselbedingte (Hypokaliämie) oder reflektorische Ursachen (z. B. bei Nierenkolik) oder Mesenterialembolie.

162. Welche Krankheitserscheinungen können bei paralytischem Ileus auftreten?

Oft stehen die Symptome der auslösenden Krankheit im Vordergrund: Perforation, Peritonitis, Pankreatitis, Nierenkolik.

Wichtige Hinweise sind: Stuhl- und Windverhaltung mit meteoristisch geblähtem Abdomen. Beim Auskultieren mit dem Stethoskop fehlen die Darmgeräusche („Grabesstille im Abdomen"). Die Röntgenaufnahme im Stehen oder in Seitenlage zeigt die erweiterten, luftgefüllten Darmschlingen mit horizontalen Spiegelbildungen (Abb. **28**).

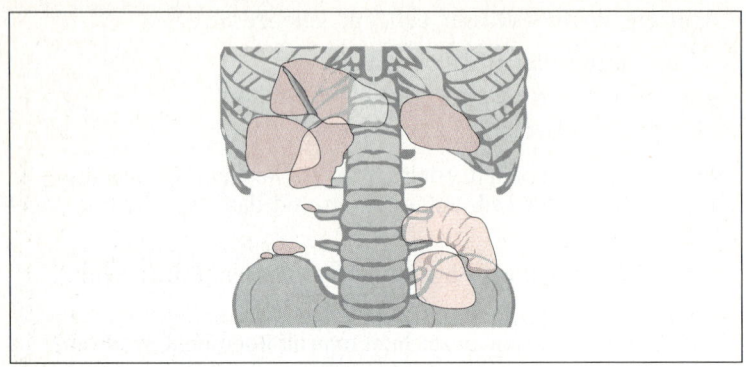

Abb. 28   Darmspiegelbildungen bei Ileus (nach Schettler)

163. Was muß beim mechanischen Ileus geschehen?

Ein mechanischer Ileus muß sofort (innerhalb 24 Stunden) chirurgisch behoben werden.

164. Was muß bei paralytischem Ileus gemacht werden?

Wenn der paralytische Ileus Folge einer Peritonitis durch Perforation (Ulkus, Appendix, Gallenblase) ist, muß ebenfalls chirurgisch behandelt werden.

Im übrigen gilt:

◆ Weder Essen noch Trinken;

◆ Normalisierung des Wasser- und Elektrolythaushaltes;

◆ Entlastung des Darmes durch Absaugen von Darminhalt mit der Miller-Abbott-Sonde, Darmrohr;

◆ medikamentös: keine Abführmittel! Prostigmin, Mestinon subkutan, intramuskulär oder Infusion, Bepanthen-Einläufe;

◆ Kontrolle der Darmtätigkeit durch Abhören der Darmgeräusche, Registrierung des Abgangs von Winden und von Stuhlgang.

165. Wie sieht die Miller-Abbott-Sonde aus?

Sie ist eine ca. 300 cm lange, röntgendichte, doppelläufige Dünndarmsonde mit je einem Metallansatz für das Absaugen des Darminhalts und einem für die Füllung des Ballons am unteren Ende der Sonde mit Luft, Wasser oder Quecksilber.

166. Welchen Zweck verfolgt man mit der Miller-Abbott-Sonde?

Durch das Absaugen des Magen- oder Darminhalts wird die Resorption toxischer Stoffe aus dem Darm in die Blutbahn und damit die für Ileus typische schwere Intoxikation verhindert. Der erweiterte Darm wird mechanisch entlastet.

167. Was versteht man unter Enteritis?

Die Enteritis oder bei Magen- und Kolonbeteiligung Gastroenterokolitis ist ein oft unspezifischer, d. h. nicht durch einen bestimmten Krankheitserreger verursachter Reizzustand des Darmes durch Diätfehler oder verdorbene Nahrungsmittel. Man bezeichnet aber auch Darmentzündungen aufgrund spezifischer Erreger, z. B. Salmonellen, als Enteritis.

168. Welche Krankheitserscheinungen können bei einer Enteritis vorkommen?

– Durchfall, dünnbreiig-wäßrig-schleimige Stühle,
– manchmal Erbrechen und krampfartige Leibschmerzen (Tenesmen);
– allgemeine Schwäche.

169. Welche Behandlungsmaßnahmen können bei Enteritis in Betracht kommen?

Bettruhe, Nahrungskarenz oder nur Gaben von Tee und Zwieback, Infusion zum Ausgleich des Wasser- und Elektrolytverlustes (NaCl, KCl). Evtl. Aktivkohle (Carbo medicinalis); bei starken Tenesmen Spasmolytika (Buscopan).

170. Was ist ein Maldigestionssyndrom?

Durch eine unzureichende oder gestörte Funktion der Verdauungsorgane, insbesondere Leber, Gallenblase und Pankreas stehen nicht ausreichend Verdauungsenzyme zur Verfügung. Dadurch kommt es zu einer *ungenügenden Aufspaltung* der Nahrungsstoffe, die vom Dünndarm nicht entsprechend aufgenommen werden können und dünnen Stuhl hervorrufen. Bei längerem Bestehen kommt es zu einer Fehl- bzw. Mangelernährung.

171. Was versteht man unter Malabsorptionssyndrom?

Durch Störung in der Darmwand kommt es zur *ungenügenden Resorption* wichtiger Nahrungsbestandteile, wodurch ebenfalls Durchfälle und langfristig Mangelzustände entstehen können.

172. Welche Krankheitserscheinungen können sich bei Maldigestion und Malabsorption entwickeln?

◆ Es kommt zu Diarrhö von voluminösen, hellen, fettreichen Stühlen (Steatorrhö), Leibschmerzen, Meteorismus, Gewichtsabnahme;

◆ Eiweiß, Fett, Vitamine und Mineralien werden nicht aufgenommen, dadurch Eiweißmangelzustand (Dystrophie);

– Anämie durch mangelhafte Aufnahme von Eiweiß, Eisen, Vitamin B_{12} und Folsäure;

◆ Rachitis, Osteomalazie, Osteoporose durch fehlende Resorption von Vitamin D;

◆ Tetanie und Osteomalazie durch Mangel an Kalzium.

173. Welche besonderen Krankheiten gehen mit Maldigestion und Malabsorption einher?

– Chronische Pankreatitis, Pankreaskarzinom, Gallenwegsverschluß;

– die Zöliakie der Kinder (einheimische Sprue), die auf Unverträglichkeit gegen Kleberproteine des Getreides (Gluten) beruht;

– die tropische Sprue, eine Krankheit unbekannter Ursache;

– Darmamyloidose mit Amyloidablagerungen in der Darmschleimhaut;

– Sklerodermie, wenn die Darmschleimhaut von dieser Krankheit betroffen wird.

174. Welche Veränderungen können bei der Enteritis regionalis bzw. Ileitis terminalis (Crohnsche Erkrankung) auftreten?

Sie spielt sich als chronische unspezifische Darmentzündung in einem segmentalen Abschnitt, meist des unteren Ileums, ab. Es kommt zu Blähungen, Schmerzen, Durchfall, evtl. zu Darmperforation und Peritonitis.

175. Was versteht man unter exsudativer Enterophatie?

Den Eiweißverlust durch die Darmschleimhaut, besonders von Albumin mit Ausbildung eines Eiweißmangelschadens mit Kachexie und Ödemen.

176. Welche Krankheiten des Dickdarms sind wichtig?

– Das Megakolon,
– Divertikulose und Divertikulitis,
– Colon irritabile,
– Colitis ulcerosa,
– Polyposis und
– Kolonkarzinom.

177. Wodurch kommt es zum Megakolon?

Das Kolon kann durch *angeborene Fehlbildungen* erweitert sein (Hirschsprung-Krankheit) oder es erweitert sich durch ein *Passagehindernis* in seinem unteren Abschnitt, z. B. durch ein Rektumkarzinom (Mastdarmkrebs). Ein Spezialfall ist das sog. *„toxische Megakolon"* bei der Colitis ulcerosa.

178. Welche Folgen kann eine Divertikulose des Dickdarms haben?

Kolondivertikel sind Ausstülpungen der Darmwand, am häufigsten im Sigma. Die in höherem Alter häufig auftretenden Kolondivertikel können sich durch Stagnation ihres Inhalts entzünden:

- Divertikulitis mit Peridivertikulitis, Abszeßbildung, Perforation, Peritonitis oder Fistelbildung;
- Stenose durch Narbenbildung nach Entzündung;
- Blutung aus einem Divertikel;
- karzinomatöse Entartung.

179. Was nennt man Colon irritabile?

Einen Reizzustand des Dickdarms mit spastischen Bewegungsstörungen (Tenesmen) und vermehrten Schleimabgängen, wobei endoskopisch die Schleimhaut des Dickdarms meist normal aussieht. Typischerweise wechseln dünner Stuhl und Verstopfung einander ab. Es handelt sich um eine funktionelle Störung der Motorik des Dickdarms und eine abnorme Empfindlichkeit gegenüber den normalen motorischen Vorgängen. Die Störung ist vor allem bei Frauen enorm häufig.

180. Welche Krankheitserscheinungen treten bei Colitis ulcerosa auf?

Blut-schleimige *Durchfälle* mit Tenesmen, Druckempfindlichkeit des Darmes, Appetitlosigkeit, Gewichtsabnahme und Anämie.

Der Verlauf ist meist chronisch mit Remissionen, Perforation, Übergang in Karzinom oder Amyloidose kommen vor. Schwere Verläufe mit septischem Fieber haben eine schlechte Prognose („toxisches Megakolon").

Endoskopisch: geschwollene, vermehrt gerötete Schleimhaut mit Ulzerationen, starke Neigung zu Blutung.

Röntgenologisch: Zerstörung der Schleimhaut in den befallenen Bezirken, auch narbige Schrumpfung mit Verlust der Haustren.

181. Welche Ursachen hat die Colitis ulcerosa?

Die Ursache ist unbekannt. Diskutiert werden eine abnorme immunologische Reaktion auf verschiedene Noxen wie Bakterien, Viren, Chlamydien, Mykobakterien und bestimmte Nahrungsbestandteile. Wegen des Zusammenhangs mit äußeren Ereignissen und psychischen Belastungen zählt die Colitis ulcerosa zu den klassischen psychosomatischen Erkrankungen.

182. Welche Behandlungsmaßnahmen kommen bei Kolitis in Frage?

- Schlackenarme Diät, kalorienreiche Kost, Ausschaltung von Unverträglichkeiten;
- Salazosulfapyridin (Azulfidine; Kombination von Salizylsäure und Sulfonamid sowie Antibiotika);
- lokal Kortikosteroide, z. B. als Betnesolklysmen;
- Spasmolytika und Sedativa sowie Psychopharmaka;
- Wasser- und Elektrolytausgleich;
- Bluttransfusionen;
- Kolektomie, chirurgische Teil- oder totale Entfernung des Kolons in schweren Fällen mit Anus praeternaturalis oder Ileostomie.

183. Sind Colitis ulcerosa und Morbus Crohn heilbar?

Die Colitis ulcerosa kann durch eine totale Kolektomie geheilt werden, da die Erkrankung nur im Kolon auftritt. Dagegen ist der Morbus Crohn durch Medikamente und Operationen nicht zu heilen, vielmehr kann die Erkrankung nur in einer sog. Remission gehalten und die Komplikationen operativ behandelt werden.

Ein Morbus Crohn kann prinzipiell in allen Abschnitten des Magen-Darm-Traktes von den Lippen bis zum Anus auftreten und neigt zum Rezidiv.

184. Welche Tumoren kommen im Darm vor?

Gutartige Tumoren: Schleimhautpolypen mit der evtl. Gefahr maligner Entartung. Sie können meist endoskopisch entfernt werden.

Kolonkarzinom (Darmkrebs), am häufigsten im Rektum (Mastdarmkrebs), meist zwischen dem 50. und 70. Lebensjahr. Es entsteht in der Regel aus einem gutartigen Vorläuferstadium.

185. Bei welchen Beschwerden müssen wir an einen Darmkrebs denken?

- Oft schleichender Beginn der Beschwerden;
- Obstipation und Durchfall wechseln sich ab;

- Blutbeimengungen im Stuhl.

Bei Rektumkarzinomen oft plötzlicher Stuhldrang mit blutig-schleimigem Abgang oder bleistiftdünnen Stühlen.

Wenn der Tumor das Darmlumen verlegt, kommt es zum mechanischen Ileus.

Leider ist die Krebserkrankung meist weit fortgeschritten, wenn ein kolorektales Karzinom Symptome macht.

186. Wodurch wird Darmkrebs oft verkannt?

Die Darmbeschwerden und Blutabgänge werden oft nicht beachtet oder irrtümlich mit Hämorrhoiden erklärt, wodurch wertvolle Zeit bis zur Diagnosestellung verstreicht.

187. Welche Untersuchungen sind bei Verdacht auf Kolonkarzinom wichtig?

- Die digitale Rektumaustastung;
- Suche nach okkultem Blut im Stuhl (Hämocculttest);
- die Endoskopie (Rektoskopie, Rektosigmiodoskopie, Koloskopie) mit gezielter Gewebeentnahme (Biopsie);
- Röntgenuntersuchung mit Kolonkontrasteinlauf.

188. Welche Behandlung ist beim Kolonkarzinom angezeigt?

Möglichst frühzeitige chirurgische Entfernung, wenn das nicht mehr möglich ist, Anlegen eines Anus praeternaturalis zur Entlastung. In fortgeschrittenen Stadien Chemotherapie, immunologische Therapie oder Bestrahlung.

189. Wie kann man Kolonkarzinom vorbeugen?

Den Fleischkonsum verringern; vor allem bei familiärer Vorbelastung durch ein Kolonkarzinom ab dem 40. Lebensjahr jährlich einmal einen Hämoccult-Test durchführen. Am sichersten: ab dem 50. Lebensjahr alle 5 Jahre einmal eine Koloskopie, zumindest aber eine Sigmoidoskopie mit eventueller endoskopischer Abtragung von Polypen.

Peritoneum

190. Was ist das Peritoneum?

Das Bauchfell ist die seröse Haut, die den Bauchraum auskleidet und die Organe in der Bauchhöhle überzieht. Es bildet Duplikaturen, die Mesenterien (Gekröse), an denen die Bauchorgane z. T. befestigt sind. Auch das große Netz (Omentum majus) ist eine Doppelfalte des Bauchfells, die vom Magen über die Bauchorgane herabhängt.

191. Welche wichtigen Erkrankungen des Peritoneums gibt es?

Die *akute Peritonitis:* nach Durchbruch eines der Bauchorgane, z. B. bei Appendizitis, Ulkusperforation, Gallenblasenempyem, oder bei allgemeiner Sepsis, z. B. Pneumokokkensepsis, oder nach Verletzung und Infektion von außen.

Chronische Peritonitis, meist tuberkulös oder z. B. als Pelviperitonitis von den Organen des kleinen Beckens ausgehend, z. B. Eileiterentzündung.

Peritonealkarzinose durch metastasierende Ausbreitung eines Karzinoms im Bauchraum.

192. Welche Symptome weisen auf eine akute Peritonitis hin?

- Plötzlich oder zunehmend heftige Schmerzen im Bauch;
- meteoristisch aufgeblähter Leib;
- Abwehrspannung bei Betastung, später brettharte Bauchdecken; blaßzyanotische Haut;
- Übelkeit, Singultus (Schluckauf), Erbrechen;
- Leukozytose und Linksverschiebung;
- trockene Zunge durch Exsikkose;
- Fieber: Differenz zwischen rektaler und axillarer Messung über 1 °C;
- Schocksymptome durch Toxine: Tachykardie, Blutdruckabfall, kalter Schweiß;
- paralytischer Ileus: Verschwinden der Darmgeräusche, Stuhl und Winde gehen nicht mehr ab;

– Spiegelbildungen im Röntgenbild bei der Abdomenübersichtsaufnahme (siehe Abb. **28**, S. 284).

193. Wann kommt es zu einem peritonitischen Abszeß?

Wenn eine Perforation durch Verklebung des Peritoneums auf einen lokalen Prozeß im Bauchraum beschränkt bleibt, z. B. perityphlitischer Abszeß um die perforierte Appendix.

194. Wie ist eine akute Peritonitis zu behandeln?

Der Chirurg muß sofort zugezogen werden.

Bis zu einer Entscheidung Nahrungskarenz; Schocktherapie: Infusionen, Kreislaufmittel, Antibiotika, evtl. Eisblase.

Kontrolle von Puls, Blutdruck, Darmgeräuschen, Winden, Stuhlgang, Wasserausscheidung, Elektrolytverhältnissen und der Leukozytose ist von großer Wichtigkeit.

195. Was nennt man Aszites?

Aszites oder Bauchwassersucht ist eine Ansammlung von freier Flüssigkeit im Bauchraum (Peritonealhöhle).

196. Welche Arten von Aszites muß man unterscheiden?

Nichtentzündliche Formen: Stauungsaszites bei Leberzirrhose mit Pfortaderstauung oder bei Herz- oder Niereninsuffizienz oder bei allgemeiner Ödemneigung wie bei Eiweißmangelschäden (Hungerödeme), dann auch gleichzeitig Ödeme an den Beinen und in der Kreuzbeingegend.

Bei der Punktion wird klares hellgelbliches Transsudat mit einem spezifischen Gewicht von 1008–1015 gewonnen.

Entzündliches Exsudat: spezifisches Gewicht über 1015, Rivalta-Probe positiv; bei peritonitischen Prozessen, z. B. bei akuter Pankreatitis ode Bauchfelltuberkulose.

Hämorrhagischer Aszites, z. B. bei Peritonealkarzinose.

Chylöser Aszites bei Kompression des Ductus thoracicus durch einen Tumor: milchig-trübe Lymphflüssigkeit.

197. Wie kann man Aszites feststellen?

Der Leib ist aufgetrieben, der Nabel verstrichen, das Zwerchfell steht hoch.

Das Undulationsphänomen ist positiv: Man stößt mit den Fingerspitzen auf eine Bauchseite und hält die andere Hand flach auf die gegenüberliegende Bauchseite. Bei Aszites spürt man die Wellenbewegungen der Flüssigkeit im Bauch wie bei einem Wasserkissen.

Die empfindlichste Methode zum Nachweis auch kleinster Mengen von Aszites ist die Sonographie.

198. Wie kann Aszites beseitigt werden?

Diätetisch: Flüssigkeitsbeschränkung, salzarme Kost.

Es gelingt meistens, den Aszites durch Diuretika (z. B. Lasix) und Aldactone (Spironolakton, ein Aldosteronantagonist) zur Ausscheidung zu bringen.

Bei akuter Atemnot kann ein Ablassen des Aszites durch Punktion notwendig werden. Die Punktion hat den Nachteil, daß dem Körper Eiweiß, vor allem Albumin, verloren geht und die Neubildung von Aszites angeregt wird.

199. Was wird für eine Aszitespunktion vorbereitet?

- Der Patient muß Wasser lassen;
- die optimale Punktionsstelle wird meist sonographisch festgelegt;
- Körpergewicht feststellen, Bauchumfang messen;
- Gummituch unterlegen, Patient in Rückenlage;
- Tablett mit Hautdesinfektionsmittel und sterilen Tupfern;
- Lokalanästhetikum mit 10-ml-Spritze und Kanülen;
- Skalpell für einen kleinen Hautschnitt;
- Trokar mit passendem Schlauch zur Ablassung des Aszites;
- große Auffanggefäße;
- Meßzylinder, Urometer, sterile Glasröhrchen;

- Klammern zum Wundverschluß;
- evtl. Laparotomiebinde, besonders bei schlaffen Bauchdecken und viel Aszites;
- Kreislaufmittel für den Notfall.

Nach der Punktion: Bauchumfang messen, Gewichtskontrolle.

200. Was versteht man unter Aszitesretransfusion?

Aszites enthält für den Organismus wertvolle Bestandteile, vor allem Eiweiß. Bei fortgeschrittener Leberzirrhose besteht meist eine Hypoproteinämie und ein intravasaler Volumenmangel. Daher führt man in diesen Fällen die aus dem Bauchraum entnommene Flüssigkeit über eine Pumpe und einen zentralen Venenkatheter wieder intravenös zu. Diese Methode verbietet sich allerdings bei infiziertem oder malignem Aszites.

201. Wie kann die Aszitesflüssigkeit untersucht werden?

- Menge messen;
- Farbe und Durchsichtigkeit beschreiben;
- spezifisches Gewicht; nach Abkühlung auf Zimmertemperatur, messen;
- Versand von Aszites-Proben an verschiedene Labors (Röhrchen und Antragsformulare vorbereiten):
- Eiweiß, LDH, Laktat, Leukozyten (klinisch-chemisches Labor),
- Tumormarker (Speziallabor),
- Plasminogen (Gerinnungslabor),
- Bakteriologie (mikrobiologisches Labor),
- evtl. Zytologie (pathologisches Institut).

Pankreas

Allgemeines

202. Wo liegt das Pankreas?

Das Pankreas, die Bauchspeicheldrüse, liegt retroperitoneal hinter dem Magen, mit seinem Kopf rechts in der hufeisenförmigen Duodenalschlinge, mit seinem Körper vor dem 1. und 2. Lendenwirbel und reicht mit seinem dünnen Schwanz bis über die linke Niere zur Milz.

203. Wie wird der Pankreassaft entleert?

Meist ist nur ein Ausführungsgang des Pankreas vorhanden (Ductus pankreaticus), der zusammen mit dem Gallengang (Ductus choledochus) auf der Papilla duodeni major (Vater-Papille) ins Duodenum mündet (Abb. **29**, S. 306).

Manchmal gibt es neben dem großen Hauptausführungsgang noch einen zweiten kleinen Ausführungsgang, der nicht weit vom Hauptausführungsgang im Duodenum endet.

204. Welche Aufgaben hat das Pankreas?

Die Hauptmasse des Pankreas besteht aus Drüsengewebe, das die wichtigsten Verdauungsenzyme bildet und in den Zwölffingerdarm entleert.

Zwischen diesen exokrinen Zellen finden sich die Langerhans-Inseln, etwa 3% des Gewebes, endokrine Zellhaufen, die die lebenswichtigen Hormone, das Insulin und das Glukagon, ins Blut abgeben (s. Fragen 23 und 122, S. 414 und 406).

In den B-Zellen wird das Insulin gebildet, das den Blutzuckerspiegel senkt und die Glykogenbildung in Leber und Muskeln fördert.

In den A-Zellen entsteht das Glukagon, das dem Insulin entgegenwirkt.

205. Wieviel Pankreassaft wird produziert?

1/2 bis 1 1/2 l in 24 Stunden.

206. Welche Enzyme bildet das Pankreas?

- Lipase für die Fettverdauung;
- α-Amylase (Diastase) für die Kohlenhydratverdauung;
- Trysinogen, Chymotrypsin u. a. eiweißspaltende Enzyme für den Abbau der Polypeptide zu Aminosäuren.

Diese Enzyme werden erst durch die Enterokinase der Darmschleimhaut aktiviert.

Außerdem gibt das Pankreas Bikarbonat ab, das die Magensäure im Zwölffingerdarm neutralisiert.

Untersuchungsmethoden des Pankreas

207. Welche einfache Enzymbestimmung wird zur Pankreasdiagnostik häufig angeordnet?

Die α-Amylase-Bestimmung im Blut und im Urin.

Bei Enzymgleisung rascher Anstieg in wenigen Stunden über die Normalwerte im Serum von bis 120 U/l und im Urin von bis 560 U/l. Sehr hohe Werte z. B. bis 5000 U/l z. B. bei Pankreasnekrose.

Die α-Amylase kommt allerdings nicht nur im Pankreas, sondern auch in den Speicheldrüsen vor. Daher ist diese Bestimmung nicht für eine Pankreaserkrankung spezifisch. Spezifischer sind die Erhöhung der Lipase und der pankreatischen Elastase im Serum.

208. Wie können Lage, Größe, Form und Drüsenfunktion des Pankreas erkennbar gemacht werden?

Durch die *Sonographie* (Ultraschall) und die *Computertomographie* lassen sich Lage, Größe, Form und Veränderungen wie Tumoren (Krebs) oder Zystenbildungen, auch eventuell entzündliche Schwellungen und Schrumpfungen darstellen.

Eine *Röntgenleeraufnahme* kann Verkalkungen nach Pankreatitis, verkalkte Gefäße oder auch Pankreassteine erkennen lassen.

209. Wie kann das Pankreasgangsystem untersucht werden?

Durch die *e*ndoskopische, *r*etrograde Cholangio-*P*ankreatikographie: ERCP.

Ein Duodenoskop (ähnlich dem Gastroskop, jedoch mit Seitblickoptik) wird bis vor die Papilla duodeni major eingeführt. Durch den Biopsiekanal wird ein Katheter eingeschoben und mit diesem die Papille sondiert. Unter Röntgendurchleuchtungskontrolle wird Kontrastmittel durch den Katheter eingespritzt, das Pankreas- und Gallenwegssystem gefüllt und durch Zielaufnahmen dargestellt (Choledochopankreatikographie).

210. Welche Stuhluntersuchungen lassen die Pankreasfunktion beurteilen?

Salbenartige glänzende Fettstühle sprechen für Pankreasinsuffizienz, ebenso der mikroskopische Nachweis von unverdauten Muskelfasern (Eiweiß), Stärkekörnern (Kohlenhydrate) und Fetten als Kalkseifen, Fettsäurenadeln oder flüssiges Neutralfett.

Die Bestimmung des Chymotrypsins und der pankreatischen Elestase im Stuhl. Die im Stuhl nachgewiesene Menge dieser Enzyme entspricht der Pankreasfunktionsleistung.

211. Wie kann die Verdauungsleistung des Pankreas direkt geprüft werden?

Durch den *Sekretintest:*

Die Sekretionsleistung kann mit einer doppelläufigen Sonde, deren eines Ende im Magen und deren anderes Ende im Duodenum liegen muß, geprüft werden (Röntgenkontrolle der Sondenlage). Es muß dabei der Magensaft so abgesaugt werden, daß nichts ins Duodenum gelangt.

Das Pankreas wird dann durch Sekretin (1 Einh. pro kg Körpergewicht), evtl. auch zusätzlich durch Pankreozymin (Cholezystokinin 1 E/kg) intravenös stimuliert. Im so gewonnenen Duodenalsaft werden die Bikarbonatmenge und ein Enzym, meist die Amylase oder die Lipase, bestimmt.

Der gewonnene Pankreassaft muß in eisgekühlten Behältern aufgefangen und sofort untersucht werden. Dieser invasive und aufwendige Test wird heute kaum noch durchgeführt.

212. Welche „schlauchlosen" Pankreasfunktionsprüfungen kennen Sie?

Der *PABA-Test:* Das PFT-Peptid wird nach oraler Einnahme durch das Chymotrypsin des Pankreas in PABA (Paraaminobenzoeacid) verwandelt und im Urin ausgeschieden. Die im 6stündigen Sammelurin nachgewiesene PABA-Menge entspricht der Pankreasleistung.

Der *Fluoreszein-Dilaurat-Test* (FDL-Test, Pankreolauryltest): Die Testsubstanz wird gleichzeitig mit einem Probefrühstück zur Pankreasstimulation eingenommen. Der Fluoreszeinanteil wird durch das Pankreassekret abgespalten, im Darm resorbiert und durch die Nieren ausgeschieden. Die Fluoreszeinmenge im 10-Stunden-Sammelurin erlaubt eine Beurteilung der Pankreasleistung.

Erkrankungen des Pankreas

213. Welche Pankreaserkrankungen sind wichtig?

- Die akute Pankreatitis,
- die chronische Pankreatitis,
- Pankreaskarzinom,
- Pankreaszysten, Pankreassteine.

214. Welcher Vorgang liegt der akuten Pankreatitis zugrunde?

Eine *Selbstandauung* (Autolyse, Nekrose) des Pankreas durch Rückstauung der aktivierten Verdauungsenzyme infolge eines Pankreasgangverschlusses, z. B. durch einen Gallenstein, eine entzündliche Striktur oder einen Tumor.

Selten liegt eine hämatogene Entzündung im Rahmen von Infektionskrankheiten wie z. B. Mumps vor.

Am häufigsten sind *alkoholtoxische* Schädigungen des Pankreas.

215. Welche Ursachen können zu Pankreatitis führen?

Hauptsächlich Gallenwegserkrankungen und Alkoholismus.

216. Welche Krankheitserscheinungen können auf eine akute Pankreatitis hinweisen?

Die 3 S: Schmerz, Schock, Stoffwechselstörung.

Oft nach einem überreichlichen Essen mit Alkoholgenuß plötzlich heftige *Oberbauchschmerzen* mit Rückenausstrahlung, Brechreiz, Erbrechen, Meteorismus, paralytischem Ileus und *Schocksymptomen:* Tachykardie, Blutdruckabfall, Oligurie-Anurie, Anstieg des Kreatinins im Serum.

Die Schweregrade der akuten Pankreatitis sind sehr variabel. Sie reichen von einer leichten Form mit nur veränderten Laborbefunden, aber ohne Beschwerden über die kurzdauernde, geringe Oberbauchschmerzen bis hin zur lebensbedrohlichen nekrotisierenden Pankreatitis.

217. Welche Laborbefunde sind bei Pankreatitis wichtig?

– Erhöhung der α-Amylase im Serum und Urin, sogenannte Enzymentgleisung, Erhöhung der Lipase und Elastase im Serum;

– Leukozytose und beschleunigte Blutsenkung, auch Blutzuckeranstieg;

– Bestimmung der LDH (Laktatdehydrogenase).

218. Welche Prinzipien gelten bei Behandlung der akuten Pankreatitis?

◆ Sofortige Entlastung des Organs: Nahrungs- und Flüssigkeitskarenz, strenge Bettruhe, parenterale Ernährung;

◆ Schmerzbekämpfung: stark wirksame Analgetika, Spasmolytika (Pethidin, Fortral);

◆ Infusionstherapie zum Flüssigkeitsersatz (Schockbekämpfung);

◆ Absaugen des Magensaftes durch nasogastrale Verweilsonde bei Magenatonie, Sekretionshemmung durch H_2-Blocker oder Protonenpumpenblocker über Perfusor;

◆ Kalzitonin oder Somatostatin zur Hemmung der Pankreassekretion umstritten.

◆ Breitbandantibiotika bei septischen Komplikationen.

Bei Verdacht auf biliäre Pankreatitis (Gangverschluß durch Stein) so früh wie möglich ERCP und endoskopische Papillotomie.

Nach Abklingen der akuten Phase langsamer Diätaufbau, erst Tee und Zwieback, dann Reis, Hafer, später Eiweiß, zuletzt Fett, immer unter Kontrolle der Amylase und Lipase.

219. Wie ist die Prognose der akuten Pankreatitis?

Jede akute Pankreatitis stellt eine lebensbedrohliche Krankheit dar. Die schweren Fälle haben eine Letalität bis zu 50%.

220. Wie kann es zur chronischen Pankreatitis kommen?

Im Anschluß an eine akute Pankreatitis oder als primär chronisch rezidivierende Pankreatitis, durch Abflußbehinderung im Zusammenhang mit Gallenstörungen oder durch fortgeführten Alkoholmißbrauch.

221. Welche Beschwerden kann eine chronische Pankreatitis machen?

◆ Rezidivierende Schmerzen im Oberbauch, anfallsweise oder anhaltend, mit Ausstrahlung nach beiden Seiten gegen den Rücken;

◆ Übelkeit, Erbrechen, Völlegefühl, Obstipation und Durchfall, Diätempfindlichkeit gegen Fette, Milch, Alkohol;

◆ Diätfehler oder psychische Belastungen können Verschlimmerungen auslösen;

◆ in fortgeschrittenen Fällen Fettstühle (exokrine Insuffizienz);

◆ selten kann es dadurch zu Diabetes kommen (endokrine Insuffizienz).

222. Welche Folgen hat eine Pankreasinsuffizienz?

Erst wenn etwa 80% des Pankreas entzündlich-bindegewebig umgewandelt sind, treten auf: Maldigestion mit Fettstühlen, Gewichtsverlust, Eiweißmangelschaden, Hypovitaminose, Osteoporose.

Manchmal sind Verkalkungen des Pankreas röntgenologisch erkennbar.

223. Wie kann man die chronische Pankreatitis behandeln?

◆ Bei Abflußbehinderung endoskopisch-operative oder chirurgische Behandlung;

◆ Schonung des kranken Pankreas durch fettarme Diät, weniger als 50 g Fett täglich, kleine Mahlzeiten;

◆ Verbot von Alkohol;

◆ Pankreasenzyme zur Substitution (Pankreon, Panzynorm);

◆ Spasmoanalgetika (krampflösende und schmerzlindernde Mittel) bei Schmerzen, z. B. Buscopan.

224. Welche Untersuchungen sind bei Pankreasinsuffizienz wichtig?

Bei akuten Verschlimmerungen α-Amylase im Serum und Urin, Serumlipase, Leukozyten, Blutzucker, Urinzucker.

Sonst Bestimmung der Pankreasenzymausscheidung im Duodenum (Sekretin-Pankreozymin-Test).

Stuhluntersuchung auf Fett und Fleischfasern.

225. Wie können Pankreaszysten entstehen?

Pankreaszysten sind flüssigkeitsgefüllte Hohlräume und können entstehen als

– angeborene Mißbildung,

– durch Gewebezerstörung bei Pankreatitis (= Pseudozysten),

– durch narbige Strikturen oder Pankreassteine (= Retentionszysten).

226. Wodurch kann es zu Pankreassteinen kommen?

Durch das Zusammenwirken von Entzündung und Stauung bei chronischer Pankreatitis.

227. Welche Folgen können Pankreassteine haben?

– Pankreaskoliken, Schübe von Pankreatitiden;

– Zysten- und Abszeßbildungen mit Untergang von Drüsengewebe.

228. Welche Behandlungsmaßnahmen kommen bei Pankreassteinen in Frage?

- Evtl. chirurgische Behandlung;
- endoskopische Steinentfernung;
- bei Koliken Spasmoanalgetika;
- Behandlung wie bei akuter bzw. chronischer Pankreatitis (s. Frage 218, 223, S. 299, 301).

229. Welche Beschwerden kann ein Pankreaskarzinom machen?

Oberbauchbeschwerden, Appetitlosigkeit, Übelkeit, Erbrechen, Meteorismus, Obstipation und besonders Gewichtsabnahme. Leider liegt häufig bereits ein sehr fortgeschrittenes Karzinom vor, wenn ein Pankreaskarzinom anfängt Beschwerden zu machen.

230. Wie kann ein Pankreaskarzinom erkannt werden?

Der Nachweis ist oft nicht einfach und gelingt meist erst spät.

Der Tumor sitzt meist im Pankreaskopf und kann durch sein Wachstum den Gallengang (Ductus choledochus) komprimieren und einen Verschlußikterus verursachen.

Raumforderungen im Pankreas können sonographisch, computertomographisch und in der Kernspintomographie entdeckt werden.

231. Welche Behandlungsmöglichkeiten gibt es bei Pankreaskrebs?

Wenn möglich, frühzeitige chirurgische Entfernung.

Auch nach totaler Pankreatektomie ist Arbeitsfähigkeit möglich mit täglich 20–40 IE Insulin und ausreichend dosierter Substitution von Pankreasenzymen.

Leber und Galle

Allgemeines

232. Wo liegt die Leber?

Sie liegt vorne im rechten Oberbauch und reicht mit ihrem linken Lappen bis vor den Magen. Nach oben ist sie teilweise mit dem Zwerchfell verwachsen, nach unten liegt sie auf den Baucheingeweiden.

233. Was bezeichnet man als Leberpforte?

Etwa in der Mitte an der Unterfläche der Leber findet sich die Eintrittspforte der Leberarterie (A. hepatica), der Pfortader (V. portae) der Lebervenen und der vegetativen Nerven sowie die Austrittsstelle der Gallenwege (Ductus hepaticus) und der Lymphbahnen.

234. Wie ist die Blutversorgung der Leber?

Die Leberarterie bringt sauerstoffreiches Blut von der Aorta in die Leber.

Das Pfortadersystem sammelt den venösen Blutabfluß aus Darm und Magen mit den dort aufgenommenen Stoffen (z. B. Monosaccharide und Aminosäuren, auch Medikamente) und führt dieses Blut durch die Pfortader (V. portae) in die Leber, wo es sich wieder in einem Kapillarnetz verteilt, mit dem Blut der Leberarterie in den Lebersinusoiden mischt und mit den Leberzellen Kontakt aufnimmt. Danach fließt es wieder zu den Lebervenen zusammen. Diese Lebervenen führen das Leberblut in die untere Hohlvene ab.

235. Was nennt man den Pfortaderkreislauf?

Die Ausbildung eines zweiten Kapillarsystems, das auf dem venösen Rückfluß von Darm und Magen in der Leber zwischen Pfortader und Lebervenen liegt.

236. Aus welchen Bauelementen besteht die Leber?

Die Funktionseinheit des Lebergewebes ist das Leberläppchen:

Es ist sechseckig, im Durchmesser etwa 1–2 mm groß. An seinen Kanten verlaufen Äste der Pfortader, der Leberarterie und der Gallengänge. Im Leberläppchen liegen die weiten Leberkapillaren, die Lebersinusoide, in denen sich das arterielle und das venöse Blut der Pfortader mischt und die sich in die Zentralvene, in der Mitte des Leberläppchens, entleeren. Die Zentralvenen sammeln sich zu den Lebervenen.

237. Welche Zellarten sind in der Leber zu unterscheiden?

Die eigentlichen Leberzellen, die das Leberläppchen aufbauen, und die Kupffer-Sternzellen, die in den Leberkapillaren liegen und zum retikuloendothelialen System (RES) gehören. Sie haben phagozytierende und Abwehreigenschaften, sie bauen überalterte Erythrozyten ab und bilden aus Hämoglobin das Bilirubin. Das freiwerdende Eisen wird gespeichert.

238. Welche Rolle spielt die Leber im Blutkreislauf?

Die etwa 1500 g schwere Leber nimmt bis zu 20% der Gesamtblutmenge auf. Dieses Depot kann bei Blutverlusten dem Kreislauf zur Verfügung gestellt werden. Die Leber kann aber auch bei Stauung vor dem rechten Herzen (Rechtsinsuffizienz) noch viel mehr Blut aufnehmen („Stauungsleber").

239. Welche Speicheraufgaben hat die Leber?

Unter Insulinwirkung speichert die Leber Glukose in Form von Glykogen, das unter Adrenalinwirkung wieder in Glukose (Blutzucker) zurückverwandelt werden kann. Daneben speichert die Leber Fett und zahlreiche Vitamine.

240. Welche Rolle spielt die Leber im Eiweißstoffwechsel?

Sie bildet Albumin, Prothrombin und Fibrinogen; daher verursachen Leberschäden z. B. Zirrhose, Hypoalbuminämie und Gerinnungsstörungen.

241. Wie greift die Leber in den Fettstoffwechsel ein?

Durch die Produktion der Gallenflüssigkeit wird die Emulgierung der Fette im Darm ermöglicht. Erst dadurch werden die Fette und die fettlöslichen Vitamine A, D, E, K der Verdauung und Resorption zugänglich.

Auch für die Regulation des Fettstoffwechsels und der Plasmalipide (Triglyceride und Cholesterin) spielt die Leber eine wichtige Rolle.

242. Wie kann die Leber entgiften und ausscheiden?

Die Leber ist als das *zentrale Stoffwechselorgan* („die chemische Fabrik des Körpers") durch viele spezielle Enzymsysteme zum Aufbau, Abbau, Umbau (z. B. Bilirubin aus Hb) und zur Verbindung von verschiedenen Substanzen befähigt.

Ein Teil der Substanzen wird durch die Galle in den Darm befördert, der nierengängige Teil über das Blut in die Harnorgane geleitet.

Das giftige Ammoniak z. B., Endprodukt des Eiweißstoffwechsels, wird zu Harnstoff, der dann durch die Nieren ausgeschieden werden kann. Auch Hormone, Medikamente und Farbstoffe sowie exogene Giftstoffe werden in der Leber ausscheidungsgerecht gemacht.

243. Welchen Weg nimmt die Gallenflüssigkeit?

Sie wird in die zwischen den Leberzellen liegenden *Gallenkapillaren* ausgeschieden. Diese sammeln sich zu *Gallengefäßen,* die an den Kanten der Leberläppchen entlangfließen und sich zu größeren *Gallengängen* vereinigen.

Aus dem rechten und linken Leberlappen fließt je ein großer Gallengang zum *Ductus hepaticus*, dem Leber-Gallen-Gang, zusammen.

Von diesem zweigt sich der *Ductus cysticus*, der Gallenblasengang, ab, der in die *Gallenblase* mündet.

Die Fortsetzung des Ductus hepaticus nach dem Abgang des Ductus cysticus ist der *Ductus choledochus*, der galleführende Gang, der hinter dem absteigenden Teil des Zwölffingerdarmes verläuft und an der *Papilla duodeni major* (Vater-Papille) meist zusammen mit dem Ductus pancreaticus in den Zwölffingerdarm mündet.

244. Wie sind Lage, Form und Funktion der Gallenblase?

Sie zeigt etwa birnenförmige Gestalt und liegt an der Unterseite der Leber seitlich (lateral) der Leberpforte. Mit ihrem Fundus ist sie nach unten und mit dem Gallenblasenhals, der sich in den Ausführungsgang, in den Ductus cysticus, fortsetzt, nach oben innen gerichtet.

Sie entleert sich durch Kontraktion der glatten Muskulatur ihrer Wandung unter Einfluß des Cholezystokinins, das aus der Duodenalschleimhaut bei Kontakt mit Fett freigesetzt wird.

245. Welche Funktion hat die Gallenblase?

Die Gallenblase ist ein Reservoir, in dem bis zu 100 ml Gallenflüssigkeit gespeichert und bis auf das Zehnfache konzentriert werden können. Dadurch steht dem Organismus bei Bedarf durch Entleerung der Gallenblase eine große Menge Galle sofort zur Verfügung.

246. Wie ist die Mündung des Ductus choledochus im Duodenum beschaffen?

Meist münden Ductus choledochus und Ductus pancreaticus gemeinsam in eine kleine Erweiterung, die gegen das Duodenum durch einen kleinen Schließmuskel, den M. sphincter ampullae hepatopancreaticae (Sphincter Oddi), in der Papilla duodeni major kontrolliert wird (Abb. **29**).

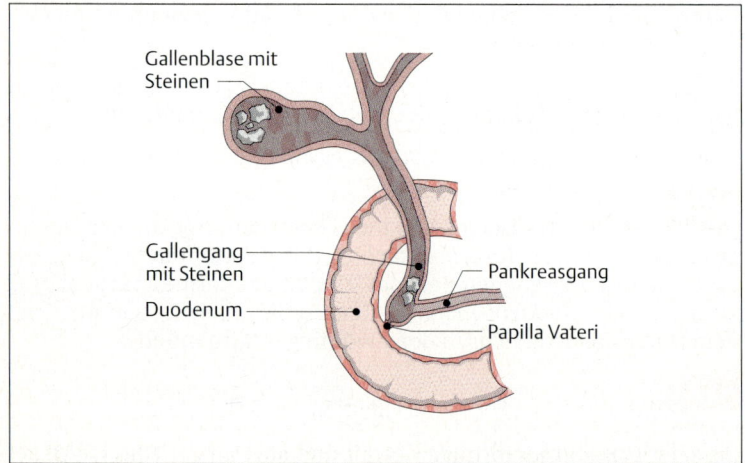

Abb. **29** Nachweis von Steinen in der Gallenblase und im Gallengang durch endoskopische retrograde Cholangiopankreatikographie (ERCP) (nach Schettler/Greten)

247. Woraus besteht die Galle?

Aus Wasser, Schleim, Salzen der Gallensäuren, Bilirubin, Cholesterin und Lezithin. Sie enthält keine Enzyme.

248. Woher stammen Bilirubin, Gallensalze, Cholesterin und Lezithin in der Galle?

Das Bilirubin stammt aus dem Abbau der Erythrozyten; Gallensalze, Cholesterin und Lezithin sind aktive Syntheseleistungen der Leberzellen.

249. Wieviel Galle wird etwa produziert?

Etwa ein Liter in 24 Stunden, besonders nachts.

250. Welche Aufgabe hat die Galle?

Durch Herabsetzung der Oberflächenspannung emulgieren die Gallensäuren die Fette im Darm, d. h. die Fette werden in feinste Tröpfchen zerteilt, wodurch sie für die Pankreaslipase eine viel größere Oberfläche bieten und zur Spaltung leichter angreifbar werden.

Die Galle aktiviert die Pankreaslipase und fördert die Proteinaseaktivität.

Sie fördert auch die Resorption der Fette im Darm. Ohne Gallenflüssigkeit ist keine Fettverdauung möglich. Die Galle ist auch für die Resorption von Kalzium und der fettlöslichen Vitamine A, D, E und K wichtig. Sie ist unersetzlich und lebensnotwendig.

251. Welchen Weg nimmt das Bilirubin?

Es entsteht aus dem Hämoglobin, gelangt in die Galle und in den Darm. Der Hauptteil wird als Urobilinogen aus dem Darm rückresorbiert und in der Leber in Bilirubin zurückverwandelt, so daß ein Bilirubinkreislauf besteht.

Ein kleiner Teil wird als Sterkobilin mit dem Kot ausgeschieden, der dadurch seine braune Farbe erhält (bei Verschlußikterus kommt kein Bilirubin in den Darm, kein Sterkobilin in den Kot, der deshalb entfärbt (acholisch) ist).

Spuren von Urobilinogen werden im Harn ausgeschieden.

Untersuchungsmethoden des Gallenwegsystems

252. Wie kann das Gallenwegsystem untersucht werden?

- Durch Sonographie,
- durch Röntgenmethoden,
- durch endoskopische Methoden.

253. Welche Bedingungen sind bei der Sonographie der Gallenblase und Gallenwege notwendig?

Der Patient muß nüchtern sein. Bei Untersuchung nach dem Essen ist die Gallenblase kontrahiert und schlecht beurteilbar.

254. Was sind die Vorteile der Sonographie?

- Keine Strahlenbelastung;
- nur geringe Belästigung des Patienten;
- die Untersuchung ist beliebig oft wiederholbar;
- keine Vorbereitung des Patienten notwendig außer Nüchternzustand.

255. Wie wird eine Duodenalsondierung vorbereitet?

Der Patient bleibt nüchtern.

Die Duodenalsonde wird auf Durchgängigkeit geprüft, sie liegt in warmem Wasser. Beschriftete Reagenzgläser zum Auffangen der A- und B-Galle stehen in einem Ständer bereit. Besteht der Verdacht auf eine Lambliasis (Parasiten), so liegen Glasobjektträger zur unmittelbaren mikroskopischen Untersuchung bereit.

Als Reizmittel für die Gallenblasenkontraktion sollte eine Ampulle Takus (Ceruletid) zur Verfügung stehen.

256. Auf welche Weise können die Gallenwege röntgenologisch dargestellt werden?

Durch eine *Leeraufnahme* können verkalkte Gallensteine erkannt werden. Empfindlicher für den Kalknachweis ist die *Computertomographie*.

Durch orale oder intravenöse *Kontrastmittelgabe* können die Gallenwege angefärbt und Steine in der Gallenblase oder den Gallenwegen erkannt werden.

Bei der *endoskopisch-retrograden Cholangiopankreatikographie* (ERCP) wird die Papilla Vateri durch ein Duodenoskop mit einem Katheter sondiert und der Gallen- und Pankreasgang mit einem Kontrastmittel gefüllt.

Durch die *perkutane transhepatische Cholangiographie* (PTC) können die Gallenwege bei Unmöglichkeit der ERCP und bei Verschlußikterus dargestellt werden. Dabei wird mit einer langen dünnen Nadel (Chiba-Nadel) durch die Haut (perkutan) und die Leber (transhepatisch) Kontrastmittel in das Gallengangssystem gespritzt.

257. Wie wird die intravenöse Cholezystographie durchgeführt?

Bei dem entsprechend vorbereiteten und nüchternen Patienten wird zuerst eine Leeraufnahme der Gallengegend gemacht.

Die nächste Aufnahme wird 20 Minuten nach i.v. Gabe des Kontrastmittels zur Darstellung der Gallengänge (Hepatikusgabel und Ductus choledochus) vorgenommen (Cholangiographie).

Nach 2 Stunden ist die normale Gallenblase mit dem Kontrastmittel gefüllt und stellt sich in Lage, Größe und Form dar.

Danach wird eine Reizmahlzeit zur Auslösung des Gallenblasenreflexes gegeben und 20 Minuten später die Aufnahme der kontrahierten Gallenblase gemacht.

Bei störenden Darmüberlagerungen kann die Gallenblase auch durch Schichtaufnahmen (Tomographie) dargestellt werden.

258. Worauf ist bei der Anwendung von Gallenkontrastmittel besonders zu achten?

Auf eine *Kontrastmittelallergie,* die bis zum tödlichen Schock führen kann.

Leichtere Zeichen als Vorboten der Unverträglichkeit während der Injektion sind:

- Hautjucken, Gesichtsröte, Hitzegefühl, Urtikaria,
- Übelkeit, Brechreiz;
- Niesen, Hustenreiz,

- Dyspnoe, evtl. bis zum Asthmaanfall,
- Brady- oder Tachykardie,
- Kollaps.

259. Was ist bei Kontrastmittelallergie zu machen?

- Sofortiger Abbruch der Injektion;
- Adrenalin i.v. (1 ml 1:1000);
- Kortikosteroide bis zu 200 mg oder mehr i.v.;
- Beobachtung der Vitalzeichen.

Untersuchungsmethoden der Leber

260. Welche körperlichen Befunde deuten auf Leberkrankheiten hin?

◆ Vergrößerung, Verhärtung und unregelmäßige Oberfläche der Leber können durch Betasten (Palpation) festgestellt werden;

◆ Lackzunge, feine dünne Haut und Bauchglatze bei Männern, rote Handflächen und Spinnennävi (feinste Gefäßerweiterungen vor allem an Brust und Schultern) deuten auf eine Leberzirrhose hin;

◆ bei Bauchwassersucht (Aszites) kommt es zur Ausbildung eines „Froschbauches".

261. Welche Laborbefunde sind bei Lebererkrankungen wichtig?

◆ Leberenzyme im Serum: SGOT, SGPT, LDH, als Zeichen des Leberzelluntergangs;

◆ Bilirubinspiegel im Serum, alkalische Phosphatase, γ-GT und LAP als Zeichen für Gallestau;

◆ Serumalbumin, Quick-Wert, Cholinesterase und Fibrinogen als Hinweise für die Syntheseleistung der Leber;

◆ Bilirubinausscheidung im Urin;

◆ Eiweißelektrophorese (vor allem Gammaglobulinerhöhung), evtl. Immunglobuline;

◆ Eisen- und Kupferspiegel.

262. Welche bildgebenden Verfahren zur Untersuchung der Leber gibt es?

- Sonographie (Ultraschall),
- Computertomographie mit Kontrastmittel,
- nuklearmedizinische Methoden: hepatobiliäre Funktionsszintigraphie,
- Kernspintomographie,
- Laparoskopie (direkte Betrachtung der Leberoberfläche).

263. Durch welche Methode wird bei Lebererkrankungen meist die endgültige Diagnose gestellt?

Durch die Leberblindpunktion mit Gewebeentnahme zur feingeweblichen (histologischen) Untersuchung. Gezieltere Punktionen sind sonographisch gesteuert bzw. bei der Laparoskopie möglich.

264. Wie werden die Gallenfarbstoffe untersucht?

Die Gallenfarbstoffe können als Bilirubinspiegel im Serum frei oder gebunden als sogenanntes direktes oder indirektes Bilirubin untersucht werden.

Bei erhöhtem Bilirubin (normal unter 1 mg/dl) findet sich auch Bilirubin im Urin, der bierbraun erscheint und einen gelben Schüttelschaum zeigt.

Die Urobilinogenausscheidung im Urin kann vermehrt sein. Fehlen von Urobilinogen im Urin zeigt einen Gallenwegsverschluß (Verschlußikterus) an.

265. Welche Bedeutung haben Serumenzyme bei Leberkrankheiten?

Bei Erkrankung der Leberzelle treten mehr Enzyme in das Blut über, besonders die *Transaminasen* SGOT (Serum-Glutamat-Oxalazetat-Transaminase) und SGPT (Serum-Glutamat-Pyruvat-Transaminase). Dabei steigt die SGPT stärker als die SGOT an (normal 2:1). Der Transaminasenanstieg ist ein Zeichen akuten Leberzerfalls und fehlt bei Dauerschäden. Normalwerte: SGOT unter 20, SGPT unter 30 mU/ml (mU/ml = Milli-Unit (Einheit) pro Milliliter).

Die *alkalische Phosphatase* wird durch die Gallenwege ausgeschieden (Normalwert unter 200 mU/ml). Steigt sie im Serum an, so spricht das für eine Störung des Gallenabflusses, z. B. für einen Verschlußikterus oder Cholestase. Die alkalische Phosphatase kommt aber auch im Knochen vor.

266. Wie verhalten sich die Serumeiweißkörper bei Leberkrankheiten?

Bei länger dauernder Leberschädigung nimmt das Serumalbumin (normal ca. 60%) ab, die Gammaglobuline (normal 11–20%) steigen an. Dies läßt sich am besten in der Serumelektrophoresekurve (Abb. **30 a–e**) erkennen.

Bei akut entzündlichen Prozessen Vermehrung von α_2- und β-Globulinen (normal α_2-Globulin ca. 8%, β-Globulin ca. 12%).

267. Welche Antikörper spielen bei Leberkrankheiten eine Rolle?

Antimitochondriale Antikörper werden bei primär biliärer Zirrhose und chronischer Hepatitis nachgewiesen.

268. Welche Bedeutung hat der Prothrombinwert als Lebertest?

Prothrombin wird in der Leber gebildet. Bei zunehmender Leberzellschädigung wird weniger Prothrombin produziert, es ist dann im Serum vermindert. Bestimmung durch den Quick-Test. Normal 80–100%.

269. Wie wird der Desferaltest gemacht?

500 mg Desferal werden intramuskulär gegeben. Der Urin wird 6 Stunden in eisenfreien Spezialbehältern gesammelt. Er soll weniger als 2 mg Eisen enthalten. Werte über 10 mg sprechen für krankhafte Eisenspeicherung in der Leber, z. B. für Hämochromatose.

270. Wie verhält sich der Eisenspiegel im Serum?

Normal sind 80–120 µg/dl. Er ist bei akuter Hepatitis erhöht.

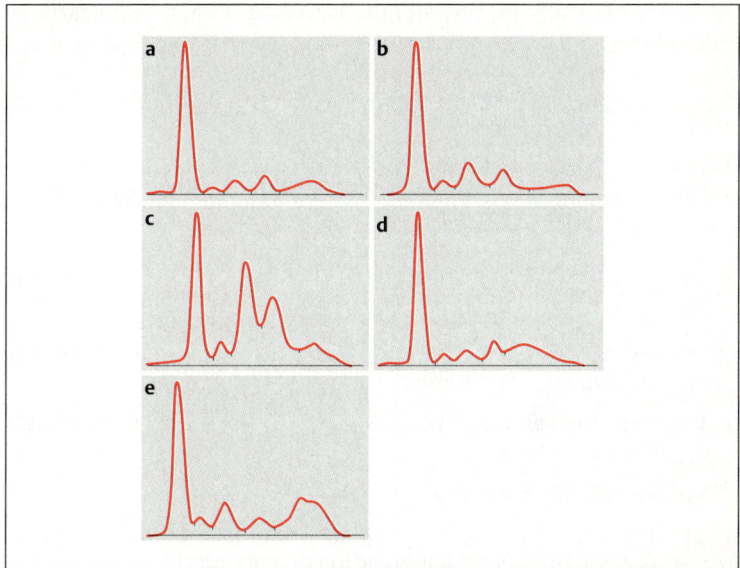

Abb. 30 a–e Elektrophorese. **a** Normalbefund, **b** akute Entzündung (α_2-Globulin erhöht), **c** nephrotisches Syndrom (Albumin erniedrigt, α_2- und β-Globulin erhöht), **d** Leberzirrhose (γ-Globuline erhöht), **e** Plasmozytom (γ- und α_2-Globulin-Erhöhung)

271. Wann kommt die Leberblindpunktion in Frage, und wann ist sie kontraindiziert?

Sie kommt bei diffusen, die ganze Leber gleichmäßig betreffenden Krankheiten in Frage, wie Fettleber, chronische Hepatitis, beginnende Zirrhose.

Kontraindikationen sind Blutgerinnungsstörungen, Cholangitis, Stauungsikterus, kardiale Leberstauung, Metastasenleber.

272. Wie muß ein Patient für die Leberblindpunktion oder die Laparoskopie voruntersucht werden?

Da Blutungen aus der Punktionsstelle die häufigste Komplikation sind, muß die Blutgerinnungsfähigkeit genau untersucht werden:

Thrombozytenzahl, Prothrombinbestimmung. Evtl. prophylaktische Vitamin-K-Gaben.

273. Was ist zur Leberblindpunktion zu richten?

- Hautdesinfektionsmittel und sterile Tupfer,
- Lokalanästhetikum in 10-ml-Spritze mit Injektionsnadeln,
- Lanzette zur Hautinzision,
- die Leberpunktionsnadel (meist Menghini-Nadel) mit Mandrin zur Gewebeentnahme (Biopsie);
- 20-ml-Spritze, Uhrglasschälchen mit 2%iger Formaldehydlösung zur Fixierung des Punktates;
- Versandröhrchen mit 2%iger Formaldehydlösung zur Aufnahme des Punktionsmaterials;
- Schnellverband, Sandsack.

274. Wie wird die Leberblindpunktion durchgeführt?

Der Patient liegt auf einem nicht stark federnden Bett (am besten Untersuchungsbett, Laparoskopietisch oder Operationstisch) auf dem Rücken mit einem kleinen Kissen in der linken Flanke.

Desinfektion der Punktionsstelle.

Perkussion der Leber bzw. sonographische Untersuchung.

Lokalanästhesie;

kleiner Hautschnitt;

Einstich der Punktionskanüle, an der sich die 20-ml-Spritze mit einigen Millilitern physiologischer Kochsalzlösung befindet, bis zur Leberkapsel.

Etwas physiologische Kochsalzlösung wird durch die Kanüle gespritzt, um eventuelle Gewebeteile der Bauchdecke zu entfernen.

Der Patient muß jetzt tief einatmen, dann ausatmen und die Luft anhalten. Durch Anziehen an der Spritze wird in dieser ein Sog erzeugt, die Punktionsnadel in die Leber eingestochen, ein Gewebezylinder aspiriert und die Kanüle wieder ganz herausgezogen.

Das Punktat wird in ein Uhrglasschälchen ausgespritzt.

275. Welche Komplikationen können durch eine Leberblindpunktion eventuell eintreten?

- Nachblutungen aus dem Punktionskanal;
- Pneumothorax durch zu hohe Punktion oder Punktion in Inspiration;
- peritonitische Reizung durch Austritt von Gallenflüssigkeit.

276. Welche Nachkontrolle ist nach Leberblindpunktion oder Laparoskopie erforderlich?

- Bettruhe für 24 Stunden, nach Laparoskopie Bettfußende hochstellen, damit die Pneumoperitoneumluft nicht in das Mediastinum aufsteigt;
- Lagerung auf die rechte Seite;
- Kompression des Punktionskanals durch Kompressionskissen;
- Nahrungskarenz bis auf kleine Mengen Flüssigkeit für 6 Stunden;
- Allgemeinbefinden, Puls, Blutdruck und Atmung kontrollieren.

277. Wie wird der Patient für eine Laparoskopie vorbereitet?

- Patient über den Eingriff aufklären;
- Gerinnungsstatus, Blutgruppe bestimmen, EKG-, Puls-, Blutdruckkontrolle;
- 12 Stunden nüchtern bleiben, Zahnprothesen entfernen;
- Darm durch Reinigungseinlauf entleeren, Wasserlassen, eventuell Bauchdecke rasieren;
- Röntgenbilder und Patientendokumentationsmappe mitgeben;
- Prämedikation nach Verordnung.

278. Was wird bei einer Laparoskopie gemacht?

Die Bauchhöhle wird durch Luft, Lachgas (N_2O) oder CO_2 aufgeblasen (Pneumoperitoneum).

Das Laparoskop wird durch die anästhesierte Bauchdecke eingeführt.

Durch seine Optik können Größe, Farbe, Oberfläche, Tumoren der Leber, Aszites, die Gallenblase und Milz beobachtet werden.

Die gezielte Gewebeentnahme zur histologischen Untersuchung erhöht den Wert der Untersuchung (gezielte Biopsie).

279. Wann ist die Laparoskopie kontraindiziert?

Bei Blutungsneigung, Störungen des Herz-Kreislauf-Systems, Verwachsungen (z. B. nach Magenoperation), auch bei Zwerchfellhernien und bei Peritonitis.

280. Wie können Lebertumoren, Metastasen, Abszesse oder Zysten diagnostiziert werden?

Die *Sonographie* ist heute die erste Untersuchung bei allen umschriebenen Leberprozessen. Sie kann vor allem flüssigkeitsgefüllte Hohlräume hervorragend darstellen, also Zysten und Abszesse. Aber auch Tumoren und Metastasen werden meist gut erkannt. Ohne großen Aufwand kann die genaue Größenausdehnung der Herde gemessen und ihre Lokalisation in der Tiefe des Organs festgelegt werden. Die sonographisch gezielte Punktion klärt mit einer hohen Trefferquote die Dignität der Befunde.

Ergänzend zur Ultraschalluntersuchung ist die *Computertomographie* zu sehen. Sie ist ebenfalls ein Schnittbildverfahren, hat aber den Vorteil, durch die Gabe von Kontrastmittel Strukturen näher zu charakterisieren. Außerdem ist das CT im Vergleich zur Sonographie weniger abhängig vom Können des Untersuchers.

In der *Angiographie* werden die Gefäßverhältnisse am genauesten dargestellt. Dies ist erforderlich zur weiteren Beurteilung von Raumforderungen und zur Information für den Chirurgen vor einer geplanten Lebersegmentresektion.

Die *Leberszintigraphie* zur Lokalisation und Größenbestimmung des Organs wurde weitgehend durch die anderen Verfahren verdrängt. Lediglich die hepatobiliäre Funktionsszintigraphie vermag bei speziellen Fragestellungen noch eine zusätzliche Information bringen.

Oberflächliche Veränderungen der Leber können bei der *Laparoskopie* direkt gesehen und durch gezielte Biopsie weiter abgeklärt werden.

Krankheiten der Leber

281. Welche Beschwerden können bei Leberkrankheiten auftreten?

– Allgemeinbeschwerden: Appetitlosigkeit, Völlegefühl, Übelkeit, Leistungsabfall, Fettunverträglichkeit, Blähsucht.
– Gelbfärbung von Haut und Skleren, bierbrauner Urin, lehmfarbener (acholischer) Stuhl.
– Juckreiz durch Gallensäuren im Blut.

282. Auf welche äußerlich erkennbaren Veränderungen ist bei Leberkranken zu achten?

◆ Das Hautkolorit kann gelblich oder bei chronischen Leberkranken auch grau-gelblich sein;

◆ Lebersternchen (Spider naevi) durch Blutgefäßerweiterungen finden sich besonders im Gesicht und am Oberkörper;

◆ Palmarerythem ist die vermehrte Rötung der Handinnenflächen;

◆ glatte rote Zunge durch Vitamin-B-Mangel wird als Lackzunge bezeichnet;

◆ Aszites mit aufgetriebenem Leib, verstrichenem Nabel, evtl. Striae und positivem Undulationsphänomen bei der Stoßpalpation;

◆ Caput medusae (Medusenhaupt) durch Venenerweiterungen um den Nabel als Umgehungskreislauf bei Pfortaderstauung;

◆ bei Männern Teilverlust der Stammbehaarung („Bauchglatze");

◆ Gynäkomastie (derbe Brustschwellung) und Hypogonadismus bei Männern.

◆ Lebergeruch, z. B. im Coma hepaticum.

283. Welche Leberkrankheiten sind wichtig?

– Akute Hepatitis durch Virus A, B oder C (s. Infektionskrankheiten, Frage 459, S. 581);
– Hepatitis bei anderen Infektionskrankheiten;
– chronische Hepatitis als persistierende gleichbleibende Veränderung oder als aggressive, fortschreitende Erkrankung;
– Leberzellinsuffizienz mit entsprechenden Stoffwechselstörungen;

- Coma hepaticum: Versagen der Entgiftungsaufgabe der Leber;
- toxische Leberschäden durch endogene oder exogene Toxine, auch Medikamente;
- Fettleber: bei Diabetes, Alkoholismus, chronischen Infekten und Stoffwechselstörungen;
- Leberzirrhosen: posthepatitisch, alkoholisch, kardial, biliär oder durch Dystrophie bedingt;
- Lebertumoren: meistens Lebermetastasen, selten primäres Leberkarzinom;
- Leberabszesse: bei Cholangitis, Appendizitis, Pankreatitis, Amöbenruhr, Sepsis.

284. Wie kann es zu Ikterus kommen?

Durch *Schädigung der Leberzellen*, z. B. durch Entzündung bei Hepatitis oder von den Gallenwegen (Cholangitis) übergreifend. Durch Gifte oder Stoffwechselstörungen.

Durch *Störung des Gallenabflusses* mit Übertritt von Galle ins Blut: mechanisch, durch Steine oder Tumoren als Verschlußikterus oder durch Cholestase infolge von Medikamentenwirkung oder infolge kardialer Stauung als Stauungsikterus.

Durch vermehrte Hämolyse *(hämolytischer Ikterus)*, nicht leberbedingt (s. Frage 137f, S. 36).

Durch *exogene Farbstoffe* wie Karotin bei reichlicher Karottennahrung oder Atebrin, einem stark gelbfärbenden Malariamittel. Nach Fluoreszenzangiographie der Retinagefäße.

285. Welche besonderen Gelbsuchtsfärbungen kann man evtl. unterscheiden?

- Den rötlichen Rubinikterus bei primärer Leberzellschädigung;
- den grünlichen Verdinikterus bei mechanischem Abflußhindernis;
- den safrangelben Flavinikterus bei Hämolyse;
- den dunkelgrün-schwarzen Melasikterus bei anhaltendem Verschlußikterus;
- die ziegelrote Hautfärbung bei überreichem Genuß von Karotten.

286. Von welcher Höhe des Bilirubinspiegels an ist ein Ikterus klinisch erkennbar?

Bei Bilirubin im Serum über 2,0 mg/dl kann eine Gelbfärbung in den Konjunktiven oder am weichen Gaumen erkannt werden.

287. Wie reagiert die Leber auf Schädigungen?

Es können entzündliche oder degenerative Veränderungen plötzlich, langsam oder rezidivierend bis chronisch-fortschreitend entstehen.

Die Leberzellschädigung bzw. der Zelluntergang kann in fast jedem Stadium zum Stillstand kommen.

Das Leberzellgewebe kann sich durch Zellneubildung regenerieren, was bei den meisten anderen Geweben nicht möglich ist. Stärkere oder chronische Schäden lösen Bindegewebswucherungen zwischen den Leberläppchen mit fortschreitendem Untergang von Lebergewebe (Nekrose) aus.

Diese Bindegewebswucherung ist nicht rückgängig zu machen, sie verhärtet die Leber und behindert den Blut- und Gallendurchfluß mit Pfortaderstauung und dadurch ansteigendem Druck in der Pfortader (s. Zirrhose, Fragen 303f, S. 323).

288. Wodurch kann es zur Leberzellschädigung mit Leberinsuffizienz kommen?

Leichte, schwere, vorübergehende, dauernde, fortschreitende Leberzellinsuffizienz kann durch vielerlei Ursachen entstehen:

- akute und chronische Hepatitis;
- Leberzirrhose;
- Verschlußikterus;
- toxisch: Knollenblätterpilz, Tetrachlorkohlenstoff, Chloroform, Schwermetalle, Alkoholintoxikation, Pflanzenschutzmittel, manche Medikamente wie Tuberkulastatika, Antidiabetika, Malariamittel, Antiepileptika, Zytostatika;
- schwerer Kreislaufschock;
- schwere Anämien.

289. Was versteht man unter Cholestase?

Durch manche Medikamente (Phenothiazine, Thiourazile, Antibiotika, Sulfonamide, Tuberkulostatika, Psychopharmaka, orale Kontrazeptiva) kann es zur intrahepatischen Cholestase kommen, d. h., der Gallenabfluß in der Leber ist gestört, er stagniert.

Dabei kann es zu Übelkeit, Juckreiz, Leberschwellung, Ikterus mit dunklem Urin und hellem Stuhl kommen; auch die alkalische Phosphatase und die LAP können erhöht sein.

290. Was ist bei Cholestase zu machen?

Die auslösenden Medikamente müssen identifiziert und vermieden werden; die Prognose ist im allgemeinen gut.

291. Wodurch kann sich eine Fettleber ausbilden?

Vermehrte Fettablagerungen in den Leberzellen beobachtet man bei:

- chronischem Alkoholismus (am häufigsten);
- Diabetes mellitus;
- Übergewicht;
- chronischen Infektionen wie Tuberkulose;
- schwerer und langanhaltender Anämie;
- chronischen Intoxikationen wie bei Medikamentenmißbrauch;
- chronischen Kreislauf- und Stoffwechselstörungen.

292. Wie kann eine Fettleber festgestellt werden?

Die Leber ist vergrößert und etwas fest.

Die Ultraschalluntersuchung zeigt eine echoreiche Leber.

Die Biopsie durch Blindpunktion oder Laparoskopie stellt die Diagnose histologisch.

293. Wie sind Prognose und Behandlung einer Fettleber?

Die Prognose ist gut bei Beseitigung der Ursachen:

- strenge Alkoholabstinenz;
- eventuell Gewichtsreduzierung, da meist Übergewicht besteht;
- fettarme, eiweiß- und vitaminreiche Diät;
- bei Diabetes korrekte Blutzucker-Einstellung.

Gelingt die Ausschaltung der Ursachen nicht, ist in 10–15 Jahren mit dem Übergang in Zirrhose zu rechnen.

294. Wodurch kann eine Hepatitis entstehen?

Die häufigsten Ursachen sind Infektionen mit dem Hepatitisvirus A oder B sowie mit dem Ende der achtziger Jahre identifizierten Virus C (s. Frage 471, S. 585). Letzteres wird vor allem durch Bluttransfusionen übertragen.

Ferner kommen in Frage:

◆ Andere Viren: z. B. Virus der infektiösen Mononukleose, Gelbfieber, Poliomyelitis, Coxsackie, Herpes simplex;

◆ Leptospirosen: z. B. Morbus Weil (s. Frage 377, S. 561);

◆ Bakterielle Erkrankungen: Brucellosen (Bangsche Krankheit, Maltafieber), Tuberkulose, Typhus abdominalis;

◆ Parasiten: Amöben, Malaria- und andere tropische Parasiten.

295. Welche besonderen Verlaufsformen der Hepatitis gibt es?

Die *anikterische* Hepatitis: leichter Verlauf ohne Gelbfärbung.

Die *rezidivierende* Hepatitis, etwa 10% aller Verläufe.

Die *chronische* Hepatitis in 2 Formen als:

◆ chronisch-persistierende Hepatitis mit jahrelangen Heptitissymptomen, aber ohne Verschlimmerung und schließlich guter Ausheilungstendenz und die

◆ chronisch-aggressive Hepatitis mit fortschreitender, oft schubweiser Verschlimmerung und Zirrhosebildung: bei akuten Schüben Transaminasenerhöhung, sonst Gammaglobulinvermehrung.

Ferner die *nekrotisierende* Hepatitis (früher „gelbe Leberdystrophie");

die *posthepatitische Zirrhose.*

296. Was bezeichnet man als fulminante oder nekrotisierende Hepatitis?

In 0,2 bis 0,4% der Hepatitisfälle entwickelt sich plötzlich, meist rasch bis zum Tod im Coma hepaticum fortschreitend, die sogenannte nekrotisierende Hepatitis oder Leberdystrophie. Ausheilung mit Narbenbildung möglich, dann aber auch später Übergang in Zirrhose.

Auch exogene Gifte wie Tetrachlorkohlenstoff (Fleckputzmittel) und andere gewerbliche Gifte, z. B. Pflanzenschutzmittel, ebenso Knollenblätterpilze können zum tödlichen Zusammenbruch des Leberstoffwechsels führen.

297. Wann kommt es zum Coma hepaticum?

Wenn die Leber ihre Entgiftungsfunktion nicht mehr erfüllen kann, kommt es zu Vergiftungserscheinungen mit Bewußtlosigkeit, dem Leberkoma.

298. Welche Substanzen bewirken die toxische Hirnschädigung im Leberkoma?

Ammoniak und andere toxische stickstoffhaltige Substanzen (Indol, Skatol, Phenole) gelangen bei dem Versagen der Entgiftungsfunktion der Leber aus dem Darm in den großen Kreislauf und an das Zentralnervensystem. Auch Hypokaliämie kann eine wichtige Rolle spielen.

299. Welche Ursachen können zum Leberkoma führen?

◆ Die nekrotisierenden Schübe bei schwerer Hepatitis oder Zirrhose als Leberzerfalls- oder Ausfallskoma;

◆ Vergiftungen durch Pilze, Tetrachlorkohlenstoff, Pflanzenschutzmittel;

◆ Ösophagusvarizenblutung durch vermehrten Eiweißabbau (Blut) im Darm mit Zunahme der stickstoffhaltigen Substanzen im Blut;

◆ Infektionen, Operationen, Aszitespunktion, lebertoxische Medikamente können bei entsprechender Leberschädigung das Koma auslösen.

300. Welche Symptome können auf ein Leberkoma hinweisen?

Im Präkoma Verstimmung, Verwirrung, Apathie und Dämmerzustände, Ikterus, Foetor hepaticus (ein Mundgeruch wie bei frisch geschnittener Leber) und grobschlägiges Muskelzittern (Schriftprobe).

301. Welche Erscheinungen sind im Leberkoma zu beobachten?

Nach deliranter Erregung verstärken sich unter Tachykardie und Blutdruckabfall Apathie, Schlafneigung, schließlich tritt unter Bewußtlosigkeit und Reflexverlust der Tod ein.

302. Wie kann das Leberkoma behandelt werden?

Die Bildung und Resorption stickstoffhaltiger toxischer Substanzen im Darm muß verhindert werden:

Die Eiweißzufuhr muß strikt unterbunden werden. Der Kalorienbedarf wird durch Kohlenhydrate (1500 Kalorien täglich) gedeckt.

Die ammoniakbildenden Darmbakterien werden durch nicht resorbierbare Antibiotika (Neomycin) von 2–6 g per os (evtl. durch eine Sonde) in Verbindung mit Laktulose beseitigt.

Darmentleerung, z. B. mit 50–100 ml 10%iger Mangesiumsulfatlösung durch Sonde ins Duodenum.

Infusionen mit Leberkoma-Cocktail (Lävulose oder Glukose, Kaliumzufuhr, verzweigtkettige Aminosäuren u. a.).

303. Welche Veränderungen liegen bei Leberzirrhose vor?

Bei Leberzirrhose geht das Leberzellgewebe durch Nekrose zugrunde. Die Läppchenstruktur wird zerstört. Gleichzeitig tritt aber eine Bindegewebswucherung ein. Dadurch verarmt die Leber an Parenchym und verhärtet durch das schrumpfende Bindegewebe. Dieses behindert die Durchblutung und führt zu Stauung und Drucksteigerung im Pfortadersystem *(portale Hypertension)*.

304. Welche Ursachen können zu Leberzirrhose führen?

- Chronischer Alkoholismus (häufigste Ursache);
- nach Hepatitis: posthepatitische Zirrhose;

- chronische Stauung vor dem rechten Herzen: Stauungszirrhose (Cirrhose cardiaque);
- langdauernde Gallenwegserkrankung; biliäre Zirrhose;
- Eiweißmangelschaden („Dystrophie"): postdystrophische Leberzirrhose.

Nicht selten bleibt die Ursache der Zirrhose unbekannt.

Besonders seltene Formen der Leberzirrhose entstehen durch Stoffwechselstörungen wie die Eisenspeicherkrankheit (Hämochromatose) oder die Kupferspeicherkrankheit, den Morbus Wilson (hepatolentikuläre Degeneration) oder die Galaktosämie.

305. Welche Leberschäden entstehen durch Alkoholismus?

Das erste Stadium ist die *alkoholische Fettleber*. Sie heilt folgenlos ab, wenn der Alkoholkonsum vollständig eingestellt wird.

Auch im Stadium der *alkoholischen Hepatitis* heilt der Krankheitsprozeß bei vollständiger Abstinenz in seiner jeweiligen Ausdehnung mit Narbenbildung aus.

Eine *alkoholische Leberzirrhose* dürfte bei Männern schon nach chronischem Alkoholkonsum von täglich 60 g absolutem Alkohol (1 Flasche Wein), bei Frauen sogar schon nach 20 g (1/4 l Wein) täglich entstehen. Höhere tägliche Alkoholmengen steigern die Zirrhose-Entwicklung dramatisch.

306. Welche Behandlungsmöglichkeiten bieten sich bei den chronischen Leberkrankheiten (chronische Hepatitis und Leberzirrhose)?

◆ Alkoholverbot und Ausschaltung aller weiteren schädigenden Einflüsse;

◆ Diät: Eiweiß- (besonders milcheiweiß-) und vitaminreiche Kost, Vermeidung aller schwerverdaulichen Speisen und Fette (Eiweiß nur solange nicht eine Leberinsuffizienz mit der Gefahr des Coma hepaticum besteht);

◆ Geregelte, schonende Lebensweise, häufige Ruhepausen;

◆ bei Verschlimmerungsschub: Bettruhe, Infusionsbehandlung als sogenannte Leberschutztherapie mit Glukose oder Lävulose, Vitamin B-Komplex, B_{12}, C und K, Kortikosteroiden und anabolen Substanzen. Evtl. Eiweiß einschränken.

307. Welche Komplikationen können bei Leberzirrhose entstehen?

- Leberzellinsuffizienz: Bluteiweißveränderungen, Gerinnungsstörung;
- Pfortaderhochdruck mit Aszites und Ösophagusvarizen, evtl. Blutung;
- Elektrolytverschiebung, Nierenversagen;
- Coma hepaticum;
- Leberkarzinom.

308. Welche Befundänderungen kann man bei Leberzirrhose finden?

- Hypergammaglobulinämie, Hypoprothrombinämie, Hypoalbuminämie;
- im dystrophischen Schub Transaminasenerhöhung und Gallenfarbstoffvermehrung;
- Anämie, Leukopenie, Thrombopenie, beschleunigte BSG;
- pathologisches Leberpunktat;
- Milztumor.

309. Welche Folgen und Gefahren kann eine portale Hypertension haben?

Als Folge der Pfortaderstauung bildet sich ein Umgehungskreislauf, meist als *Ösophagusvarizen,* selten durch Erweiterung der oberflächlichen Bauchvenen als sogenanntes Medusenhaupt. Es entsteht ein *Aszites.*

Durch die Umgehung der Leber über die Ösophagusvarizen kommt mehr Ammoniak in den großen Kreislauf und ins Gehirn.

30–50% der Zirrhosekranken sterben an Ösophagusvarizenblutung.

310. Was kann die Ösophagusvarizenblutung auslösen?

Scharfkantige Speisen (Brotrinde), Refluxösophagitis, Bauchpresse.

311. Was kann bei einer Blutung aus Ösophagusvarizen sofort versucht werden?

Blutstillung mit der Sengstaken-Sonde:

Durch die aufblasbare Gummimanschette wird die Blutungsstelle komprimiert. Bei Blutansammlung im Magen kann das Blut von dort zur Verhütung eines Leberkomas abgesaugt werden.

Medikamente können durch die Sonde zugeführt werden.

Blut oder Blutersatzmittel bereitstellen, Gerinnungsfördernde Mittel, z. B. Vitamin K, geben.

Vasopressin = Pitressin 10 IE = 0,5 ml subkutan oder i.m. zur Drucksenkung im Portalkreislauf.

312. Wie wird die Sengstaken-Blakemore-Sonde angewandt?

- Aufblasbare Ballons auf Dichtigkeit prüfen;
- Sonde mit Paraffinöl gleitend machen;
- Nase und Rachen mit Spray anästhesieren;

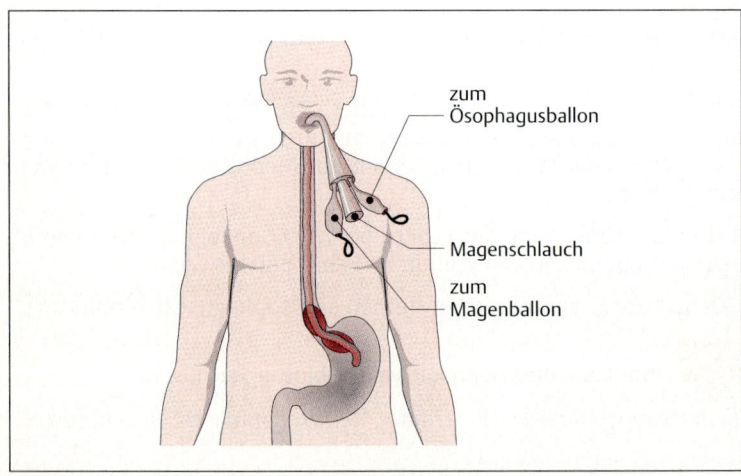

Abb. 31   Die Sengstaken-Blakemore-Sonde (nach Schettler/Greten)

- Sonde einführen, bis der Magenballon durch die Kardia hindurch ist;
- Magenballon aufblasen;
- langsam zurückziehen, bis der aufgeblasene Magenballon an der Kardia einen Widerstand findet;
- Sonde in dieser Höhe durch Pflasterstreifen vor der Nase fixieren;
- jetzt Ösophagusballon vorsichtig aufblasen und den ärztlich verordneten Druck am Quecksilbermanometer eines Blutdruckapparats alle 15 Minuten kontrollieren;
- mit Eiswasser spülen;
- Speichel absaugen.

313. Welche Ursache kann es haben, daß die Blutung trotz Sonde nicht steht?

Nicht selten geht die Blutung nicht von Ösophagusvarizen, sondern von Erosionen (kleinen Defekten der Magenschleimhaut) aus, die mit der Sonde nicht komprimiert werden können.

314. Wie kann man weiteren Blutungen aus den Ösophagusvarizen vorbeugen?

Durch *endoskopische Sklerosierung* der Ösophagusvarizen. Dabei wird durch Umspritzen der erweiterten Venen eine Thrombosierung angestrebt. Ein alternatives Verfahren ist, mit Hilfe des Endoskops sog. *Clips* anzubringen, welche die Varizen abklemmen.

Durch die Gabe von *Betablockern*.

Durch Drucksenkung im Pfortaderkreislauf kann durch einen künstlichen Umgehungskreislauf zwischen V. portae und V. cava inferior z. B. durch die *portokavale Anastomose* erreicht werden. Dies gelingt heute auch ohne Operation mit Hilfe eines per Katheter auf venösem Weg vorgeschobenen Röhrchens (TIPSS = transjugulärer intrahepatischer portosystemischer Shunt).

315. Wodurch bildet sich Aszites bei Leberzirrhose?

Durch Stauung und *Druckanstieg im Pfortadersystem* tritt Blutflüssigkeit aus den Venen in den Bauchraum.

Durch *Verringerung des Albumins* im Blutserum geht das Wasserbindungsvermögen des Blutes zurück, Wasser, das nicht mehr an die Bluteiweißkörper gebunden werden kann, tritt aus den Gefäßen aus.

316. Wie kann der Aszites bei Leberzirrhose behandelt werden?

Das Ablassen des Aszites durch Punktion verursacht Eiweißverlust und regt die rasche Neubildung von Aszites an.

Aldosteronantagonisten (Aldactone) in Verbindung mit Saluretika (Lasix) bringen oft guten Erfolg.

Achtung auf den Kaliumspiegel im Blut!

317. Welche Lebertumoren sind zu unterscheiden?

Am häufigsten sind Metastasen.

Der echte Leberkrebs (primäres Leberkarzinom) ist in den westlichen Ländern selten und entsteht meist auf dem Boden einer Leberzirrhose.

318. Wie können Lebertumoren nachgewiesen werden?

Durch Palpation, Sonographie, Computertomographie, Kernspintomographie, Szintigraphie, Angiographie, Laparotomie.

319. Wie kann es zu Leberabszessen kommen?

- Von Cholangitis ausgehend;
- von Appendizitis oder Pankreatitis durch die Pfortader fortgeleitet;
- bei Amöbenruhr auf dem Blutwege aus dem Dickdarm;
- bei allgemeiner Sepsis durch die A. hepatica hämatogen eingeschleppt.

320. Wie können Leberabszesse behandelt werden?

- Sonographisch gezielte Punktionen und Drainage;
- chirurgische Drainage der Abszeßhöhle;
- Behandlung des Grundleidens;
- Antibiotika.

Erkrankungen der Gallenwege

321. Welche Faktoren disponieren zu Gallenleiden?

Vor allem die 4 „F":

Frau (jede 5. Frau, aber nur jeder 10. Mann hat Gallensteine),

Fettsucht (Übergewicht, vermehrte Blutfette),

Furchtbarkeit (mehrere Schwangerschaften),

über *fünfzig* Jahre alt, auch schon über vierzig.

Aber auch bei Diabetikern sind Gallensteine häufiger als im Durchschnitt.

322. Wie kommt es zur Gallensteinbildung?

Bei der Eindickung der Gallenflüssigkeit in der Gallenblase können schlechtlösliche Bestandteile wie Cholesterin und Gallenfarbstoffe ausfallen und den Kern zu weiteren Ablagerungen, schließlich auch zur Verkalkung bilden.

Die Ablagerungen können entzündliche Reizungen der Gallenblasenwand und Bewegungsstörungen verursachen, die wiederum das Milieu zur weiteren Steinbildung verstärken.

323. Welche Arten von Gallensteinen gibt es?

Die oft großen *Solitärsteine* (Einzelsteine), die häufig keine Beschwerden machen.

Sogenannter *Gallengrieß* aus kleinen Pigmentsteinen, die evtl. durch die Gallengänge in den Darm entleert werden können.

Maulbeerartige oder *facettierte Steine* (vor allem bei Hämolyse), diese machen die meisten Beschwerden und Einklemmungen.

324. Wie kann man Gallensteine nachweisen?

Durch Sonographie (Ultraschall), unabhängig von der chemischen Zusammensetzung.

Verkalkte Gallensteine können schon auf einer Abdomenübersichtsaufnahme oder Gallenleeraufnahme erkannt werden. Nichtverkalkte Konkremente sind durch das Cholezystogramm in der kontrastgefüllten Gallenblase als Aussparungen erkennbar, auch durch ERCP (Abb. **29**, S. 306).

325. Was bedeutet ein negatives Cholezystogramm?

Wenn die Gallenblase sich mit dem Kontrastmittel nicht füllt (negatives Cholezystogramm), weil sie ihre Speicherfunktion verloren hat, sind die Gallensteine oft röntgenologisch nicht nachweisbar.

326. Welche Beschwerden können Gallensteine verursachen?

Viele Steinträger haben keine Beschwerden und wissen von ihren Steinen nichts.

Häufig wird über Druck im rechten Oberbauch, Völlegefühl, Übelkeit, besonders 1/2 bis 3 Stunden nach fettreichen Mahlzeiten oder scharf gebratenen Speisen, geklagt.

Eine Gallenkolik durch Steineinklemmung geht mit heftigsten Schmerzen im rechten Oberbauch einher (Abb. **32**), zieht den rechten Rippenbogen entlang in den Rücken, manchmal bis in die rechte Schulter ausstrahlend. Dabei besteht Unruhe, Übelkeit und Erbrechen. Unbehandelt kann eine Kolik mehrere Stunden anhalten.

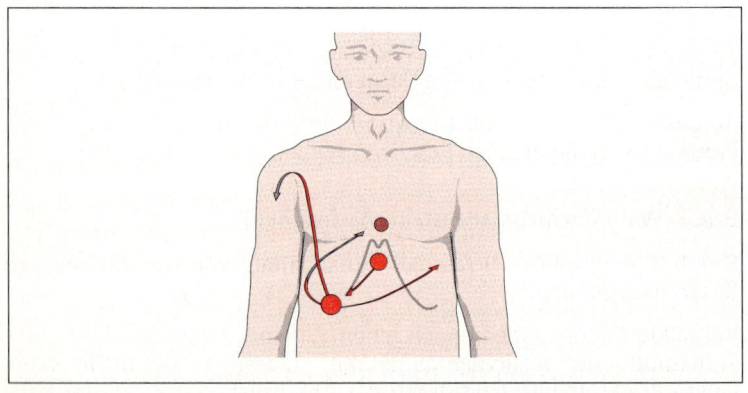

Abb. **32** Schmerzausstrahlung bei Gallenkolik (nach Schettler/Greten)

327. Welche Komplikationen können bei Gallensteinkolik entstehen?

Bei bleibender Einklemmung des Konkrements im Ductus cysticus bildet sich der *Gallenblasenhydrops,* eine mit klarer Flüssigkeit prall gefüllte Gallenblase, die als birnenförmiger Tumor durch die Bauchdecken getastet werden kann.

Verschließt der Stein den Ductus choledochus, so kommt es zum *Verschlußikterus* durch Gallenstauung mit entfärbtem Stuhl und braunem Urin, hoher alkalischer Phosphatase und LAP (Leuzin-Aminopeptidase) im Serum: Operation oder endoskopische Entfernung erforderlich.

Fieber, evtl. Schüttelfrost, Leukozytose, Linksverschiebung, Bauchdeckenspannung sprechen für *Cholezystitis* und/oder *Cholangitis,* dabei auch Gefahr der Gangrän der Gallenblasenwand mit Durchbruch und *Peritonitis.*

328. Wozu wird eine perkutane, transhepatische Gallengangsdrainage angelegt?

Die PTD stellt einen relativ kleinen, kaum belastenden Eingriff zur *Entlastung der Gallenwege bei Stauung* durch Abflußbehinderung (z. B. durch Karzinom oder Stein) mit biliärer Sepsis und quälendem Juckreiz dar.

Unter Durchleuchtung wird ein Polyäthylenkatheter mit Mandrin in die Leber eingestochen. Nach Entfernung des Mandrins zieht man den Katheter so lange zurück, bis Galle abtropft. Anschließend kann das Gallengangssystem mit Kontrastmittel gefüllt werden (perkutane Cholangiographie) und der Katheter als vorübergehende Entlastung der gestauten Galle belassen werden.

329. Was ist bei einer Gallenkolik zu machen?

◆ Spasmoanalgetika: Im akuten Anfall 1 Kapsel Nitrolingual zerbeißen; Buscopan, Pentazocin (Fortral), Pethidin (Dolantin); kein Morphin; wenn, dann nur mit Atropin zusammen;

◆ erst Nahrungskarenz, dann Tee und Zwieback, später Gallendiätaufbau;

◆ Wärme als heiße Kompressen, aber nicht bei Cholezystitis, dann evtl. Eisblase;

- Infusion mit Glukose, Vitaminen und Elektrolyten;
- Stuhlregelung.

Später evtl. Operation: Cholezystektomie, um weiteren Komplikationen vorzubeugen; in bestimmten Fällen Lithotripsie (Steinzertrümmerung mit Stoßwellen) oder medikamentöse Steinauflösung möglich.

330. Was versteht man unter Papillotomie?

Bei der Papillotomie wird durch ein Duodenoskop die Mündung des Gallenganges in den Zwölffingerdarm, die Papilla Vateri, durch Schlitzung erweitert. Man kann dadurch Stenosen und Konkremente beseitigen.

331. Wie entsteht eine Cholezystitis?

Meist liegt der Gallenblasenentzündung ein Gallensteinleiden mit sekundärer Keimbesiedlung aus dem Darm, hämatogen oder lymphogen, zugrunde. Selten geht sie von einer aufsteigenden Cholangitis aus.

332. Welche Krankheitserscheinungen können bei Cholezystitis auftreten?

Im akuten Zustand bestehen Kolikschmerzen, Übelkeit, Erbrechen, starke Druckempfindlichkeit bis zur Abwehrspannung der Gallengegend, Temperaturerhöhungen bis zu septischem Fieber und Schüttelfrost, beschleunigte BSG, Leukozytose, Linksverschiebung, manchmal Ikterus.

Linksausstrahlung der Schmerzen, erhöhte Amylase und Lipase sprechen für Pankreasbeteiligung.

333. Was nennt man ein Gallenblasenempyem?

Die schwerste Form der akuten Cholezystitis mit phlegmonöser oder gangränöser Gallenblasenwand, septischen Temperaturen und starker Abwehrspannung: Gefahr der Perforation mit galliger Peritonitis, die meist tödlich ausgeht.

334. Welche Behandlungsmaßnahmen kommen bei Gallenblasenentzündung in Betracht?

◆ Strenge Bettruhe, am besten stationäre Krankenhausbehandlung;

◆ Diät: Teefasten (Pfefferminztee mit Traubenzucker), später vorsichtiger Diätaufbau, strenge Gallendiät, Stuhlregelung;

◆ Infusionstherapie zum Flüssigkeits- und Elektrolyersatz;

◆ intensive antibiotische Behandlung mit Breitspektrumantibiotika;

◆ Schmerz- und Entzündungsbekämpfung mit Analgetika und Spasmolytika, z. B. Buscopan, Fortral, evtl. Dolantin nach ärztlicher Verordnung (kein Morphin). Evtl. Eisblase (keine Wärme!);

◆ Cholezystektomie im akuten Stadium nur bei Perforationsgefahr, sonst einige Wochen nach Abklingen der Entzündung.

335. Welche Erscheinungen macht eine chronische Cholezystitis?

Oft nur uncharakteristische Beschwerden im rechten Oberbauch. Besonders bei fettreichen großen Mahlzeiten, körperlicher Belastung und seelischem Streß können gelegentlich kolikartige Beschwerden, vorübergehend leichte Gelbfärbung und Temperaturerhöhung vorkommen. Der rechte Oberbauch ist druckempfindlich, die BSG mäßig beschleunigt. Die Ultraschalluntersuchung zeigt eine verdickte Gallenblasenwand, das Cholezystogramm Konkremente, häufig ist es negativ, d. h., die Speicherfunktion der Gallenblase ist aufgehoben, oft ist ihre Wand fibrös geschrumpft.

336. Wie soll man die Behandlung bei chronischer Cholezystitis gestalten?

◆ Gallendiät, kleine Mahlzeiten mit Einschränkung der Fette und Eier, Verbot von Gebackenem, Gebratenem und Bohnenkaffee;

◆ Vermeidung körperlicher und seelischer Überbeanspruchung, regelmäßige Ruhepausen;

◆ Choleretika und Cholagoga als gallensekretionssteigernde und abflußfördernde Mittel, meist als Mischpräparate (Gallo-sanol, Rowachol, Chol-Kugeletten u. a. m.);

◆ Stuhlregulierung: am besten mit salinischen Abführmitteln (Karlsbader Salz, Magnesiumsulfat, Trinkkuren);

◆ bei Entzündungsschüben: Bettruhe, Antibiotika;

◆ Cholezystektomie: Rechtzeitige Operation in beschwerdefreiem Intervall ist anzustreben, da fortschreitende Veränderungen durch Übergreifen auf die Gallengänge und die Nachbarorgane zu befürchten sind (Pericholezystitis, Periduodenitis, Pankreatitis, Leberzellschaden).

337. Wodurch kann es zur Cholangitis kommen?

Die Infektion der Gallengänge kann, durch Konkremente, Stauung und Bewegungsstörungen begünstigt, aufsteigend vom Darm, oft mit Kolibakterien, erfolgen.

338. Welche Krankheitserscheinungen kann eine Cholangitis verursachen?

Akut: Schmerzen, Fieber und Ikterus, große druckschmerzhafte Leber, evtl. Leberabszesse, stark beschleunigte BSG, Leukozytose, Erhöhung der alkalischen Phosphatase.

Chronisch: rezidivierende Temperaturerhöhung, ikterische Schübe mit Juckreiz, beschleunigte BSG. Im Alter aber oft symptomarmer Verlauf. Allmähliches Übergreifen auf die Leber bis zur biliären Zirrhose mit Vermehrung der Gammaglobuline und erhöhter alkalischer Phosphatase.

339. Wie kann die Cholangitis behandelt werden?

Langzeittherapie mit Antibiotika und Diät. Verbesserung des Gallenflusses medikamentös, evtl. chirurgische Maßnahmen.

340. Was bezeichnet man als Dyskinesien der Gallenwege?

Bewegungsstörungen im Gallenwegssystem sind bei vegetativ Labilen nicht selten, z. B. die nicht rechtzeitige Öffnung des Oddi-Sphinkters in der Vater-Papille bei Entleerungskontraktion der Gallenblase. Dies bewirkt eine Rückstauung des Gallenstromes.

Auch entzündliche Veränderungen der Nachbarorgane Leber, Magen, Darm, Pankreas können Rückwirkungen mit Bewegungsstörungen der Gallenwege verursachen.

341. Was versteht man unter Postcholezystektomiesyndrom?

Die Beschwerden, die in bis zu 30% der Fälle nach Cholezystektomie auftreten.

Sie können durch einen Choledochusstein, eine chronisch-rezidivierende Cholangitis, neurovegetativ durch Bewegungsstörungen an der Papilla duodeni major, aber auch bei zu spät durchgeführten Cholezystektomie Folge der Veränderungen in der Umgebung der Gallenblase sein.

In vielen Fällen des Postcholezystektomiesyndroms sind die Gallensteine gar nicht Ursache, sondern es handelt sich um sog. funktionelle Beschwerden im Bereich des Magen-Darm-Trakts, z. B. Colon irritabile (s. Frage 179, S. 288), die durch die Cholezystektomie natürlich nicht gebessert werden.

342. Welche Tumorbildungen spielen im Gallenwegsbereich eine Rolle?

Das Karzinom der Gallenblase mit Beschwerden wie bei Cholelithiasis und Cholezystitis. Es infiltriert meist frühzeitig die Leber.

Das Papillenkarzinom an der Einmündung ins Duodenum; es verursacht das Syndrom des Verschlußikterus ohne Schmerzen.

Harnorgane

Allgemeines

1. Aus welchen Abschnitten besteht der Harnapparat?

Die Nieren (lat. ren, griech. nephros), die Nierenkelche, die Nierenbecken (Pyelon), die Harnleiter (Ureteren), die Harnblase und die Harnröhre (Urethra) bilden die Harnorgane.

2. Wo liegen die Nieren?

Die Nieren liegen beiderseits der Lendenwirbelsäule unterhalb des Zwerchfells und hinter dem Bauchfell (retroperitoneal), also außerhalb der Bauchhöhle. Die linke Niere steht etwas höher als die rechte. Die Nieren sollen nach unten nicht unter den Beckenkamm absinken.

3. Welches sind die Nachbarorgane der Nieren?

Die rechte Niere liegt hinter der Leber, die linke hinter dem Pankreas und der Milz. Über den Nieren finden sich die Nebennieren.

Die Nieren sind von einer Fettkapsel umgeben (Stützfett), wodurch die Nieren in ihrer Lage gehalten werden.

4. Was bedeutet der Verlust des Nierenstützfettes?

Durch Abmagerung und Aufbrauchung des Fettpolsters um die Nieren kann sich eine abnorme Verschieblichkeit der Nieren, vor allem ein Absinken mit Behinderung des Harnabflusses, einstellen: Nephroptose, Ren mobilis (Senkniere, Wanderniere).

5. Wie ist die äußere Form der Nieren?

Die Nieren sind bohnenförmig. An ihrer inneren (medialen), eingebogenen Seite befindet sich der Nierenhilus (Nierenstiel), in dem die Nierenarterien und -venen, das Nierenbecken mit dem Ureter (Harnleiter) und das vegetative Nervengeflecht liegen.

6. Was zeigt ein Längsschnitt durch die Nieren?

Der Längsschnitt zeigt den schichtenweisen Aufbau der Nieren:

Ganz außen ist die bindegewebige (fibröse) *Nierenkapsel.*

Dann folgt als dunkle äußere Zone die *Nierenrinde.* Sie enthält die Glomeruli (Nierenkörperchen) und die Tubuli contorti (gewundene Abschnitte der Harnkanälchen).

Die innere hellere Schicht wird vom *Nierenmark* mit den in das Nierenbecken vorragenden Markpyramiden gebildet. In diesen liegen die Henle-Schleifen und die Sammelrohre. An der Spitze der Pyramide befinden sich die Nierenpapillen mit den Öffnungen der Sammelrohre.

Die Pyramidenspitzen liegen in den Nierenkelchen, die Nierenkelche vereinigen sich zum Nierenbecken. Dieses geht nach innen unten in den Ureter (Harnleiter) über.

7. Wie ist die Blutversorgung der Nieren?

Die Nieren erhalten ihr Blut aus der Aorta durch die rechte und linke Nierenarterie.

8. Wieviel Blut erhalten die Nieren?

Den Nieren wird ungefähr 1/3–1/4 der Gesamtblutmenge des großen Kreislaufs zugeführt. Das sind in 24 Stunden etwa 1500 bis 2000 l Blut.

9. Welchen Weg nimmt das Blut in den Nieren?

Nach Aufzweigung der Arterien wird das Blut durch eine Arteriole *(Vas afferens)* dem Glomerulus zugeleitet. Nach dem Durchfließen des Kapillarknäuels im Glomerulus wird es durch eine andere Arterie *(Vas efferens)* weitergeleitet. Dann verzweigt sich das Blut in ein Kapillarnetz, das die Nierenkanälchen umfließt. Danach sammelt es sich in den Venen, die zur rechten und linken Nierenvene zusammenfließen, die in die untere Hohlvene einmünden.

Das Nierenblut wird also durch 2 Kapillarnetze geführt, das erste, rein arterielle ist im Glomerulus, das zweite, zwischen Arterie und Vene, um die Kanälchen (Tubuli) gelegen.

10. Wie ist der Feinbau der Niere beschaffen?

Die kleinste Funktionseinheit ist das Nephron (Abb. **33**). Dieses besteht aus dem Glomerulus (Malpighi-Nierenkörperchen) und den Nierenkanälchen (Nierentubuli). Jede Niere enthält etwa 1 Mill. Nephren mit 10 km Harnkanälchen.

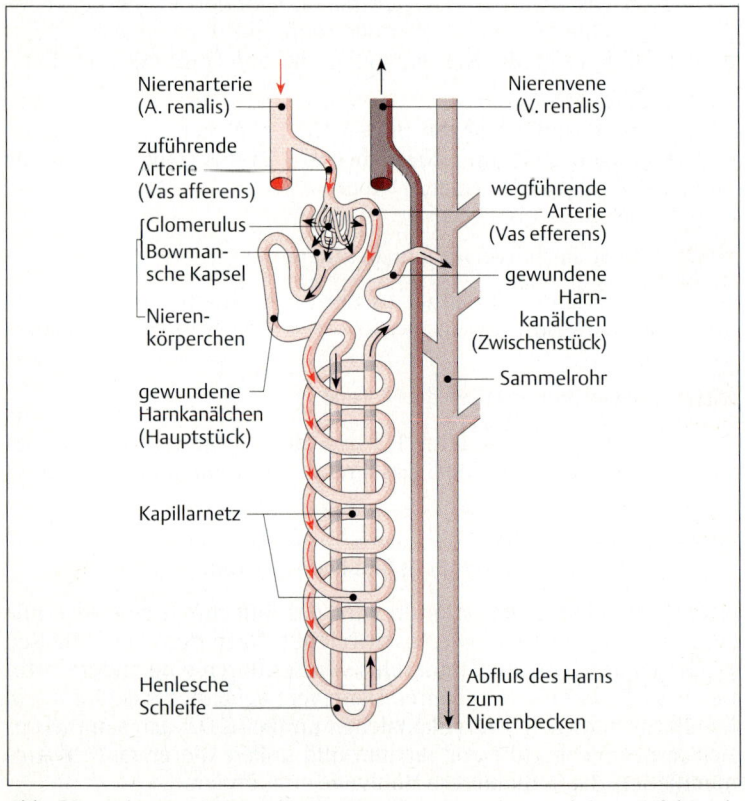

Abb. **33** Schema eines Nephrons. 1. Nierenarterie (A. renalis). 2. Zuführende Arterie (Vas afferens). 3. Wegführende Arterie (Vas efferens). 4. Kapillarnetz. 5. Nierenvene (V. renalis). 6. Glomerulus. 7. Bowman-Kapsel. 8. Nierenkörperchen. 9. Gewundene Harnkanälchen (Hauptstück). 10. Henle-Schleife. 11. Gewundene Harnkanälchen (Zwischenstück). 12. Sammelrohr. 13. Zufluß zum Nierenbecken

11. Wie sieht ein Glomerulus (Nierenkörperchen) aus?

Der Glomerulus besteht aus Kapillarschlingen, die von der Bowman-Kapsel umschlossen werden. Man unterscheidet den Gefäßpol mit dem zuführenden und ableitenden Blutgefäß (Vas afferens und efferens) und den Harnpol, an dem die Harnkanälchen aus der Bowman-Kapsel entspringen.

12. Wie arbeitet der Glomerulus?

Das Blut fließt durch die zuführende Arteriole (Vas afferens) am Gefäßpol des Glomerulus in die Kapillarschlingen, wird durch die feinen Poren der Kapillarwand *filtriert,* wobei die großmolekularen Eiweißstoffe des Blutes in den Blutgefäßen zurückbleiben, aber Wasser, Salze und kleinmolekulare Stoffe (Harnstoff, Harnsäure, Kreatinin, Zucker, Aminosäure, Vitamine, Hormone usw.) durch die Kapillarwand hindurch in den spaltförmigen Innenraum der Bowman-Kapsel übertreten.

13. Wie nennt man die Flüssigkeit in der Bowman-Kapsel?

Durch die Ultrafiltration in die Bowman-Kapsel wird der Primärharn gebildet.

14. Woraus besteht der Primärharn?

Der Primärharn ist Blutflüssigkeit ohne Eiweiß.

15. Wieviel Primärharn wird in 24 Stunden produziert?

Es werden in 24 Stunden aus 1500 l Blut etwa 150 l Primärharn produziert.

16. Aus welchen Abschnitten bestehen die Harnkanälchen?

Die Harnkanälchen bestehen aus Hauptstück, Henle-Schleife, Zwischenstück und Schaltstück zum Sammelrohr. An die Bowman-Kapsel schließt sich der gewundene Teil des Hauptstücks (Tubulus contortus) an. Auf dieses folgt der gerade Teil des Hauptstücks, dann die Henle-Schleife, der gerade, dann der gewundene Teil des Zwischenstücks und schließlich das Schaltstück zum Sammelrohr, das auf der Nierenpapille der Nierenmarkpyramide in die Nierenkelche mündet.

17. Welche Aufgabe haben die Harnkanälchen?

Sie verwandeln den dünnen Primärharn durch *Rückresorption* von Wasser, Zucker und Salzen usw. zum konzentrierten Sekundärharn oder Blasenharn. Außer durch Rückresorption wird der Endharn auch durch aktive Ausscheidung *(Sekretion)* von Stoffen aus den Zellen der Nierenkanälchen, z. B. Kalium oder Kreatinin in die Nierenkanälchen, noch verändert.

18. Wie wird die Nierentätigkeit gesteuert?

Die Durchblutung wird durch das vegetative Nervensystem reguliert. Die Rückresorption von Wasser steht vor allem unter dem Einfluß des antidiuretischen Hormons (Adiuretin) des Hypophysenhinterlappens. Dieses wirkt diuresehemmend, sein Fehlen führt zu Diabetes insipidus (s. Frage 31, S. 384).

19. Welche Aufgaben haben die Nieren?

Die Harnorgane haben 3 lebenswichtige Aufgaben:

- Ausscheidung (Exkretion),
- Regulation (Aufrechterhaltung von Stoff- und Konzentrationsgleichgewichten),
- aber auch endokrine Funktionen (Renin-, Erythropoetin-, Vitamin D-Bildung).

20. Welche Ausscheidungsfunktion haben die Nieren?

Die Nieren sind neben Lunge, Leber, Darm und Haut die wichtigsten Ausscheidungsorgane. Die Niere scheidet die *Endprodukte des Eiweißstoffwechsels,* Harnstoff, Harnsäure, Kreatinin, aber auch Salze wie Phosphate, Sulfate u. a. aus.

Auch Gifte und Medikamente, die in der Leber ausscheidungsbereit („nierengängig") gemacht wurden, werden durch die Nieren aus dem Körper entfernt.

21. Welche regulatorischen Aufgaben erfüllen die Nieren?

Die Niere trägt entscheidenden Anteil an der Aufrechterhaltung der inneren Gleichgewichtszustände:

Allgemeines

- Regulation des Wasserhaushaltes;
- Aufrechterhaltung des Gleichgewichts von Natrium- und Kaliumsalzen im Körper;
- Regelung des osmotischen Drucks der Körperflüssigkeiten und
- Aufrechterhaltung des Säure-Basen-Gleichgewichts;
- schließlich wird auch der Blutdruck durch die Nieren reguliert.

22. Welche wichtigen Stoffe werden in den Nieren gebildet?

Das *Renin*, das mit dem Renin-Angiotensin-Aldosteron-System wichtig für die Blutdruckregulation ist.

Die Aktivierung des *Erythropoetins*, das die Bildung der Erythrozyten fördert (Anämie bei chronischer Niereninsuffizienz).

Die Ausbildung des *Vitamin D* aus seiner Vorstufe (Osteomalazie bei chronischer Niereninsuffizienz).

23. Welche Aufgaben haben Nierenbecken und Ureteren?

Der Harn aus den Nierenpapillen wird von den Nierenkelchen und dem Nierenbecken (Pyelon) aufgefangen und durch die Harnleiter (Ureteren) in die Harnblase befördert. Dies erfolgt durch peristaltische Bewegungen der glatten Muskulatur dieser Organe.

24. Wie sind Lage und Verlauf der Harnleiter?

Die Ureteren sind etwa 25 cm lang. Sie verlaufen vom Nierenbecken vor den Querfortsätzen der Lendenwirbelkörper abwärts und münden seitlich von hinten in die Harnblase ein. Sie treten schräg durch die Blasenmuskulatur, womit eine Art Ventilverschluß gebildet wird. Die schlitzförmige Mündung des Harnleiters in der Blase (Ostium) öffnet und schließt sich, um den Urin zwar in die Blase einströmen, aber nicht zurückfließen zu lassen. Krankhaftes Zurückfließen heißt vesikoureteraler Reflux.

25. Wie ist der Aufbau des Harnleiters?

Der Harnleiter besteht aus Längs- und Ringfasern von glatter Muskulatur, die vom vegetativen Nervensystem versorgt wird und wie am Darm eine peristaltische Bewegung zur Beförderung des Urins in die Blase ermöglicht. Innen ist der Ureter mit einem Übergangsepithel ausgekleidet.

26. Wo liegt die Harnblase?

Die Blase (Vesica urinaria) liegt hinter der Symphyse (Schamfuge) im kleinen Becken unter dem Bauchraum (Peritoneum). Beim Mann liegt sie vor dem Mastdarm und über der Prostata, bei der Frau vor der Scheide und der Gebärmutter. Die stark gefüllte und nach oben ausgedehnte Harnblase kann über der Schambeinfuge (Symphyse) extraperitoneal punktiert oder operativ eröffnet werden.

27. Wie ist der Wandaufbau der Harnblase?

Die Blase ist innen von einer Schleimhaut ausgekleidet. Die Hauptschicht wird durch glatte Muskulatur gebildet, die durch ihre Zusammenziehung (Kontraktion) die Blase entleert. Im oberen Anteil wird die Blase auch vom Bauchfell überzogen. Die Ureterenostien liegen als schlitzförmige Öffnungen auf wulstförmigen Verdickungen der Blasenwand hinten unten.

28. Wie wird die Harnblase entleert?

Der obere innere unwillkürliche, aus glatter Muskulatur gebildete Schließmuskel am Blasenhals (Sphincter internus) kann sich bei entsprechender Blasenfüllung *reflektorisch* öffnen.

Der untere äußere, aus quergestreifter Muskulatur bestehende Schließmuskel (Sphincter externus) ist ein besonderer Teil des muskulären Beckenbodens und kann zum Wasserlassen *willkürlich* entspannt werden.

Gleichzeitig mit der Öffnung der Sphinkteren kontrahiert sich die glatte Muskulatur der Blase und entleert den Urin.

29. Was versteht man unter Blasenkapazität?

Unter Blasenkapazität versteht man das Fassungsvermögen der Blase. Dieses schwankt zwischen 150 und 500 ml. Die Blasenkapazität kann aber krankhaft auch über einen Liter gesteigert werden.

30. Wie heißt der Vorgang des Wasserlassens?

Das Wasserlassen wird als Miktion bezeichnet.

31. Was nennt man Ischuria paradoxa?

Bei Harnentleerungsbehinderung, z. B. durch Prostatavergrößerung, kann es zur sogenannten Überlaufblase oder Ischuria paradoxa kommen. Dabei besteht Harnträufeln, aber keine völlige Entleerung der überfüllten Blase.

32. Was nennt man Enuresis nocturna?

Unter Enuresis nocturna versteht man unwillkürliches nächtliches Wasserlassen, d. h. Bettnässen.

33. Was versteht man unter Nykturie?

Unter Nykturie versteht man nächtlich stärkere Harnabsonderung als am Tag, wie sie z. B. bei Herzkranken, Diabetes mellitus und Schrumpfnieren beobachtet wird.

34. Was versteht man unter Harnflut?

Nach manchen anfallsartigen Zuständen wie Epilepsie, Asthmaanfällen, anfallsartiger Vorhoftachykardie und Migräne usw. kommt es plötzlich in kurzer Zeit zur Ausscheidung großer Mengen von wasserhellem Urin mit niedrigem spezifischem Gewicht. Diese Erscheinung nennt man Harnflut.

35. Was nennt man Oligurie?

Von Oligurie spricht man bei ungenügender Urinausscheidung in 24 Stunden unter 500 ml.

36. Was bedeutet Anurie?

Wenn weniger als 100 ml Urin in 24 Stunden produziert werden.

37. Wann spricht man von Polyurie?

Werden mehr als 2000 ml Harn in 24 Stunden ausgeschieden, nennt man das Polyurie, z. B. beim Diabetes mellitus oder Diabetes insipidus.

38. Was bedeutet Pollakisurie?

Häufiges Wasserlassen in kleinen Portionen (z. B. bei Zystitis).

39. Was nennt man Dysurie?

Schmerzen beim Wasserlassen, z. B. Brennen wie bei Blasenentzündung (Zystitis) oder Harnröhrenentzündung (Urethritis).

40. Welche Arten von Harninkontinenz gibt es?

- Unwillkürlicher Harnabgang bei Überlaufblase,
- Urinabgang durch Nervenlähmung,

Streßinkontinenz mit Harnabgang bei schwerem Heben, Husten, Lachen, besonders bei Frauen nach Schwächung des Beckenbodens durch Geburten.

41. Wie sind der Aufbau und der Verlauf der Harnröhre?

Die Harnröhre (Urethra) ist mit einer Schleimhaut, die kleine Schleimdrüsen enthält, ausgekleidet. Beim Mann ist sie etwa 15 cm lang und bildet gleichzeitig die Samenröhre. Sie geht durch die Vorsteherdrüse (Prostata) hindurch, deren Sekret sie ebenso wie die Samenflüssigkeit aus den Samenbläschen in die Harn-Samen-Röhre aufnimmt.

Die Harnröhre der Frau ist ca. 5 cm lang und gerade. Sie ist leichter zu katheterisieren als beim Mann. Dadurch ist aber auch das Eindringen von Krankheitserregern durch die Harnröhre bei der Frau leichter als beim Mann (aufsteigende Infektion).

42. Wie muß man beim Urinsammeln und beim Aufstellen einer Flüssigkeitsbilanz (Ein- und Ausfuhrkontrolle) vorgehen?

Der Patient muß evtl. mehrmals auf die Wichtigkeit des Urinsammelns als Behandlungsgrundlage aufgeklärt und auf die Notwendigkeit seiner Mithilfe hingewiesen werden. Er muß darüber informiert werden, daß er vor dem Stuhlgang Wasser lassen muß, damit keine Urinportion mit der Defäkation verlorengeht. Zur Flüssigkeitsbilanz gehört die genaue Messung aller Trinkmengen, der Suppen und eine möglichst genaue Schätzung des Flüssigkeitsgehaltes der Nahrungsmittel. Nicht getrunkene Flüssigkeitsmengen müssen rückverrechnet werden.

43. Welche Rolle spielt der Blutdruck für die Nierentätigkeit?

Zum Abpressen des Primärharns aus dem Gefäßknäuel des Glomerulus in die Bowman-Kapsel ist eine bestimmte Blutdruckhöhe unerläßlich. Bei Absinken des Blutdrucks im Schock oder Kollaps fehlt dieser Druck, und es kommt zum Versagen der Harnproduktion (Oligurie oder Anurie). Bei länger anhaltendem Kollaps mit Anurie kommt es zu fortschreitendem Anstieg der harnpflichtigen Substanzen, z. B. von Kreatinin, Harnstoff und Harnsäure.

44. Welche Medikamente beeinflussen die Nierentätigkeit?

Diuretika sind harntreibende Stoffe, z. B. Koffein, Theophyllin und andere verwandte Substanzen. Kaffee und Tee enthalten solche Stoffe. Sie wirken durch Gefäßerweiterung mit vermehrter Nierendurchblutung harnfördernd, diuretisch. Andere Diuretika verhindern einen Teil der Rückresorption in den Harnkanälchen (Tubuli). Diese Stoffe leiten sich von Sulfonamiden ab (Chlorothiazid), Furosemid (Lasix) und Triamteren (Jatropur).

Untersuchung der Harnwege

45. Welche einfachen Untersuchungen der Nierenfunktion werden durchgeführt?

◆ Die einfachste orientierende Methode ist die Urinuntersuchung mit Teststreifen.

◆ Das spezifische Gewicht wird mit dem Urometer bestimmt.

◆ Die Bestimmung der harnpflichtigen Substanzen im Blut (Harnstoff, Serumkreatinin, Harnsäure) geben Aufschluß über die Ausscheidungsleistung dieser Stoffe durch die Nieren.

◆ Auch der Blutdruck und die Untersuchung der Blutgefäße am Augenhintergrund sind bei Nierenerkrankungen sehr wichtig.

46. Welche Färbungen des Urins kommen vor?

Der normale Urin ist je nach Konzentration hell- bis dunkelgelb.

Roter Urin enthält Blut oder Farbstoffbeimengungen; letztere können aus Medikamenten stammen.

Brauner Urin mit gelbem und braunem Schüttelschaum spricht für Bilirubinbeimengungen.

Trüber Urin kann harmlos, aber auch krankhaft sein und muß weiter untersucht werden.

47. Wie können die wichtigsten Harnbefunde erhoben werden?

Durch Teststreifen werden festgestellt:

- Albuminurie (Eiweißausscheidung),
- Glukosurie (Zuckerausscheidung),
- Ketonurie (Azetonausscheidung),
- vermehrte Urobilinogenurie,
- Bilirubinurie (der Urin zeigt auch gelben Schüttelschaum),
- Blut (Erythrozyten und Hämoglobin) im Urin,
- pH-Wert,
- spezifisches Gewicht,
- Leukozyten (grob quantitativ),
- Nitrit (Hinweis auf bakterielle Infektion),
- Keimgehalt durch Eintauchnährböden (Uricult);
- mikroskopisch: krankhafte Sedimentbefunde.

48. Was kann im normalen Urinsediment gesehen werden?

Im Urin des Gesunden sind nur vereinzelt Leukozyten, einzelne abgestoßene Epithelien (Detritus) und nur kleine Mengen von Salzen in Form von Kristallen erkennbar.

49. Welche pathologischen Befunde kommen im Urinsediment (Schleudersatz) zur Beobachtung?

◆ Erythrozyten sind immer pathologisch (Blutung, Nephritis, Nieren- oder Blasensteine usw.; Achtung bei Menses).

- Vermehrte Leukozyten bei entzündlichen Prozessen, aber nur im Einmalkatheter-Urin oder Mittelstrahlurin sicher verwertbar.
- Zylinder (längliche Ausgüsse der Harnkanälchen), die aus Leukozyten, Erythrozyten, Eiweiß, eventuell mit Körnchen besetzt (granulierte Zylinder), bestehen können.
- Vermehrte Epithelien (Deckzellen) der Nieren und Harnwege.
- Harnkristalle (Urate, Oxalate, Phosphate).
- Selten sind auch Aminosäuren wie Leuzin und Tyrosin in Kristallform (bei schweren Lebererkrankungen) im Urinsediment erkennbar.

50. Wie wird Urin zur bakteriologischen Untersuchung gewonnen?

Wenn Urin zur bakteriologischen Untersuchung auf Krankheitserreger der Harnwege gewonnen werden soll, muß dieser frei von bakteriologischen Verunreinigungen aus der Harnröhrenöffnung oder deren Umgebung sein. Solcher Urin kann durch Katheterisieren oder als Mittelstrahlurin oder durch Blasenpunktion gewonnen werden.

51. Wie wird ein männlicher Patient zur Gewinnung von Mittelstrahlurin instruiert?

Das Präputium (Vorhaut) muß zurückgezogen, die Harnröhrenmündung mit Wasser und Seife gewaschen werden. Harnröhrenmündung mit sterilen, in Desinfektionslösung getauchten Tupfern abwischen (mit jedem Tupfer nur einmal drüberstreichen).

Abfließenlassen der ersten Urinportion. Auffangen der mittleren Urinportion in ein steriles Gefäß, steril verschließen und sofort im Kühlschrank aufheben.

52. Wie wird eine Patientin in der Gewinnung von Mittelstrahlurin instruiert?

Gründliche Intimtoilette mit Wasser und Seife mit gespreizten Labien; Harnröhrenöffnung über der Toilette mit sterilen, in Desinfektionslösung getauchten Tupfern von vorne nach hinten abwischen (mit jedem Tupfer nur einmal).

Wasser lassen, aus dem Mittelstrahl eine Portion in einem sterilen Gefäß auffangen; Gefäß sofort steril verschließen und im Kühlschrank aufbewahren.

53. Wie muß man beim Katheterisieren vorgehen?

Grundsätzlich sollte ein Patient von einer gleichgeschlechtlichen Pflegeperson katheterisiert werden. Dieses Vorgehen kommt wohl dem Empfinden der meisten Patienten am nächsten.

Es werden sterile Einmalhandschuhe angezogen, die äußere Harnröhrenöffnung wird durch Zurückschieben der Vorhaut, bzw. der Schamlippen mit der linken Hand freigemacht, die äußere Harnröhrenöffnung wird mit einem alkoholfreien hautfreundlichen Desinfektionsmittel und Tupfer sorgfältig, aber gründlich und schonend gereinigt. Steriles Gleitmittel mit Lokalanästhetikum in die Harnröhre spritzen, kurze Zeit warten. Dann wird mit der rechten Hand der sterile Katheter (beim Mann unter Streckung der Harnröhre) bis in die Blase eingeführt und der Urin in dem bereitgehaltenen sterilen Gefäß (Röhrchen) aufgefangen. Das Gefäß wird sofort unter Beachtung der Sterilität verschlossen und beschriftet.

54. Wann kann oder muß katheterisiert werden?

- Zur Gewinnung von nicht verunreinigtem Urin zur Untersuchung;
- bei Blasenentleerungsstörungen (Prostataadenom, Blasenstein, Sphinkterstörung);
- zur Bestimmung des Restharns;
- vor bestimmten Eingriffen.

55. Wie wird die Katheterisierung beim männlichen Patienten vorbereitet?

Sterile Handschuhe anziehen.

Vorhaut zurückziehen, Harnröhrenöffnung und Umgebung reinigen und desinfizieren. Den Penis an der Glans fassen und strecken.

Ein steriles Gleitmittel mit Anästhetikum unter leichtem Druck in die Harnröhre einspritzen (z. B. Instillagel). Harnröhrenöffnung mit Penisklemme oder durch Fingerdruck verschließen und Gleitmittel und Anästhetikum einige Minuten einwirken lassen.

56. Wie wird der Katheter beim Mann eingeführt?

Das Ende des Katheters zwischen Klein- und Ringfinger der rechten Hand halten. Mit einer Pinzette oder mit Daumen und Zeigefinger (sterile Handschuhe!) etwa 4 cm oberhalb der Spitze den Katheter ergreifen.

Den Penis mit Daumen und Zeigefinger der linken Hand seitlich an der Kranzfurche fassen und kopfwärts langziehen. Den Katheter in dieser Position etwa 12 cm einführen. Wenn der Katheter vor der Prostataregion steht (leichter Widerstand), Penis nach unten absenken und den Katheter bis in die Blase vorschieben.

57. Was ist zu machen, wenn man mit dem Katheter auf Widerstand stößt?

Keine Gewalt anwenden. Katheter etwas zurückziehen, drehen und nochmals vorsichtig probieren. Evtl. dünneren Katheter nehmen.

Wenn kein Erfolg: urologische Untersuchung.

58. Welche Gefahren bestehen beim Katheterisieren?

- Einschleppen von Krankheitserregern in die Blase;
- Verletzung der Harnröhre durch unsachgemäßes Vorgehen;
- Blutung aus der Blase bei Ablassen von mehr als 500 ml Urin, vor allem bei Patienten, bei denen eine Harnsperre bestand und die Blase maximal gefüllt war.

59. Was ist bei transurethralen Dauerkathetern zu beachten?

Sie dürfen nur nach ärztlicher Verordnung eingelegt werden. Strikte Asepsis ist zu beachten. Sie müssen regelmäßig gewechselt werden, z. B. alle 7 Tage.

Suprapubische Katheter sind schonender als transurethrale.

60. Was bedeutet Blasenpunktion?

Um auf sterile Weise nicht verunreinigten Harn zu gewinnen, kann die uringefüllte Blase über der Symphyse in ihrem extraperitonealen Bereich anpunktiert werden.

Der Keimbefund im so durch Blasenpunktion gewonnenen Urin ist absolut beweisend.

61. Was versteht man unter Mittelstrahlurin?

Mittelstrahlurin ist eine Portion Urin, die während des Wasserlassens steril aus der Mitte des Harnstrahls aufgefangen wird, nachdem die erste Portion Urin abgelaufen ist.

62. Welche Nachteile hat das Katheterisieren, und welche Vorteile hat die Gewinnung des Mittelstrahlurins?

Das Katheterisieren ist besonders beim Mann oft schwierig (Prostatavergrößerung) und schmerzhaft (empfindliche Harnröhre). Ferner können durch die Manipulation trotz aller Vorsichtsmaßnahmen Keime von außen in die Blase eingeschleppt werden, die bei Disponierten zu einer chronischen Entzündung führen können.

Bei der Gewinnung des Mittelstrahlurins bestehen diese Schwierigkeiten und Gefahren nicht.

63. Wie werden Krankheitserreger der Harnwege nachgewiesen?

Sie werden durch bakteriologische Züchtungs- und Unterscheidungsversuche aus steril gewonnenem Urin (Kulturen und Differenzierung) erkannt. Eine einfache Methode stellt der Uriculttest dar.

64. Wie wird der Uriculttest durchgeführt?

Der mit zwei speziellen Nährböden beschichtete Objektträger wird bis zur Marke in den frisch gewonnenen Mittelstrahlurin oder Katheterurin eingetaucht. Überschüssigen Urin rasch abtropfen lassen, dann Objektträger wieder ins Uricultröhrchen einbringen und dieses verschließen. Bei 37 °C aufbewahren und nach 24 Stunden ablesen.

65. Wozu macht man ein Antibiogramm?

Man versucht die Empfindlichkeit der Krankheitserreger des Harntraktes gegen Antibiotika festzustellen. Diese *Resistenzbestimmung* nennt man Antibiogramm. Sie ist vor allem bei der chronischen Nierenbeckenentzündung und anderen Harnwegsinfekten wichtig.

66. Wieviel Schlackenstoffe werden etwa pro Tag durch die Nieren ausgeschieden?

Es werden ungefähr 30 g Harnstoff und 0,5–1,0 g Harnsäure und 2–3 g Kreatinin in 24 Stunden ausgeschieden.

67. Wie kann die Ausscheidungsfunktion der Nieren grob geprüft werden?

- Eine Erhöhung des Serumkreatinins über 1,2 mg/dl beim Mann und über 0,9 mg/dl bei der Frau oder
- eine Erhöhung des Serumharnstoffs über 50 mg/dl oder
- ein mangelndes Konzentrationsvermögen nach 12 Stunden Dursten mit einem spezifischen Gewicht des Urins unter 1028

sprechen für eine Niereninsuffizienz.

68. Wie wird das spezifische Gewicht gemessen?

Wenn der Harn auf Zimmertemperatur abgekühlt ist (nicht im frisch gelassenen Urin!), wird er in einen nicht zu engen Meßzylinder gegossen und das Urometer eingetaucht, so daß es frei schwimmt und nicht an der Zylinderwand haftet. Dann liest man das spezifische Gewicht an der Skala des Urometers in der Höhe des Flüssigkeitsspiegels ab. Mit modernen Urin-Teststreifen (z. B. Combur10-Test) kann das spezifische Gewicht über eine Farbreaktion ebenfalls bestimmt werden.

69. Wie weit geht die normale Schwankungsbreite des spezifischen Gewichts im Urin etwa?

Das spezifische Gewicht kann bei Gesunden zwischen 1000 und 1030, höchstens bis 1035 schwanken.

70. Wann beobachten wir ein hohes spezifisches Gewicht?

◆ Bei Eindickung des Harns durch Dursten oder Flüssigkeitsverlust durch Schwitzen, Erbrechen, Durchfälle;

◆ bei unzureichender Flüssigkeitsausscheidung durch Herzinsuffizienz;

◆ durch vermehrte gelöste Substanzen im Urin wie bei Zuckerausscheidung (Glykosurie) der Diabetiker oder durch Eiweißausscheidung (z. B. bei Nephrose).

71. Was nennen wir Isosthenurie?

Wenn die Verdünnungs- und Konzentrationsfähigkeit der Nieren stark eingeschränkt ist, schwankt das spezifische Gewicht nur wenig oder gar nicht um 1010.

72. Was bedeutet Isothenurie für die Behandlung des Patienten?

Der Patient muß entsprechend große Flüssigkeitsmengen zu sich nehmen, um seine harnpflichtigen Substanzen auszuschwemmen.

73. Was versteht man unter Clearance-Methoden?

Clearance bedeutet Klärung, hier Ausscheidung gewisser Substanzen aus dem Blut.

Die Clearance-Methoden stellen eine feinere Prüfung der Ausscheidungsfähigkeit der Nieren dar. Die Inulin-Clearance läßt einen Rückschluß auf die Glomerulusfunktion (Filtratmenge) zu, die PAH-(para-Aminohippursäure-)Clearance gilt als Maß für die Nierendurchblutung.

74. Was ist die endogene Kreatinin-Clearance?

Sie stellt einen empfindlichen Hinweis auf eine gestörte Nierenfunktion mit Hilfe einer körpereigenen (endogenen) Substanz dar. Das Kreatinin fließt nach Filtration in den Glomeruli unbeeinflußt durch die Tubuli.

Die Urinmenge wird während 12 oder 24 Stunden genau gesammelt und das Kreatinin darin bestimmt. Gleichzeitig wird im Blut der Kreatininspiegel gemessen. Die Clearance wird nach der Formel errechnet:

$$\text{Clearance} = \frac{\text{Urinvolumen} \cdot \text{Urinkonzentration}}{\text{Plasmakonzentration}} \left[\frac{\text{ml}}{\text{min}} \right]$$

Die Kreatinin-Clearance ist einfach und ohne Infusion von Testsubstanzen und ohne Katheterismus durchzuführen. Normal sind 120 ml/Minute.

75. Welche bildgebenden Verfahren werden zur Diagnose von Erkrankungen der Harnorgane eingesetzt?

Durch Sonographie, durch Röntgenuntersuchungen oder durch ein Radioisotopennephrogramm lassen sich auch einseitige Prozesse an den Harnwegen erkennen und lokalisieren.

76. Welche Befunde können durch die Ultraschalluntersuchung erhoben werden?

Niere vorhanden oder nicht; Niere normal groß und normal geformt; narbige Einziehungen, Dicke des Nierenparenchyms, Zysten, Harnstau und Tumoren können sonographisch gut erkannt werden.

Über die Nierenfunktion kann allerdings keine sichere Aussage gemacht werden.

77. Was sind die Vorteile der sonographischen Nierenuntersuchung?

– Keine Vorbereitung des Patienten erforderlich;

– kann beliebig oft wiederholt werden;

– keine Strahlenbelastung des Patienten;

– keine Gefährdung des Patienten durch Kontrastmittel.

78. Welche Röntgenuntersuchungen der Harnwege gibt es und welche wichtigen Befunde können damit erhoben werden?

Man unterscheidet:

◆ Nierenleeraufnahme: Nierenform und -größe, Nachweis verkalkter Steine;

◆ i.v. Pyelogramm: Kelchsystem, Ureterverlauf, Harnblase; Nierenfunktion; Zysten, Tumoren;

◆ Renovasogramm: Nierenarterienstenose, Gefäßdarstellung von Tumoren;

◆ retrogrades Pyelogramm: Harnleiterstenosen und Kelchsystem bei fehlender Nierenfunktion oder Abflußbehinderung;

- Zysturethrogramm: genaue Darstellung von Harnblase und Harnröhre; vesikoureteraler Reflux;
- Computertomogramm: Tumordiagnostik;
- Kernspintomogramm: Tumordiagnostik ohne Kontrastmittel.

79. Wie wird ein i.v. Urogramm durchgeführt?

Der nüchterne Patient bekommt ein Kontrastmittel intravenös injiziert, das in wenigen Minuten durch die Nieren in die ableitenden Harnwege ausgeschieden wird und diese röntgenologisch erkennbar macht.

80. Was versteht man unter einem Infusionsurogramm?

Der entsprechend vorbereitete Patient bekommt ein Kontrastmittel als Infusion intravenös zugeführt. Dadurch kommen größere Kontrastmittelmengen durch die Niere zur Ausscheidung, so daß die ableitenden Harnwege besser dargestellt werden können als durch das i.v. Urogramm.

81. Wie wird eine retrograde Pyelographie durchgeführt?

Beim retrograden Pyelogramm werden mit Hilfe eines Zystoskops Katheter in die Ureteren eingeführt und dann Kontrastmittel injiziert. Damit ist eine genauere Beurteilung des Nierenbeckens und der Harnleiter möglich, da man im Vergleich zum i.v. Pyelogramm höhere Kontrastmittelkonzentrationen erreicht.

82. Was versteht man unter einem Zysturethrogramm?

Beim Zysturethrogramm werden Kontrastmittel und Luft durch die Harnröhre in die Harnblase injiziert. Dabei können die Feinstrukturen der Blasenschleimhaut und der Harnröhre erkannt werden (Tumorfrühdiagnostik). Außerdem können ein vesikoureteraler Reflux und der Abfluß der Miktion untersucht werden.

83. Welche Gefahren bestehen bei Anwendung von Kontrastmitteln, wie sie zu Nieren-, Gallen- oder Gefäßdarstellungen benützt werden?

Es kann durch Überempfindlichkeit zu allergischen Reaktionen bis zum tödlichen Schock kommen.

84. Wie zeigen sich die Gefahren bei Kontrastmittelanwendungen an?

Als leichte Überempfindlichkeitserscheinungen können Niesreiz, Gähnen, Juckreiz, Hautquaddeln, Atemnot, Unruhe und Beklemmung in der Herzgegend auftreten. Ferner können sich Übelkeit, starke Atemnot bis zum Glottis- und Lungenödem und vor allem Verschlechterung des Pulses bis zum Kollaps oder Schock einstellen.

85. Wie muß man Zwischenfällen durch Kontrastmittelunverträglichkeit vorbeugen oder sie beheben?

Der Patient ist nach bekannten Kontrastmittelallergien zu fragen.

Bei jeder Kontrastmittelanwendung müssen zur Allergie- und Schockbekämpfung Adrenalin, Kortikosteroide, Kalzium, Infusionsmöglichkeit, Intubationsbesteck und Sauerstoffbeatmung zur sofortigen Verfügung bereitstehen.

86. Was kann mit der Zystoskopie erkannt werden?

Bei der Zystoskopie wird ein starres Endoskop durch die Harnröhre in die Harnblase eingeführt. Mit diesem Instrument kann man die Blasenschleimhaut direkt ansehen, Gewebeproben entnehmen und auch verschiedene operative Eingriffe vornehmen.

87. Wie kann das Gefäßsystem der Nieren dargestellt werden?

Das Gefäßsystem der Nieren läßt sich in seiner Ausbildung und Verteilung durch eine *Nierenangiographie* darstellen. Dazu wird durch einen von der A. femoralis aus in die Aorta bis zum Abgang der Nierenarterien hochgeschobenen Katheter Kontrastmittel eingespritzt. Dieses verteilt sich in den Nierenarterien. Man erkennt dabei Einengungen der Nierenarterie, arteriosklerotische Veränderungen der intrarenalen Arteriolen und pathologische Gefäße in Tumoren.

Mit Hilfe der Technik der *digitalen Subtraktionsangiographie* gelingt eine noch genauere Gefäßdarstellung mit geringerer Kontrastmittelmenge.

88. Mit welchen Fragestellungen wird eine Angiographie der Nieren durchgeführt?

- Hypertonieabklärung, Ausschluß oder Nachweis einer Nierenarterienstenose;
- Nachweis eines Niereninfarktes;
- Darstellung pathologischer Gefäße in der Tumordiagnostik.

89. Was sind die Vorteile der digitalen Subtraktionsangiographie?

- Genauere Darstellung feinster Gefäße;
- weniger Kontrastmittel erforderlich, daher weniger Belastung für den Patienten;
- kürzere Untersuchungszeiten, weniger Strahlenbelastung.

90. Wie läßt sich Nierengewebe gewinnen?

Nierengewebe zur Nierenbiopsie kann durch Nierenpunktion gewonnen werden.

91. Welche Voraussetzungen sind bei der Nierenpunktion zu erfüllen?

Die Blutgerinnung muß überprüft, die Blutgruppe bestimmt und eine Ultraschalluntersuchung der Nieren vorher durchgeführt werden.

92. Wie wird die Nierenpunktion durchgeführt?

Der Patient liegt auf dem Bauch. Man untersucht zunächst die Nieren sonographisch und legt die Punktionsstelle durch Anzeichnen mit einem Fettstift auf der Haut fest. Nach Desinfektion und Lokalanästhesie wird die Punktionsnadel entweder frei oder in durch den Punktionsschallkopf festgelegter Stichrichtung punktiert. Das Eindringen der Nadel in das Nierengewebe kann dabei auf dem Monitor des Ultraschallgerätes verfolgt werden.

Sollen immunologische Untersuchungen am Gewebe vorgenommen werden, so wird der gewonnene Gewebezylinder in physiologische Kochsalzlösung eingelegt. Für die rein histologische Untersuchung wird er in 4%ige Formalinlösung gebracht.

93. Welche Maßnahmen sind nach der Nierenpunktion erforderlich?

Nach der Punktion wird die betreffende Niere mit Sandsäcken durch 12 Stunden komprimiert, ebensolange ist Bettruhe einzuhalten. Der erste Urin nach der Punktion wird untersucht.

94. Welche Komplikationen können nach Nierenpunktion auftreten?

Vor allem Blutungen in die Harnwege, aber auch in das Nierengewebe. Außerdem können Entzündungen in den Harnwegen, im Nierengewebe oder perirenal auftreten.

Krankheiten der Nieren

95. Welche Abschnitte des Nierensystems können erkranken?

Es können die Blutgefäße, die Glomeruli, die Tubuli einzeln oder mehrere Abschnitte gleichzeitig erkranken.

96. Welche Symptome treten bei Gefäßerkrankungen der Nieren auf?

Hierbei sind besonders Blutdruckveränderungen häufig.

97. Welche Zeichen werden bei Glomeruluserkrankungen beobachtet?

Bei Erkrankungen der Nierenkörperchen (Glomeruli) sind Eiweißausscheidungen und Erythrozyten im Sediment führend.

98. Welche Symptome sprechen für eine Tubuluserkrankung?

Bei Störungen an den Harnkanälchen (Tubuli) sind Konzentration und Rückresorption des Urins beeinträchtigt.

Glomerulonephritis (Nierenentzündung)

99. Welche Arten von Glomerulonephritis unterscheidet man?

Akute Formen: akute Glomerulonephritis, rasch progrediente Glomerulonephritis;

chronische Formen: chronische Glomerulonephritis, nephrotisches Syndrom.

100. Wie kommt es zur Glomerulonephritis?

Bei der Glomerulonephritis (GN) handelt es sich meist um eine Antigen-Antikörper-Reaktion mit dem Auftreten von Immunkomplexen an der Basalmembran der Glomeruli. Die Ursachen der akuten GN können vielfältig sein:

◆ Infektionskrankheiten: Folgeerkrankungen einer Streptokokkeninfektion (z. B. nach Scharlach); Virusinfekte (Hepatitis, Mumps, Windpocken); Parasiten (Malaria, Toxoplasmen).

◆ Systemerkrankungen: Autoimmunerkrankungen wie Lupus erythematodes, Vaskulitis, Goodpasture-Syndrom.

◆ Primäre Glomerulonephritis: IgA-Nephritis, mesangial-proliferative GN (Ursache unbekannt).

101. Was bemerkt ein Patient beim Auftreten einer akuten Glomerulonephritis?

Häufig sind die Krankheitssymptome diskret und unspezifisch wie z. B. allgemeine Müdigkeit und Leistungsschwäche, Kopfschmerzen und Blässe. Am meisten fallen Gesichtsödeme auf, besonders am Morgen. Der Urin kann durch Eiweißausscheidung schaumig, durch Erythrozyten rötlich gefärbt sein, die Urinmenge geht zurück.

102. Wie ist die Prognose der akuten Glomerulonephritis und der rasch progressiven Glomerulonephritis?

Die akute GN nach Streptokokkeninfekt hat eine günstige Prognose, sie heilt bei Kindern in über 90% der Fälle folgenlos aus, auch bei Erwachsenen heilen mehr als 50% völlig aus.

Bei der rasch progressiven GN kommt es ohne Behandlung innerhalb von wenigen Wochen bis Monaten zum oligurischen Nierenversagen. Diese Patienten kommen meist zur chronischen Dialyse.

103. Welche Symptome werden bei der Untersuchung eines Nephritiskranken beobachtet?

Die Urinfarbe ist dunkel, oft fleischwasserfarben bis braun. Der Urin ist konzentriert, die Urinmenge gering. Sie muß genau gemessen werden. Die Eiweißprobe ist mehr oder weniger stark positiv. Im Sediment finden sich Erythrozyten und granulierte Zylinder. Das gedunsene Gesicht und die Lidödeme sind meist morgens stärker ausgeprägt. Der Blutdruck ist systolisch und diastolisch erhöht. Harnstoff und Kreatinin sind im Blut vermehrt.

104. Welche bedrohlichen Symptome können bei der akuten Nephritis auftreten?

◆ Sehr *hohe Blutdruckwerte* mit starken Kopfschmerzen, Erbrechen, Sehstörungen und Krampfanfälle mit Bewußtlosigkeit sind lebensbedrohliche Symptome und können durch Hirnödem und Hirnblutung zum Tode führen.

◆ Zunehmende *Kurzatmigkeit* deutet auf Herzschwäche mit der Gefahr des plötzlichen Herzversagens hin.

◆ Zunehmende *Schläfrigkeit* bis Bewußtlosigkeit kann den Übergang ins Nierenkoma durch Urämie anzeigen.

105. Wie ist die Behandlung und Pflege bei akuter Nephritis durchzuführen?

◆ Bettruhe zur Schonung des Herzens, besonders bei Hypertonie;

◆ Kochsalz-, Flüssigkeits- und Eiweißeinschränkung bei Patienten mit Ödemen, Hypertonie und Kreatininvermehrung im Blut (z. B. Obstdiät, Reis);

◆ Hämodialyse („künstliche Niere") bei Nierenversagen.

◆ Die medikamentöse Behandlung richtet sich nach der Grunderkrankung. Bei nachgewiesenem Streptokokkeninfekt (Antistreptolysintiter, AST) Antibiotika (Penizillin, Erythromycin); bei den Autoimmunerkrankungen Steroide und Immunsuppressiva.

106. Welcher Personenkreis erkrankt besonders häufig an akuter Poststreptokokken-Glomerulonephritis?

Vor allem Kinder und Jugendliche: 70% der Erkrankten sind unter 21 Jahren, 2/3 davon männlichen Geschlechts.

107. Wann spricht man von chronischer Nephritis?

Wenn eine akute Nephritis nach 8–12 Wochen nicht ausgeheilt ist, spricht man von einer chronischen Nephritis.

108. Welche Verlaufsformen der chronischen Nephritis sind zu unterscheiden?

Chronische Glomerulonephritis: Dabei handelt es sich um das chronische Stadium verschiedener Glomerulopathien, denen meist keine akute GN vorausging. Der Krankheitsbeginn ist schleichend.

Nephrotisches Syndrom: End- und Dauerzustand nach verschiedenen Glomerulonephritiden und Nierenbeteiligung bei Systemerkrankungen, gekennzeichnet durch Ödeme, Proteinurie, Hypoproteinämie und Hypercholesterinämie.

109. Welche Untersuchung ist für die korrekte Diagnose der verschiedenen Glomerulonephritisformen notwendig?

Eine Nierenbiopsie mit histologischer und immunhistologischer Untersuchung. Hinweise ergeben sich auch aus einer genauen Analyse der im Urin ausgeschiedenen Proteine.

110. Wie sind die Erscheinungen beim nephrotischen Syndrom als Verlaufsform der chronischen Nephritis?

Beim nephrotischen Syndrom (das auch durch andere Ursachen als durch eine chronische Glomerulonephritis hervorgerufen werden kann) steht die starke Durchlässigkeit der Glomeruli für Eiweiß mit starker Eiweißausscheidung im Urin (Albuminurie) und Verringerung des Bluteiweißes (Hypoproteinämie, vor allem Hypoalbuminämie) im Vordergrund. Blutdruck und Kreatinin sind erhöht.

111. Welche Behandlungsmöglichkeiten bestehen bei der chronischen Nephritis?

Bei der chronischen Nephritis sind Blutdrucksenkung, Herzbehandlung und salzarme Kost erforderlich (s. Niereninsuffizienz, Frage 139, S. 369),

Bei der nephrotischen Form muß der Eiweißverlust durch die Nieren mit eiweißreicher Kost ersetzt werden. Durch Nebennierenrindenhormone (Kortikosteroide) kann der Eiweißverlust vermindert werden. Ödemausschwemmung durch Kochsalzeinschränkung und Diuretika, Humanalbumin i.v. Die fortgeschrittenen oder komplizierten Fälle der chronischen Nephritis müssen wie die Niereninsuffizienz (s. S. 369) behandelt werden.

Nephrotisches Syndrom

112. Wodurch ist das nephrotische Syndrom gekennzeichnet?

Durch vermehrte Durchlässigkeit der Glomeruli kommt es zum Verlust von großen Eiweißmengen aus dem Blut in den Urin, daher auch der Name: Eiweißverlustniere.

Die Hauptsymptome sind:

- Hypoproteinämie (Gesamtbluteiweiß weniger als 6 g/dl);
- Dysproteinämie, besonders Mangel an Albumin und Gammaglobulinen durch Elektrophorese erkennbar (s. Abb. **30 c**, S. 313);
- Ödeme, teigig, weich, besonders an Augen, Genitale und Beinen, auch Anasarka der Bauchhaut, Pleuraerguß und Aszites kommen vor;
- Hyperlipoproteinämie mit Vermehrung von Triglyzeriden und Cholesterin: milchige Trübung des Serums;
- starke Proteinurie (Urin schäumt!);
- Hypertonie.

113. Welche Ursachen können zum nephrotischen Syndrom führen?

- Autoimmunkrankheiten: Folge einer akuten oder chronischen Glomerulonephritis, Lupus erythematodes, Vaskulitis;
- Diabetes mellitus: Kimmelstiel-Wilson-Nephropathie;
- Amyloidose: bei chronischen Entzündungen;

- toxische Ursachen: Goldpräparate (bei chronischer Polyarthritis), Penicillamin, Antiepileptika, Quecksilber, Blei;
- Tumoren: Lymphome, Morbus Hodgkin, Leukämien;
- Verschiedenes: Eklampsie (Schwangerschaft), schwere Hypertonie.

Pyelonephritis (Nierenbeckenentzündung)

114. Was versteht man unter Pyelonephritis?

Bei der Pyelonephritis handelt es sich um eine bakterielle Entzündung von Nierengewebe und Nierenbecken.

115. Wie kann es zu einer Pyelonephritis kommen?

Die Krankheitserreger können von der Harnblase durch die Ureteren aufsteigend ins Nierenbecken gelangen oder auf dem Blut- oder Lymphwege in die Nieren verschleppt werden.

116. Welche Patienten neigen zu Pyelonephritis?

Frauen neigen infolge der leichteren Infektionsausbreitung durch die kürzere Harnröhre besonders zur Zystitis und Pyelonephritis. Im übrigen fördern schlechte Abflußbedingungen mit Stagnieren des Urins wie z.B. bei Ureterstein oder bei Schwangeren durch Kompression der Ureteren infolge des vergrößerten Uterus und bei älteren Männern durch Prostatahypertrophie die Infektionsmöglichkeit. Auch Blasenentleerungsstörungen durch Nervenleiden wirken begünstigend. Ferner kann durch unsachgemäßes Katheterisieren und Blasenspülen eine Zystopyelonephritis (Blasen- und Nierenbeckenentzündung) entstehen. Besonders häufig erkranken Diabetiker an Pyelonephritis.

117. Welche Erreger spielen bei der Pyelonephritis eine Rolle?

Als Erreger der Pyelonephritis kommen vor allem Kolibakterien vor, dann auch Proteus- und Pseudomonas-Bakterien, selten Enterokokken, Staphylokokken (Staphylococcus aureus haemolyticus) und die Klebsiella-Enterobacter-Gruppe. Auch Tuberkelbakterien können eine Pyelonephritis hervorrufen.

118. Wie sind die Erscheinungen einer akuten Pyelonephritis (Nierenbeckenentzündung)?

Meist beginnt die Pyelonephritis plötzlich mit hohem Fieber, oft auch mit Schüttelfrost, mit Schmerzen in der Nierengegend, häufigem Harndrang, Entleerung kleiner Urinportionen und mit Schmerzen beim Wasserlassen.

119. Welche Befunde sind bei der Pyelonephritis zu beachten?

Das Fieber muß wegen der Neigung zu starken Schwankungen öfter gemessen werden. Dementsprechend muß auch das Herz- und Kreislaufverhalten kontrolliert werden. Im Urin finden sich viele bis massenhafte Leukozyten, auch Leukozytenzylinder. Steril entnommener Urin muß zum kulturellen Nachweis der Erreger eingeschickt werden. Im Blutbild findet sich eine Leukozytose, die Blutsenkung ist meist stark beschleunigt. Die Nierengegend ist klopfempfindlich. Als schwere Komplikation kann eine allgemeine Sepsis, „Urosepsis", entstehen.

120. Wie wird eine Pyelonephritis behandelt?

Die Patienten müssen Bettruhe einhalten, durch Unterkühlung können Rückfälle ausgelöst werden. Wenn ein Abflußhindernis vorliegt, z. B. ein Konkrement, muß es beseitigt werden. Es soll viel Flüssigkeit zugeführt werden. Als Medikamente werden Antibiotika verordnet.

121. Wie sind die Heilungsaussichten (Prognose) der Pyelonephritis?

Die Prognose der Pyelonephritis ist in der Regel günstig. Allerdings kann es zu einer chronischen Pyelonephritis kommen, wenn die akute Nierenbeckenentzündung nicht intensiv behandelt wird. Sie ist die häufigste Nierenerkrankung überhaupt. Ca. 15% aller Dialysepatienten haben als Grundleiden eine chronische Pyelonephritis.

122. Wo entwickelt sich die chronische Pyelonephritis hauptsächlich?

Die chronische Pyelonephritis spielt sich vor allem im Nierenzwischengewebe (Interstitium) als interstitielle Nephritis ab und führt mehr oder weniger stark zu Schädigung der Harnkanälchen (Tubuli) und Nierenkörperchen (Glomeruli). Dadurch kann es im weiteren Verlauf zur pyelonephritischen Schrumpfniere mit Niereninsuffizienz kommen.

123. Wie sind die Erscheinungen einer chronischen Pyelonephritis?

Die Beschwerden können oft lange uncharakteristisch sein:

leichte Ermüdbarkeit, Kopfschmerzen, leichte Fieberschübe, Leukozytose, leichte Anämie, beschleunigte Blutsenkung, Blutdruckerhöhung.

Bei Verschlimmerungsschüben werden vermehrt Leukozyten und Bakterien im Urin gefunden. Fortgeschrittene Fälle zeigen Zeichen der Niereninsuffizienz.

124. Wie ist bei der Behandlung einer chronischen Harnwegsinfektion (chronische Pyelonephritis) vorzugehen?

Es muß die Art der Krankheitserreger, z. B. Escherichia coli usw., durch Bakterienkultur festgestellt werden. Ferner muß geprüft werden, gegen welche Antibiotika die Erreger empfindlich sind. Mit dem Antibiogramm wählt man ein geeignetes Antibiotikum aus.

Reinfektionen des Harnwegssystems durch mangelhafte Körperhygiene sind zu verhüten. Begünstigende Faktoren wie Diabetes mellitus, Nierensteine oder Ureterabgangsstenosen sind zu behandeln.

Manche verschleppte Fälle können aber nicht ausgeheilt werden. Es muß dann jeder Verschlimmerungsschub gezielt bekämpft werden. Narbig geschrumpfte Nieren (pyelonephritische Schrumpfnieren) führen zur Niereninsuffizienz bis zum Tod durch Urämie oder Komplikationen durch den Bluthochdruck.

Nierensteine (Nephrolithiasis)

125. Wodurch kann die Harnsteinbildung gefördert werden?

- Durch erhöhte Urinkonzentration bei Durst (z. B. durch Hitzearbeit, Tropenklima);
- durch Stoffwechselstörungen, z. B. Gicht mit Hyperurikämie und vermehrter Harnsäureausscheidung;

- durch Hyperparathyreoidismus mit Hyperkalziurie; durch Zystinurie, durch Oxalose mit Hyperoxalurie;
- durch Harnabflußbehinderung (Ureterstenose) zum Beispiel auch bei längerer Bettlägerigkeit und Immobilisation nach Unfällen;
- durch chronische Harnwegsinfekte.

126. Welche Erscheinungen können durch Nierensteine hervorgerufen werden?

Bei Steineinklemmung Nierenkolik: Heftige krampfartige Schmerzen, die von der Nierengegend den Ureter entlang gegen die Blase und in das Skrotum bzw. die Labien ausstrahlen, dabei auch Übelkeit und Erbrechen.

Ohne Steineinklemmung oft nur Druck oder ziehende Schmerzen von der Niere in die Leiste. Nierengegend klopfempfindlich.

Im Urin Erythrozyten, meist als Mikrohämaturie.

127. Woraus bestehen Nierensteine?

90% sind röntgenologisch gut sichtbare Kalziumsalze, z. B. der Oxalsäure oder Phosphorsäure oder als Tripelphosphat aus Magnesium-Ammonium-Phosphat.

5 bis 10% sind Uratsteine (Salze der Harnsäure, z. B. bei Hyperurikämie und Gicht). Diese geben röntgenologisch keine direkten Schatten, sie müssen als Füllungsaussparungen im i.v. Pyelogramm oder durch Ultraschall erkannt werden.

128. Wo können in den Harnwegen Steinbildungen auftreten?

Je nach ihrer Lage unterscheidet man:
- Nierenkelch- oder Nierenbeckensteine,
- Uretersteine im Harnleiter,
- Blasensteine in der Harnblase.

129. Welche Behandlungsmöglichkeiten kommen bei Nierensteinen in Frage?

◆ Bei Harnstauung und Infektion: sofortige Operation bzw. Anlage einer Nierenfistel. Auch bei Steinen, die wegen ihrer Größe nicht abgehen können, muß operiert werden.

◆ Bei abgangsfähigen Steinen mit Kolik wird lokal Wärme und eine erhöhte Trinkmenge verordnet. Auch Treppabwärtsgehen und Hüpfen kann den Steinabgang fördern.

◆ Spasmoanalgetika gegen die Kolikschmerzen.

◆ Abgegangene Steine müssen durch ein Sieb aufgefangen und chemisch untersucht werden.

◆ Bei Harnsäure- und Zystinsteinen: Auflösung (Chemolitholyse).

◆ Steinzertrümmerung durch extrakoporale, ultraschallgesteuerte Stoßwellenlithotripsie und Absaugen der sandkorngroßen Zerfallsprodukte.

130. Wie kann der Nierensteinbildung vorgebeugt werden?

– Vermehrte Flüssigkeitszufuhr und

– Behandlung von Stoffwechselkrankheiten und

– von Harnwegsentzündungen und

– Beseitigung von Abflußhindernissen.

– Je nach Steinart: Alkalisieren oder Ansäuren.

131. Was nennt man eine Hydronephrose?

Als Hydronephrose bezeichnet man eine Erweiterung des Nierenbeckenkelchsystems durch Harnrückstau. Bei chronischer Abflußbehinderung kann es zu Druckatrophie (Gewebeschwund) der Niere, zur hydronephrotischen Schrumpfniere kommen.

132. Welche Mißbildungen der Harnorgane treten verhältnismäßig häufig auf?

Wegen der komplizierten embryonalen Ausbildung der Harnorgane sind Mißbildungen an ihnen nicht selten:

◆ Hufeisenniere: Beide Nieren bilden ein zusammenhängendes bogiges Organ. Dabei oft Anomalien der ableitenden Harnwege;

◆ Doppelniere auf einer Seite, Fehlen der Niere auf der anderen;

- Beckenniere: aborm tiefe Lage einer Niere im kleinen Becken;

- Doppel- oder Gabelureter: ganz oder teilweise Verdoppelung eines oder beider Ureteren;

- Zystennieren: erbliche Ausbildung von sich allmählich immer mehr erweiternden zystischen Hohlräumen, die das Nierengewebe durch Druckatrophie immer mehr schädigen und zu Niereninsuffizienz führen. Nachweis durch Sonographie (Ultraschall) und Röntgen.

- „Wanderniere" (Nephroptose): Im Stehen sinkt eine Niere ins kleine Becken ab, dabei evtl. Abknicken des Ureters.

133. Welche Folgen hat eine Stenose der Nierenarterie?

Durch eine arteriosklerotische Verengung einer Nierenarterie entsteht eine renovaskuläre Hypertonie mit allen möglichen Folgen eines hohen Blutdruckes.

Bei der perkutanen transluminalen Angioplastie (PTA) wird ein Katheter mit Ballon an der Spitze in die Arterie eingeführt und der Ballon in der Stenosestelle plaziert. Der Ballon wird dann unter Druck aufgedehnt und die Arterie wieder aufgeweitet (bougiert). Wenn die Niere dann wieder normal durchblutet wird, normalisiert sich meist auch der Blutdruck wieder.

134. Welche Nierentumoren spielen klinisch eine Rolle?

Gutartige Tumoren der Niere wie Adenome, Lipome oder Hämangiome der Nieren spielen keine große Rolle.

Von den bösartigen Geschwülsten ist das hypernephroide Nierenkarzinom *(Hypernephrom)* am häufigsten. Da es keine Frühsymptome macht, wird es häufig zufällig, z. B. bei einer sonographischen Untersuchung aus anderen Gründen, oder aber zu spät entdeckt. Es neigt aber zum Einbruch in das Nierenbecken und verursacht deshalb eine Hämaturie. Das Hypernephrom metastasiert am häufigsten in die regionären Lymphknoten, die Knochen und die Lunge.

Therapie des Hypernephroms: Operation, evtl. Bestrahlung. Keine wirksame Chemotherapie bekannt. 5-Jahres-Überlebensrate: 50% aller Fälle.

Auch *Nierenbecken-Karzinome* und *Sarkome* des Nierengewebes kommen vor und sind wie das Hypernephrom besonders bösartig mit Metastasen in Knochen, Lunge und Leber.

Therapie: operative Nierenentfernung und Bestrahlung.

135. Welche Ursachen können zum akuten Nierenversagen führen?

Eine der wichtigsten Ursachen ist der Kreislaufschock. Dabei kommt es durch den Blutdruckabfall zur Verminderung der Nierendurchblutung mit mangelhaftem Filtrationsdruck in den Glomeruli und ungenügender Sauerstoffversorgung des Nierengewebes (Ischämie).

Ferner können Vergiftungen, schwere allergische Reaktionen, Transfusionszwischenfälle, ausgedehnte Gewebsquetschungen (Crush-Niere) oder eine Blockierung der Harnwege (Nierensteine, Prostatahyperplasie usw.) zum akuten Nierenversagen führen.

136. Welche Symptome können beim akuten Nierenversagen beobachtet werden?

Die Harnmenge nimmt ab, es kommt zur Oligurie bzw. Anurie. Die harnpflichtigen Substanzen (Kreatinin, Harnstoff) und bestimmte Elektrolyte (Kalium, Phosphor) nehmen zu. Die Folge ist eine Urämie.

Durch Wasserretention kommt es zur Überwässerung (Lungenödem, Hirnödem, periphere Ödeme). Es können Atemnot, Erbrechen, Bewußtseinstrübung (Somnolenz) und Magen-Darm-Blutungen auftreten. Durch die Hyperkaliämie kann es zu Herzrhythmusstörungen kommen.

137. Wie ist dem akuten Nierenversagen zu begegnen?

Um die Ursache des akuten Nierenversagens zu beseitigen, werden z. B. beim Schock der Kreislauf aufgefüllt und Kreislaufmittel gegeben.

Die Ein- und Ausfuhr muß genau kontrolliert werden, die harnpflichtigen Substanzen und die Elektrolyte im Blut müssen fortlaufend bestimmt werden.

Die Diät soll relativ eiweißarm sein, damit nicht die harnpflichtigen Substanzen im Blut ansteigen. Die Diät muß salzarm und wegen der ungenügenden Kaliumausscheidung kaliumarm sein (also keine Obstsäfte).

Bei allen Medikamenten sind die Ausscheidungsverhältnisse durch die Nieren zu beachten (Kumulationsgefahr!).

Evtl. muß eine Dialysebehandlung vorgenommen werden.

138. Wie ist die Behandlung bei Wiedereinsetzen der Diurese nach akutem Nierenversagen?

Bei der überschießenden Ausscheidung nach dem Wiederbeginn der Diurese müssen viel Flüssigkeit, Kalium und Natriumsalze angeboten werden. Bei Kaliumverlust (Hypokaliämie) können Herzrhythmusstörungen auftreten, bei Kochsalzmangel leidet die Nierenfunktion.

Chronische Niereninsuffizienz

139. Was versteht man unter Niereninsuffizienz?

Unter chronischer Niereninsuffizienz versteht man eine unzureichende Nierenleistung, wodurch die Ausscheidungs- und Regulierungsfunktion der Niere nicht mehr den Erfordernissen des Körpers entsprechen.

140. Wie weit muß die Zerstörung der Nieren fortgeschritten sein, daß Niereninsuffizienz eintritt?

Sie tritt z. B. auf, wenn 80% der Nephren funktionsunfähig sind.

141. Welche Symptome kommen bei Niereninsuffizienz vor?

◆ Allgemeine Leistungsminderung, Müdigkeit, Appetitlosigkeit;

◆ Rückgang der Tagesharnmenge (Oligurie, Anurie); Zunahme der harnpflichtigen Substanzen im Blut (Kreatinin- und Harnstoffanstieg usw.);

◆ Blutdruckanstieg;

◆ Abnahme des Natriums und Anstieg des Kaliums im Blut; Störung des Säure-Basen-Gleichgewichts mit Zunahme der sauren Reaktion (metabolische Azidose);

◆ Anämie durch Mangel des in der Niere gebildeten Erythropoetins.

142. Wo kann die Ursache für eine Niereninsuffizienz liegen?

– Im Kreislaufsystem vor den Nieren (prärenal),
– in den Nieren (renal),
– in den ableitenden Harnwegen (postrenal).

143. Was kann zur chronischen Niereninsuffizienz führen?

Nicht nur die eigentlichen Nierenkrankheiten wie z. B. die chronische Glomerulonephritis und die chronische pyelonephritische Schrumpfniere, sondern auch Infektionen wie die beiderseitige Nierentuberkulose oder auch Blutgefäßerkrankungen wie die Arteriosklerose der Nierenarterien (Nephrosklerose, vaskuläre Schrumpfniere) oder die diabetische Nephrosklerose (Kimmelstiel-Wilson) oder auch Nierenanomalien wie die Zystenniere führen zu chronischer Niereninsuffizienz.

144. Welche Stadien unterscheidet man bei chronischen Niereninsuffizienzen?

Man kann 3 Stadien bei der chronischen Niereninsuffizienz unterscheiden:

Latente (verborgene) Niereninsuffizienz: Die Nierenserumwerte (Harnstoff, Harnsäure und Kreatinin) im Blut sind noch normal, aber die Clearance-Untersuchung läßt eine Einschränkung der Nierenleistung erkennen.

Kompensierbare Niereninsuffizienz (noch ausgleichbare Niereninsuffizienz): Durch Einhaltung einer eiweißarmen Diät und vermehrter Flüssigkeitszufuhr können die harnpflichtigen Substanzen weitgehend ausgeschieden werden. Harnstoff und Kreatinin sind im Serum nur gering erhöht. Die Clearance-Leistung ist auf weniger als 1/3 der Normalwerte herabgesetzt.

Die *dekompensierte Niereninsuffizienz:* Die Nieren sind auch unter Diät und Flüssigkeitsvermehrung nicht mehr imstande, die harnpflichtigen Stoffe auszuscheiden. Diese steigen im Blut mehr und mehr an, es kommt zur Urämie.

145. Was bedeutet eine Niereninsuffizienz für die Behandlung mit Medikamenten?

Bei Niereninsuffizienzen werden viele Medikamente verzögert ausgeschieden. Durch das längere Verbleiben kann es zu einer Anhäufung der Arzneimittel (Kumulation) im Blut mit toxischen Wirkungen kommen, z.B. bei Digitalis. Es muß daher entsprechend vorsichtig dosiert werden, besonders bei einem Kreatininspiegel über 1,5 mg/dl.

146. Was versteht man unter Urämie?

Mit Urämie (Azotämie) bezeichnet man eine bedrohliche Zunahme der harnpflichtigen Substanzen im Blut.

147. Welche Erscheinungen treten bei Urämie auf?

Die Harnstoff- und Kreatininspiegel sind hoch, durch die mangelhafte Ausscheidung entstehen Ödeme. Auch die Elektrolyte im Blut können Abweichungen von der Norm zeigen, z.B. Hyperkaliämie mit Herzrhythmusstörungen. Anämie und Blutungsneigung, allgemeine Schwäche und Mattigkeit, aber eine Steigerung der Reflexe, Neigung zu Muskelzuckungen und Krampfanfällen können auftreten. Ferner kann es zur urämischen Gastritis mit Übelkeit und Erbrechen, durch Reizung des Darmes zu Durchfällen und zu blutenden und schlecht heilenden Ulzerationen im Mund und Rachen, auch zu Magen- und Duodenalulzera mit Blutungen kommen. Selten tritt auch eine urämische Perikarditis oder Pleuritis auf. Die Urämie kann im Coma uraemicum enden.

148. Woran läßt sich das Coma uraemicum erkennen?

◆ Der Patient ist im Coma uraemicum benommen bis bewußtlos,

◆ die Ausatmungsluft riecht urinös;

◆ die Atmung ist verstärkt. Anfangs ist sie gleichmäßig vertieft (Kußmaul-Atmung), später kann es zur periodischen Zu- und Abnahme der Atmung kommen (Cheyne-Stokes-Atmung s. Frage 57, S. 207).

◆ Im Blut sind Kreatinin, Harnstoff und Kalium erhöht, Natrium und Chlorid vermindert.

♦ Ferner bestehen eine Anämie, muskuläre Zuckungen, Steigerung der Reflexe, evtl. auch Krämpfe, Bluthochdruck mit Gefahr des Lungenödems und Herzversagens.

149. Wie ist die kompensierbare chronische Niereninsuffizienz zu behandeln?

In leichten Fällen genügt eiweißarme Diät, um einen Anstieg der harnpflichtigen Substanzen im Blut zu vermeiden. Außerdem muß die gut verteilte Flüssigkeitszufuhr vermehrt werden auf 2–3 l in 24 Stunden, sofern keine Gegengründe wie Herzinsuffizienz oder Gefahr des Lungen- oder Hirnödems bestehen. Durch die Flüssigkeitsvermehrung will man die Schlackenstoffe (Rest-N usw.) möglichst ausschwemmen.

150. Welche Behandlungsmöglichkeiten stehen für die dekompensierte Niereninsuffizienz und die Urämie zur Verfügung?

Im fortgeschrittenen Stadium können die harnpflichtigen Substanzen und die Elektrolytverschiebungen nur noch durch die Dialyse ausgeglichen werden.

151. Welche Dialyseverfahren gibt es?

Es gibt die Möglichkeiten der intrakorporalen Dialyse und der extrakorporalen Dialyse. Erstere wird auch Peritonealdialyse genannt, letztere als Hämodialyse oder künstliche Niere bezeichnet.

152. Worauf beruht die Peritonealdialyse?

Bei der Peritonealdialyse läßt man sterile und entsprechend temperierte Spülflüssigkeit durch einen Katheter in die Bauchhöhle einfließen. Die große Fläche des Bauchfells wirkt als Kontaktfläche zwischen dem Blut, das in den Peritonealgefäßen fließt, und der Spülflüssigkeit im Peritonealraum. Durch diese Membran hindurch werden dem Konzentrationsgefälle entsprechend Harnstoff, Harnsäure, Kreatinin, aber auch ein Überschuß an Kalium bei Hyperkaliämie aus dem Blut in die Spülflüssigkeit abwandern. Diese wird dann aus der Bauchhöhle wieder abgelassen.

153. Wie wird die Peritonealdialyse durchgeführt?

Nach Lokalanästhesie wird in der Mittellinie des Unterbauchs ca. 2 cm unterhalb des Nabels ein Katheter eingeführt und fixiert. Dann läßt man halbstündlich 1 1/2 bis 2 l einer sterilen Spülflüssigkeit bestimmter Zusammensetzung in die Bauchhöhle einfließen, die dann wieder abgelassen wird.

Auf die Temperatur der Spülflüssigkeit und auf das Herz-Kreislauf-Verhalten des Patienten ist besonders zu achten.

Die Peritonealdialyse eignet sich nur für akute Fälle, sie wird aber auch als *k*ontinuierliche *a*mbulante *P*eritoneal*d*ialyse (CAPD) von entsprechend motivierten und informierten Patienten daheim selbst durchgeführt.

154. Wie arbeitet die künstliche Niere?

Bei der extrakorporalen Dialyse (Hämodialyse) wird am Unterarm ein Kurzschluß zwischen Arterie und Vene chirurgisch hergestellt, wobei beide Gefäße durch einen Schlauch (Scribner-Shunt oder Cimino-Fistel) verbunden werden. Beim Anschluß an die künstliche Niere wird das Blut aus der Arterie der Apparatur zugeführt und nach Reinigung von den harnpflichtigen Substanzen wieder durch die Vene dem Körper zugeleitet. Nach Abschluß der extrakorporalen Dialyse wird der Kurzschluß zwischen Arterie und Vene wieder durch den Schlauch geschlossen. Die Anschlußstellen an Arterie und Vene können über längere Zeit für immer neue Dialysebehandlungen benützt werden. Viele Patienten können durch 3mal wöchentlich 5–8stündige Dialysen jahrelang am Leben erhalten werden.

Die Dialyse kann in speziellen Zentren oder als Heimdialyse durchgeführt werden. Meist wird sie nachts vorgenommen, so daß die Patienten arbeitsfähig bleiben. Besondere Beachtung verdient die Erhaltung des Zugangs zum Gefäßsystem.

155. Welche Zweiterkrankungen können bei Dialysepatienten auftreten?

Die Gefahr, an Hepatitis (vor allem Hepatitis C) zu erkranken, ist besonders bei abwehrgeschädigten Patienten groß.

Nierentransplantation

156. Welche Vor- und Nachteile hat eine Nierentransplantation gegenüber der Hämodialyse durch die künstliche Niere?

Der Nierentransplantierte kann weitgehend wie ein Gesunder leben. Er muß nur täglich Medikamente (Immunsuppressiva: Cyclosporin, Azathioprin, Prednisolon) gegen eine evtl. Abstoßreaktion einnehmen.

157. Welche Eigenschaften muß der Nierenspender haben?

Die Gewebsverträglichkeit (Histokompatibilität) zwischen Spender und Empfänger muß durch Übereinstimmung im Blutgruppensystem und in den sogenannten HLA-Antigenen gewährleistet sein. Es werden überwiegend Nieren von Hirntoten, selten die Niere eines lebenden Verwandten transplantiert.

158. Wohin wird die Spenderniere eingepflanzt?

Sie wird seitlich innen im Beckenraum (Fossa iliaca) eingepflanzt und an die Arteria und Vena iliaca angeschlossen. Der Ureter wird in die Blase eingepflanzt.

159. Wie macht sich die Abstoßungskrise einer Spenderniere bemerkbar?

Fieber, Oligurie, Proteinurie (Eiweiß im Urin), Anstieg von Blutdruck und der harnpflichtigen Substanzen weisen auf eine Abstoßungsreaktion hin.

Nierenkrankheiten in der Schwangerschaft

160. Welche Nierenerkrankungen können in der Schwangerschaft auftreten?

Nicht selten kommt es zu einer akuten Pyelitis durch Abflußbehinderung eines Ureters infolge des Druckes durch den stark vergrößerten Uterus.

Auch eine chronische Nierenbeckenentzündung oder eine chronische Nephritis können sich während einer Schwangerschaft verschlimmern.

Besondere Probleme stellen die eigentliche Schwangerschaftsnephropathie (EPH-Gestose), die Präeklampsie und Eklampsie dar.

161. Was versteht man unter EPH-Gestose?

Sie stellt eine bedrohliche Spätkomplikation in der Schwangerschaft dar. E: edema *(Ödem)*, P: *Proteinurie*, H: *Hypertonie* kennzeichnen die Hauptsymptome, die nach der 20. Schwangerschaftswoche auftreten können.

Eine Gewichtszunahme von mehr als 500 g pro Woche muß an eine Flüssigkeitsretention (Ödembildung) denken lassen. Blutdruck und Urin müssen durch Vorsorge regelmäßig kontrolliert werden. Die Behandlung besteht in Bettruhe, Sedierung, Flüssigkeits- und Elektrolytbilanzierung und blutdrucksenkenden Mitteln.

Nach Entbindung tritt sofort Besserung ein.

162. Was bezeichnet man als Eklampsie?

Wenn zu den Erscheinungen der EPH-Gestose Kopfschmerzen, Schwindel, Benommenheit, Brechreiz und Sehstörungen auftreten, spricht man von Präklampsie. Wenn es dann noch zu generalisierten Krampfanfällen, evtl. mit Blindheit und Lähmungen kommt, liegt ein akut lebensbedrohlicher Zustand, eine Eklampsie, vor.

Zystitis

163. Welche Erscheinungen verursacht eine Zystitis?

Eine akute Zystitis verursacht starken Harndrang, häufiges Wasserlassen von kleinen Urinportionen (Pollakisurie), Schmerzen und Brennen beim Wasserlassen (Dysurie), evtl. auch Fieber.

Im Urin finden sich Eiweiß (Proteinurie), im Sediment reichlich Leukozyten und Bakterien.

Bei chronischer Zystitis sind die Beschwerden geringer, die Befunde ähnlich.

164. Wodurch kann es zur Zystitis kommen?

Am häufigsten durch Infektionen, die durch die Harnröhre aufsteigen, bei Frauen häufiger als bei Männern. Häufigster Erreger ist Escherichia coli. Erhöhtes Risiko bei Sitzen auf kalter Unterlage, häufigem Geschlechtsverkehr („honeymoon-Zystitis"), Harninkontinenz und Prostataadenom.

165. Wodurch wird die Entstehung einer Blasenentzündung gefördert?

- Lokale Resistenzminderung durch Unterkühlung;
- Abflußhindernisse durch Blasenstein, Tumor, Prostataadenom (sogenannte Prostatahyperplasie);
- Blasenentleerungsstörung bei Nervenlähmung;
- häufiges Katheterisieren;
- Diabetiker erkranken leichter.

166. Wie ist eine Zystitis zu behandeln?

Bei *akuter* Zystitis Bettruhe, Wärme, viel Flüssigkeitszufuhr, Antibiotika.

Bei *chronischer* Zystitis Feststellung des Erregers und antibiotische Behandlung nach Resistenzprüfung.

167. Welche Beschwerden kann ein Blasenstein machen?

Kolikartige Schmerzen hinter der Symphyse, Harnverhaltung oder blutiger Urin.

168. Welche Geschwülste gibt es in der Blase?

- Gutartige Schleimhautpolypen, die zu Blutung neigen;
- bösartige Schleimhautumwandlung: Blasenkrebs (Karzinom).

169. Wie kann die Blase untersucht werden?

An der Spitze steht die oft wiederholte *Urinuntersuchung*.

Mit dem *Zystoskop*, das wie ein Katheter durch die Harnröhre eingeführt wird, können die Blasenschleimhaut und die Ureterostien beobachtet werden.

Die *bakteriologische* Untersuchung ist bei allen Arten der Entzündung wichtig.

Endokrinologie

Allgemeines

1. Wie heißt die Lehre von den Hormondrüsen?

Endokrinologie.

2. Was versteht man unter innerer Sekretion?

Eine Drüse mit innerer Sekretion gibt ihre Produkte, die Hormone, *direkt ins Blut* ab (Drüsen mit äußerer Sekretion entleeren ihre Sekrete durch Ausführungsgänge auf die Oberflächen von Haut oder Schleimhäuten).

3. Welche endokrinen Drüsen gibt es?

Man rechnet zu den Drüsen mit innerer Sekretion:

- Hypothalamus im Zwischenhirn,
- Hypophysenvorderlappen und Hypophysenhinterlappen im Hirnanhang,
- Epiphyse (Zirbeldrüse oder Corpus pineale) in Schädelmitte,
- Schilddrüse (Thyreoidea),
- Nebenschilddrüsen (Parathyreoideae oder Epithelkörperchen),
- Thymusdrüse,
- Nebennierenrinde,
- Nebennierenmark,
- Inselapparat (A- und B-Zellen),
- Keimdrüsen oder Gonaden (Eierstöcke: Ovarien, Testes: Hoden).

Eine besondere Rolle spielt die Plazenta, die ein Hormonorgan während der Schwangerschaft darstellt.

4. Welche Aufgaben haben die Hormondrüsen?

Die endokrinen Drüsen wirken auf Wachstum, Stoffwechsel, Kreislauffunktion, Fortpflanzung und auf das psychische Verhalten.

5. Was ist ein Hormon?

Ein Hormon ist das Sekret einer endokrinen Drüse, das direkt in das Blut ausgeschieden, durch dieses transportiert wird und auf andere Gewebe oder Organe in bestimmter Weise einwirkt.

6. Zu welchen Stoffklassen gehören die Hormone?

Ein Hormon ist ein spezifischer, z.T. artspezifischer, chemischer Stoff. Es handelt sich dabei um sehr verschiedene Substanzen, und zwar um Abkömmlinge von Aminosäuren, Steroide, Polypeptide und komplizierte Eiweißkörper.

7. Wie sind die endokrinen Drüsen gebaut?

Die endokrinen Organe sind meist kleine gefäßreiche Drüsen ohne Ausführungsgang.

8. Aus welchem Gewebe stammen die endokrinen Drüsen?

Die Hormondrüsen bilden sich z.T. aus dem *Verdauungstrakt,* wie der Hypophysenvorderlappen, die Schilddrüse, die Nebenschilddrüsen, der Thymus und der Inselapparat.

Zum Teil entstehen sie aus dem *Nervensystem,* wie der Hypophysenhinterlappen, die Epiphyse und das Nebennierenmark.

Zum Teil werden sie aus dem *Bauchfell* gebildet, wie die Gonaden und die Nebennierenrinden.

9. In welchen Lebensabschnitten arbeiten die einzelnen Hormondrüsen?

Manche endokrinen Drüsen arbeiten durch das ganze Leben. Andere wie die Epiphyse und die Thymusdrüse nur bis zur Pubertät. Die Gonaden entfalten ihre Aktivität nur in der Zeit der Fortpflanzungsfähigkeit.

10. Welche endokrinen Drüsen sind lebensnotwendig?

Lebensnotwendig sind z. B. der Inselapparat des Pankreas, die Nebenschilddrüsen, die Nebennieren, aber nicht die Keimdrüsen, die ohnehin nur im fortpflanzungsfähigen Alter tätig sind.

11. Worin bestehen die meisten endokrinen Krankheiten?

Bei den endokrinen Krankheiten werden die hormonellen Gleichgewichte gestört, meist handelt es sich um eine Über- oder Unterfunktion.

12. Was nennt man einen hormonalen Regelkreis?

Manche Hormondrüsen werden durch einen Regelkreis, in den 2 oder 3 Hormondrüsen eingeschaltet sind, gesteuert. Sinkt z. B. die Produktion der Nebennierenrindenhormone ab, so wird das Absinken des Hormonspiegels durch Rezeptoren festgestellt und als Antwort darauf im Hypothalamus der CRF (Corticotropin releasing factor) produziert und ins Blut abgegeben. Durch diesen CRF wird der Hypophysenvorderlappen zu vermehrter Produktion von ACTH angeregt, das wiederum die Hormonbildung in der Nebennierenrinde stimuliert. (S. auch Frage 40, S. 386, Abb. **35**, S. 402).

Wenn die Nebennierenrindenhormone im Blut zu stark ansteigen, gehen die CRF-Produktion im Hypothalamus und die von diesem ausgelöste ACTH-Ausscheidung im Hypophysenvorderlappen zurück, die Nebennierenrinde läßt in ihrer Hormonproduktion wieder nach, und der Hormonspiegel sinkt wieder ab.

Die *wechselseitige Beeinflussung* und *Steuerung* der Hormondrüsen untereinander nennt man einen Regelkreis und vergleicht ihn mit einem Thermostat.

Hypothalamus

13. Welche Stellung hat der Hypothalamus im Endokrinium?

Der Hypothalamus stellt eine der Verbindungen des Zentralnervensystems zum Hormonsystem dar.

14. Welche endokrinen Tätigkeiten übt der Hypothalamus aus?

Er gibt eine Gruppe von Stoffen ab, die die Hormonproduktion im Hypophysenvorderlappen anregen, die sogenannten Releasing-Faktoren oder Hormone und andere Stoffe, die Inhibiting-Hormone, die hemmend wirken.

15. Nennen Sie einige wichtige Hormone des Hypothalamus!

Das Thyreotropin releasing hormone (TRH) bewirkt im Hypophysenvorderlappen die Ausschüttung von Thyreoidea stimulierendem Hormon (Thyreotropin, TSH), das dann die Schilddrüse anregt.

Das Luteinizing hormone releasing hormone (LHRH) aus dem Hypothalamus bewirkt die Ausschüttung des luteinisierenden Hormons (LH) und des follikelstimulierenden Hormons (FSH) aus den Hypophysenvorderlappen, die die Keimdrüsen beeinflussen.

Das TRH und das LHRH werden zu Funktionstests des endokrinen Systems verwendet.

Der Corticoid-releasing-factor (CRF) löst die Ausschüttung von ACTH (adrenokortikotropes Hormon des Hypophysenvorderlappens) aus, das auf die Nebennierenrinde wirkt.

Ferner produziert der Hypothalamus zwei Hormone, die im Hypophysenhinterlappen gespeichert werden, das Oxytozin und Adiuretin (s. Frage 21, S. 382).

16. Was versteht man unter Neurokrinie?

Die Produktion von Hormonen durch Nervenzellen, z. B. der Releasing-Faktoren und der Hypophysenhinterlappen-Hormone im Hypothalamus, wird als Neurokrinie bezeichnet.

Hypophyse

Allgemeines

17. Wie sind die Lage, Größe und Form der Hypophyse?

Die Hypophyse ist etwa bohnengroß, liegt im Türkensattel der Schädelbasis (Keilbein) und wiegt etwa 0,5 g.

Der Hypophysenhinterlappen steht durch den Hypophysenstiel mit dem Hypothalamus in direkter Verbindung. Durch diesen werden Oxytozin und Adiuretin vom Hypothalamus in den Hypophysenhinterlappen geleitet und dort gespeichert.

Der Hypophysenvorderlappen steht durch ein kleines verästeltes Gefäßsystem (Pfortadersystem der Hypophyse) mit dem Hypothalamus in indirektem Kontakt. Durch die Blutgefäße dieses Pfortadersystems werden die Releasing-Faktoren und die Inhibiting-Hormone aus dem Hypothalamus an den Hypophysenvorderlappen gebracht.

18. Wie werden der Hypophysenvorderlappen und der Hypophysenhinterlappen noch genannt?

Nach dem drüsigen Aufbau wird der Hypophysenvorderlappen als *Adeno*hypophyse, nach seiner Entstehung aus Nervengewebe wird der Hypophysenhinterlappen als *Neuro*hypophyse bezeichnet.

19. Welche Zellarten finden wir im Hypophysenvorderlappen?

Wir finden im Hypophysenvorderlappen 3 Zelltypen:

- eosinophile oder azidophile Zellen,
- basophile Zellen,
- chromophobe Zellen.

20. Welche wichtigen Hormone produziert der Hypophysenvorderlappen?

Der Hypophysenvorderlappen produziert u. a.:

Aus den *eosinophilen* Zellen:

◆ das Wachstumshormon (Somatotropin (STH), auch Growth hormone (GH) genannt). Es fördert das Wachstum allgemein, besonders das Längenwachstum der Knochen, beeinflußt aber auch den Stoffwechsel;

◆ das Prolaktin (Prl), früher auch als luteotropes Hormon (LTH) bezeichnet. Es fördert die Tätigkeit der Milchdrüsen, nimmt aber auch Einfluß auf den Stoffwechsel und die Keimdrüsen;

◆ das thyreoideastimulierende Hormon (TSH) auch Thyreotropin genannt, das die Schilddrüse anregt.

Aus den *basophilen* Zellen:

◆ das adrenokortikotrope Hormon (ACTH), das auf die Nebennierenrinde wirkt;

◆ das melanozytenstimulierende Hormon (MSH), das die Pigmentierung (Bräunung) der Haut fördert;

◆ die 2 Gonadotropine: Darunter versteht man das follikelstimulierende Hormon (FSH), das die Follikelreifung im Eierstock veranlaßt und das luteinisierende Hormon (LH = ICSH), das die Corpusluteum-Bildung im Eierstock bewirkt. Beide Gonadotropine lösen die Hormonbildungen in den Keimdrüsen aus: die Östrogen-, Gestagen- und Testosteronproduktion.

21. Welche Hormone werden im Hypophysenhinterlappen gespeichert?

Oxytozin, es wirkt auf den Uterus kontrahierend, wichtig bei der Einleitung der Geburt.

Adiuretin (antidiuretisches Hormon, ADH, synthetisch: Vasopressin), das die Wasserrückresorption in den Nierentubuli fördert.

Krankheiten des Hypophysenvorderlappens (HVL)

22. Welche Erkrankungen des Hypophysenvorderlappens gibt es?

◆ Die Simmonds-Krankheit oder das Sheehan-Syndrom durch teilweise Zerstörung des Hypophysenvorderlappens (Hypophysenvorderlappen-Insuffizienz);

◆ Riesenwuchs (Gigantismus) oder Akromegalie bei Überfunktion der eosinophilen Zellen;

◆ hypophysärer Zwergwuchs bei Unterfunktion der eosinophilen Zellen bzw. des ganzen Hypophysenvorderlappens während der Wachstumsperiode;

◆ das Prolaktinom, eine oft sehr kleine Tumorbildung mit vermehrter Prolaktinbildung und Laktation (Milchabsonderung), kann Ursache einer Unfruchtbarkeit (Infertilität) sein.

23. Wie kann es zur Zerstörung des Hypophysenvorderlappens kommen?

Der Hypophysenvorderlappen kann durch den Druck eines wachsenden Tumors, durch Nekrose nach Blutung oder Thrombose (Sheehan-Syndrom), evtl. auch durch Entzündung zerstört werden.

24. Welche Symptome treten bei der Simmonds-Krankheit bzw. beim Sheehan-Syndrom auf?

Durch Zerstörung des Hypophysenvorderlappens fallen das Wachstumshormon, TSH, ACTH und die Gonadotropine aus.

Dementsprechend kommt es zum Rückgang der Tätigkeit der Schilddrüse, der Nebennierenrinde und der Keimdrüsen.

Es tritt ein Absinken der körperlichen und geistigen Aktivität ein, Blutdruck und Grundumsatz sinken, Blässe, Müdigkeit und Kälteempfindlichkeit treten ein, die Periode hört auf, Achsel- und Schamhaare fallen aus.

25. Wie kann die Simmonds-Krankheit bzw. das Sheehan-Syndrom behandelt werden?

Die Ausfallerscheinungen lassen sich zum Teil durch ständige Hormongaben (Thyroxin, Cortison usw.) ausgleichen.

26. Wie kommt es zum hypophysären Zwergwuchs?

Durch Ausfall der eosinophilen Zellen oder des ganzen Hypophysenvorderlappens während des Wachstums fehlt das Wachstumshormon (somatotropes Hormon, STH). Es kommt zu einem stark verzögerten Körperwachstum, wobei ein proportionierter Zwergwuchs resultiert.

27. Was kann zu einem Riesenwuchs oder zur Akromegalie führen?

Eine Tumorbildung der eosinophilen Zellen im Hypophysenvorderlappen führt zu einer Vermehrung der Produktion von Wachstumshormon (STH).

28. Wann kommt es zum Riesenwuchs (Gigantismus) und wann zur Akromegalie?

Wenn eine Überfunktion der eosinophilen Zellen des Hypophysenvorderlappens vor Abschluß der Wachstumsperiode eintritt, kommt es zum Riesenwuchs.

Tritt die übermäßige Produktion von somatotropem Hormon (STH) erst nach Abschluß des Wachstums ein, dann kommt es nicht zu einem vermehrten Längenwachstum, sondern zur Akromegalie.

29. Wie sind die Erscheinungen der Akromegalie?

Bei der Akromegalie vergrößern sich die vorspringenden Körperteile (Akren): Unterkiefer, Nase, Hände und Füße, aber auch die Zunge und die Haut verdicken sich.

Durch Tumordruck der vergrößerten Hypophyse auf die Sehnerven kann es auch zur Einschränkung des Gesichtsfeldes von außen her kommen.

30. Welche Erscheinungen macht ein Prolaktinom?

Durch die vermehrte Prolaktinbildung kommt es zur Milchabsonderung ohne vorausgegangene Schwangerschaft (Galaktorrhoe) und zur Amenorrhö (Ausbleiben der Regelblutung). Das Prolaktinom ist eine wichtige Ursache für Infertilität.

Krankheiten des Hypophysenhinterlappens (HHL)

31. Wie entsteht der Diabetes insipidus?

Durch Zerstörung des Hypophysenhinterlappens infolge von Tumordruck, Entzündung oder Verletzung kann es zur ungenügenden Adiuretinausscheidung kommen. Es fehlt dann die Rücksorption von Wasser in den Nierentubuli. Dies führt zu einer vermehrten Wasserausscheidung (Diurese): Diabetes insipidus.

32. Wie sind die Erscheinungen des Diabetes insipidus?

Es werden bis zu 20 l wasserhellen Urin in 24 Stunden ausgeschieden. Gleichzeitig besteht ständiger Durst.

33. Wie kann der Diabetes insipidus behandelt werden?

Durch Hormonsubstitution, die mit Adiuretin, z.B. als Nasenspray durchgeführt werden kann.

Epiphyse (Zirbeldrüse, Corpus pineale)

34. Wo liegt die Epiphyse?

Sie liegt etwa in Schädelmitte an der hinteren Fläche des Hirnstamms zwischen den oberen Hügeln der Vierhügelplatte und ist ein Teil des Zwischenhirns.

35. Welche Bedeutung hat die Epiphyse?

Bis vor kurzem war die Funktion der Epiphyse nicht bekannt. In jüngster Zeit wurde entdeckt, daß sie unter dem Einfluß des Hell-Dunkel-Eindrucks der Augen ein Gewebshormon bildet, das Melatonin. Melatonin hat wahrscheinlich eine große Bedeutung für den Tag-Nacht-Rhythmus des Menschen.

Thyreoidea (Schilddrüse)

Allgemeines

36. Wo liegt die Schilddrüse?

Die Schilddrüse liegt vorne im unteren Halsbereich beiderseits und vor der Luftröhre, sie besteht aus 2 Seitenlappen, die durch eine Brücke verbunden sind.

37. Wie ist der Feinbau der Schilddrüse?

Zwischen den Drüsen- (Epithel-) Zellen finden sich in Hohlräumen Sekretansammlungen, das Kolloid. Dieses stellt ein Depot der Schilddrüsenhormone dar.

38. Welche Hormone bildet die Schilddrüse?

Die Schilddrüse bildet zwei nah verwandte Hormone:
- das Thyroxin (T_4),
- das Trijodthyronin (T_3),

– außerdem ein Hormon, das auf den Kalziumstoffwechsel Einfluß hat, das Kalzitonin.

39. Wie arbeitet die Schilddrüse?

Durch das thyreotrope Hormon (TSH) aus dem Hypophysenvorderlappen wird die Hormonbildung in der Schilddrüse angeregt. Die Epithelzellen werden höher, das Kolloid wird verflüssigt, und die in ihm gestapelten Hormone werden durch die Zellen hindurch ins Blut geschleust.

Dieser Hormonanstieg im Blut kann dann wieder durch Gegenregulation die Thyreotropinbildung des HVL hemmen (s. Frage 12, S. 379).

40. Zeichnen Sie den Regelkreis der Schilddrüsenfunktion auf!

Regelkreis der Schilddrüse mit Rückkoppelung (Abb. **34**).

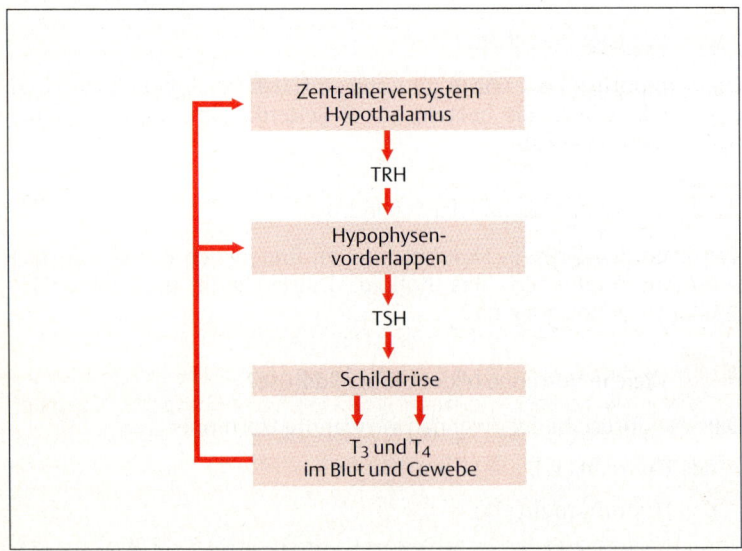

Abb. **34** Regelkreis der Schilddrüse

41. Welches Element ist zum Aufbau der beiden ersten Schilddrüsenhormone unerläßlich?

Das Thyroxin und das Trijodthyronin enthalten Jod, das für die Schilddrüsenfunktion unerläßlich ist (Jodmangel verursacht Schilddrüsenkrankheiten, s. u.).

42. Welche Wirkungen haben die Schilddrüsenhormone?

Beide Schilddrüsenhormone (T_3 und T_4) steigern den Stoffwechsel, d. h., sie verstärken die Verbrennungsvorgänge im Körper, sie beschleunigen die Herztätigkeit und erhöhen die Reaktionsfähigkeit des Nerven- und Muskelgewebes.

Krankheiten der Schilddrüse

43. Welche Schilddrüsenkrankheiten gibt es?

◆ Euthyreote Struma, Kropf durch Jodmangel: die häufigste Schilddrüsenerkrankung überhaupt;

◆ Überfunktion (Hyperthyreose): entweder als diffuse Überfunktion oder lokalisiert und umschrieben als autonomes (oder toxisches) Adenom;

◆ Unterfunktion (Hypothyreose, Myxödem): entweder erworben durch Schilddrüsenkrankheiten oder nach Operationen oder angeboren als Kretinismus;

◆ Schilddrüsenentzündungen (Thyreoiditis): durch Autoimmunprozesse, Viren oder Bakterien;

◆ Schilddrüsenkrebs (Struma maligna).

44. Wie kann die Schilddrüsenfunktion geprüft werden?

Die wichtigsten Parameter für die Beurteilung der Schilddrüsenfunktion sind die drei Hormone: thyreoideastimulierendes Hormon (TSH), Thyroxin (T_4) und Trijodthyronin (T_3).

45. Wie ist die TSH-Sekretion geregelt?

Die TSH-Sekretion des Hypophysenvorderlappens (HVL) ist bei hohen T_4- und T_3-Werten (Hyperthyreose) im Blut unterdrückt. Bei niedrigen peripheren Schilddrüsenhormonen (Hypothyreose) ist dagegen das TSH hoch. Diesen Mechanismus nennt man eine negative Rückkopplung oder einen Regelkreis.

46. Warum ist die TSH-Bestimmung ein zuverlässigerer Test als die Bestimmung der Schilddrüsenhormone im Blut?

Die Schilddrüsenhormone im Blut unterliegen einigen Fehlermöglichkeiten, z. B. können sie durch Veränderungen der Transportproteine im Blut scheinbar erhöht oder erniedrigt sein. Die TSH-Bestimmung ist kaum von anderen Faktoren beeinflußt.

47. Was bedeutet TBG?

TBG bedeutet throxinbindende Globuline. Das sind Bluteiweißkörper, welche die Schilddrüsenhormone T_3 und T_4 binden und transportieren. Sie sind z. B. in der Schwangerschaft oder bei Einnahme von hormonellen Antikonzeptiva erhöht.

48. Wie geht der TRH-Test vor sich?

Man injiziert TRH und bestimmt vor der Injektion und 30 Minuten danach TSH im Blut. Es steht auch ein oral einzunehmendes Präparat zur Verfügung.

Im Normalfall läßt sich durch die Gabe von TRH (Thyreotropin releasing hormone des Hypothalamus) die TSH-Sekretion des Hypophysenvorderlappens steigern. Bei Hyperthyreose gelingt das nicht, weil der Hypophysenvorderlappen durch die hohen Konzentrationen von T_4 und T_3 blockiert ist, es fehlt der physiologische Anstieg des TSH im Blut. Bei der Hypothyreose dagegen kommt es zu einem überschießenden Anstieg.

49. Wann ist ein TRH-Test erforderlich?

In den grenzwertig supprimierten Konzentrationsbereichen des TSH, bei denen nicht entschieden werden kann, ob eine Hyperthyreose vorliegt oder nicht. Mit den neuen, sehr sensitiven Bestimmungsmethoden erübrigt sich in den meisten Fällen der TRH-Test vollständig.

50. Was kann man mit dem Schilddrüsensonogramm feststellen?

Mit der Ultraschallmethode kann man genau die Größe bzw. das Volumen der beiden Schilddrüsenlappen messen. Dies ist wichtig für die Beurteilung des Erfolgs einer Strumabehandlung.

Bei tastbaren Knoten läßt sich unterscheiden, ob es sich um Zysten oder um gewebedichte Schilddrüsenanteile handelt.

51. Wie geht ein Schilddrüsenzintigramm vor sich?

Der Patient bekommt eine radioaktiv markierte Substanz (meistens Technetium) in die Vene injiziert, die von der Schilddrüse aus dem Blut aufgenommen und angereichert wird. Die Strahlung wird mit Hilfe eines Kollimators aufgefangen. Über eine elektronische Aufzeichnung entsteht ein Bild von der Schilddrüse, das auf Papier oder Röntgenfilm abgebildet wird.

52. Was läßt sich durch das Schilddrüsenzintigramm feststellen?

Das Szintigramm zeigt die Größe der Schilddrüse und das Speichermuster des injizierten Radionuklids in der Schilddrüse. Reichert die Schilddrüse an einer Stelle umschrieben nicht an, so nennt man das einen „kalten Knoten". Reichert sie umschrieben überstark an, so bezeichnet man dieses Areal als „heißen Knoten". Reichert die Schilddrüse diffus vermehrt das Radionuklid an, so spricht das für eine diffuse Hyperthyreose, z. B. bei Morbus Basedow.

53. Welche Bedeutung können kalte und heiße Knoten im Szintigramm haben?

Kalte Knoten können regressiv verändertes (zugrundegegangenes) Strumagewebe oder Schilddrüsenkarzinomgewebe sein. Heiße Knoten sind autonome oder toxische Adenome.

54. Wie kann Schilddrüsengewebe zur Untersuchung gewonnen werden?

Durch die Feinnadelpunktion, die auch ambulant vorgenommen werden kann. Sie ist besonders bei szintigraphisch „kalten Knoten" zur Karzinomfrühdiagnose angezeigt.

55. Welche Arten von Strumen sind zu unterscheiden?

Struma bedeutet lediglich Schilddrüsenvergrößerung, unabhängig von der zugrundeliegenden Ursache.

Schilddrüsenvergrößerungen gibt es bei Über-, bei Unterfunktion, bei normalem Schilddrüsenstoffwechsel als Jodmangelstrumen und durch Entzündung und Krebs.

56. Welche örtlichen Folgen kann ein Kropfleiden haben?

Durch eine Struma kann die Trachea eingeengt oder flach gedrückt (Säbelscheidentrachea) und verdrängt werden.

Es kann durch Druck zur Erweichung der Knorpelspangen (Tracheomalazie) kommen, so daß die Luftröhre nach Entfernung des Kropfes zusammenfällt und Erstickung eintritt.

Auch der Venenabfluß aus dem Kopf- und Halsbereich kann behindert werden (Stauung der V. jugularis).

57. Wie erkennt man eine retrosternale Struma?

Eine Struma kann sich ganz oder teilweise im Brustkorb entwickeln (retrosternale Struma): Diese kann beim Schlucken oder röntgenologisch erkannt oder durch Szintigraphie dargestellt werden.

58. Wie sind die klinischen Symptome der Hyperthyreose?

Bei der Hyperthyreose kann man beobachten:

◆ Meistens, aber nicht in jedem Falle, besteht eine Schilddrüsenvergrößerung.

◆ Als Zeichen der gesteigerten nervösen Erregbarkeit finden sich Unruhe, Reizbarkeit, Zittern (Fingertremor), Hitzegefühl, Neigung zum Schwitzen.

◆ Als Augensymptome kommen in einem Teil der Fälle vor: Glanzauge, weite Lidspalte, Hervortreten der Augäpfel (Exophthalmus).

◆ Als Kreislaufsymptome: Tachykardie, auch Arrhythmie (z. B. Vorhofflimmern), Erhöhung des systolischen Blutdrucks und Vergrößerung der Blutdruckamplitude.

◆ An Stoffwechselstörungen kommen Gewichtsabnahme trotz Heißhungers und beschleunigte Magen-Darm-Passage vor;

◆ außerdem lebhafte Reflexe, z. B. ASR (Achillessehnenreflex), Weiche, warme und elastische Haut. Neigung zu Haarausfall.

59. Wann spricht man von einem Morbus Basedow?

Eine Basedow-Krankheit liegt dann vor, wenn außer den Zeichen der Hyperthyreose auch noch ein Exophthalmus (vorquellende Augäpfel mit weiter Lidspalte) und Augenmuskellähmungen auftreten.

60. Was nennt man eine thyreotoxische Krise oder ein Coma basedowicum?

Eine besonders starke bedrohliche Thyreotoxikose wird als thyreotoxische Krise bezeichnet. Sie kann in ein Coma basedowicum übergehen und stellt in jedem Falle eine schwere lebensbedrohliche Erkrankung dar.

61. Welche Behandlungsmöglichkeiten gibt es bei der Hyperthyreose?

Man kann durch *Thyreostatika* die Schilddrüsenfunktion hemmen (Irenat, Favistan, Thiourazile). Wegen der Gefahr der Agranulozytose (s. Frage 189, S. 49) sind Leukozytenkontrollen unerläßlich.

Bei der *Radiojodtherapie* wird radioaktives Jod-131 intravenös gegeben, das sich selektiv in der Schilddrüse anreichert und dort die überschießend hormonproduzierenden Anteile zerstört. Dieses elegante Verfahren läßt sich bei autonomen Adenomen und diffuser Hyperthyreose, aber auch bei großen Kropfbildungen und bei Schilddrüsenkarzinomen anwenden, wenn eine Operation aus irgendwelchen Gründen nicht in Frage kommt, z. B. bei sehr alten Menschen. Die früher wegen der Strahlenbelastung angegebene Altergrenze von 40 Jahren hat heute keine Gültigkeit mehr. Auch jüngere Patienten können trotz der Strahlenbelastung so behandelt werden, da sich das Radionuklid sehr selektiv nur in der Schilddrüse anreichert. Allerdings kann diese Behandlung nur in speziellen nuklearmedizinischen Abteilungen vorgenommen werden.

Operation mit Reduzierung von Schilddrüsengewebe, vor allem bei toxischem Adenom und bei Symptomen von Druck, z. B. auf die Trachea, oder bei der großen hyperthyreoten Knotenstruma oder bei Schilddrüsenkrebs.

62. Wie werden Hyperthyreosepatienten auf die Operation vorbereitet?

Thyreostatika bis zum Erreichen einer euthyreoten Stoffwechsellage; evtl. Gabe von Jod in den letzten Tagen vor der Operation.

63. Welche Arten von Hypothyreose gibt es?

- Angeborene Hypothyreose, z. B. als Kretinismus;
- erworbene Hypothyreose, z. B. nach Zerstörung von Schilddrüsengewebe bei Thyreoiditis;
- iatrogene (vom Arzt erzeugte) Hypothyreose bei Zustand nach Schilddrüsenentfernung (Strumektomie), wenn keine ungenügende Substitution mit Schilddrüsenhormon erfolgt.

64. Was versteht man unter Kretinismus?

Der Kretinismus ist eine angeborene Entwicklungsstörung durch Hypothyreose, die meist auf Jodmangel vor der Geburt, Jodfehlverwertung in der Jugend oder selten auf unzureichender Anlage der Schilddrüse beruht.

65. Welche Symptome zeigt der Kretinismus?

Kleinwüchsigkeit, Sattelnase, Intelligenzdefekte, trockene derbe Haut, struppiges Haar, erniedrigter Grundumsatz, herabgesetzter Jodstoffwechsel, Struma.

66. Was versteht man unter Myxödem?

Unter Myxödem versteht man eine ausgeprägte erworbene Hypothyreose. Vor allem im Gesicht der Patienten besteht eine teigige Schwellung der Haut.

67. Wie kann es zu Hypothyreose kommen?

- Durch zu weitgehende Resektion der Schilddrüse;
- durch zu starke Jod-131-Wirkung;

- durch zu starke Behandlung mit thyreostatischen Medikamenten;
- durch Zerstörung von Schilddrüsengewebe durch Thyreoiditis bzw. Strumitis;
- durch Mangel an TSH (thyreotropes Hormon des Hypophysenvorderlappens), z. B. bei der Hypophysenvorderlappeninsuffizienz.

68. Wie sind die Erscheinungen eines Myxödems?

- Herabsetzung der körperlichen, geistigen und seelischen Aktivität; Verlust der Initiative und der Interessen;
- Müdigkeit, Gewichtszunahme, teigige, gedunsene, trockene, kühle Haut, („Myxödem"), Lidödeme;
- Haarausfall, Darmträgheit;
- niedriger Blutdruck, kleine Amplitude, Bradykardie;
- verlangsamter Jodstoffwechsel.

69. Wie behandelt man das Myxödem?

Man kann durch ständige Verabreichung von Schilddrüsenhormon die Mangelerscheinungen des Myxödems ausgleichen.

70. Was nennt man eine euthyreote Struma?

Bei einer euthyreoten Struma sind die Hormonproduktion und der Stoffwechsel zwar ausgeglichen, aber nur durch Vergrößerung der Schilddrüse, die dann imstande ist, aus dem wenigen Jod doch ausreichende Mengen Schilddrüsenhormone zu bilden. Die euthyreote Struma findet sich deshalb vor allem in Jodmangelgebieten. Sie stellt die häufigste Schilddrüsenvergrößerung dar.

71. Wo gibt es Jodmangelgebiete?

Mit Ausnahme der Küstenregion ist fast ganz Deutschland ein Jodmangelgebiet. Besonders ausgeprägt ist der Jodmangel in Gebirgsgegenden (Alpen, Schwarzwald), wo das Trinkwasser nur sehr wenig Jod enthält. Daher ist in diesen Landesteilen der Kropf auch besonders häufig.

72. Wie hoch ist der tägliche Jodbedarf?

Der tägliche Jodbedarf beträgt beim Erwachsenen ca. 200 µg, bei Jugendlichen noch mehr. Die Jodierung des Speisesalzes reicht nicht aus, um die endemische Häufung der Struma in Deutschland zu vermindern. Auf eine generelle Jodierung des Trinkwassers, wie sie in der Schweiz mit gutem Erfolg seit Jahrzehnten durchgeführt wird, hat man sich in Deutschland noch nicht einigen können.

73. Welches sind die jodreichsten Nahrungsmittel?

Besonders stark jodhaltig sind Seefische.

74. Wie kann man dem Jodmangel vorbeugen?

In Ländern mit hoher Prävalenz von Jodmangelstrumen und verbreitetem Kretinismus wird das Speisesalz mit Jod angereichert. Vor allem in der Kindheit und Jugend reicht diese Maßnahme zur Verhinderung einer Schilddrüsenvergrößerung aber nicht aus, da der Salzkonsum nicht hoch genug ist. Daher sollte man vor allem bei familiärer Struma-Vorbelastung eine medikamentöse Jodprophylaxe durchführen.

Parathyreoideae (Nebenschilddrüsen)

Allgemeines

75. Wie heißen die Nebenschilddrüsen?

Parathyreoideae, alter Name: Epithelkörperchen.

76. Wie sind Aussehen und Lage der Parathyreoideae?

Die 4 hellen, linsenförmigen Nebenschilddrüsen liegen meist an den oberen und unteren Polen der Schilddrüse.

77. Welches Hormon produzieren die Nebenschilddrüsen?

Die Parathyreoideae bilden Parathormon.

Parathyreoideae (Nebenschilddrüsen)

78. Wie wirkt das Parathormon?

Das Parathormon (PTH) hebt den Kalziumspiegel im Blut, es ist der Gegenspieler des Kalzitonins (TCT), das in den C-Zellen der Schilddrüse gebildet wird.

79. Wie wird die Parathormonproduktion reguliert?

Die Nebenschilddrüsen unterstehen nicht dem Hypophysenvorderlappen. Ihre Hormonproduktion wird autonom, d. h. selbsttätig durch das Ansteigen oder Abfallen des Kalziumspiegels im Blut gesteuert.

80. Wovon hängt der normale Kalziumstoffwechsel ab?

Der Kalziumstoffwechsel wird durch Parathormon, Kalzitonin und Vitamin D beeinflußt.

Das Vitamin D fördert die Kalziumaufnahme im Darm. Das Parathormon hebt den Kalziumspiegel durch Kalkabbau der Knochen. Das Kalzitonin senkt den Kalziumspiegel im Blut und führt zum Kalkaufbau der Knochen.

Krankheiten der Nebenschilddrüsen

81. Welche Erkrankungen der Nebenschilddrüsen gibt es?

Es gibt als *Überfunktion* durch Tumorbildung oder vermehrte Aktivität der Nebenschilddrüsen den Hyperparathyreoidismus; durch Atrophie oder operative Schädigung der Nebenschilddrüsen kommt es zur *Unterfunktion*, zum Hypoparathyreoidismus.

82. Wie kann ein Tumor der Nebenschilddrüsen nachgewiesen werden?

Die Auffindung von Adenomen oder Karzinomen kann sonographisch (durch Ultraschall), szintigraphisch oder mittels Computertomographie gelingen.

Wichtig ist die Kalziumbestimmung im Serum und die radioimmunologische Bestimmung des Parathormons (PTH).

83. Welche Krankheitserscheinungen treten bei Hyperparathyreoidismus auf?

Durch Vermehrung des Parathormons kommt es zu verstärktem *Knochenabbau* entweder von diffuser oder umschriebener, zystenförmiger Ausprägung (Morbus Recklinghausen). Die Knochenentkalkung kann leicht zu Knochenbrüchen führen.

Durch den vermehrten Kalkentzug aus dem Knochen wird der Serumkalziumspiegel erhöht. Das vermehrte Kalzium aus dem Blut wird durch die Nieren ausgeschieden. Dabei können sich Kalkablagerungen im Nierengewebe oder *Nierensteine* bilden.

Durch das erhöhte Serumkalzium wird die Erregbarkeit der Nerven und Muskeln herabgesetzt, es besteht Müdigkeit und *Leistungsminderung*.

84. Welche Symptome können bei Verlust einer Nebenschilddrüse auftreten?

Es wird zuwenig Parathormon gebildet, dadurch sinkt der Blutkalziumspiegel ab. Durch die Verringerung des Kalziums im Blut (Hypokalzämie) steigert aber die neuromuskuläre Erregbarkeit, wodurch tetanische Zustände auftreten können.

85. Welche tetanischen Zustände können unterschieden werden?

Man unterscheidet die latente Tetanie und den tetanischen Anfall.

86. Wie sind die Symptome des tetanischen Anfalls?

Zuerst kommt es zu Prickeln (Parästhesien) um den Mund, an den Fingern und Zehen.

Dann kann es zu schmerzhaften Krämpfen der Hände, bei Kindern oft auch der Füße (Karpopedalspasmen) kommen. Dabei werden die gestreckten Finger in den Grundgelenken gebeugt.

Auch Kehlkopfkrämpfe (Stimmritzenkrämpfe) der Kinder können vorkommen und Erstickungserscheinungen verursachen.

87. Welche Symptome können bei latenter Tetanie beobachtet werden?

Infolge der gesteigerten Erregbarkeit kann durch Beklopfen des Gesichtsnervs (N. facialis) vor dem Ohr ein Zucken der Mundmuskulatur ausgelöst werden (Chvostek-Zeichen). Durch Kompression am Oberarm können Krämpfe der Hand provoziert werden (Trousseau-Phänomen).

88. Wie kann es zum Auslösen eines tetanischen Anfalls kommen?

Tetanische Zustände durch Hypoparathyreoidismus sind selten.

Am häufigsten ist die Hyperventilationstetanie: Durch gesteigerte Atmung (Hyperventilation) oder durch anhaltendes Erbrechen kann der Organismus zu viel Säure (Kohlensäure, Magensäure) verlieren. Dadurch kommt es zu einer Alkalose im Blut. Dabei sinkt der ionisierte Anteil des Kalziums im Blut, und es tritt eine Überregbarkeit des Nerven- und Muskelgewebes ein, die bis zum tetanischen Anfall führen kann.

89. Was ist bei einem tetanischen Anfall zu machen?

Man gibt intravenös Kalzium und Beruhigungsmittel. Die Patienten sind anzuhalten, nicht so stark zu atmen. Durch Rückatmung der in einem Plastikbeutel aufgefangenen Ausatmungsluft des Patienten kommt es rascher zu einer Ansäuerung des Blutes.

Nebennieren (Glandulae suprarenales)

Allgemeines

90. Wie sind Lage und Gestalt der Nebennieren?

Die Nebennieren befinden sich über den oberen Nierenpolen. Es handelt sich um kleine Gewebeläppchen mit einer Größe von jeweils ca. 3 x 2 x 0,5 cm.

91. Welche Bedeutung haben die Nebennieren?

Die Nebennieren bilden lebensnotwendige Hormone für den Kreislauf und den Stoffwechsel. Die Zerstörung oder Entfernung der Nebennieren führt zum Tode, wenn ihre Hormone nicht als Medikamente gegeben werden.

92. Aus welchen Anteilen bestehen die Nebennieren?

Das dunkle Nebennierenmark und die helle Nebennierenrinde sind zwei völlig verschiedene Hormondrüsen, die sich auch aus ganz verschiedenem Gewebe entwickeln. Das Mark entsteht aus Nervengewebe, die Rinde entwickelt sich aus dem Bauchfell.

Nebennierenmark

93. Welche Aufgaben hat das Nebennierenmark?

Im Nebennierenmark werden die Hormone Adrenalin und Noradrenalin, die sog. Katecholamine, gebildet.

94. Wie wirkt Noradrenalin?

Noradrenalin bewirkt eine Kontraktion der glatten Muskulatur in den Arterien (besonders in den kleinen Arterien, den Arteriolen). Durch die Kontraktion und die Verengung der Blutgefäße steigt der Blutdruck.

95. Was bewirkt Adrenalin?

- Adrenalin beschleunigt den Herzschlag;
- es verengt die peripheren Arterien und führt zum Blutdruckanstieg;
- es verwandelt Glykogen in Glukose und bewirkt einen Blutzuckeranstieg (Antagonist des Insulins).

Adrenalin wirkt rascher, aber kürzer als Noradrenalin, es ist ein Notfallhormon.

Krankheiten des Nebennierenmarkes

96. Welche Krankheit des Nebennierenmarks kommt vor?

Ein Tumor des Nebennierenmarks mit Überproduktion von Adrenalin und Noradrenalin wird Phäochromozytom genannt.

97. Welche Symptome treten beim Phäochromozytom auf?

Durch die vermehrte Abgabe von Adrenalin und Noradrenalin kann es zu anfallsweisem (krisenhaftem) oder auch anhaltendem Bluthochdruck mit Kopfschmerzen und auch Herzrasen, Erbrechen und Schweißausbrüchen kommen.

98. Wie kann ein Phäochromozytom klinisch nachgewiesen werden?

Durch Nachweis vermehrter Abbauprodukte der Katecholamine (Adrenalin und Noradrenalin) im Harn, vor allem in Form der sogenannten *Vanillinmandelsäure.*

Darstellung durch bildgebende Verfahren: *Ultraschall* und *Computertomographie* (CT).

Beweisend ist die *Adrenalinbestimmung* im seitengetrennt für jede Nebenniere gesammelten Nebennierenvenenblut. Dies ist mit einem von der V. femoralis aus eingeführten Katheter möglich.

99. Worauf ist bei der Vanillinmandelsäurebestimmung zu achten?

Drei Tage vor dem Test sind vanillehaltige Nahrungsmittel, aber auch Bohnenkaffee, Tee, Früchte, Vitamintabletten, Kreislaufmittel, Tetrazykline und Barbiturate verboten. Der 24-Stunden-Urin wird in einer dunklen Flasche unter Säurezusatz gesammelt. Die meisten Fehler entstehen durch unsachgemäßes Sammeln des 24-Stunden-Urins.

100. Welche Behandlungsmöglichkeiten gibt es bei einem Phäochromozytom?

Ein Phäochromozytom muß operativ beseitigt werden.

Nebennierenrinde

101. Wie heißen die Hormone der Nebennierenrinde?

Die Nebennierenrinde bildet sogenannte Steroidhormone, die drei wichtigsten Gruppen sind:

- die Mineralokortikoide, z. B. Aldosteron, werden in der Außenschicht,

- die Glukokortikoide, wie z. B. das Cortisol, werden in der Mittelschicht und
- die Androgene in der Innenschicht der Nebennierenrinde gebildet.

102. Welche Aufgaben haben die Mineralokortikoide?

Sie wirken auf den Mineralstoffwechsel: Sie hemmen die Natriumausscheidung und helfen damit, das lebensnotwendige Natrium-Kalium-Gleichgewicht im Organismus aufrechtzuerhalten.

103. Wie wirken die Glukokortikoide?

Die Glukokortikoide bewirken:

- einen Anstieg des Blutzuckers (Antagonisten des Insulins); sie fördern den Umbau von Eiweiß in Zucker;
- sie haben eine entzündungshemmende und antiallergische Wirkung;
- sie fördern die Sekretion von Magensäure und Pepsin;
- sie können den Blutdruck erhöhen;
- sie fördern den Knochenabbau und können bei langdauernder Einnahme zur Osteoporose führen.

104. Welche Wirkung haben die Androgene?

Die Androgene der Nebennierenrinde wirken wie die Androgene der Keimdrüsen und tragen zur Ausprägung der sekundären männlichen Geschlechtsmerkmale bei (Körperbauproportionen, Stimme, Behaarung usw.).

105. Welchen therapeutischen Nutzen bieten die Nebennierenrindenhormone?

Das Mineralokortikoid Aldosteron hält Natrium und Wasser zurück.

Als Antagonist des Aldosterons fand man Medikamente, die eine starke Wasser- und Kochsalzausscheidung bewirken und zur Ödemausschwemmung oder bei Aszites verwendet werden (Aldactone).

Durch Veränderungen des Cortisols zu Cortison und ähnlichen Substanzen (Kortikosteroide oder Kortikoide genannt) wurden sehr wirksame Medikamente geschaffen, die stark hemmend auf die entzündlichen oder allergischen Reaktionen des Gewebes, außerdem auch kreislaufstützend wirken. Sie sind wichtige Medikamente bei akuten Streßwirkungen und unterdrücken die Antigen-Antikörper-Reaktion bei den meisten Autoimmunkrankheiten.

106. Welche wichtigen Nebenwirkungen haben die kortisonartigen Medikamente?

◆ Durch Hemmung des Lymphgewebes wird die Abwehrfähigkeit des Organismus gegen Infektionserreger (Immunreaktion) herabgesetzt, so daß es zum Auftreten von Infektionen, insbesondere Tuberkulose und Pilzerkrankungen, kommen kann. Man muß deshalb gelegentlich gleichzeitig mit Kortisonpräparaten Tuberkulostatika oder Antimykotika verordnen.

◆ Durch Steigerung der Magensaftbildung und Verschlechterung der Qualität des Magenschleims können Magen- oder Zwölffingerdarmgeschwüre entstehen (Kortikoidulkus).

◆ Durch Förderung der Zuckerbildung aus Glykogen und Eiweiß kann ein Diabetes mellitus verschlimmert werden oder auch neu auftreten (Steroiddiabetes).

◆ Durch den hohen Plasmacortisolspiegel kann ein klinisches Bild wie bei einem Morbus Cushing entstehen (siehe Frage 115, S. 405).

◆ Bei langdauernder Einnahme von Steroiden kann es vor allem bei älteren Menschen zu einer Osteoporose kommen, die mit Knochenschmerzen und einer erhöhten Gefahr von Frakturen einhergeht.

◆ Es kann sich eine Hypertonie ausbilden.

107. Wie wird die Glukokortikoidproduktion gesteuert?

Der Hypophysenvorderlappen und die Nebennierenrinde bilden einen Regelkreis (Abb. **35**).

Der Corticotropin releasing factor (CRF) aus dem Hypothalamus steuert die Produktion des adrenokortikotropen Hormons (ACTH).

Durch das ACTH wird die Nebennierenrinde zur Glukokortikoidproduktion angeregt. Wenn die Glukokortikoide im Blut ansteigen, vermindert der Hypophysenvorderlappen die ACTH-Ausschüttung.

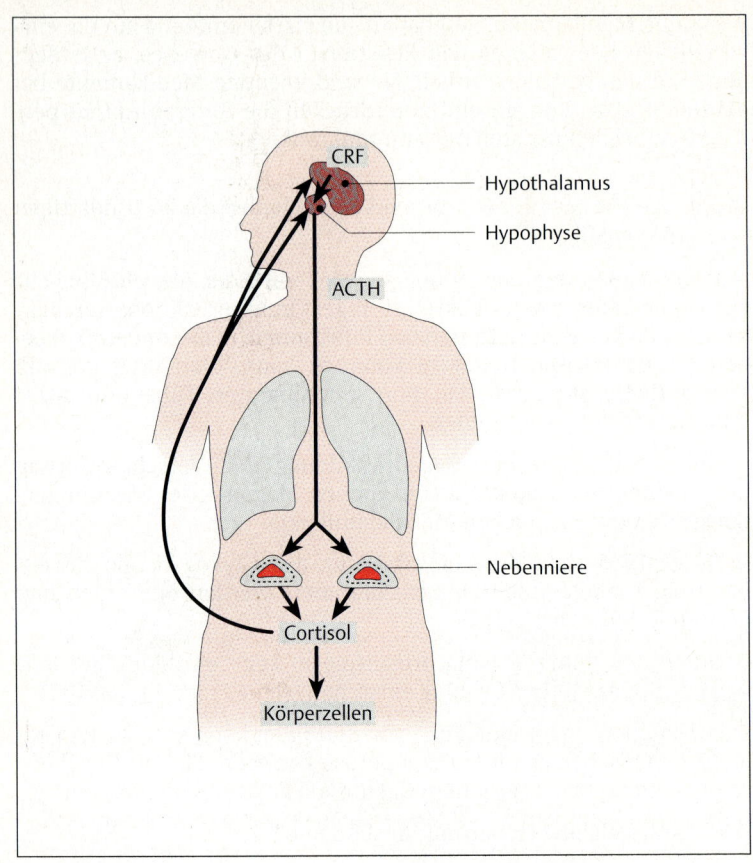

Abb. 35 Der Regelkreis der Nebennierenrinde. Der *C*orticotropin *r*eleasing *fa*ctor (CRF), ein Hormon aus dem Hypothalamus, regt im Hypophysenvorderlappen die Produktion des adrenokortikotropen Hormons (ACTH) an. Dieses ACTH stimuliert in der Nebennierenrinde die Bildung und Ausschüttung von Cortisol ins Blut. Wenn der Cortisolspiegel im Blut steigt, wirkt dies hemmend auf die CRF- und ACTH-Produktion im Hypothalamus und Hypophysenvorderlappen (Rückkopplung im Regelkreis) (nach Gerlach u. Mitarb.)

108. Wie wird die Hormonproduktion der Nebennierenrinde untersucht?

Man bestimmt im 24-Stunden-Urin die 17-Hydroxy-Steroide. Bei Überproduktion durch einen Tumor oder vermehrte Gewebsaktivität ist das Kortisol über die dem Alter entsprechende Menge vermehrt. Die häufigsten Fehler entstehen durch ungenaues Sammeln des 24-Stunden-Urins.

Plasmacortisol kann auch vor und nach Gabe von ACTH und Dexamethason bestimmt werden (ACTH-Test, Dexamethason-Hemmtest). Dabei ist zu beachten, daß der Plasma-Cortisolspiegel eine ausgeprägte Tagesschwankung aufweist mit hohen Werten am frühen Morgen und einem Absinken der Konzentration am Nachmittag.

Krankheiten der Nebennierenrinde

109. Welche Erkrankungen der Nebennierenrinde gibt es?

Es gibt eine Form der Unterfunktion und den drei Grupen der Hormone entsprechend drei Formen der Überproduktion.

◆ Die Addisonsche Krankheit entsteht bei Unterfunktion der Nebennierenrinde;

◆ das Cushing-Syndrom entsteht bei Überproduktion von Glukokortikoiden;

◆ das Conn-Syndrom tritt bei vermehrter Aldosteronproduktion auf;

◆ das adrenogenitale Syndrom entsteht bei Vermehrung der androgenen Hormone.

110. Wie kommt es zur Addison-Krankheit?

Zur Addison-Krankheit kann es kommen:

– durch angeborene Fehlbildung der Nebennierenrinde;

– am häufigsten durch Zerstörung der Nebennierenrinde, z. B. durch Tuberkulose oder Krebs;

– durch Hypophysenvorderlappen-Insuffizienz mit ungenügender ACTH-Stimulierung.

111. Wie sind die Erscheinungen der Addison-Krankheit?

Die Patienten mit Addison-Kranheit zeigen:

- Zunahme der Pigmentierung an Haut und Schleimhäuten;
- Abmagerung, Schwäche und Antriebslosigkeit;
- niedrigen Blutdruck, Kollapsneigung;
- Erbrechen und Durchfall.

112. Was nennt man Addison-Krise?

Unter Belastung kann es bei Patienten mit Nebennierenrindeninsuffizienz (Addison-Krankheit) zu einer akuten Verschlechterung (Addison-Krise) kommen. Dabei verschlimmern sich Schwäche und Blutdruckabfall lebensbedrohlich. Es müssen sofort Nebennierenrindenhormone gegeben werden.

113. Wie muß die Addison-Krankheit behandelt werden?

Die Insuffizienz der Nebennierenrinde muß durch dauernde Hormongaben (Glukokortikoide und Mineralokortikoide) ausgeglichen werden. Meist muß auch Kochsalz gegeben werden, weil dieses durch ungenügende Aldosteronwirkung verlorengeht. Puls- und Blutdruckkontrollen sind unerläßlich. Natürlich muß eine Tbc behandelt werden, wenn eine Nebennierenrindentuberkulose als Ursache vorliegt.

114. Wie kann es zum Cushing-Syndrom kommen?

Das Krankheitsbild des Cushing-Syndroms kann auf verschiedene Weise zustande kommen:

Durch gut- aber auch bösartige Geschwülste der Nebennierenrinde mit vermehrter Produktion von Glukokortikoiden. Auch durch einfache Überaktivität des Nebennierenrindengewebes (Hyperplasie).

Auch ein Tumor der basophilen Zellen im Hypophysenvorderlappen mit vermehrter ACTH-Produktion kann zu einer Überfunktion der Nebennierenrinden führen.

Durch langdauernde Steroidgaben als Medikamente.

115. Welche Symptome zeigt das Cushing-Syndrom?

Beim Cushing-Syndrom finden sich:

- Vollmondgesicht;
- Büffelnacken;
- Stammfettsucht mit dünnen Extremitäten;
- Dehnungsstreifen der Bauchhaut (Striae);
- Knochenentkalkung (Osteoporose);
- erhöhter Blutdruck.
- Bei Frauen evtl. auch Aussetzen der Periode und Bartwuchs (letzteres durch gleichzeitige Vermehrung der androgenen Hormone).

116. Welche Behandlungsmöglichkeiten gibt es beim Cushing-Syndrom?

Ein Tumor als Ursache muß operativ entfernt werden.

Bei Überaktivität des Nebennierenrindengewebes (Hyperplasie) wird die Nebennierenrinde durch Operation verkleinert.

117. Was liegt dem Conn-Syndrom zugrunde?

Im Gegensatz zum Cushing-Syndrom, bei dem es sich vor allem um vermehrte Glukokortikoidproduktion handelt, liegt dem seltenen Conn-Syndrom eine vermehrte Aldosteronbildung zugrunde (Hyperaldosteronismus). Es kommt zu Kaliumverlust mit Muskelschwäche und Obstipation, zu Natriumerhöhung im Körper mit Bluthochdruck, großen Trink- und Urinmengen.

118. Wodurch ist das adrenogenitale Syndrom gekennzeichnet?

Beim adrenogenitalen Syndrom (AGS) werden von der Nebennierenrinde vermehrt androgene Hormone produziert. Dadurch kommt es bei Jungen zu einer vorzeitigen Geschlechtsentwicklung, bei Mädchen zu Zwitterbildung oder zur Vermännlichung.

Inselapparat des Pankreas

119. Was versteht man unter dem Inselapparat?

Der Inselapparat stellt die endokrinen Teile des Pankreas dar. Er besteht aus den Langerhans-Inseln, die verstreut in der Bauchspeicheldrüse liegen.

120. Wie sind die Langerhans-Inseln aufgebaut?

Sie bestehen aus den A- und B-Zellen und sind sehr gefäßreich.

121. Welche Hormone werden in den Langerhans-Inseln gebildet?

Die B-Zellen produzieren das *Insulin,* ein eiweißartiges Hormon. In den A-Zellen wird ein Gegenspieler des Insulins, das *Glukagon,* gebildet.

122. Welche Wirkung hat das Insulin?

- Das Insulin senkt den Blutzuckerspiegel und
- fördert den Aufbau des Glykogens aus Glukose;
- es verbessert auch die Ausnützung der Glukose im Gewebe.

123. Was sind Insulinome?

Es handelt sich um meist gutartige Wucherungen der B-Zellen der Langerhans-Inseln des Pankreas, die vermehrt Insulin produzieren. Wegen des hohen Insulinspiegels kommt es zu spontanen Hypoglykämien.

124. Welche Symptome machen Insulinome?

Da die Patienten oft Zustände wie Verwirrtheit und Krampfanfälle aufweisen, werden sie nicht selten zunächst wiederholt in psychiatrischen und neurologischen Kliniken untersucht. Allerdings sind meist auch andere Symptome wie Schwitzen, Zittern oder Heißhunger vorhanden.

125. Wie geht man bei einem Insulinomverdacht diagnostisch vor?

Entscheidend ist das Ergebnis eines 72stündigen Hungerversuches, der unter stationärer Kontrolle durchgeführt werden muß. Abfallende Blutzuckerwerte bei gleichzeitig ansteigenden Insulinkonzentrationen im Serum sprechen für ein Insulinom.

Thymus

126. Wo liegt die Thymusdrüse?

Die Thymusdrüse liegt hinter dem Brustbein und vor dem Herzbeutel im retrosternalen Bereich.

127. In welchen Lebensabschnitten finden wir die Thymusdrüse?

Die Thymusdrüse ist nur bis zur Pubertät aktiv, danach zeigt sie eine völlige Rückbildung und Umwandlung in Fettgewebe.

128. Welche Bedeutung hat die Thymusdrüse?

Ihre endokrinologische Bedeutung ist noch unklar. Ein Thymushormon ist noch nicht aufgefunden worden.

Sie spielt aber eine wichtige Rolle bei der Antikörperbildung, den Immunreaktionen und der Ausreifung der sogenannten T-Lymphozyten.

Gonaden (Keimdrüsen)

129. Welches Hormon wird in den männlichen Keimdrüsen gebildet?

Die Leydig-Zellen im Hoden produzieren als androgenes Hormon das Testosteron und auch etwas Östrogen unter Einfluß der Gonadotropine des Hypophysenvorderlappens.

130. Welche Wirkung hat das Testosteron?

Das Testosteron bewirkt die männliche Sexualausprägung und die Spermienbildung.

131. Welche Hormone werden in den Ovarien gebildet?

Die Ovarien bilden unter Einfluß der Gonadotropine des Hypophysenvorderlappens die östrogenen und gestagenen Hormone.

132. Welche Bedeutung haben Östrogene und Gestagene?

Die Östrogene und Gestagene bewirken die weibliche Sexualausprägung, die Steuerung des Zyklus und spielen bei der Gravidität eine wichtige Rolle.

Stoffwechselkrankheiten

Diabetes mellitus

1. Wie häufig ist die Zuckerkrankheit?

Sie ist die häufigste endokrine Störung und die häufigste Stoffwechselkrankheit überhaupt.

Man schätzt die Zahl der Diabetiker heute auf 2% der Bevölkerung. Es dürfte aber ebenso viele unerkannte Diabetiker (latenter Diabetes, Prädiabetes) wie behandelte Diabetiker geben.

10% der Menschen über 60 Jahre sind manifest zuckerkrank. In diesem Alter muß man mit 3–4mal so viel latenten Diabetikern rechnen.

Frauen erkranken häufiger als Männer, etwa im Verhältnis 3:2.

2. Auf welcher Grundlage entwickelt sich ein Diabetes mellitus?

Verschiedene Erbfaktoren bilden die Voraussetzung für die Entstehung der Zuckerkrankheit (multifaktorielle genetische Störung).

Für den jugendlichen Diabetiker (Typ-I-Diabetes) werden auch Virusinfektionen mit Pankreasbeteiligung wie Mumps, Röteln oder Infektionen durch ECHO-, Coxsackie- und andere Viren in Verbindung mit Autoimmunschädigung der Langerhans-Inseln („Immuninsulitis") als Teilursache angenommen.

3. Welche Faktoren können das Auftreten eines Diabetes mellitus auslösen?

Der wichtigste Manifestationsfaktor des Erwachsenendiabetes (Typ-II-Diabetes), der aus einem latenten Diabetes eine manifeste Stoffwechselstörung macht, ist das *Übergewicht*. 90% der Altersdiabetiker sind übergewichtig.

Auch Infekte, Streßsituationen, hormonale Umstellungsphasen wie Pubertät, Schwangerschaft, Klimakterium können bei entsprechender Anlage auslösend wirken.

4. Welche Stoffwechselstörungen liegen dem Diabetes mellitus zugrunde?

Es kann absolut oder relativ an Insulin fehlen.

Beim Typ-I-Diabetes liegt ein *absoluter* Insulinmangel vor. Die B-Zellen des Pankreas sind durch eine autoimmunologisch vermittelte Entzündung größtenteils zerstört und produzieren nicht mehr genügend Insulin.

Beim Typ-II-Diabetes besteht ein *relativer* Insulinmangel. Im Pankreas sind genügend B-Zellen vorhanden, allerdings sind sie nicht in der Lage, Insulin ausreichend schnell zu sezernieren („Sekretionsstarre"). Zusätzlich besteht eine Insulinresistenz der Zielgewebe (Fett-, Muskelgewebe), z. T. durch Verminderung der Insulinrezeptoren.

5. Wie verhält sich der Inselapparat, wenn Insulinantikörper die Insulinwirkung verhindern oder wenn Leber-, Muskel- und Fettgewebe nicht genug auf Insulin ansprechen?

Der Organismus versucht, die verminderte Insulinwirkung durch eine Überproduktion von Insulin auszugleichen. Daher haben Typ-II-Diabetiker oft erhöhte Insulinspiegel im Serum. Die andauernde Überstimulation der B-Zellen führt schließlich zu deren Erschöpfung, so daß nach einigen Jahren doch ein absoluter Insulinmangel besteht („Sekundärversagen").

6. Welche Nährstoffgruppen sind beim Diabetes mellitus hauptsächlich betroffen?

Durch die diabetischen Stoffwechselstörungen sind der Kohlenhydratstoffwechsel, aber auch der Fettstoffwechsel betroffen.

Nur in geringem Maße wird auch der Eiweißstoffwechsel gestört.

Ferner kann es zu Rückwirkungen auf den Elektrolythaushalt (Kalium, Natrium) und auf das Säure-Basen-Gleichgewicht kommen.

7. Welche Symptome können auf einen Diabetes mellitus hinweisen?

Vor allem vermehrter Durst und große Urinmengen müssen an einen Diabetes mellitus denken lassen.

Aber auch Juckreiz, Neigung zu Entzündungen, Furunkulose, schlecht heilende Wunden, Gewichtsabnahme und Leistungsabfall deuten auf einen Diabetes mellitus hin, auch ein hohes spezifisches Gewicht des Urins (durch den gelösten Zucker).

8. Durch welche Urinuntersuchungen kann der Diabetes mellitus erkannt und bewertet werden?

Urinuntersuchungen auf Zucker und Azeton qualitativ und halb quantitativ durch Teststreifen.

Eventuelle mengenmäßige Bestimmung des Zuckerverlusts im 24-Stunden-Sammelurin im Labor.

Harnuntersuchungen allein sind unzureichend.

9. Wie hoch ist der Nüchternblutzucker?

Normal sind Nüchternwerte des Blutzuckers zwischen 70–100 mg/dl (= 3,88–5,55 mmol/l).

Werte über 130 mg/dl müssen als pathologisch angesehen werden.

Der Nüchternblutzucker im Kapillarblut ist 20–30 mg/dl höher als im venösen Blut.

Die Nüchternblutzuckerbestimmung läßt einen Diabetes nicht immer ausschließen, da dieser sich eventuell erst unter Belastung erkennen läßt.

10. Was ist eine postprandiale Blutzuckerbestimmung?

Eine postprandiale Blutzuckerbestimmung wird eine Stunde nach einem Frühstück mit 2 Brötchen vorgenommen und ist ein einfacher und physiologischer Belastungstest.

Postprandiale Blutzuckerwerte zwischen 130 und 180 mg/dl gelten als verdächtig, solche über 180 mg/dl als pathologisch.

11. Wie wird ein Blutzuckertagesprofil bestimmt?

Eine Blutzuckerbestimmung wird morgens nüchtern, dann je eine 1 Stunde nach dem Mittag- und Abendessen vorgenommen.

12. Wie wird der orale Glukosetoleranztest (oGTT) durchgeführt?

Mindestens am Vortag kohlenhydratreiche Nahrung mit 250 g KH. Besondere Belastungen, aber auch Bettruhe sind zu vermeiden.

Nach der Nüchternblutzuckerbestimmung werden 100 g Glukose in 300 ml warmem Tee gelöst getrunken. 1 und 2 Stunden danach wieder Blutzuckerbestimmungen. Der 1-Stunden-Wert soll 220 mg/dl (normal 160 mg/dl), der 2-Stunden-Wert 150 mg/dl (normal unter 120 mg/dl) nicht übersteigen.

13. Welche Bedeutung hat der orale Glukosetoleranztest?

Er wird heute nur noch wenig angewandt, da er zeitaufwendig und für den Patienten belastend ist, nicht die physiologische Situation der Nahrungsaufnahme im täglichen Leben berücksichtigt und keine unmittelbaren therapeutischen Konsequenzen hat.

14. Wie wird die Tageszuckerausscheidung bestimmt?

Der Patient wird angehalten, den Urin jeweils von 24 Stunden zu sammeln, evtl. getrennt in Tag- und Nachtportion.

Die Urinmenge wird gemessen.

Der Prozentgehalt an Zucker des gemischten Urins wird an einer Probe im Labor bestimmt.

Der ermittelte Prozentgehalt wird mit der 24-Stunden-Urinmenge multipliziert und ergibt die Tageszuckerausscheidung, z. B.: 2 l Harnmenge in 24 Stunden x 0,5% Zuckergehalt = 10 g Tageszuckerausscheidung in 24 Stunden.

15. Welche Diabetesformen sind zu unterscheiden?

◆ Der *Typ-I-Diabetes* oder jugendliche Diabetes mit absolutem Insulinmangel (ca. 10% aller Diabetiker);

◆ der *Typ-II-Diabetes* (auch als Erwachsenen- oder Altersdiabetes bezeichnet) mit einem relativen Insulinmangel (ca. 90% aller Diabetiker);

◆ der *sekundäre Diabetes* bei Pankreaszerstörung durch Entzündungen oder nach Pankreatektomie;

◆ der *MODY* („*m*aturity *o*nset *d*iabetes of *y*oung people") mit Auftreten in jugendlichem Alter, Einstellbarkeit ohne Insulin und dominanter Vererbung.

16. Was ist für den jugendlichen Diabetes typisch?

Beim jugendlichen („juvenilen") Diabetes finden sich meist Schlankwüchsigkeit, Untergewicht, Neigung zu labilen Blutzuckerwerten, zu Azetonbildung und zum Koma; es handelt sich um einen absoluten Insulinmangeldiabetes.

17. Wie sind die Kennzeichen der Zuckerkrankheit im Erwachsenenalter?

Meist Übergewicht, keine Neigung zu Azeton und Koma, meist stabiles Blutzuckerverhalten.

Es liegt ein relativer Insulinmangel durch eine Insulinresistenz der Gewebe vor.

18. Was versteht man unter dem metabolischen Syndrom?

Zwischen Übergewicht, Hyperinsulinämie und Insulinresistenz, Hypertonie und Fettstoffwechselstörungen bestehen enge pathophysiologische Beziehungen. Daher werden diese vier Risiken für die Arteriosklerose und die koronare Herzerkrankung unter dem Begriff metabolisches Syndrom zusammengefaßt.

19. Welche Stadien des Diabetes mellitus werden unterschieden?

Potentieller Diabetes mellitus (Prädiabetes). Darunter werden Fälle verstanden, die z. B. aufgrund familiärer Belastung einen Diabetes erwarten lassen, obwohl dieser noch nicht eingetreten ist. Praktisch kann diese Bezeichnung nur rückschauend für die Zeit von der Geburt bis zum Manifestwerden des Diabetes angewandt werden.

Latenter Diabetes mellitus, auch subklinischer oder asymptomatischer Diabetes mellitus. Der Blutzucker ist nüchtern und postprandial noch normal oder im Grenzbereich, aber der Glukosetoleranztest fällt pathologisch aus.

Manifester (klinischer) *Diabetes* mellitus mit Nüchternblutzucker über 120 mg/dl (= 6,7 mmol/l) und Glukosurie.

20. Wie kann man den Diabetes mellitus nach seiner Schwere einteilen?

Leichter Diabetes ohne Azeton- und Komaneigung, der durch Diät (kohlenhydrat- und fettarme Diät, bei Fettsucht auch Kalorienbeschränkung) behandelt werden kann.

Mäßig schwerer Diabetes ohne Azeton- und Komaneigung, der durch Diät (Kohlenhydrat- und Fettbeschränkung) bei gleichzeitiger Gabe von oralen Antidiabetika ausgeglichen werden kann.

Schwerer Diabetes der Kinder und Jugendlichen, aber auch bei Erwachsenen mit Neigung zu Azetonurie und Gefahr, ins Koma zu geraten. Nicht selten entwickeln sich diabetische Komplikationen. Der Stoffwechsel läßt sich nicht durch orale Antidiabetika ausgleichen. Genaue Diätzusammenstellung, Insulingaben und Regelung der Lebensweise sind erforderlich.

21. Wer hat das Insulin entdeckt und wer zuerst synthetisiert?

Zwei kanadische Forscher BANTING und BEST entdeckten 1921 das Insulin.

1963 wurde es von ZAHN (Aachen) erstmalig künstlich aufgebaut (synthetisiert).

22. Welche chemische Struktur hat das Insulin?

Die Eiweißstruktur des Insulins im Blut besteht aus 51 Aminosäuren, die in zwei Ketten (der A- und B-Kette) angeordnet und über zwei Schwefelbrücken miteinander verbunden sind.

Es ist ein kompliziert gebauter Eiweißkörper, der mit Zink und dem C-Peptid des Proinsulins eine Depotform in den B-Zellen bildet.

23. Wie wirkt das Insulin?

Insulin senkt den Blutzuckerspiegel. Es fördert den Aufbau von Glykogen aus Glukose in Leber und Muskeln. Es ermöglicht den Durchtritt von Glukose durch die Zellmembranen in das Zellinnere und greift in den Zellstoffwechsel ein. Es fördert den Aufbau von Fett aus Kohlenhydraten und den Aufbau von Eiweiß aus Aminosäuren.

24. Wie wird Insulin als Medikament gewonnen?

Insulin wurde bis vor einigen Jahren aus dem Pankreas von Schlachttieren (Rindern, Schafen, Schweinen, Pferden) gewonnen.

Das Insulin dieser Tiere ist dem menschlichen sehr ähnlich. Am ähnlichsten ist das Schweineinsulin.

25. Wie kann Humaninsulin gewonnen werden?

Humaninsulin wird heute überwiegend auf gentechnologischem Weg produziert durch Bakterien, deren Erbanlagen geändert wurden.

Seit 1980 gibt es auch ein industrielles Verfahren, mit dem Schweineinsulin, das sich vom menschlichen Insulin nur durch eine Aminosäure unterscheidet, in Humaninsulin umgewandelt wird.

26. Welche Insulinarten müssen unterschieden werden?

Nach seiner *Herkunft* kann man Schweine- und Rinderinsulin unterscheiden. Bei Neueinstellungen auf Insulin wird heute praktisch nur noch Humaninsulin verwendet.

Nach dem *Wirkungseintritt* unterscheidet man sofort wirkendes Insulin (Altinsulin) und Verzögerungsinsuline (Depotinsulin).

27. Was versteht man unter Altinsulin?

Altinsulin ist Insulin, wie es von den B-Zellen der Langerhans-Inseln abgegeben wird. Da es in dieser Form zuerst entdeckt wurde, erhielt es später nach Entwicklung der Depotinsuline den Namen Altinsulin. Andere Bezeichnungen sind Normalinsulin oder kurz wirksames Insulin.

Altinsulin wirkt rasch, aber nur wenige Stunden.

28. Was wird als Depotinsulin bezeichnet?

Um bei dem Diabetiker nicht alle paar Stunden (Alt-)Insulin spritzen zu müssen, wurden länger wirksame Insulinverarbeitungen hergestellt, die Depotinsuline. Ihre Wirkung setzt langsamer ein, hält aber länger an (bis zu maximal 36 Stunden) als die von Altinsulin.

29. Wie wird Insulin verabfolgt?

Da Insulin ein Eiweißkörper ist, muß es subkutan injiziert werden (bei oraler Gabe würde es als Eiweißkörper verdaut und wirkungslos werden). Es muß je nach Insulinart zwischen 15 und 45 Minuten vor der Mahlzeit gespritzt werden. Diesen Zeitraum nennt man den Spritz-Eß-Abstand.

30. An welchen Körperstellen kann Insulin gespritzt werden?

Vor allem an den Vorderseiten der Oberschenkel, an der Bauchdecke, auch an der Schulter und der Streckseite des Oberarmes, über dem M. deltoideus.

Die Injektion erfolgt mit einer speziellen kurzen und sehr dünnen Kanüle in das subkutane Fettgewebe, indem man eine Hautfalte hochzieht und die Kanüle senkrecht einsticht. Injektionen in die Muskulatur sind unbedingt zu vermeiden.

31. Was nennt man Insulindystrophie?

Wenn es am Ort häufiger Insulininjektionen zum Schwund oder zur Wucherung des Fettgewebes kommt, wird das als Insulindystrophie bezeichnet.

32. Wie kommt es zur Insulinresistenz?

Wenn mehr als 200 IE Insulin tgl. zum Ausgleich des Stoffwechsels erforderlich sind, liegt eine Insulinresistenz vor.

Diese kann durch Antikörperbildung gegen das artfremde Insulin (Schweine- oder Rinderinsulin) oder gegen Zusatz- und Depotstoffe im Präparat bedingt sein. Es muß ein anderes Insulinpräparat verwendet werden. Es gibt aber auch Resistenzen gegen Humaninsulin. Ein weiterer Mechanismus für die Insulinresistenz ist die Verminderung der Insulinrezeptoren am Gewebe. Sind zu wenig Bindungsstellen für Insulin vorhanden, so genügen selbst sehr hohe Insulinkonzentrationen nicht, um eine entsprechende Wirkung hervorzurufen.

33. Wie wirken die oralen Antidiabetika?

Orale Antidiabetika haben verschiedene Angriffspunkte:

Die schwefelhaltigen Verbindungen *(Sulfonylharnstoffe)* bewirken eine Mobilisierung von Insulin aus dem Pankreas, sofern noch intakte B-Zellen vorhanden sind (z. B. Euglucon).

Die *Biguanide* (z. B. Glucophage retard) bewirken unabhängig von der Funktion des Pankreas eine Verbesserung der Zuckerverwertung durch die Muskulatur, eine Verlangsamung der Zuckeraufnahme in die Blutbahn und der Glukoseneubildung durch die Leber.

Eine neue Gruppe oraler Antidiabetika stellen die *Glukosidasehemmer* dar (Glucobay). Sie verlangsamen die Aufnahme von Zucker aus dem Darm in die Blutbahn, wodurch der Blutzuckeranstieg nach dem Essen „geglättet" wird.

Alle drei Medikamentengruppen können nur in Verbindung mit körpereigenen oder injiziertem Insulin wirksam sein und eignen sich daher nur für Typ-II-Diabetiker.

34. Welche Nebenwirkungen können durch die oralen Antidiabetika entstehen?

Selten kommt es zu Arzneimittelexanthemen und Thrombozyto- oder Leukozytopenien durch Knochenmarksschädigung.

Mit Hypoglykämien ist zu rechnen, vor allem bei älteren Patienten, wenn die Nahrungsaufnahme aus verschiedenen Gründen unregelmäßig erfolgt. Diese Hypoglykämien können besonders hartnäckig sein.

Bei Biguaniden besteht die Gefahr einer Laktatazidose (Übersäuerung des Blutes), insbesondere bei sehr alten Patienten und bei Niereninsuffizienz. Daher sollten diese Präparate besonders vorsichtig angewendet werden.

35. Welches Ziel hat die Behandlung des Diabetikers?

Die Behandlung des Diabetikers hat zum Ziel, den Stoffwechsel auszugleichen und mit der Lebens- und Arbeitsweise der Patienten in Einklang zu bringen. Ferner muß den möglichen diabetischen Komplikationen vorgebeugt werden.

Außerdem müssen die mit dem Diabetes meist verbundenen Risikofaktoren wie Übergewicht, Arteriosklerose, Bluthochdruck und Hyperlipoproteinämie behandelt werden.

Die Aufklärung und Mitwirkung des Patienten ist unerläßlich.

36. Welche Behandlungsbedingungen gelten für alle Diabetiker?

Alle Diabetiker müssen die ihnen entsprechende Diät einhalten, ein gewisses Maß an körperlicher Tätigkeit ausüben und eine geregelte Arbeits- und Lebensweise führen.

Bei Typ-I-Diabetikern strebt man heute eine möglichst freie Kost an, d. h. der Diabetiker muß sich nicht sklavisch an ein diätetisches Regime halten, sondern durch mehrfach tägliche Insulininjektionen immer für ausreichend Insulin sorgen.

37. Was nennt man die „Einstellung" des Diabetikers?

Bei der Einstellung wird die Diät des Diabetikers in ihrer Kalorienzahl, der Anteil von Kohlenhydraten und Fettstoffen und die zeitliche und mengenmäßige Verteilung der Mahlzeiten festgelegt. Die Diät wird unter Berücksichtigung der Stoffwechselleistung und der körperlichen Tätigkeit bestimmt.

Wenn diätetische Einstellung nicht ausreicht, werden die nötigen Medikamente (orale Antidiabetika) und evtl. Art, Menge und Injektionszeit des Insulins verordnet.

38. Wie geht die Diabeteseinstellung vor sich?

Typ-II-Diabetiker können durchaus ambulant behandelt werden. Man bestimmt den Blutzucker nüchtern und/oder postprandial (meist 1 Stunde nach dem Frühstück), berät den Patienten diätetisch und wartet zunächst den Effekt einer Diabetesdiät und einer Gewichtsreduktion ab. Reicht das für die Normalisierung des Blutzuckers nicht aus, so verordnet man orale Antidiabetika. In den meisten Fällen genügt diese Behandlung zunächst.

Typ-I-Diabetiker werden meistens unter stationären Bedingungen auf Insulin eingestellt, da anfangs sehr viele Blutzuckerkontrollen erforderlich sind. Man führt laufend Blutzuckertagesprofile durch (Blutzuckerbestimmungen 7 Uhr nüchtern, 10 Uhr, 14 Uhr und 17 Uhr, 22 Uhr) und richtet sich mit der Insulindosis danach. Neben den Blutzuckerkontrollen bestimmt man die Zuckerausscheidung im Urin und das Hämoglobin A_1. In Schulungen wird der Patient in die Selbstkontrolle eingewiesen und bekommt Kenntnisse über Diabetesdiät, Spritztechnik und das Verhalten bei Hypoglykämien vermittelt.

39. Wann ist ein Diabetiker gut eingestellt?

Der Nüchternblutzucker soll kleiner als 130 mg/dl (= 7,2 mmol/l) sein und der postprandiale Blutzucker weniger als 160 mg/dl (= 8,9 mmol). Im Urin sind Zucker und Azeton negativ. Das HbA_1 ist unter 9% (siehe Frage 47, S. 421). Es besteht kein Übergewicht, die Serumlipide sind nicht erhöht. Der Blutdruck hält sich im Normbereich.

40. Welche Anforderungen sind an die Diät des Diabetikers zu stellen?

Die Diät muß kalorisch ausreichend sein.

Übergewichtige Diabetiker müssen durch Reduktionskost auf das Sollgewicht nach Broca (kg = Körpergröße in Zentimeter minus 100) (siehe Frage 75, S. 430) gebracht werden. Etwa 30% der Diabetiker lassen sich allein durch Diät optimal einstellen.

Schnellresorbierbare Kohlenhydrate wie Zucker, Honig, süße Obst- und Weinsorten, Schokolade, süßes Gebäck sind zu meiden, gesüßt wird mit Zuckeraustauschstoffen.

Die Verwertung des Kohlenhydratgehaltes der Diät (mindestens 180 g) muß evtl. durch Antidiabetika oder Insulin gesichert sein.

Der Anteil der Fettstoffe an der Diät muß je nach Art des Falles beschränkt sein, darf aber auch ein Minimum nicht unterschreiten (z. B. 1–3 g pro kg Körpergewicht täglich). Die Diät muß genügend hochwertiges Eiweiß enthalten. Durch frisches Gemüse und Früchte soll für ausreichende Vitaminzufuhr, auch für ein entsprechendes Sättigungsgefühl und eine Darmfüllung (Zellulose zur Obstipationsbekämpfung) gesorgt werden.

Die Haupt- und Zwischenmahlzeiten sollen pünktlich und gleichmäßig über den Tag verteilt eingehalten werden.

Die Diät soll dem persönlichen Geschmack möglichst gerecht werden und abwechslungsreich sein.

41. Nach welchen Gesichtspunkten ist die Diät eines Diabetikers aufzubauen?

Sie richtet sich nach der Schwere des Diabetes, nach Alter, Konstitution und körperlicher Belastung des Patienten.

42. Warum gab es in der Zeit knapper Ernährung (Kriegs- und Nachkriegszeit) so wenig Diabetiker?

Besonders bei den Altersdiabetikern hängt die Stoffwechselstörung mit Fettsucht, Überernährung und Bewegungsmangel zusammen.

43. Wie soll der Patient seine Mahlzeiten den Diätvorschriften anpassen?

Er kann sich nach vorgedruckten, für seinen Fall geeigneten Diätvorschlägen richten. Er kann nach einer Austauschtabelle einzelne Nahrungsmittel austauschen, z. B. Fleisch und Wurst durch Käse, Fisch oder Eier. Bei Berechnung der Fette muß das in Fleisch, Wurst und Fisch enthaltene, oft unsichtbare Fett berücksichtigt werden. Bei alkoholischen Getränken muß der Kaloriengehalt mitgerechnet werden: 1 g Alkohol = 7 Kalorien = 29 Kilojoule. Kohlenhydrate dürfen nur nach der Brotwerttabelle ausgetauscht werden.

44. Was versteht man unter Broteinheit?

Sie ist die Einheit für die Berechnung der Kohlenhydratmengen des Diabetikers.

12 g Kohlenhydrate werden eine Broteinheit genannt.

Einer Broteinheit entsprechen:

- 12 g Zucker,
- 20 g Weißbrot (eine Scheibe),
- 25 g Schwarz- oder Graubrot,
- 25 g getrocknete Hülsenfrüchte,
- 60 g Kartoffeln,
- 60 g Bananen,
- 125 g Äpfel,
- 0,25 l Milch.

Im Rahmen der bewilligten Broteinheiten darf der Diabetiker nach der Brotwerttabelle kohlenhydrathaltige Nahrungsmittel austauschen. Zur Gewichtsbestimmung wird oft eine Diätwaage benützt.

45. Wann wird mit Insulin behandelt?

◆ Beim Typ-I-Diabetes;

◆ bei Typ-II-Diabetes, wenn mit Diät und Tabletten keine befriedigenden Blutzuckerwerte mehr erzielt werden können (Sekundärversagen) oder in besonderen Situationen wie vor Operationen, in der Schwangerschaft oder bei schweren Infektionen.

46. Worüber muß ein Diabetiker, der auf Insulin eingestellt ist, belehrt werden?

◆ Er muß die Einhaltung seiner Dosis beachten;

◆ er muß die Dosis richtig mit der Spritze aufziehen können;

◆ er muß die Konzentration des verordneten Insulins kennen, z. B. 40 oder 100 Einheiten pro ml;

◆ er muß die Art des Insulins (Alt- oder Depotform) kennen;

◆ er muß den Umgang mit Spritze und Kanüle beherrschen (heute meist Einmalmaterial oder Pens);

◆ er muß die Technik der subkutanen Insulininjektion gelernt haben und die geeigneten Körperstellen kennen;

◆ er muß über die Gefahren und Erscheinungen des hypoglykämischen Schocks und des hyperglykämischen Komas aufgeklärt werden und geeignete Vorbeugungsmaßnahmen kennen, z. B. einige Stück Zucker bei sich führen.

47. Durch welche Untersuchung kann auf die Güte der Blutzuckereinstellung in den letzten Wochen geschlossen werden?

Durch die Entdeckung der irreversiblen Anlagerung von Blutzucker an das Hämoglobin in den Erythrozyten läßt sich die mittlere Blutzuckerhöhe der letzten 4–10 Wochen errechnen.

Dieses glykosylierte Hämoglobin wird als HbA_1 oder HbA_{1c} bezeichnet und beträgt normalerweise 4,3–6,1% des Gesamthämoglobins.

Durch die Bestimmung von HbA_{1c} kann die Therapie und die Kooperation des Patienten kontrolliert werden.

48. Wodurch läßt sich die Kohlenhydratresorption aus dem Dünndarm verlangsamen und der Blutzuckeranstieg verringern?

Durch die Zugabe von Faser- und Quellstoffen zur Diät, z. B. von Guar (Glucotard) oder von Hemmstoffen der Disaccharidasen des Dünndarmepithels (Acarbose, Glucobay), kann die Resorption von Kohlenhydraten im Darm verzögert werden, wodurch der Blutzuckerspiegel langsamer und weniger hoch ansteigt.

49. Wann sind Insulininfusionspumpen angezeigt?

Durch Insulininfusionspumpen lassen sich Fälle von ausgesprochen labilem Diabetes, schweren diabetischen Neuropathien, Retinopathien, gravide Diabetikerinnen, Diabetiker während einer Operation und komatöse Zustände genauer einregulieren.

50. Was versteht man unter Basis-Bolus-Prinzip?

Das Basis-Bolus-Prinzip oder auch die intensivierte konventionelle Insulintherapie ist die moderne Therapie des Typ-I-Diabetikers. Man injiziert einmal täglich ein ultralang (ca. 36 Stunden) wirksames Insulin für den Basisbedarf und vor jeder Mahlzeit (d. h. in der Regel drei weitere Injektionen) ein kurz wirksames Normalinsulin, dessen Dosis sich nach dem zuvor selbst mit einem Testgerät bestimmten Blutzuckerwert bemißt. Mit diesem Verfahren spielt die Einhaltung einer bestimmten Diät nicht mehr die große Rolle wie noch früher, da immer eine bedarfsgerechte Insulinmenge zur Verfügung steht. Voraussetzung ist eine sehr disziplinierte Lebensweise. Mit diesem Verfahren können aber Spätfolgen des Diabetes mellitus weitgehend verhindert werden.

51. Welche nicht akuten Komplikationen können sich beim Diabetes entwickeln?

Vor allem Gefäßkomplikationen durch vorzeitig und verstärkt auftretende Arteriosklerose, ferner die diabetische Fettleber und Nervenstörungen (Polyneuropathien).

52. Welche für den Diabetes typischen Gefäßkomplikationen kommen vor?

Bei schlecht eingestelltem Diabetes mellitus können im Lauf von Jahren bis Jahrzehnten typische Gefäßveränderungen auftreten:

- vorzeitige Koronarsklerose – Herzinfarkt;
- periphere Angiopathie an den unteren Extremitäten – Gangrän;
- diabetische Retinopathie an der Netzhaut des Auges – Erblindung;
- diabetische Nephropathie an den Glomeruli der Nieren – Niereninsuffizienz, Dialyse.

Etwa 80% der Diabetiker sterben an den vaskulären Spätkomplikationen.

53. Welche Folgen können die diabetischen Gefäßveränderungen in den Nieren haben?

Die Veränderungen an den Glomeruli der Nieren werden als diabetische Glomerulosklerose oder Kimmelstiel-Wilson-Niere bezeichnet. Sie führen zu einer zunehmenden Niereninsuffizienz und zur Hypertonie. Die Hypertonie kann ihrerseits wiederum die Herzkranzgefäße, die Hirngefäße und die Netzhautarterien schädigen.

54. Welche Komplikationen können sich an der Leber entwickeln?

Oft bildet sich eine diabetische Fettleber, schon bevor die Zuckerkrankheit erkannt ist. Die Fettleber ist eine häufige Begleiterscheinung des Diabetes mellitus.

55. Welche entzündlichen Krankheiten werden durch Diabetes mellitus begünstigt?

Bei Diabetes mellitus findet sich eine Abwehrschwäche gegen Krankheitserreger. Besonders häufig kommen chronische Pyelonephritis (bei etwa 20%), Furunkulose und Hauteiterungen vor.

Das Zusammentreffen von Diabetes mellitus und Tuberkulose ist sehr ungünstig, da die diabetische Stoffwechselstörung die Ausheilung der tuberkulösen Entzündung erschwert, aber auch die tuberkulösen Entzündungsprozesse die diabetische Stoffwechselstörungen verschlechtern.

56. Welche Komplikationen des Diabetes mellitus können sich am Nervensystem bemerkbar machen?

Periphere Polyneuropathie: Sensibilitätsminderung, Kribbeln und Reflexverlust, vor allem an den unteren Extremitäten; es kann zu unbemerkten Verletzungen an den Füßen, Geschwürsbildung und Infektion kommen.

Autonome Neuropathie: Kreislaufregulationsstörungen, Störungen der Magenentleerung und des Stuhlverhaltens.

57. Was liegt einem hypoglykämischen Schock zugrunde?

Durch zu starke Insulinwirkung wird der Blutzucker zu stark gesenkt, wodurch es zum hypoglykämischen Schock kommt.

58. Wodurch kann eine zu starke Insulinwirkung eintreten?

– Durch zu hohe Insulingaben oder zu starke orale Antidiabetika;

– durch an sich richtige Insulingaben, aber ungenügende Nahrungsaufnahme (Aufschieben oder Auslassen von Mahlzeiten);

– durch Erbrechen des Essens;

– durch beschleunigte Darmpassage bei Durchfallskrankheiten mit ungenügender Resorption der Nahrung;

– durch abnorme körperliche Anstrengungen mit zu starkem Glukoseverbrauch.

59. Wie macht sich die Hypoglykämie bemerkbar?

Es kommt zu Schwitzen, Zittern, Heißhunger, Reizbarkeit, Schwäche, Herzklopfen und Verwirrtheit, schließlich zu Bewußtlosigkeit und Krämpfen.

60. Wie erkennt man eine schwere Hypoglykämie?

Der bewußtlose Patient hat zwar einen schnellen Puls, aber normalen Blutdruck und eine unauffällige Atmung. Die Pupillen sind weit, die Haut feucht, schwitzend. Im Urin ist kein Zucker, kein Azeton, der Blutzucker ist erniedrigt oder an der unteren Grenze der Norm. Man findet Einstichstellen nach Insulininjektionen.

Andere Komazustände, vor allem das Coma diabeticum, aber auch andere Komata, z. B. ein apoplektisches Koma, eine Schlafmittel- oder Kohlenmonoxidvergiftung müssen ausgeschlossen werden.

61. Wie soll sich der Patient verhalten, wenn er die Anzeichen einer Hypoglykämie bemerkt?

Zuckerkranke, besonders insulinbedürftige Diabetiker, sollen immer ein Stück Zucker oder Schokolade bei sich haben und bei den ersten Anzeichen einer Hypoglykämie zu sich nehmen. Sie sollen auch immer einen Diabetikerausweis bei sich tragen.

Patienten im Krankenhaus sind über die Erscheinungen eines hypoglykämischen Schocks aufzuklären und sollen sofort eine Krankenschwester rufen, wenn sie sich nicht wohl fühlen.

62. Was ist bei einer schweren Hypoglykämie zu tun?

Der hypoglykämische Schock ist ein Notfall zur Krankenhauseinweisung. Wenn der Patient noch imstande ist, etwas zu sich zu nehmen, soll er schnell eine Zuckerlösung (Zuckerwasser, Tee mit Zucker usw.) trinken. Bewußtseinsgetrübten darf aber nichts zum Trinken eingeflößt werden. Evtl. kann auch durch eine Magensonde eine Zuckerlösung zugeführt werden.

Bewußtlose Patienten im hypoglykämischen Schock müssen so lange Glukose i.v. bekommen, bis der Zustand behoben ist. Auch eine Nachkontrolle des Patienten ist nötig, da sich der hypoglykämische Zustand evtl. wiederholen kann.

63. Was liegt dem diabetischen Koma zugrunde?

Beim Coma diabeticum liegt eine schwere, lebensbedrohliche Störung vor. Dabei ist der Blutzucker meistens stark erhöht, und die Ketonkörper (Azeton usw.) sind durch Fehlabbau der Kohlenhydrate im toxischen Ausmaß vermehrt. Durch die Ketonkörper im Blut entsteht eine Azidose (Ketoazidose). Dementsprechendes Absinken des Serumbikarbonats unter 20 mmol/l. Ferner kommt es durch die starke Urinausscheidung infolge des hohen Harnzuckers zur Exsikkose (intrazellulärer Wasserentzug, dadurch Erhöhung des Hämatokrits) und zum Kaliumverlust.

64. Wodurch entstehen die sogenannten Ketonkörper?

Durch den Mangel an Insulin kann der Zucker im Blut nicht verwertet werden, wodurch den Zellen der wichtigste Energielieferant fehlt. Der Körper greift nun auf die Fettreserven als Energiequelle zurück. Der Fettabbau verläuft jedoch unvollständig. Es entstehen als toxische Endprodukte Azeton, Azetessigsäure und Betahydroxybuttersäure, die zur Azidose führen.

65. Wie kann sich ein diabetisches Koma entwickeln?

Oft geht eine entzündliche Krankheit voraus (Pneumonie, Pyelonephritis, Enterokolitis usw.).

Als Vorboten können Schläfrigkeit, starker Durst und vermehrte Urinmengen auftreten.

Manchmal kommt es zu Bauchschmerzen und Erbrechen (Pseudoperitonitis), besonders bei Kindern.

66. Wie ist das Bild des ausgeprägten Coma diabeticum?

Im ausgeprägten Coma diabeticum besteht tiefe Bewußtlosigkeit mit vertiefter und regelmäßiger Atmung, die sog. Kußmaul-Atmung. Die Atemluft riecht nach Azeton (oft obstartiger Geruch).

Die Haut ist trocken, die Augäpfel sind eingesunken und weich (Wasserverlust), die Extremitäten kühl, der Blutdruck niedrig, der Blutzucker meist hoch (400–600 mg/dl, gelegentlich auch über 1000 mg/dl). Im Urin finden sich Zucker und Azeton.

Es bestehen erhöhter Hämatokrit und Polyglobulie durch die Exsikkose sowie eine Leukozytose, ferner Oligurie, auch Anurie mit Eiweiß und Zylindern im Urin. Die Reflexe sind erloschen.

67. Was ist ein hyperosmolares Koma?

Eine vor allem bei älteren Diabetikern auftretende Sonderform des diabetischen Komas ohne Ketoazidose (Azeton im Urin negativ), aber sehr hohen Blutzuckerwerten, welche die Hyperosmolalität bedingen.

Sehr wichtig ist die starke Austrocknung durch Wasserverlust (Dehydratation) mit stark erhöhtem Serum-Natrium (Hyperosmolalität). Der Hämatokrit ist übernormal hoch, Erythrozyten und Leukozyten sind vermehrt.

Entscheidend ist die rasche Infusionsbehandlung mit Ausgleich von Wasser- und Elektrolythaushalt und die Behebung der diabetischen Stoffwechsellage.

68. Wie kann man das diabetische Koma und den hypoglykämischen Schock unterscheiden?

◆ Der *Beginn* des diabetischen Koma ist allmählich, der hypoglykämische Schock setzt rasch ein.

◆ Die *Atmung* ist im diabetischen Koma tief und regelmäßig, beim hypoglykämischen Schock unauffällig.

◆ Der *Blutdruck* ist beim diabetischen Koma niedrig, beim hypoglykämischen Schock normal.

◆ Der *Puls* ist beim diabetischen Koma schlecht, beim hypoglykämischen Schock gut gefüllt.

◆ Die *Haut* ist beim diabetischen Koma trocken, beim hypoglykämischen Schock feucht.

◆ Im *Urin* finden sich beim diabetischen Koma Zucker und Azeton, beim hypoglykämischen Schock höchstens eine geringe Zuckermenge, aber kein Azeton.

Obstgeruch der Ausatmungsluft beim Koma,

Heißhunger beim hypoglykämischen Schock.

69. Wovon hängt der Behandlungserfolg beim Coma diabeticum ab?

Das Coma diabeticum ist als lebensbedrohlicher Zustand ein dringender medizinischer Notfall und bedarf der Intensivpflege. Entscheidend ist beim diabetischen Koma, daß der Patient unverzüglich in intensive klinische Behandlung kommt.

Ein über 24 Stunden dauerndes Coma diabeticum ist prognostisch sehr ungünstig zu beurteilen.

70. Welche Behandlungsrichtlinien gelten beim Coma diabeticum?

Nach Feststellung von Hyperglykämie und Azidose verabreicht man initial einen Insulinbolus von 40–60 IE Altinsulin und gibt dann 4–10 IE/Std. im Perfusor. Stündliche Blutzuckerkontrollen sind erforderlich. Der Rückgang der Azidose wird durch Bestimmung von Bikarbonat im Serum und Ketonkörpern im Urin überprüft.

Unbedingt erforderlich ist intravenöse Flüssigkeitszufuhr, zunächst mit 1–2 l isotoner Kochsalzlösung, später 5%ige Glukoselösung.

Bikarbonatgabe nur bei schwer azidotischen Patienten (pH 7,0 oder weniger), Kaliumersatz ist stets notwendig.

Antibiotische Therapie, falls Hinweise dafür bestehen, daß eine Infektion als Auslöser des Komas in Frage kommt.

Alle Befunde und Medikamente sofort mit Uhrzeit dokumentieren.

71. Welche Probleme entstehen für Diabetikerinnen in der Schwangerschaft?

Durch eine Schwangerschaft kann ein latenter Diabetes manifest und ein bereits manifester Diabetes verschlechtert werden.

Es kommt bei Diabetikerinnen öfter als bei Gesunden zu Aborten und Totgeburten.

Nicht selten sind „Riesenkinder" mit über 4000 g Geburtsgewicht durch Insulinfettmast.

Es besteht eine vermehrte Anfälligkeit für Infektionen.

Die Gewichtszunahme in der Schwangerschaft soll nicht mehr als 1 kg pro Monat, in den letzten 3 Monaten nicht mehr als 1,5 kg betragen.

Bei Wasserretention muß das Kochsalz stark reduziert werden.

Um die perinatale Mortalität zu senken, wird die Geburt in der 37. oder 38. Schwangerschaftswoche eingeleitet.

Orale Antidiabetika sind verboten.

Während der Geburt wird auf Altinsulin umgestellt.

Hypoglykämische Schocks müssen unbedingt vermieden werden, sie können zu Fehlbildungen führen.

72. Warum sind bei Diabetikern regelmäßig die Füße ärztlich zu kontrollieren?

Bei Diabetikern kommt es häufig zu Gefühlsstörungen infolge einer diabetischen Polyneuropathie. Wegen allgemeiner Unbeweglichkeit sind viele ältere Patienten nicht mehr in der Lage, ihre eigenen Fußsohlen anzuschauen. Eventuell auftretende Verletzungen oder Druckstellen werden nicht gespürt (Sensibilitätsverlust) und heilen nicht ab, können sich infizieren und zu Osteomyelitis oder Sepsis führen. Bei gleichzeitig vorhandenen Durchblutungsstörungen sind Ulzera an den Füßen von Diabetikern daher ein häufiger Grund für Amputationen.

Fettsucht

73. Wodurch kommt es zur Fettsucht?

Fettsucht ist die Folge von Überernährung (Mastfettsucht). Sie ist oft mit Bewegungsmangel verbunden: Die Energiezufuhr ist größer als der Verbrauch (Abb. 36).

Eßgewohnheiten, Geselligkeit, Gedankenlosigkeit, Genußsucht („Freßwelle"), Verlust des rechtzeitigen Gefühls der Sättigung, das

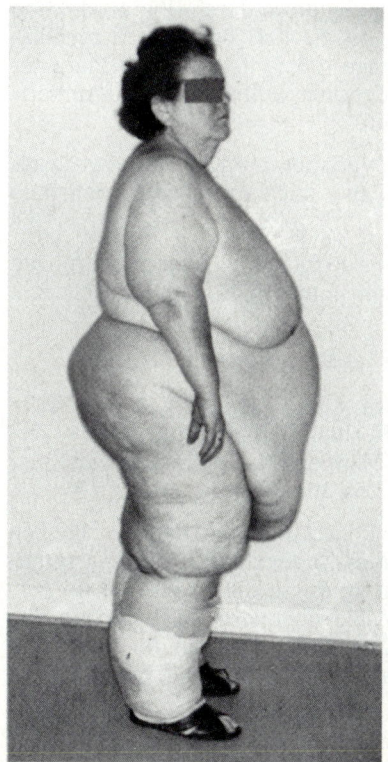

Abb. 36 Extreme Fettleibigkeit (aus Gerlach, U. u. Mitarb.: Innere Medizin für Pflegeberufe, 4. Aufl. Thieme, Stuttgart 1994)

reichliche Angebot („Luxuswelle"), Unkenntnis der Kalorien im Essen (unsichtbares Fett!), Unterschätzung von Schokolade, Zucker und Alkohol, der Kleinigkeiten und „Ausnahmen", psychisch unbewältigte Lebenssituationen mit dem untauglichen Versuch, durch übermäßiges Essen diese abzureagieren („Kummerspeck") können Ursache für eine Fettsucht sein.

Neben der Nahrungsaufnahme spielen aber auch genetische Faktoren eine wichtige Rolle bei der Entstehung der Fettsucht. Dieselbe aufgenommene Kalorienmenge wird nicht von allen Menschen in der gleichen Weise verwertet.

74. Gibt es Fettsucht durch Drüsenstörungen?

Nur sehr selten, z. B. beim Cushing-Syndrom durch Überproduktion von Glukokortikoiden (s. Frage 114, S. 404) oder durch medikamentösen Hyperkortizismus (s. Frage 106, S. 401), tritt die charakteristische Fettanhäufung mit Mondgesicht, Büffelnacken, Stammfettsucht und dünnen Extremitäten auf.

Bei der Hypothyreose wird durch Verlangsamung des Stoffwechsels Energie gespart und Fettgewebe, aber auch vermehrt Gewebsflüssigkeit angesammelt („Myxödem").

Andere Fälle endokrin bedingter Fettsucht, z. B. durch Störungen von Hypophysen- und Hypothalamusfunktion, sind extrem selten.

75. Was darf als Idealgewicht eines Menschen gelten?

Nach der *Broca-Formel* beträgt das Normalgewicht: Körpergröße in cm − 100 (z. B. Größe 170,0 cm, Normalgewicht: 170,0 − 100 = 70,0 kg). Als Idealgewicht wird bei Männern das Normalgewicht der Broca-Formel − 10%, bei Frauen − 15% angesehen.

Eine weitere Formel, die auch die Konstitution und den Knochenbau mit berücksichtigt, ist der *Body Mass Index* (BMI; Körpermassenindex). Dabei wird das Gewicht in kg durch die quadrierte Körpergröße in Metern geteilt. Als Normalgewicht wird bei Frauen ein BMI von 23 kg/m^2, bei Männern von 24 kg/m^2 angesehen. Ab einem BMI von 27,3 kg/m^2 beginnt bei Frauen, ab 27,8 kg/m^2 bei Männern krankhaftes Übergewicht.

76. Welche Mehrbelastung bringt die Fettsucht mit sich?

Fettleibigkeit beansprucht eine vermehrte Tätigkeit des Herzens, des Kreislaufs und der Atmung, um die vermehrte Körpersubstanz zu durchbluten und zu ernähren, aber außerdem noch eine Mehrbelastung, um die größere Körpermasse zu bewegen. Der Adipöse trägt, wo er steht und geht, seine Fettanhäufung als Gepäck mit sich. Das Skelettsystem, besonders Hüft- und Kniegelenke und die Füße, werden durch das stärkere Gewicht mehr belastet.

77. Welche Zweitkrankheiten werden durch Fettsucht gefördert?

Alle mit Arteriosklerose zusammenhängenden Krankheitszustände:

- Bluthochdruck, Koronarsklerose, Herzinfarkt, periphere Durchblutungsstörungen;
- Diabetes mellitus, 90% der Altersdiabetiker haben Übergewicht;
- Gallensteinleiden;
- Gicht, 25% der Adipösen leiden auch an Hyperurikämie;
- Pankreatitis;
- Thrombophlebitis und Thromboembolie;
- Arthrosen, besonders der Knie- und Hüftgelenke;
- bestimmte Hautkrankheiten, z. B. intertriginöse Ekzeme.

78. Wie häufig ist die Fettsucht?

In den westlichen Industriestaaten leiden ungefähr 20% der Bevölkerung an Fettsucht. 80% der Kinder adipöser Eltern haben auch Übergewicht.

79. Wie ändert sich die Lebenserwartung durch Fettsucht?

Sie ist durchschnittlich 10 Jahre geringer als die vergleichbarer Normalgewichtiger.

Menschen zwischen 45–50 Jahren müssen bei einem Übergewicht von 9 kg mit einer Abnahme der Lebenserwartung von 18%, bei einem Übergewicht von 18 kg mit einer Zunahme der Mortalität von 45% und bei einem Übergewicht von 40 kg von 116% rechnen.

80. Welche Voraussetzungen müssen für die Gewichtsabnahme gegeben sein?

Voraussetzung ist ein ärztliches Urteil, daß keine Gegenindikation gegen die Gewichtsreduzierung (z. B. offene Tuberkulose) vorliegt.

Nicht weniger wichtig ist die Mitarbeit, der feste Entschluß zur Gewichtsabnahme, die mindestens so schwer auf Dauer zu erreichen ist, wie die Aufgabe des Nikotin- oder Alkoholmißbrauchs.

Dauererfolge sind selten, etwa nur in 10% der Fälle, d.h. 90% der adipösen Menschen erreicht keine dauerhafte Gewichtsreduktion.

81. Wie kann Übergewicht beseitigt werden?

Durch Nulldiät, d. h. unter Flüssigkeitsfasten, Saftfasten unter klinischer Kontrolle.

Reduktionskost nach ärztlichem Diätplan unter Berücksichtigung von Alter, Geschlecht und Beruf mit Begrenzung, z. B. auf 1000 kcal, wobei der Eiweiß-, Eisen- und Vitamingehalt der Nahrung beachtet werden müssen.

Saft-, Obst- oder Milchtage, evtl. Gemüse- oder Reistage, Ersatz von Brot durch Knäckebrot, wenig Fette und Kohlenhydrate, viel Salate und Gemüse in kalorienarmer Zubereitung können die Gewichtsabnahme unterstützen.

Entscheidend bleibt die konsequente Einschränkung der Gesamtkalorienmenge über längere Zeit. Körperliche Bewegung ist wichtig, hilft aber vor allem bei älteren Personen nur wenig zur Gewichtsabnahme.

82. Was ist von „Appetitzüglern" zu halten?

Ihre kritiklose Anwendung ist gefährlich: Schilddrüsenpräparate verursachen eine gesteigerte Erregbarkeit, Abführmittel können zu Kaliumverlust führen.

Appetitzügler sind den Aufputschmitteln der Amphetaminpräparate verwandt, die Sucht bewirken oder einen pulmonalen Hochdruck erzeugen und das Herz schädigen können.

Bulimie

83. Was für eine Krankheit ist die Bulimie?

Bei der Bulimie (von griech.: Bulimía = Freßgier, eigentlich Ochsenhunger, im Deutschen würde man Wolfshunger sagen) besteht eine zwanghafte periodische Störung des Eßtriebes mit *anfallsweisen Freßattacken*, wobei meist heimlich große Mengen hochkalorischer Speisen wahllos durcheinander verschlungen werden.

Gleichzeitig besteht eine große Furcht, zu dick zu werden. Deshalb wird das *Wiedererbrechen* der Nahrungsmengen selbst herbeigeführt. Häufig werden auch Abführmittel benützt, um das Gegessene rasch aus dem Körper zu entfernen.

Am häufigsten erkranken Mädchen und junge Frauen zwischen 13 und 30 Jahren. In letzter Zeit wurde eine deutliche Zunahme von Bulimiefällen beobachtet. Die meisten Patientinnen verheimlichen das Leiden.

Es werden stärkere Gewichts- und Stimmungsschwankungen beobachtet, im allgemeinen bleibt aber das Gewicht etwa normal. Dadurch grenzt sich die Bulimie gegen Fettsucht und Magersucht (Anorexia nervosa) ab, obwohl es auch Übergänge zu diesen gibt.

Die Ursache dieser Triebstörungen des Eßverhaltens ist im psychischen Bereich zu suchen und meist nicht eindeutig zu klären. Die psychische Situation bei Bulimie ist durch den Teufelskreis zwischen der suchtartigen Freßgier einerseits und dem Masochismus der Selbstbestrafung durch Erbrechen und Abführen andererseits sowie durch Schuld- und Schamgefühle gekennzeichnet. Selbstmordversuche sind überdurchschnittlich häufig.

Therapeutisch versucht man durch Selbsthilfegruppen (wie bei Alkoholikern) und andere psychotherapeutische Maßnahmen Besserung zu erzielen.

Magersucht

84. Wodurch kann es zur Abmagerung kommen?

- Durch Mangel an Nahrungsmitteln (Kriegs- und Hungerzeiten);
- durch Störung der Nahrungsaufnahme infolge von Entzündungen oder Tumoren im Rachen oder in der Speiseröhre;
- durch mangelhafte Ausnützung der Nahrung bei chronischen Durchfallsleiden, Schleimhautatrophie im Magen-Darm-Trakt oder Pankreaserkrankungen;
- durch Stoffwechselsteigerung durch Fieber, chronische Infektionen (Tuberkulose), Hyperthyreose oder Diabetes mellitus mit Zuckerverlust durch den Urin;
- durch Krebskachexie;
- durch Darmparasiten;
- durch psychische Krankheitszustände, z. B. Depressionen oder die sogenannte Postpubertätsmagersucht (Anorexia nervosa).

85. Was versteht man unter Anorexia nervosa?

Es handelt sich um eine psychogene Magersucht.

Sie tritt im Anschluß an die Pubertät fast nur bei Mädchen auf (Postpubertätsmagersucht).

Durch eine psychopathologische Abwehrreaktion gegen die Nahrungsaufnahme, oft auch mit körperlicher Überaktivität verbunden, kommt es zu einer extremen Abmagerung mit Amenorrhö (Abb. **37**).

Die Anorexia nervosa entwickelt sich durch eine psychische Reifungskrise mit einer Art Trotzreaktion gegen die Umwelt (Familie) und gegen die eigene Rolle in der Welt.

Von der Simmonds-Kachexie (Sheehan-Syndrom) durch Zerstörung des Hypophysenvorderlappens ist sie durch das Erhaltenbleiben der Achsel- und Schambehaarung zu unterscheiden (s. Frage 22, S. 382).

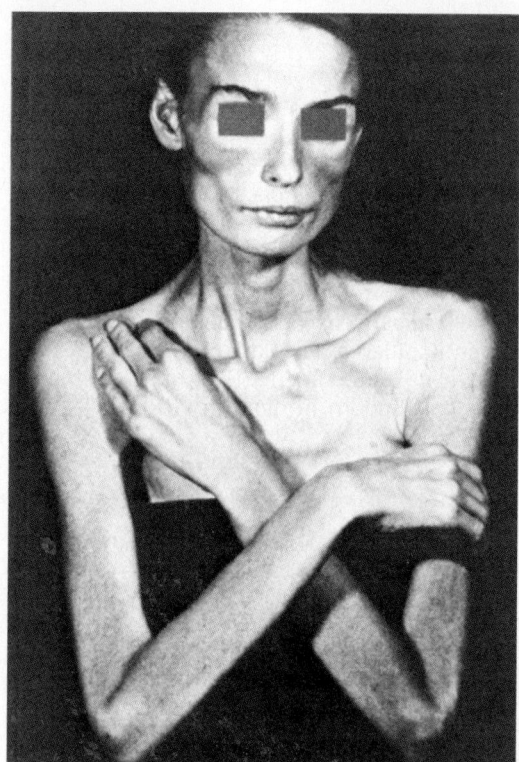

Abb. **37** Magersucht (Anorexia nervosa) (aus Gerlach, U. u. Mitarb.: Innere Medizin für Pflegeberufe, 4. Aufl. Thieme, Stuttgart 1994)

Dystrophie

86. Was nennt man Dystrophie?

Dystrophie bedeutet Mangel- und Fehlernährung.

Meist wird damit ein Eiweißmangelschaden bezeichnet, der durch Unterschreitung des für den Menschen erforderlichen Eiweißminimums in der Nahrung von täglich 1 g vollwertigem Eiweiß pro kg Körpergewicht entsteht.

Wenn sich dadurch das Plasmaeiweiß vermindert und der kolloidosmotische Druck in den Kapillaren absinkt, kommt es zum Flüssigkeitsaustritt in die Gewebe (Hungerödem). Dystrophische Veränderungen sind vor allem bei Kindern in den Entwicklungsländern häufig.

Gicht

87. Was versteht man unter Gicht?

Die Gicht ist eine erbliche Stoffwechselkrankheit mit Vermehrung der Harnsäure im Blut (Hyperurikämie), Ablagerung von Harnsäurekristallen (Uraten) im Gewebe und Steinbildung im Urin. Die Vermehrung der Harnsäure im Blut kommt durch vermehrte Bildung, aber auch durch verringerte Ausscheidung über die Nieren zustande.

88. Welche Umstände können das Auftreten von Gicht fördern?

♦ Eiweißreiche, üppige Ernährung, Alkoholismus, Überanstrengung und Unterkühlung.

♦ Ältere Männer von pyknisch-plethorischer Konstitution erkranken besonders häufig.

♦ Gicht ist oft kombiniert mit Übergewicht, Bluthochdruck, Arteriosklerose und Diabetes mellitus.

♦ Durch vermehrten Abbau von Körpergewebe wie bei Fastenkuren besonders bei Null-Diät oder auch durch Zellzerfall wie bei Leukämie oder Polyzythämie kann es zur Hyperurikämie kommen, wobei aber keine Gichtanfälle in den Gelenken auftreten.

◆ Auch Diuretika können zum Anstieg des Harnsäurespiegels im Blut führen.

89. Wo kann sich Harnsäure im Gewebe ablagern?

Betroffen sind vor allem die sog. bradytrophen Gewebe (bradytrophe Gewebe: Gewebe mit trägem Stoffwechsel und geringer Durchblutung). Dazu gehören insbesondere Knorpel, Sehnen und Knochen. Besonders häufig lagert sich Harnsäure in die Ohrmuschel („Gichtperle") und in die Fingersehnen ein. Man spricht dann von einem sog. Tophus (Mehrzahl: Tophi). In seltenen Fällen kann sich Harnsäure auch in das Nierengewebe einlagern und die sog. Uratnephropathie oder Gichtniere hervorrufen, die letztlich in der Niereninsuffizienz zum Tode führt.

90. Welche Beschwerden kommen bei Gicht vor?

Der Gichtanfall ist eine akute Arthritis mit plötzlichen heftigen Schmerzen, Rötung, Schwellung und Empfindlichkeit gegen Druck und Erschütterung des befallenen Gelenkes, die besonders häufig nachts auftritt.

Häufige auslösende Ursachen sind Festessen mit Alkoholgenuß, Unterkühlung, eine Operation oder ein Infekt.

Langfristig bilden sich als Folge der rezidivierenden Gelenkentzündungen und der Harnsäureablagerung Gelenkdeformierungen mit schmerzhaften Bewegungseinschränkungen.

Bei einem großen Teil der Gichtkranken kommen auch Nierenkoliken durch Uratsteine vor.

91. Wie kann die Gicht erkannt werden?

Der typische Gichtanfall zeigt charakteristische Symptome.

Die chronisch deformierenden Gelenkveränderungen einschließlich des Röntgenbefundes sind typisch.

Der Harnsäurespiegel im Serum ist erhöht, bei Männern über 6,5 mg/dl, bei Frauen über 5,5 mg/dl. Im Gichtanfall kann die Harnsäure auch normal hoch sein.

Nierensteine müssen auf ihre Zusammensetzung untersucht werden. Ohrtophi sind durch die Betrachtung leicht erkennbar.

92. Wie kann der Gicht vorgebeugt werden?

- Kalorienarme Kost, wenig Fleisch, vor allem keine Innereien;
- Übergewicht reduzieren.
- Alkohol ist zu meiden, da er die Harnsäureausscheidung über die Niere hemmt.
- Zur Vermeidung von Nierensteinbildung viel Flüssigkeit.
- Harnsäurebildung durch Allopurinol (z. B. Zyloric) hemmen, oder Harnsäureausscheidung durch sogenannte Urikosurika fördern (Benzbromaron, Anturano).

93. Was kann im akuten Gichtanfall gemacht werden?

Als Medikamente kommen Kolchizin (Colchicum-Dispert), Antirheumatika wie z. B. Indometazin (Amuno) und Prednisolon in Betracht.

Das befallene Gelenk hochlagern, in Watte einpacken, Druck der Bettdecke vermeiden.

Fettstoffwechselstörungen

94. Was versteht man unter Hyperlipidämie?

Hyperlipidämie bedeutet erhöhten Gehalt des Serums an Fettstoffen (Lipide, daher auch Lipidämie genannt). Da diese an bestimmte Eiweißstoffe gebunden transportiert werden, spricht man auch von Hyperlipoproteinämie.

95. Wie hoch ist der Normalwert der Fettstoffe im Serum?

- Triglyzeride unter 170 mg/dl (nüchtern),
- Gesamtcholesterin unter 220–240 mg/dl (Normalwert altersabhängig!), davon HDL-Cholesterin über 50 mg/dl, und LDL-Cholesterin unter 160 mg/dl.

Eine Vermehrung kommt bei Atherosklerose, essentieller Hypercholesterinämie, Myxödem und besonders bei Nephrose vor.

96. Welche Symptome können bei Hyperlipidämie auftreten?

- Früh beginnende Arteriosklerose, besonders Koronarsklerose;
- gelbe Fettablagerungen in die Haut, sogenannte Xanthelasmen; Sehnenxanthome;
- ringförmige Trübung (Arcus corneae oder Arcus lipoides) in der Hornhaut des Auges durch Ablagerung von Fettstoffen;
- Lebervergrößerung durch Fettleber;
- häufig Übergewicht.
- Das Nüchternserum, z. B. bei Beobachtung der BSG, ist durch Fetttröpfchen getrübt.
- Gesamtlipide und Cholesterin im Serum sind erhöht.
- Die Elektrophorese der Lipide zeigt die Einzelheiten der pathologischen Fettveränderungen.

97. Welches ist die wichtigste Folge einer Hyperlipidämie?

Die Atheromatose, d. h. die Ablagerung der Fettstoffe in atheromatösen Plaques in der Intima der Arterien, in die sich später Kalk einlagert (Arteriosklerose) mit ihren Komplikationen: Hochdruck, Herzinfarkt, Apoplexie, periphere Durchblutungsstörungen.

98. Mit welchen anderen Stoffwechselstörungen ist die Hyperlipidämie oft verbunden?

Mit dem Diabetes mellitus und mit der Gicht.

99. Was kann gegen die Hyperlipidämie unternommen werden?

Falls Übergewicht vorliegt, sollte es abgebaut werden. Die Fettzufuhr, insbesondere die Aufnahme tierischer Fette, sollte auf ca. 20% der Kalorienmenge eingeschränkt werden. Zu bevorzugen sind pflanzliche Fette, die reich an mehrfach ungesättigten Fettsäuren sind (Diätmargarine, Keimöl, Olivenöl).

Medikamentös werden Clofibrat, Nikotinsäurepräparate, Cholestyramin und Cholesterinsynthese-Hemmstoffe eingesetzt. Vor allem die Hemmstoffe des Schlüsselenzyms der Cholesterinsynthese in der Leber, der HMG-CoA-Reduktase, senken den Cholesterinspiegel sehr ausgeprägt.

Porphyrien

100. Was bedeutet Porphyrie?

Bei den Porphyrien liegen z. T. erbliche Störungen des Porphyrinstoffwechsels vor.

Die Porphyrine sind Stoffe, die dem Hämanteil des Hämoglobins und den Gallenfarbstoffen verwandt sind. Die Porphyrine werden im Urin farblos ausgeschieden, zeigen aber später unter Lichteinwirkung Nachdunkeln. Bei der häufigsten Form, der Porphyria cutanea tarda, besteht eine besondere Lichtempfindlichkeit der Haut mit Rötung, Blasenbildung, Ekzemneigung, Narbenbildung und Pigmentveränderungen, ferner bildet sich ein Leberschaden eventuell bis zur Zirrhose.

Medikamente können die Erkrankung auslösen oder verschlimmern.

Die akute intermittierende Form geht mit heftigen Leibschmerzen einher und ist ein bedrohlicher Zustand. Viele dieser Patienten werden wegen des Verdachts auf ein akutes Abdomen laparotomiert, ohne daß bei der Operation ein Befund erhoben wird.

Amyloidose

101. Was ist eine Amyloidose?

Eine Eiweißstoffwechselstörung bei chronischen Eiterungen, z. B. Osteomyelitis, Bronchiektasen oder Entzündungen wie chronischer Lungentuberkulose; auch bei chronischer Polyarthritis (c.P.) kann sie auftreten. Es kommt zu Ablagerung von Amyloid, einer eiweißartigen Substanz, in Milz, Leber und Darm. Besonders wichtig sind die Ablagerungen in den Nieren mit Ausbildung einer Amyloidnephrose und im Herzen (Kardiomyopathie).

102. Wie wird die Amyloidose nachgewiesen?

Der einfachste und beste Nachweis wird histologisch durch Untersuchung einer Schleimhautbiopsie aus dem Rektum mittels Rektoskopie geführt (histologische Spezialfärbung: Kongorot).

Oft kommen die Patienten erst im Zustand der Niereninsuffizienz, wenn die Nierenfunktion durch die langjährig bestehenden Amyloidose bereits erheblich eingeschränkt ist.

Vitamine

103. Was versteht man unter Vitaminen?

Vitamine sind lebensnotwendige organische Nahrungsstoffe, die in meist nur sehr geringen Mengen für Stoffwechsel und Gesundheit unentbehrlich sind und vom menschlichen Organismus nicht hergestellt werden können.

104. Was ist eine Avitaminose?

Das Fehlen eines Vitamins führt zu einer Vitaminmangelkrankheit, einer Avitaminose, und schließlich zum Tod. Bei einseitiger Ernährung, erhöhtem Bedarf (z. B. Schwangerschaft, Infektionskrankheiten) oder Resorptionsstörungen mit ungenügender Vitaminaufnahme entstehen Hypovitaminosen.

Die normale gemischte Kost enthält für den Gesunden genug Vitamine. Die Werbung für Vitaminpräparate ist übertrieben; die meisten Verordnungen von Vitaminen sind unbegründet.

105. Wie werden die Vitamine eingeteilt?

Nach ihrer Löslichkeit unterscheidet man die wasserlöslichen Vitamine des Vitamin-B-Komplexes (Aneurin, Riboflavin, Nikotinsäureamid, Pantothensäure, Folsäure, Zyanokobalamin), B_1, B_2, B_6, B_{12}, ferner Vitamin C und die fettlöslichen Vitamine A, D, E, K und eventuell auch F (essentielle Fettsäuren), das heute allerdings nicht mehr unter die Vitamine eingereiht wird.

106. Welche Störungen entstehen durch Fehlen des Vitamins A?

Nachtblindheit (Hemeralopie) und Austrocknung der Bindehaut des Auges (Xerophthalmie), Erweichung der Hornhaut (Keratomalazie);

Haut- und Schleimhautschäden („Epithelschutzvitamin"). Auch für Schilddrüse und Leber ist Vitamin A unentbehrlich.

107. Wo kommt Vitamin A vor?

Es findet sich in der Leber, besonders im Fischlebertran, in Butter, Rahm und Eigelb.

Eine Vorstufe des Vitamins A ist das Karotin in Karotten und anderen Gemüsen.

108. Was versteht man unter Vitamin-B-Komplex?

Damit wird eine Gruppe von Vitaminen zusammengefaßt, die Teile von Stoffwechselfermenten bilden. Die Vitamine des B-Komplexes finden sich z. B. in der Bäckerhefe.

109. Was für Erkrankungen sind Beriberi und Pellagra?

Bei der Beriberi fehlt vor allem Vitamin B_1 (Aneurin, Thiamin), bei Pellagra Vitamin B_2 (Laktoflavin, Riboflavin), neben anderen Vitaminen z. B. B_6 (Nikotinsäureamid, Niazin) und hochwertigen Eiweißstoffen. Die Beriberi tritt auf, wo die Hauptnahrung geschälter Reis ist (Ostasien).

Der Kohlenhydratstoffwechsel ist gestört; es kommt zu Ödemen, Herzerweiterung und Polyneuritis. Eine Vitamin-B_1-Hypovitaminose kann bei Alkoholikern eine Rolle spielen.

Die Pellagra kommt bei fast ausschließlicher Maisernährung (Mittelamerika) vor. Es treten Dermatitis mit Rötung und Schuppung der Haut, Magen-Darm-Störungen und psychische Symptome auf (Krankheit der drei D: Dermatitis, Diarrhö, Dementia).

110. Wie heißt die Krankheit durch Mangel an Vitamin B_{12}?

Perniziöse Anämie (s. Frage 129, S. 34).

Es handelt sich aber nicht um ein Fehlen des Vitamins B_{12} (Extrinsic factor), sondern um eine Resorptions- und Verwertungsstörung von

Vitamin B_{12} durch das Fehlen des Intrinsic factor der Magenschleimhaut.

111. Wann kann es zu Folsäuremangel kommen?

Nur durch sehr einseitige Ernährung, z. B. mit Teigwaren, oder bei Alkoholismus oder bei schweren Leberschäden oder Darmstörungen kann es zu Folsäuremangel und zu einer hyperchromen Anämie kommen (s. Frage 133, S. 35).

In der Schwangerschaft besteht ein erhöhter Bedarf. In gemischter Kost und durch die Tätigkeit der Darmbakterien steht dem Organismus normalerweise genügend Folsäure zur Verfügung.

112. Welche Krankheit entsteht durch Vitamin-C-Mangel?

Durch Mangel an Vitamin C (Askorbinsäure) entsteht das Krankheitsbild des Skorbuts (bei Kindern Moeller-Barlow-Krankheit genannt), eine hämorrhagische Diathese mit Zahnfleischblutungen (Gingivitis) und Blutungen in die Gelenke, mit Anämie und Infektionsanfälligkeit.

113. Wodurch kann es zur C-Hypovitaminose kommen?

◆ Durch Mangel an frischem Obst und Gemüse (z. B. früher gegen Ende des Winters);

◆ durch einseitige Ernährung, schlechte Lagerung, zu langes Kochen, Warmhalten, Aufwärmen des Essens mit teilweiser Zerstörung des Vitamins C durch Hitze;

◆ durch höheren Bedarf in der Schwangerschaft, Stillperiode, bei Infektionen, Rheuma und im Alter.

114. Welche Veränderungen entstehen durch den Mangel an Vitamin D?

Vitamin D (Cholecalciferol) fördert im Darm die Resorption von Kalzium. Durch seinen Mangel wird daher der Kalk-Phosphor-Stoffwechsel und damit die Knochenbildung gestört.

Beim wachsenden Skelett des Kindes entsteht die Rachitis; beim Erwachsenen kommt es zur Osteomalazie (Knochenerweichung). Nicht nur der Mangel an Vitamin D, auch Resorptionsstörungen können rachitisähnliche Bilder verursachen.

115. Welche Zeichen treten bei Rachitis auf?

- Beim Kind Froschbauch;
- Verbreiterung der Epiphysenfuge, Vorwölbung der Stirn, Quadratkopf, offene Fontanelle;
- rachitischer Rosenkranz durch Auftreibung der Knorpel-Knochen-Grenzen an den Rippen;
- vor allem O-, aber auch X-Beine;
- Thoraxdeformierung, Kyphoskoliose;
- rachitisches Kartenherzbecken mit Verengung des Beckeneingangs (Geburtshindernis);
- rachitischer Zwergwuchs;
- Schmelzdefekte der Zähne.

116. Welche Symptome können auf Osteomalazie hinweisen?

Schmerzen im Rücken, im Becken und in den Beinen. Knochendeformierungen mit Kyphoskoliose und Verbiegung der Oberschenkel, typischer Watschelgang.

Die Osteomalazie muß von der Altersosteoporose, die besonders bei Frauen nach der Menopause auftritt, unterschieden werden.

117. Wo findet sich Vitamin D?

Es entsteht durch Sonnenbestrahlung (Ultraviolettstrahlen) in der Haut aus dem Provitamin Dehydrocholesterin als Cholecalciferol (Vitamin D_3), das in Leber und Niere erst in die wirksame Form umgewandelt wird. Daher besteht bei Niereninsuffizienz meist ein Vitamin-D-Mangel. Besonders reichlich kommt es in Fischen, vor allem im Fischlebertran, und in den Lebern der Haustiere, in der Butter und im Eigelb vor.

118. Wie sind Rachitis und Osteomalazie zu behandeln?

Entsprechende Gaben von Vitamin D, früher als Stoßtherapie, heute in gleichmäßiger Verteilung üblich, mit Kalziumgaben und Höhensonne.

119. Welche Bedeutung hat das Vitamin E?

Seine Bedeutung für den Menschen ist nicht erwiesen, doch wird es von manchen Forschern als Schutzfaktor gegen die Arteriosklerose angesehen.

120. Welche Bedeutung hat das Vitamin K?

Das Vitamin K (Phyllochinon) ist Voraussetzung für die Prothrombinbildung in der Leber (s. Frage 199, S. 51).

121. Wodurch kann es zu Mangel von Vitamin K kommen?

Als fettlösliches Vitamin, das im Darm durch Bakterien erzeugt wird, kann es z. B. bei Verschlußikterus durch Fehlen der Gallensäuren im Darm nicht resorbiert werden: Es kommt zu Blutungen infolge von Prothrombinmangel.

Durch Antikoagulantien vom Typ der Kumarine wird Vitamin K in der Leber blockiert und die Bildung von Prothrombin herabgesetzt.

Spurenelemente

122. Was bezeichnet man als Spurenstoffe?

Man faßt eine Gruppe von verschiedenen Elementen zusammen, die im menschlichen Körper, allerdings nur in äußerst geringen Mengen, lebensnotwendig sind.

◆ *Jod* für die Schilddrüsenhormonbildung (s. Frage 41, S. 387), besonders in Seefischen und im jodierten Kochsalz vorkommend;

◆ *Eisen* für die Hämoglobinbildung, besonders in Leber und Fleisch enthalten (s. Frage 128, S. 34);

◆ *Kobalt* zur Bildung von Vitamin B_{12}, besonders in Lebern vorkommend;

◆ *Kupfer* als Bestandteil von Enzymen und zur Blutbildung, besonders in der Leber, auch in Hefe, Tee und Kaffee enthalten;

◆ *Mangan* zum Aufbau von Enzymen, reichlich in Hülsenfrüchten, Getreide und Gemüse enthalten;

- *Zink* in Enzymen, in Hülsenfrüchten und Getreide enthalten;
- *Fluor* als karieshemmender Faktor, in Seefischen oder in künstlich mit Fluor angereichertem Trinkwasser (USA) oder Kochsalz (Schweiz) enthalten.

Störungen des Wasser- und Elektrolythaushalts

123. Welche Bedeutung haben Verschiebungen im Wasser- und Elektrolythaushalt?

Sie können lebensbedrohlich sein.

Der Wasser- und Elektrolythaushalt bedarf deshalb einer verantwortungsvollen Kontrolle durch das Pflegepersonal.

124. Welche drei Flüssigkeitsräume im Körper sind zu unterscheiden?

- Das Blutplasma: *intravasaler* Raum in den Blutgefäßen;
- die Flüssigkeiten zwischen den Zellen: *interstitieller* Raum,

beide zusammen auch als extrazellulärer Raum bezeichnet;

- die intrazelluläre Flüssigkeit: *Intrazellularraum.*

Alle drei Flüssigkeitesräume machen 60% des Körpergewichts aus.

125. Wodurch kann es zur Dehydration kommen?

- Durch Wassermangel, z. B. durch ungestillten Durst;
- vermehrte Wasserausscheidung, z. B. überstarke Diurese (z. B. diabetisches Koma);
- durch Salz- und Wasserverluste infolge von Erbrechen oder Durchfällen (z. B. Cholera);
- durch verringerte oder fehlende Flüssigkeitszufuhr alter Menschen mit Hirnleistungsstörungen (Demenz) bei ungenügender Pflege.

126. Welche Symptome können bei Wasserverarmung auftreten?

- Durst, Oligurie;
- trockene Haut, stehenbleibende Hautfalten;
- Anstieg von Harnstoff und Kreatinin, Serum-Natrium, Hämatokrit und Serumeiweiß, Azidose;
- Muskelkrämpfe, Fieber;
- Unruhe, Delirium, Koma, Tod.

127. Zu welchen Erscheinungen kann es bei Hyperhydratation kommen?

Es kann das Bild der sogenannten Wasserintoxikation entstehen, z. B. durch übermäßige Flüssigkeitszufuhr (Infusionen) bei Herz- und Nierenkrankheiten: Schwäche, Apathie, Übelkeit, Erbrechen, Durchfall; Atemnot; Ödeme, vor allem ein bedrohliches Lungenödem;

Kopfschmerzen, evtl. epileptische Krämpfe durch Hirnödem; Delirien, Koma, Tod.

128. Was nennt man Elektrolyte?

In Wasser gelöste Salze, z. B. Kochsalz (NaCl), zerfallen in ihre Ionen, z. B. Na^+ und Cl^-.

Weil alle Ionen elektrisch geladen sind, nennt man sie Elektrolyte.

Die wichtigsten positiv geladenen Ionen sind Na^+, K^+, Ca^{2+}, Mg^{2+};

die wichtigsten negativ geladenen sind Chlorid, Karbonat, Phosphat und Sulfat.

129. Was bestimmt man mit mval?

In Milliäquivalent (mval) werden die Ionenkonzentrationen angegeben, da nicht die Gewichtsprozente, sondern das chemische Bindungsvermögen bei Elektrolytlösungen entscheidend ist.

130. Was sind molare Lösungen?

Da die chemischen Reaktionen nicht nach den absoluten Gewichtsverhältnissen der Substanzen, sondern nach der Zahl der Moleküle ablaufen, ist es wichtig, diese zu bestimmen: 1 Mol ist das Molekulargewicht in Gramm, eine einmolare Lösung enthält ein Mol des gelösten Stoffes in 1000 ml Lösung.

131. Was ist der pH-Wert einer Lösung?

Der negative dekadische Logarithmus der Wasserstoffionenkonzentraion in der Lösung.

Der pH-Wert ist somit das Maß für die saure oder basische (alkalische) Reaktion einer Lösung.

132. Welche pH-Werte des Blutes können vorkommen?

Der Normalwert beträgt: 7,38–7,42.

pH-Werte über 7,45 entsprechen einem Anstieg der Basen: *Alkalose*.

pH-Werte unter 7,35 zeigen einen Anstieg der Säuren: *Azidose*.

Der normale pH-Wert ist Ausdruck eines Gleichgewichtszustandes zwischen Säuren und Basen im Blut, der durch ein Puffersystem exakt eingestellt wird.

133. Was versteht man unter dem Standardbikarbonat des Blutes?

Um den pH-Wert konstant halten zu können, muß das Blut saure oder alkalische Substanzen abpuffern können. Die wichtigsten Puffersubstanzen sind Bikarbonat, Phosphate, Hämoglobin und andere Eiweiße. Die basische Bindungskapazität des arteriellen Blutes, die dem ionisch gebundenen CO_2 entspricht, bezeichnet man als Standardbikarbonat. Der Normalwert beträgt 22–30 mval/l.

134. Wie wird der Säure-Basen-Stoffwechsel untersucht?

Blutentnahme aus einer Arterie zur Bestimmung von pH, CO_2 und Bikarbonat; Blutentnahme aus einer Vene zur Bestimmung von Standardbikarbonat.

135. Wodurch können Azidosen entstehen?

Metabolische Azidosen bei Diabetes mellitus, bei Niereninsuffizienz und im Hungerzustand;

respiratorische Azidosen durch Beeinträchtigung des Atemzentrums bei Narkose, Morphium- oder Barbituratwirkung auf das Atemzentrum oder durch Hirndruck der Enzephalitis.

136. Wie kann es zur Alkalose kommen?

Metabolische Alkalose infolge von Säureverlusten (HCl) durch Erbrechen oder Magenspülung;

respiratorische Alkalose infolge von Säureverlusten durch vermehrtes Abatmen von CO_2 bei Hyperventilation oder Fieber.

137. Wie werden metabolische Azidose oder Alkalose behandelt?

Bei metabolischer *Azidose* wird der Gleichgewichtszustand durch Infusionen mit 8,4%igem Na-Bikarbonat behandelt. Achtung vor Überdosierung!

Die metabolische *Alkalose* wird mit physiologischer Kochsalzlösung ausgeglichen.

138. Wie kann es zum Kaliummangel kommen?

Er ist eine häufige und wichtige Stoffwechselstörung:

- Am häufigsten durch zu starke Diurese (Saluretika);
- durch starke Diarrhöen (Laxantienabusus);
- durch Niereninsuffizienz mit Polyurie;
- bei schweren Leberkrankheiten, Leberzirrhose;
- nach Azidose im diabetischen Koma;
- bei Nebennierenüberfunktionen: Hyperaldosteronismus (Conn-Syndrom, selten, s. Frage 117, S. 405);
- bei kaliumfreien Dauerinfusionen;
- auch durch Lakritzenabusus.

139. Wie ist der Kaliummangel auszugleichen?

Vorbeugend durch kaliumreiche Kost: Aprikosen, Bananen, Tomaten;

Kaliumpräparate per os, dabei aber Gefahr der Ulkusbildung im Dünndarm. Kaliumlösungen nie unverdünnt in die Vene injizieren, sondern immer nur in einer Kochsalz- oder Glukoselösung verdünnt langsam infundieren! Gefahr des Herzstillstands!

140. Wodurch kann eine Hyperkaliämie eintreten?

- Bei Niereninsuffizienz mit Olig- oder Anurie und Urämie;
- bei Nebennierenrindeninsuffizienz (Morbus Addison, s. Frage 110, S. 403);
- bei übermäßiger intravenöser Kaliumzufuhr;
- durch „kaliumsparende Diuretika" wie Triamteren oder Amilorid oder
- durch Aldosteronantagonisten wie Spironolacton.

141. Wie können die Serumkalziumwerte verändert sein?

Bei D-Avitaminose (Rachitis, Osteomalazie) und bei Hypoparathyreoidismus mit Tetanie ist das Serumkalzium erniedrigt.

Bei Überdosierung von Vitamin D, Parathormon, A.T. 10 und Epithelkörperchenadenom (Morbus Recklinghausen, s. Frage 83, S. 396) ist es erhöht.

Rheumatische Erkrankungen und Kollagenosen

1. Was versteht man unter Rheumatismus?

Rheumatismus ist keine bestimmte Krankheit, sondern ein Sammelbegriff für verschiedene schmerzhafte Krankheiten des Bewegungsapparates (Knorpel, Knochen, Muskeln, Bindegewebe), die in wechselnd starker Ausprägung auftreten. Der Begriff ist sehr unscharf und sollte von medizinischen Fachleuten nicht mehr verwendet werden.

2. Welche Krankheiten gehören zum rheumatischen Formenkreis?

In die Erkrankungen des rheumatischen Formenkreises werden verschiedene, pathogenetisch sehr unterschiedliche, entzündliche und degenerative Krankheiten des Binde- und Stützgewebes eingeordnet.

Im einzelnen unterscheidet man:

◆ *Chronische Polyarthritis* (auch rheumatoide Arthritis): chronisch fortschreitende Gelenkzerstörung und bleibender Funktionsverlust der Gelenke;

◆ *reaktive Arthritiden* und *Reiter-Syndrom:* infektionsbedingte Gelenkerkrankungen, die der primären Infektion (meist urogenitale oder gastrointestinale Infektion) mit einer gewissen Latenzzeit folgen und bei der die Mikroorganismen nicht im Gelenk nachgewiesen werden können;

◆ *Spondylitis ankylosans (Morbus Bechterew):* chronische Erkrankung des Achsenskeletts, die häufig mit einem Befall der Iliosakralgelenke beginnt und zu einer vollständigen Versteifung der gesamten Wirbelsäule führen kann;

◆ *Psoriasisarthritis:* entzündliche Gelenkerkrankung; vor allem der peripheren Gelenke, die mit einer Psoriasis assoziiert ist;

◆ *rheumatisches Fieber:* entzündliche Gelenk- und Systemerkrankung im Anschluß an eine Streptokokkeninfektion der Gruppe A, die heute in Europa fast ausgestorben ist;

◆ *infektiöse (septische) Arthritis:* hier werden Erreger im Gelenkpunktat gefunden (meist Staphylokokken, Gonokokken, Tbc);

◆ Arthritis bei *Lyme-Borreliose;*

◆ Arthritiden bei *chronisch entzündlichen Darmerkrankungen* (Colitis ulcerosa, Morbus Crohn);

◆ *parainfektiöse Arthritiden:* bei Virusinfektionen (Grippe, Hepatitis, Röteln);

◆ *Kollagenosen:* Autoimmunerkrankungen des Bindegewebes mit häufiger Beteiligung innerer Organe; Lupus erythematodes (LE), Dermatomyositis, Sklerodermie, Mischkollagenose (Sharp-Syndrom), Panarteriitis nodosa, Sjögren-Syndrom;

◆ *Polymyalgia rheumatica:* entzündliche Erkrankung mit Schmerzen in der Muskulatur des Schulter- und Beckengürtels meist bei älteren Menschen;

◆ *Fibromyalgiesyndrom:* ätiologisch ungeklärte Schmerzen vor allem der Muskel- und Sehnenansätze ohne Zeichen einer Entzündung, wahrscheinlich psychosomatisches Leiden;

◆ *Gicht* (Arthritis urica): akute Arthritis meist des Großzehengrundgelenks durch Phagozytose von Harnsäurekristallen im Gelenk, fast nur bei Männern auftretend (s. Frage 87, S. 436);

◆ *Arthrosen:* von einer Knorpeldestruktion ausgehende degenerative Gelenkerkrankung, die sich an der Wirbelsäule als Osteochondrose und Spondylarthrose, an den Gelenken vor allem als Koxarthrose, Gonarthrose und Omarthrose (Hüfte, Knie, Schulter) sowie an den Fingerend- und -mittelgelenken manifestieren kann; reaktive knöcherne Anbauten führen zu Gelenkdeformierungen.

3. Welche Vorgänge im Gewebe liegen den rheumatischen Krankheiten zugrunde?

– Entzündliche, destruierende und reaktiv reparierende Prozesse bei der chronischen Polyarthritis im Rahmen eines Autoimmunprozesses;

– degenerative und reaktive, z. T. mit Verkalkung einhergehende Prozesse bei den Arthrosen;

- entzündlich-eitrige Veränderungen bei der Infektarthritis;
- „chemische Entzündung" durch Harnsäureablagerung im Gewebe;
- allergisch-entzündliche Reaktion beim rheumatischen Fieber.

4. Wodurch kommt es zum rheumatischen Fieber?

Es ist eine Zweitkrankheit, der eine Ersterkrankung an Angina, Scharlach oder Erysipel durch β-hämolysierende Streptokokken der Gruppe A vorausging.

2–3 Wochen nach der Streptokokkeninfektion kommt es etwa in 3% der Fälle durch eine abnorme Sensibilisierung zu einer Überempfindlichkeit mit überschießender Antigen-Antikörper-Reaktion des Organismus. Diese spielt sich an der Gelenkinnenhaut (Synovia), am Endo-, Myo- oder Perikard, evtl. auch der Haut (z. B. Erythema marginatum) ab.

Das rheumatische Fieber ist heute in Mitteleuropa eine Rarität.

5. Welcher Personenkreis erkrankt besonders häufig an rheumatischem Fieber?

Besonders häufig Kinder und junge Erwachsene.

6. Welches sind die Hauptsymptome des rheumatischen Fiebers?

◆ Polyarthritis;

◆ Karditis, bei Kindern bis zu 80%, bei Erwachsenen um 10–30% als Endo-, Myo-, Perikarditis mit Tachykardie, krankhaften Herzgeräuschen, Herzerweiterung und EKG-Veränderungen. Selten, vor allem bei Kindern, in Form der Chorea minor als rheumatische Erkrankung des Zentralnervensystems mit Bewegungsunruhe und Grimassieren.

Auch eine rheumatische Pleuritis, Peritonitis und eine Nierenbeteiligung als Herdnephritis oder Glomerulonephritis können beim rheumatischen Fieber vorkommen.

7. Welche Laborbefunde sind beim rheumatischen Fieber wichtig?

◆ Die Blutsenkung ist meist sehr stark erhöht;

- das C-reaktive Protein (CRP) ist stark positiv;

- in der Elektrophorese sind anfangs die α_2-Globuline, später die γ-Globuline vermehrt.

- Die Erhöhung des Antistreptolysin-O-Titers (AST, auch ASL abgekürzt) über 200 ist sehr wichtig für die Unterscheidung des rheumatischen Fiebers von anderen polyarthritischen Krankheiten.

- Die Leukozyten können stark erhöht sein;

- im späteren Verlauf sekundäre Anämie;

- im Rachenabstrich sind oft hämolysierende Streptokokken nachweisbar.

8. Welche Verlaufsarten kommen beim rheumatischen Fieber vor?

Unter entsprechender Behandlung bilden sich die akuten Erscheinungen in einigen Wochen zurück.

Die Gelenkveränderungen heilen meist ohne dauernde Schäden ab. Das Schicksal des Patienten wird durch das Ausmaß der Herzbeteiligung (4% sterben im Anfangsstadium, 30–40% haben bleibende Klappenfehler, vor allem Mitralstenose) und durch die Rezidivneigung mit Verschlimmerung der Herzschädigung bestimmt.

9. Welche Behandlungsmaßnahmen sind beim rheumatischen Fieber wichtig?

- Ruhigstellung der Gelenke, evtl. auch Wattepackungen.

- Strenge Bettruhe bis zum Abklingen der Entzündungserscheinungen.

- Im akuten Stadium Penizillinbehandlung mit etwa 2 Mill. E täglich, anschließend, evtl. durch Jahre Rezidivprophylaxe mit Penizillin.

- Antirheumatische Medikamente, die entzündungshemmend und schmerzlindernd wirken wie: Salizylsäurepräparate (Aspirin), Indometazin (Amuno), Prednisolon (Vorsicht bei Ulkusgefahr, Diabetes oder Tuberkulose).

Nach Verschwinden der Aktivitätszeichen: Rehabilitation mit Krankengymnastik und physikalischer Therapie.

10. Was ist gegen die hohe Rezidivneigung des Streptokokkenrheumatismus zu tun?

Besonders bei Herzbeteiligung ist eine Rezidivprophylaxe mit Penizillin eventuell über Jahre hinaus fortzuführen, da die bereits vorgeschädigten Herzklappen für neue rheumatische Schübe sehr anfällig bleiben.

11. Wie beginnt das Krankheitsbild der rheumatoiden Arthritis?

Die Gelenkbeschwerden beginnen bei der chronischen Polyarthritis meist schleichend, oft symmetrisch, besonders an den kleinen und mittleren Gelenken, z. B. der Hände und Füße, mit spindelförmigen Auftreibungen, anfangs oft nur Steifigkeit und Schmerzhaftigkeit nach längerer Ruhe, z. B. morgens.

Als Allgemeinsymptome werden Mattigkeit, Gewichtsabnahme, Neigung zum Schwitzen beobachtet.

12. Wie kann sich der Verlauf der rheumatoiden Arthritis entwickeln?

Die Entwicklung kann verschieden schnell gehen und sich über viele Jahre erstrecken.

Verschlimmerungsschübe und Ruhepausen können sich abwechseln. Es werden immer mehr Gelenke befallen.

Die Gelenke zeigen fortschreitende Deformierung. Einschränkung der Beweglichkeit bis zur Versteifung und Verkrüppelung (Abb. **38**).

Gleichlaufend kommt es zu Muskel- und Knochenatrophie.

13. Welcher Personenkreis erkrankt besonders häufig an rheumatoider Arthritis?

80% der Kranken sind Frauen, am häufigsten beginnt die rheumatoide Arthritis im 4. Lebensjahrzehnt.

14. Welche Veränderungen liegen der rheumatoiden Arthritis zugrunde?

Es liegt ein unbekannter Autoimmunprozeß (Autoaggression) zugrunde.

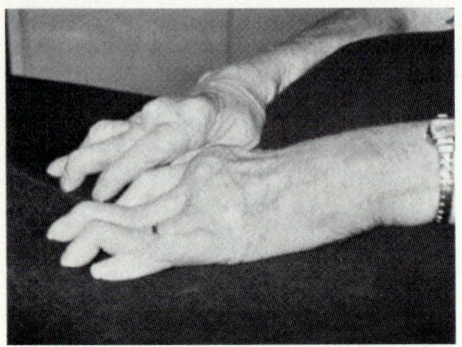

Abb. 38 Handveränderungen bei chronischer Polyarthritis (aus Gerlach, U. u. Mitarb.: Innere Medizin für Pflegeberufe, 4. Aufl. Thieme, Stuttgart 1994)

Es handelt sich um eine Entzündung der Gelenkinnenhaut (Synovia) mit fortschreitender Bindegewebswucherung (Pannus), die über den Gelenkknorpel wächst und diesen und den darunterliegenden Knochen zerstört.

15. Welche Untersuchungen sind bei rheumatoider Arthritis wichtig?

Am wichtigsten sind Anamnese und klinischer Befund.

Der wichtigste Laborbefund ist der Nachweis des sogenannten Rheumafaktors durch den Waaler-Rose-Test oder durch den Latextest, die bei rheumatoider Arthritis in 80–90% positiv ausfallen. Meist finden sich auch beschleunigte Blutsenkung, C-reaktives Protein (CRP), Gammaglobulinvermehrung und Anämie.

Der Röntgenbefund ist im Anfangsstadium meist unauffällig. Später entwickelt sich eine gelenknahe Osteoporose, schließlich folgen die Knorpel- und Knochenzerstörungen.

16. Wie kann die rheumatoide Arthritis behandelt werden?

Im Entzündungsschub körperliche Schonung, funktionsgerechte Lagerung der Gelenke: Knie gestreckt, Vermeidung von Spitzfuß, Ellenbogen gebeugt, Handgelenk in leichter Dorsalflexion.

Zuerst passive, dann aktive Bewegungsübungen, Massage. Später aufbauende Heilgymnastik zur Verhütung von Kapselschrumpfungen, Muskelkontrakturen und Erhaltung der Muskelkraft.

Die *medikamentöse* Behandlung wird unterschieden in

◆ symptomatische Medikamente: nichtsteroidale Antirheumatika z. B. Acetylsalicylsäure, Indomethazin, Ibuprofen usw. zur Schmerzlinderung; Corticosteroide zur Entzündungshemmung;

◆ krankheitsmodifizierende Medikamente („Basistherapeutika"): Azathioprin, Gold, Sulfasalazin, D-Penicillamin, Resochin zur Verlangsamung der Krankheitsprogression;

Besserung des meist schlechten Allgemeinzustandes und der Anämie durch eiweiß- und vitaminreiche Kost, Eisengaben, evtl. Bluttransfusionen.

Im nichtentzündlichen Intervall Badekuren (Schwefelbäder, Schlamm-, Fango- und Moorpackungen).

Auch Operationen (Synovektomie) und orthopädische Maßnahmen kommen in Betracht.

17. Mit welchen Nebenwirkungen muß man bei antirheumatischen Medikamenten rechnen?

Hochdosierte Salizylpräparate können Schwindel, Übelkeit, Brechreiz und eine toxische Myokardschädigung auslösen. Längere Behandlung mit Phenylbutazonen und verwandten Präparaten, Indomethazin und Kortikosteroiden kann zur Ulkusbildung führen.

Kortikosteroide können nicht nur eine Ulkusbildung, sondern auch die Aktivierung einer Tuberkulose, die Verschlimmerung einer diabetischen Stoffwechselstörung oder ein iatrogenes Cushing-Syndrom auslösen.

Goldpräparate verursachen manchmal Leukopenie, Anämie und Hautausschläge.

18. Welche Erscheinungen beobachtet man bei der Bechterew-Krankheit?

Die Spondylarthritis ankylopoetica tritt vor allem bei jungen Männern auf.

Durch eine chronisch rezidivierende Entzündung der kleinen Wirbelgelenke, der Iliosakralgelenke und des Bandapparates der Wirbelsäule kommt es zu einer langsam fortschreitenden Verkalkung, Versteifung und Verkrümmung der Wirbelsäule (Abb. **39**). Auch die Rippen-Wirbel-Gelenke versteifen allmählich, so daß die Atembewegungen eingeengt werden. Manchmal sind auch große Gelenke wie Schulter und Hüfte mit befallen.

Die Röntgenuntersuchung läßt die Veränderungen früh erkennen, und die Blutsenkung ist früh beschleunigt. AST- und Latextest sind meist negativ.

Etwa 95% der Kranken weisen das Histokompatibilitätsantigen HLA-B27 auf als Hinweis auf eine genetische Krankheitsdisposition.

19. Was versteht man unter einer Arthrose?

Arthrosen sind degenerative Gelenkerkrankungen mit Knorpelzerstörung, Knochendeformierung, Fehlstellung der gelenkbildenden

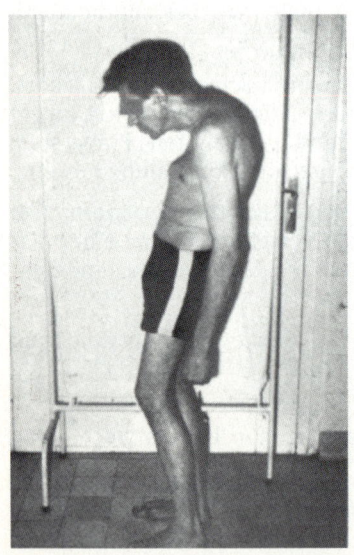

Abb. **39** Körperhaltung bei Morbus Bechterew (aus Gerlach, U. u. Mitarb.: Innere Medizin für Pflegeberufe, 4. Aufl. Thieme, Stuttgart 1994)

Knochenteile mit reaktiven Knochenwucherungen, Bewegungseinschränkung, Muskelverspannungen und Schmerzen.

20. Welche sind die häufigsten Arthrosen?

Koxarthrose: Hüftgelenksarthrose.

Gonarthrose: Kniegelenksarthrose.

Omarthrose: Schultergelenksarthrose.

21. Welche degenerativen Veränderungen der Wirbelsäule werden unterschieden?

Die Degeneration der Knorpelanteile und der Bandscheiben zwischen den Wirbelkörpern mit Randzackenbildung an den Wirbelkörperkanten heißt *Osteochondrose*.

Die degenerativen Veränderungen an den kleinen Wirbelgelenken mit Randwulstbildung wird *Spondylarthrose* genannt.

22. Welche Folgen kann eine Osteochondrose haben?

Diese bei älteren Menschen sehr häufigen Veränderungen können durch Verschiebung der Bandscheiben (Abb. **40 a** u. **b**) Muskelverspannungen, z. B. Hexenschuß (Lumbago), oder Schiefhals (steifer Hals) verursachen.

Es können aber auch vom Rückenmark abgehende Nervenwurzeln gedrückt oder gezerrt werden und dadurch ausstrahlende Schmerzen entstehen (Wurzelneuralgie), z. B. im Lumbalbereich als Ischias, im Halsabschnitt als Brachialgien oder als zum Teil auch migräneartige Hinterkopfschmerzen.

Beim Bandscheibenvorfall in den Rückenmarkskanal können Lähmungserscheinungen auftreten (Abb. **40 b**).

23. Welche Maßnahmen kommen bei Bandscheibenbeschwerden in Frage?

◆ Feststellung des Schädigungsortes durch den klinischen Befund und Röntgenaufnahmen.

◆ Ausschluß anderer Erkrankungen.

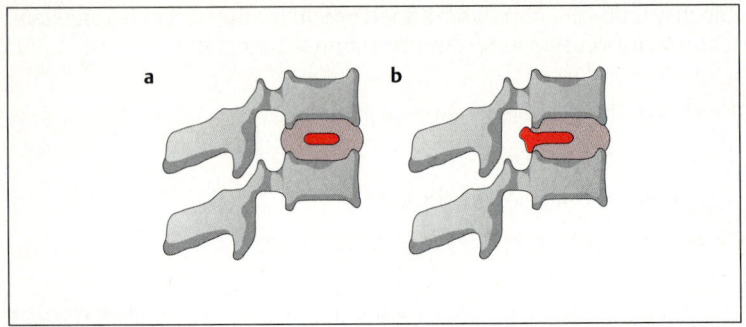

Abb. **40 a** u. **b** Wirbelsegment. **a** Normale Bandscheibe, **b** dorsaler Bandscheibenvorfall

◆ Als Behandlung richtige Lagerung, Gelenke in Mittelstellung, Schmerzmittel (nichtsteroidale Antirheumatika), muskuläre Entspannung, Wärme.

◆ Eventuell chiropraktische Reposition (Einrenken).

◆ Bei ausbleibendem Erfolg neurochirurgische Untersuchungen und Eingriffe.

24. Was nennt man Weichteilrheumatismus?

In der Umgebung entzündlich oder degenerativ befallener Gelenke können an Bändern, Sehnen, Sehnenscheiden, Periost und Muskelansatzstellen rheumatische Bindegewebsveränderungen auftreten.

Schmerzhafte Muskelverhärtungen werden als Myogelosen bezeichnet.

Kälte, Nässe, Zugluft, Überbeanspruchung verschlimmern, Wärme, Entspannung und Massagen bessern diese Beschwerden.

25. Welche Krankheiten nennt man Kollagenosen?

Als Kollagenosen werden seltene Autoimmunerkrankungen des Bindegewebes zu einer Gruppe zusammengefaßt.

Rheumatische Erkrankungen und Kollagenosen

Vor allem die entzündlichen Bindegewebsveränderungen in Haut und Blutgefäßen zeigen charakteristische, z. T. tödlich verlaufende Krankheitsbilder.

Die Kollagenosen entstehen durch das Zusammentreffen einer genetisch festgelegten Störung des Immunsystems mit einem exogenen Auslöser.

26. Was liegt dem Autoimmunprozeß zugrunde?

Im Gegensatz zu einer Sensibilisierung gegen exogene Antigene (z. B. Bakterientoxine) kann sich auch eine Überempfindlichkeit gegen *körpereigene* Substanzen entwickeln und zu Krankheitsprozessen führen. Dieser Vorgang heißt Autosensibilisierung oder Autoimmunphänomen und spielt z. B. bei den Kollagenosen eine wichtige Rolle.

27. Welche wichtigen Krankheiten rechnet man zu den Kollagenosen?

◆ Den akuten und chronischen *Lupus erythematodes disseminatus* mit Veränderungen an Haut und inneren Organen.

◆ Die *Panarteriitis* (oder Periarteriitis) *nodosa*, eine Entzündung der kleinen Arterien mit Neigung zu arteriellen Thrombosen. Besonders häufig sind die Gefäße der Nieren befallen, mit dem Bild der chronischen Glomerulonephritis und mit Bluthochdruck (s. Frage 111, S. 360).

◆ Die progressive *Sklerodermie* mit allmählichem Elastizitätsverlust, Verhärtungen und Atrophie der Haut an den Fingern und im Gesicht, schließlich auch der Schleimhäute des Magen-Darm-Traktes.

◆ Die *Dermatomyositis* mit Entzündungserscheinungen der Haut und Muskulatur, später auch Befall der Schleimhäute und Muskelatrophie.

◆ Das *Sjögren-Syndrom* mit Befall der Augen, der Speicheldrüsen und einer chronischen Polyarthritis.

28. Welche Symptome sind beim Lupus erythematodes häufig?

Charakteristisch und häufig sind das typische Erythem, eine symmetrische, schmetterlingsförmig ausgebreitete Rötung im Gesicht und Fieber. Gelenkveränderungen wie bei der rheumatoiden Arthritis sind häufig. Am Herzen läuft meist eine Endomyokarditis ab. Entscheidend für die Prognose ist die Nierenbeteiligung in Form einer chronischen Nephritis mit Übergang in Schrumpfniere. Auch zahlreiche andere Auswirkungen an den inneren Organen kommen vor.

Neben den üblichen Entzündungszeichen wie hohe Blutsenkungsgeschwindigkeit, α_2- und γ-Globulinvermehrung, positives CRP sind für die Diagnose vor allem die Bestimmung der antinukleären Antikörper und der Antikörper gegen Doppelstrang-DNS wichtig.

Infektionskrankheiten

Allgemeines

1. Welche zwei Gruppen von Infektionskrankheiten können nach Art der Ausbreitung der Infektion und nach Art der Immunitätsbildung unterschieden werden?

Man unterscheidet:

- die Lokalinfektionskrankheiten und
- die akuten zyklischen Infektionskrankheiten.

2. Welche Besonderheiten zeigen die Lokalinfektionskrankheiten?

Bei den Lokalinfektionskrankheiten entstehen örtliche Reaktionen (Entzündung auf der Haut oder auf den Schleimhäuten). Die Ausbreitung erfolgt auf dem Wege der lokalen Ausdehnung des Prozesses, z. B. Diphtherie, Enteritis, Gonorrhö, Tetanus. Eine dauernde Krankheitsimmunität wird nicht ausgebildet.

3. Wodurch sind die akuten zyklischen Infektionskrankheiten gekennzeichnet?

Als akute zyklische Infektionskrankheiten bezeichnet man die Krankheiten, bei denen sich drei Stadien unterscheiden lassen.

◆ Inkubationszeit vom Eindringen des Erregers bis zum Auftreten von Krankheitserscheinungen.

◆ Das Generalisationsstadium mit Ausbreitung des Erregers auf dem Blutwege (Bakteriämie, Virämie), in dem sich die Erreger im Blut nachweisen lassen. In diesem Stadium bestehen meist hohes Fieber und schweres Krankheitsgefühl.

◆ Die Organmanifestation, der Befall eines bestimmten Organs, zu dem der Erreger eine besondere Affinität hat.

Das Überstehen einer akuten zyklischen Infektionskrankheit läßt eine meist lebenslängliche Immunität entstehen.

Krankheitserreger

4. Wie entsteht eine Infektionskrankheit?

Das Eindringen von Krankheitserregern, pathogenen Viren, Bakterien oder Protozoen mit Vermehrung und Ausbreitung im Körper heißt Infektion.

Durch die Abwehr des Organismus gegen die körperfremden Stoffwechselprodukte und Gifte der Erreger entstehen die charakteristischen Verläufe der Infektionskrankheiten.

5. Wodurch ist eine Infektionskrankheit charakterisiert?

- Durch den Erreger;
- durch einen bestimmten, direkten oder indirekten Übertragungsmodus;
- durch eine bestimmte Inkubationszeit von der Infektion bis zum Ausbruch der Krankheit;
- durch den Ablauf der Krankheit in charakteristischen Reaktionen;
- durch das meist epidemische, endemische oder pandemische Auftreten.

6. Wodurch kann die Diagnose einer Infektionskrankheit gestellt werden?

- Durch den Nachweis des Erregers, direkt mikroskopisch, durch Züchtung auf Nährböden oder die Übertragung auf ein Versuchstier; durch Nachweis der Erreger-DNS mittels Polymerase-Kettenreaktion;
- durch den Nachweis von Antikörpern als indirekter Erregernachweis,
- durch die charakteristischen klinischen Symptome (Exanthem usw.).

7. Wo können Krankheitserreger nachgewiesen werden?

Sie können in Blut, Stuhl, Urin, Sputum, Rachenabstrich, Liquor und in Gewebeproben gesucht werden. Ihr Nachweis muß vor der antibiotischen Therapie versucht werden.

8. Welche Rolle spielen Antikörper beim Erregernachweis?

Der Nachweis spezifischer Antikörper beweist eine Auseinandersetzung mit den entsprechenden Krankheitserregern. Dazu müssen Serumproben in wöchentlichen Abständen zur Erfassung der Titerbewegungen untersucht werden (Titerhöhe: Menge des Antikörpers). Besonders ein Titeranstieg spricht für eine aktuelle Infektion. Bei der Titerbewertung müssen aber auch aktive Schutzimpfungen und sog. „Durchseuchungstiter" berücksichtigt werden.

9. Wie nennt man die Wissenschaft von den Kleinstlebewesen?

Mikrobiologie.

Die Bakteriologie ist ein Teil davon, die sich im strengeren Sinne nur mit den Bakterien beschäftigt.

10. Welche Arten von Krankheitserregern gibt es?

◆ Viren, die kleinsten Erreger, sind eigentlich keine selbständigen Lebewesen, sie stellen „biochemische Einheiten" dar, die genetische Informationen enthalten;

◆ Bakterien (Spaltpilze, die den pflanzlichen Lebewesen zugerechnet werden);

◆ Myzeten, fadenbildende Pilze, pflanzliche Lebewesen;

◆ Protozoen, einzellige Erreger aus dem Tierreich;

◆ Metazoen, mehrzellige tierische Lebewesen, die als Schmarotzer (Parasiten) Krankheitszustände bewirken können.

11. Was versteht man unter einem Virus?

Die Viren bilden ein eigenes Reich im Übergang von der unbelebten zur belebten Welt. Sie sind die kleinsten Erreger und können nur mit dem Elektronenmikroskop dargestellt werden. Sie bestehen aus einem Nukleinsäurekern und einer spezifischen Eiweißhülle. Sie sind keine eigentlichen Lebewesen, da sie keinen eigenen Stoffwechsel haben und sich nur mit Hilfe der Wirtszelle, in die sie eindringen, vermehren können.

12. Welche Viruskrankheiten spielen eine wichtige Rolle?

Der Schnupfen, die Grippe, Masern, Röteln, Mumps, Viruspneumonie, infektiöse Mononukleose (Pfeiffer-Drüsenfieber), Poliomyelitis (Kinderlähmung), Enzephalitis, Herpes, Windpocken, Pocken, Gelbfieber, Tollwut, Hepatitis, AIDS usw.

13. Welche Virusarten werden unterschieden?

- Enteroviren, z. B. das Poliomyelitisvirus, die Coxsackie-Viren, die ECHO-Viren und die Reovieren;
- Arboviren, z. B. Gelbfiebervirus;
- Myxoviren, z. B. das Mumpsvirus und Influenzavirus;
- Herpesviren, Erreger der Windpocken, des Herpes zoster und das Herpes-simplex-Virus;
- Pockenviren, Erreger der Menschenpocken und das Vakzinevirus der Kuhpocken;
- Adenoviren, Erreger von Schnupfen und Rachenentzündungen;
- Psittakose-Lymphogranuloma-inguinale-Viren; Erreger der Papageienkrankheit, des Lymphogranuloma inguinale und des Trachoms;
- Gruppe der nicht klassifizierten Viren, Erreger der Hepatitis, Masern, Tollwut und Röteln;
- Gruppe der Retroviren, HI-Virus.

14. Was sind Rickettsien?

Rickettsien nennt man eine Gruppe von großen virusartigen Erregern (z. B. der Erreger des Fleckfiebers und des Q-Fiebers).

15. Welche Arten von Bakterien sind zu unterscheiden?

Nach der *Form* können die Bakterien eingeteilt werden in:

- rundliche Bakterien: Kokken;
- stäbchenförmige Bakterien oder Bazillen;
- schraubenförmige Bakterien: Spirochäten oder Borrelien.

16. Welche Arten von Kokken gibt es?

Nach ihrer Färbbarkeit *(Gramfärbung)* unterscheidet man grampositive und gramnegative Erreger.

Nach der *Form ihrer Kolonien* teilt man sie ein in:

- Streptokokken, die sich kettenförmig anordnen;
- Staphylokokken, die traubenförmige Verbände bilden und
- Diplokokken, die paarweise gelagert sind.

17. Welche wichtigen Arten von Stäbchen (Bazillen oder Bakterien im engeren Sinne) gibt es?

- Typhus-Paratyphus-Ruhr-Gruppe,
- Kolibakterien,
- Tuberkelbakterien,
- Diphtheriebakterien,
- Tetanusbakterien,
- Influenzabakterien u. a. m.

18. Welche Dauerform können Bakterien bilden?

Als widerstandsfähige Dauerformen können sie „Sporen" bilden.

19. Welche Krankheiten werden durch grampositive Erreger verursacht?

Durch *Streptokokken* werden Angina, Sepsis, Scharlach, Erysipel verursacht.

Als Nachkrankheiten können Endo-, Myo-, Perikarditis, hämorrhagische Nephritis und rheumatisches Fieber (akuter Gelenkrheumatismus) entstehen.

Durch *Staphylokokken* werden Hauterkrankungen (z. B. Furunkulose), Staphylokokkensepsis und Osteomyelitis (Knochenmarksphlegmone) hervorgerufen.

Auch bei akuter Nahrungsmittelvergiftung können Staphylokokken durch Erzeugung von giftigen Zerfallsprodukten ihres Nährbodens eine entscheidende Rolle spielen.

Durch *Pneumokokken* können Pneumonien, Sinusitis (Nasennebenhöhlenentzündung) und Otitis media (Mittelohrentzündung) ausgelöst werden.

Zu den *Clostridien* gehören die Erreger von Gasbrand, Botulismus, Tetanus und Milzbrand.

Auch Diphtheriebakterien sind grampositiv.

20. Welche wichtigen Erreger gehören zu den gramnegativen Keimen?

Gramnegativ sind:

- Salmonellen (Typhus abdominalis, Paratyphus A, B und C);
- Shigellen (Bakterienruhr);
- Brucellen (Morbus Bang, Maltafieber);
- Escherichia coli und Bacterium proteus (normale Darmbewohner, aber u. U. pathogen). Sie erzeugen evtl. Pyelitis, Cholezystitis, bei vorgeschädigtem Darm auch Enterokolitis;
- Meningokokken (epidemische Meningitis: Hirnhautentzündung);
- Influenzabakterien: Haemophilus influenzae (Otitis media, Bronchopneumonie, Sepsis).

21. Welche Krankheiten werden durch Mykobakterien bewirkt?

Mykobakterien sind die Erreger von Tuberkulose und Lepra (Aussatz).

22. Welche Erreger nennt man Mykoplasmen?

Sie sind die kleinsten auf Nährböden züchtbare Erreger. Am wichtigsten ist das Mycoplasma pneumoniae, das eine atypische Pneumonie hervorrufen kann.

23. Welche Erreger bezeichnet man als Anaerobier?

Das sind Erreger, die unter Luftabschluß ohne Sauerstoff leben und sich vermehren.

24. Welche wichtigen Krankheiten werden durch Anaerobier hervorgerufen?

Durch Anaerobier werden Botulismus, Tetanus und Gasbrand als schwere lebensbedrohliche Krankheiten verursacht.

25. Welche Eigenschaften haben die Spirochäten?

Die Spirochäten sind größer als die Stäbchen, sie sind schraubenförmig gekrümmt.

26. Welche Spirochätenkrankheiten sind wichtig?

– Lues (Syphilis),
– Leptospirosen, z. B. die Weilsche Krankheit,
– Borreliosen (z. B. Lyme-Borreliose).

27. Welche Protozoenkrankheiten kennen Sie?

– Malaria,
– Amöbenruhr.
– Galle und Dünndarm: Lamblien;
– Urogenitaltrakt: Trichomonaden.

28. Welche Pilzkrankheiten können eine Rolle spielen?

– Soorpilze: Candida albicans, auf den Schleimhäuten;
– Kryptokokkose, z. B. Kryptokokkenmeningitis;
– Trichophytosen (Hautkrankheiten)
– Fußpilze.

29. Welche Metazoen kommen als Parasiten vor?

– Eingeweidewürmer: Bandwürmer, Spulwürmer, Madenwürmer;
– Milben (Krätze);
– Haut: Läuse, Flöhe, Wanzen, Zecken.

30. Wie kann bewiesen werden, ob ein Mikroorganismus der Erreger einer bestimmten Infektionskrankheit ist?

Der Erreger muß regelmäßig im erkrankten Organismus nachgewiesen werden können.

Der gefundene Erreger muß auf einem künstlichen Nährboden in Reinkultur gezüchtet werden können.

Der gezüchtete Erreger muß imstande sein, bei einem Versuchstier wieder die entsprechende Infektionskrankheit auszulösen.

31. Was versteht man unter Parasiten?

Parasiten entziehen ihre Nährstoffe dem Wirtsorganismus; es sind Krankheitserreger, die den Wirtsorganismus schädigen.

32. Was sind Saprophyten?

Sie gewinnen ihre Nährstoffe aus totem organischen Material, sie sind Fäulnisbewohner.

33. Was nennt man Symbionten?

Symbionten sind Mikroorganismen, die dem Wirtsorganismus Stoffe abgeben, die nützlich sind, z. B. Escherichia coli im Dickdarm für die Vitaminversorgung.

34. Wie groß sind die Krankheitserreger etwa?

Bakterien sind nur wenige µm (1 µm = 1 Mikrometer = 1/1000 mm) groß, *Kokken* sind nur etwa 0,5–1 µm groß. Die *Viren* schwanken zwischen 20 und 300 nm (1 nm = 1 Nanometer = 1/1 000 000 mm), z. B. das sehr kleine Poliovirus ist nur 20 nm groß.

35. Wie können sich Bakterien bewegen?

Manche Bakterien tragen Haarsäume oder Geißeln, durch deren rhythmische Schwingungen sie sich fortbewegen können.

36. Wie schnell können sich Bakterien vermehren?

Typhusbakterien können sich bei gutem Nährstoffmilieu und günstiger Temperatur alle 20 Minuten teilen. Das bedeutet, daß aus einem Typhusbakterium in 10 Stunden 1 Milliarde Bakterien entstehen können.

37. Welche Lebensbedingungen spielen für Bakterien eine wichtige Rolle?

Bakterien brauchen Wasser, Salze, Kohlensäure und Phosphor.

Bakterien, die Sauerstoff benötigen, heißen Aerobier, solche, die ohne Sauerstoff leben, Anaerobier.

Wichtig ist die Temperaturlage, fast alle Krankheitserreger sind gegen Hitze, nur wenige gegen Kälte sehr empfindlich. Viele vertragen Trockenheit schlecht, andere bilden widerstandsfähige Dauerformen (z. B. Sporen).

38. Was versteht man unter einem Antibiogramm?

Um festzustellen, gegen welche Medikamente (z. B. Antibiotika) ein Krankheitserreger empfindlich ist, kann man Empfindlichkeitsteste, ein sogenanntes Antibiogramm, anfertigen.

Dabei wird durch Zugabe verschiedener Antibiotika (auch Sulfonamide und anderer antibakteriell wirkender Substanzen) zu den Reinkulturen ausgetestet, welche Mittel eine wirksame Behandlung verspricht. Man nennt diese Untersuchung auch Resistenzprüfung oder Empfindlichkeitstest.

39. Was bedeutet Sensibilität bzw. Resistenz eines Erregers?

Sensibilität bedeutet Empfindlichkeit, Resistenz bedeutet Widerstandsfähigkeit eines Erregers gegen ein bestimmtes Medikament (z. B. gegen ein Antibiotikum).

Ein Keim ist gegen ein Medikament resistent, wenn dieses keine ausreichende Hemmwirkung auf die Vermehrung zeigt.

Manche Keime sind gegen bestimmte Antibiotika „von Haus aus" resistent (z. B. Escheria coli gegen Penizillin).

Andere Keime bilden allmählich resistente Stämme aus, z. B. Staphylokokken, die gegen manche Antibiotika resistent werden. Die Resistenzbildung stellt ein schwieriges Problem für die Behandlung dar und wird gefördert durch unkritische oder unsachgemäße Antibiotikaeinnahme.

40. Was versteht man unter bakterizid bzw. bakteriostatisch?

Bakterizide Mittel töten die Keime, bakteriostatische hemmen die Vermehrung der Keime.

41. Welcher Zeitpunkt ist bei der Gewinnung von infektiösem Material wichtig?

Die Entnahme soll zum günstigsten Zeitpunkt erfolgen (z. B. Blutentnahme zur Blutkultur beim Fieberanstieg oder besonders bei Schüttelfrost).

Abnahme des Untersuchungsmaterials möglichst vor der antibiotischen Behandlung.

42. Welche Bedingungen sind bei der Entnahme und dem Versand von infektiösem Untersuchungsmaterial zu beachten?

Das Untersuchungsmaterial darf nicht verunreinigt werden. Es muß steril aufgefangen und verpackt werden.

Die Versandgefäße müssen den gesetzlichen Bestimmungen für den Postversand von infektiösem Material entsprechen.

Das materialenthaltende Gefäß (das innerste Röhrchen) muß richtig und ausreichend beschriftet sein.

Der Begleitschein muß genau ausgefüllt sein: Personalien des Patienten, Art des Materials, Krankheitsdiagnose, gewünschte Untersuchung, Absender.

Es muß für möglichst raschen Transport vom Patienten zum Untersuchungsinstitut gesorgt werden (Entnahme möglichst vor Postabgang und raschen Transportweg wählen).

Empfindliche Erreger (wie manche Kokken) müssen in entsprechenden Spezialgefäßen und besonders rasch zur Untersuchungsstelle transportiert werden.

43. Wo können Krankheitserreger nachgewiesen werden?

◆ Durch Abstriche mit Wattetupfer:

- vom Rachen (Diphtherie, Streptokokken),
- aus der Nase (Diphtherie),
- vom Kehlkopf (Tuberkulose),
- von der Bindehaut des Auges (Trachom),
- aus dem Mastdarm (Ruhr),
- aus dem Genitalgebiet (Gonokokken).

◆ Im Rachenspülwasser (Viren, z. B. bei Erkältungskrankheiten);

◆ im Sputum (z. B. Tuberkulose);

◆ im Blut (Blutkultur, z. B. bei Sepsis, Endokarditis, Typhus);

◆ im Liquor cerebrospinalis (Meningitis);

◆ in Punktionsflüssigkeit (Pleuraergüsse, Lymphknotenabszesse);

◆ im Stuhl (Erreger bei Darmkrankheiten, auch Poliovirus);

◆ im Urin (Pyelonephritis);

◆ in Sekreten (Harnröhrenexperimat bei Gonorrhö, Prostatasekret, aus Fisteln);

◆ in Gewebeteilen (z. B. Zytomegalievirus in Kolonbiopsien).

44. Wie können Krankheitserreger nachgewiesen werden?

◆ Durch Färben von Ausstrichen des Untersuchungsmaterials auf Objektträgern (Gramfärbung, Methylenblaufärbung, Ziehl-Neelsen u. a. m.) und Betrachtung durch das Mikroskop.

◆ Durch Züchtung der Erreger in Kulturen auf bestimmten Nährböden oder in Gewebekulturen.

◆ Durch Tierversuch (tuberkuloseverdächtiges Material wird dem Meerschweinchen intraperitoneal gespritzt, das im positiven Fall an einer tuberkulösen Peritonitis stirbt).

◆ Durch Nachweis der spezifischen Antikörper, die im Organismus gegen bestimmte Erreger gebildet wurden, z. B. Gruber-Widal-Reaktion auf Typhus (s. auch Frage 168, S. 507).

◆ Durch Nachweis der erregerspezifischen DNS mittels Polymerase-Kettenreaktion.

45. Wie können Krankheitserreger in den Körper eindringen?

Als Eintrittspforten für Mikroorganismen in den Körper kommen in Betracht:

- vor allem die Atemwege und der Verdauungstrakt;
- seltener die verletzte oder unverletzte Haut;
- in besonderen Fällen die Bindehaut des Auges und die Schleimhäute der Geschlechtsorgane.

46. Welche Übertragungsarten gibt es?

◆ Tröpfcheninfektion (sehr häufig, z. B. bei Erkältungskrankheiten, Tuberkulose);

◆ durch infizierte Speisen oder Getränke (z. B. Darminfektionen wie Typhus oder Paratyphus);

◆ durch unmittelbare Berührung von Mensch zu Mensch, auch durch sexuelle Kontakte, oder durch Gebrauchsgegenstände (z. T. als sogenannte Schmierinfektion);

◆ durch tierische Überträger (z. B. Tollwutübertragung von Tier auf Mensch);

◆ durch tierische Zwischenwirte (z. B. Stechmücken wie bei Malaria, Zecken für Enzephalitis und Borreliose, Läuse für Fleckfieber);

◆ durch Bluttransfusion (z. B. Hepatitis B und C, AIDS);

◆ durch Verschleppung im Körper (z. B. Escherichia coli vom Darm in die Gallen- oder Harnwege).

47. Welche Krankheiten können durch sexuelle bzw. anorektale Kontakte übertragen werden?

Die *Geschlechtskrankheiten* im engeren Sinn: Syphilis, Gonorrhö, Ulcus molle (weicher Schanker) und Lymphogranuloma inguinale (Lymphopathia venereum).

Virusinfektionen wie Hepatitis B, Hepatitis C (s. S. 581ff.). Herpes genitalis durch das Herpes-simplex-Virus Typ II als Vulvovaginitis oder Balanitis mit Juckreiz und Schmerzen. Condyloma acuminatum (Feigwarzen) durch Papillomviren.

AIDS (*a*cquired *i*mmuno*d*eficiency *s*yndrome), das erworbene Immundefektsyndrom durch Infektion mit dem humanen Immundefizienzvirus (HIV), das eine fortschreitende Zerstörung immunkompetenter Zellen mit dem Auftreten opportunistischer Infektionen bedingt (s. S. 587ff.).

Infektionen durch Chlamydien und Mykoplasmen bewirken vor allem Entzündungen der Harnröhre *(Urethritis)* und der Genitalorgane wie *Prostatitis* oder *Salpingitis* oder durch Parasiten wie Trichomonaden mit Urethritis und *Vaginitis* oder durch Pilze wie bei Mykose durch Candida albicans (Moniliasis, *Soor*).

Äußerlich: *Filzläuse* (Phthiri) und *Krätze* (Skabies).

48. Unter welchen Voraussetzungen kann eine Infektionskrankheit zustande kommen?

Die Erreger der Infektionskrankheit müssen in genügender Zahl vorhanden sein.

Sie müssen entsprechend virulent sein, d. h. einen entsprechenden Vitalitätsgrad haben.

Der Mensch muß für diese Krankheitserreger „empfänglich" sein, d. h. er darf nicht „immun" sein (s. Frage 72, S. 481).

Die Krankheitserreger müssen auf dem für sie gangbaren Weg in den Körper eingebracht werden (Tröpfcheninfektion der Erkältungskrankheiten, perkutane Infektion der Malaria usw.).

Durch Resistenzminderung können Krankheitserreger, die im Körper vorhanden sind, aber wegen der Widerstandsfähigkeit des Organismus nicht ohne weiteres zur Auslösung einer Krankheit fähig sind, pathogen werden. So eine Resistenzminderung kann durch Unterkühlung der Atem- und Harnwege, durch Unterernährung, durch Störung des Stoffwechsels (z. B. Diabetes) oder durch Immunitätsverlust im hohen Alter oder bei AIDS entstehen.

49. Wodurch wirken die Erreger krankheitserzeugend?

Durch die starke Vermehrung der eingedrungenen Erreger können sich auch ihre z. T. schädlichen oder giftigen Stoffwechselprodukte (Toxine) vervielfachen.

50. Welche Wirkungen haben die Toxine?

Toxine können Entzündungen oder so starke Schädigungen verursachen, daß es zum Untergang von Zellen oder Geweben kommt.

Manche Toxine wirken spezifisch auf bestimmte Gewebe (z. B. Diphtherietoxin auf den Herzmuskel und das Nervengewebe).

Durch Toxine als Antigene können Antitoxine als Antikörper gebildet werden.

51. Was versteht man unter Pathogenität eines Erregers?

Unter Pathogenität versteht man die Fähigkeit eines Erregers, *Krankheitserscheinungen* zu bewirken.

Es gibt pathogene und apathogene Stämme der Erreger, z. B. der Streptokokken.

Apathogene Mikroorganismen können nützlich im Wirtsorganismus, als harmlose Schmarotzer oder als nützliche Symbionten leben, z. B. das Kolibakterium ist im Dickdarm – abgesehen von enterotoxischen Stämmen – nicht pathogen, aber in der Gallenblase und im Nierenbecken pathogen.

52. Was bedeutet humanpathogen?

Die krankmachende Eigenschaft eines Erregers, die Pathogenität, betrifft nur bestimmte Lebewesen. Manche Erreger sind nur für bestimmte Tierarten krankheitserzeugend, z. B. die Räude oder die Staupe der Hunde, manche sind für Tiere und Menschen, z. B. die Tollwut, manche nur für Menschen krankmachend wie das Hepatitisvirus. Wenn ein Erreger beim Menschen krankheitserzeugend sein kann, ist er humanpathogen.

53. Was nennt man die Virulenz eines Erregers?

Als Virulenz eines Erregers bezeichnet man seine *Bösartigkeit* bzw. seine *Gefährlichkeit.*

Die Virulenz wird durch die Lebenskraft des Erregers gekennzeichnet, die sich äußert: in seiner Fähigkeit, in den Wirtsorganismus einzudringen, sich dort auszubreiten und zu vermehren und in seiner Widerstandskraft gegen die Abwehr des Organismus und durch seine Giftwirkung.

Epidemiologie

54. Was bezeichnet man mit Kontagiosität oder Infektiosität?

Die Kontagiosität ist der Grad der allgemeinen Empfänglichkeit für eine Infektionskrankheit. Manche Krankheiten sind sehr kontagiös, wie z. B. Masern, andere nur wenig kontagiös, wie die meist nur sporadisch (vereinzelt) auftretende Kinderlähmung.

55. Was ist eine Epidemie?

Unter einer Epidemie versteht man das gehäufte Auftreten einer Infektionskrankheit in einem begrenzten Gebiet innerhalb kurzer Zeit.

56. Was versteht man unter Pandemie?

Unter Pandemie versteht man Seuchen großen Ausmaßes, die sich über die ganze Erde ausbreiten, wie z. B. die große Grippeepidemie von 1917–1919, an der viele Millionen Menschen auf der ganzen Welt erkrankten (s. Frage 441, S. 576).

57. Was nennt man eine Endemie?

Eine Endemie nennt man eine Infektionskrankheit, die in einem bestimmten Gebiet immer wieder auftritt oder mehr oder weniger stark vorkommt; in Europa sind z. B. die Masern endemisch.

58. Wann spricht man von sporadischen Infektionsfällen?

Sporadische Fälle nennt man das vereinzelte Vorkommen einer Infektionskrankheit, ohne daß sich eine seuchenhafte Ausbreitung entwickelt, z. B. heute bei der Tbc, bei der Meningokokkenmeningitis oder früher bei der Poliomyelitis.

59. Von welchen Umständen hängt die Entwicklung einer Seuche ab?

Zur Entstehung einer Epidemie gehören bestimmte (spezifische) Erreger (z. B. das Grippevirus, die Ruhrbakterien).

Sie ist weiter abhängig von einer großen allgemeinen Empfänglichkeit („Krankheitsbereitschaft") eines Personenkreises.

Oft spielen äußere Umstände eine Rolle, wie Menschenansammlungen oder Verkehrswege, denen entlang sich eine Seuche verbreitet, oder ein Überträgerreservoir wie die Anopheles-Mücken für die Malaria.

Manche Krankheiten sind saisongebunden, z. B. die Ruhr tritt im Sommer bei Absinken des Grundwasserspiegels, das Fleckfieber im Winter durch Zunahme der Kleiderläuse auf.

Durch den Genuß des verseuchten Wassers können in kurzer Zeit plötzlich viele Menschen erkranken (explosionsartige Ausbreitung einer Infektionskrankheit) z. B. an Cholera.

Durch Kontakt von Mensch zu Mensch kann es zu einer allmählichen Seuchenentwicklung und Ausbreitung kommen.

60. Was nennt man Morbidität?

Die in einem bestimmten Zeitraum registrierte Zahl der Krankheitsfälle einer definierten Krankheit, bezogen auf die Bevölkerungszahl.

61. Was versteht man unter Mortalität?

Mortalität bedeutet Sterblichkeit an einer Krankheit, bezogen auf die Gesamtbevölkerung.

62. Was bedeutet Letalität?

Unter Letalität (Tödlichkeit) versteht man die Zahl der Personen, die an einer Krankheit sterben, bezogen auf die Zahl der Erkrankten.

63. Ist jeder Mensch, der Krankheitserreger in sich hat, „krank"?

Außer bei manifesten Krankheiten können Krankheitserreger auch abgekapselt im Gewebe (z. B. in vernarbten oder verkalkten Tbc-Herden) vorkommen. ohne Krankheitserscheinungen zu bewirken.

Ferner gibt es Keimträger (Bazillenträger) und Dauerausscheider von Krankheitserregern.

64. Was versteht man unter Keimträgern?

Keimträger sind Menschen, die Krankheitserreger beherbergen, ohne daß bei ihnen klinisch eine Krankheit erkennbar ist oder war. Die Krankheit kann:

- noch bevorstehen (Inkubationszeit), oder
- sie verläuft unbemerkbar leicht („klinisch stumm"), oder
- sie ist früher einmal durchgemacht worden, es besteht Immunität gegen die Erreger, so daß es nicht zu Krankheitserscheinungen kommt.

65. Wen bezeichnet man als Dauerausscheider?

Dauerausscheider sind Menschen, die eine Infektion, z. B. mit Typhus oder Paratyphus, durchgemacht haben, gegen diese Erreger immun geworden sind, aber mit dem Stuhl dauernd Erreger ausscheiden, weil sich diese als Schmarotzer in den Gallenwegen festgesetzt haben und immer wieder in den Darm entleert werden.

66. Was ist der Unterschied zwischen übertragbar und kontagiös (ansteckend)?

Die Malaria ist zwar übertragbar, aber nicht ansteckend (kontagiös). Das heißt, man kann sich bei der Pflege von Malariakranken nicht mit Malaria anstecken, das ist (abgesehen von Bluttransfusionen) nur durch die Vermittlung der Malariastechmücke möglich.

67. Was nennt man einen Zwischenwirt?

Manche Erreger können nicht von Mensch zu Mensch übertragen werden, sondern nur durch Vermittlung eines tierischen Zwischenträgers, des Zwischenwirts.

Der Erreger muß in diesem Zwischenwirt einen Teil seiner Entwicklung durchmachen (Malaria, Bandwürmer).

68. Welche Arten von Zwischenwirten spielen eine Rolle?

Zwischenwirte für Wurmerkrankungen können *Rind, Schwein, Fisch* und *Hund* sein.

Für tropische Krankheiten spielen *Stechmücken* und *Fliegen* eine große Rolle (Malaria, Gelbfieber, Schlafkrankheit).

Kleiderläuse übertragen Fleckfieber, Wolhynisches Fieber und Rückfallfieber.

Die Pest kann durch *Rattenflöhe* übertragen werden.

Zecken sind Überträger von Enzephalitis, Rückfallfieber und Lyme-Borreliose.

69. Wovon hängt die geographische Verbreitung einer Krankheit wie z. B. der Malaria ab?

Eine Krankheit, die durch Zwischenwirte übertragen wird, ist in ihrer Verbreitung durch das Vorkommen der Zwischenwirte der Malaria, der Malariamücke (Anopheles), begrenzt. Sie kommt deshalb nur in bestimmten klimatischen Regionen vor, wo Wärme, Luftfeuchtigkeit und Wasserstellen als Mückenbrutplätze vorhanden sind.

70. Welche Umstände fördern Schmierinfektionen?

Die Verschleppung von Erregern in Eiter, Stuhl, Urin und Sputum wird als Schmierinfektion bezeichnet.

Schmierinfektionen werden gefördert durch unhygienische Lebensweise: mangelhafte Körperpflege, beengte und unsaubere Wohnverhältnisse, Mangel an Wäsche, schlechte Abwasserverhältnisse, ungeeignete Abortanlagen (Fehlen der Kanalisation), unsaubere Behandlung der Nahrungsmittel in Lagerung und Zubereitung, nicht einwandfreie Wasserverhältnisse.

Unkenntnis, Gleichgültigkeit und Verantwortungslosigkeit spielen eine große Rolle.

71. Welche Umstände fördern die Krankheitsausbreitung durch Tröpfcheninfektion?

Menschenansammlungen auf engem Raum, Schulen, Kasernen, Massenveranstaltungen, überbelegte Wohnungen, Elendsviertel (Slums), Publikumsverkehr (Auskunftsbeamte).

Das undisziplinierte Anhusten, Anniesen, das freie Ausspucken.

Immunologie

72. Was versteht man unter Immunität?

Immunität bedeutet Schutz bzw. Unempfindlichkeit gegen eine Infektionskrankheit.

73. Welche Arten von Immunität sind zu unterscheiden?

- Man kann angeborene und erworbene oder
- natürliche und künstliche Immunität,
- aktive oder passive Immunisierung unterscheiden.

74. Was versteht man unter natürlicher Immunität?

Natürliche Immunität kann entstehen:

◆ angeboren, z. B. gegen nicht humanpathogene Erreger (auch gegen manche menschliche Infektionskrankheiten besteht für einige Monate nach der Geburt durch mütterliche Antikörper Immunität);

◆ durch Überstehen einer Infektionskrankheit (z. B. lebenslange Immunität nach Masern);

◆ durch stille Feiung, d. h. durch öfteren Kontakt mit Krankheitserregern in geringer Menge, ohne daß es zu einem erkennbaren Krankheitszustand gekommen wäre.

75. Was wird als künstliche Immunität bezeichnet?

Man spricht von künstlicher Immunität, wenn

- der Körper auf künstlichem Wege instand gesetzt wird, Abwehrstoffe gegen bestimmte Erreger zu bilden (aktive Immunisierung, z. B. durch Impfung: Pockenschutzimpfung) oder
- dem Körper Immunstoffe einverleibt werden (passive Immunisierung, z. B. durch antitoxinhaltiges Serum gegen Diphtherie oder Tetanus).

76. Gegen welche Krankheiten haben wir verläßliche Impfungen?

Besonders wirkungsvolle Impfungen stehen zur Verfügung gegen:

- Pocken, perkutan durch Skarifikation;
- Diphtherie, subkutan oder intramuskulär;
- Tetanus, subkutan oder intramuskulär;
- Poliomyelitis, oral.

Wichtige Impfungen sind vorhanden z. B. gegen:

- Tuberkulose (BCG-Impfung), intrakutan oder durch Skarifikation;
- Röteln, subkutan oder intramuskulär;
- Masern, subkutan oder intramuskulär.

Unter besonderen Verhältnissen auch gegen:

- Typhus,
- Cholera,
- Gelbfieber.

77. Was nennt man eine Vakzine?

Vakzine ist ein Impfstoff aus einer Aufschwemmung von abgetöteten oder veränderten (abgeschwächten) Erregern bzw. von Toxoiden, d. h. den Toxinen in ihrer Wirkung auf den Körper gleichenden Stoffen.

78. Wie wirkt eine Vakzine?

Eine Aufschwemmung von abgetöteten und abgeschwächten Erregern enthält noch die spezifischen Toxine oder ihre ähnlich wirksamen Abwandlungen (Toxoide). Wenn diese in den Körper eingeimpft werden (Impfung: Vakzination), veranlassen sie den Organismus zur Bildung von Antitoxinen (Antikörper).

Die Fähigkeit zur Antitoxinbildung bleibt dann z. T. jahrelang erhalten und setzt den Körper in den Stand, im Ernstfall einer Infektion sofort wieder Antitoxine zu produzieren.

79. Was ist eine Mehrfachvakzine?

Ein Impfstoff mit einer Kombination von Toxinen, z. B. gegen Diphtherie und Tetanus. Solche Kombinationsimpfstoffe sind wirksamer, einfacher und praktischer als einzelne Impfungen.

80. Wer darf geimpft werden?

Nur gesunde Menschen dürfen geimpft werden.

Keine Impfungen während der Schwangerschaft.

81. Wie soll man sich nach einer Impfung verhalten?

Nach einer Impfung sind körperliche Schonung, ausreichende Ruhepausen bzw. entsprechender Schlaf und zweckmäßige Ernährung, Vermeidung von Infekten, z. B. durch Erkältung oder Darminfektionen, geboten.

82. Wer muß geimpft werden?

Nach dem Reichsimpfgesetz von 1874 mußte jedes Kind „in dem dem Geburtsjahr folgenden Jahr" gegen Pocken geimpft werden. Außerdem war eine Wiederimpfung mit 12 Jahren vorgeschrieben.

Durch den Erfolg der internationalen Ausrottungskampagne gelten die Pocken seit 1980 als erloschen. 1982 wurde in der Bundesrepublik die gesetzliche Impfpflicht aufgehoben.

83. Welche Vorgänge liegen der aktiven Immunität zugrunde?

Krankheitserreger, die in den Körper eindringen, regen die Lymphozyten und Plasmazellen zur Bildung von Stoffen an, die versuchen, die Fremdkörper zu vernichten (Verklumpen, Auflösen).

Die Krankheitserreger und ihre toxischen Stoffwechselprodukte wirken als Antigene. Lymphozyten und Plasmazellen bilden gegen diese Stoffe Antikörper (Antitoxine), die ins Blut abgegeben werden.

Außerdem können in den Geweben bestimmte Zellen spezifisch geprägt werden, die sogenannte „zellständige Antikörper" bilden.

Ferner bilden sich informationsspeichernde Leukozyten („memory cells", Gedächtniszellen), in denen nach dem ersten Antigenkontakt eine spezifische, gegen dieses Antigen gerichtete Reaktionsbereitschaft bestehenbleibt.

Leukozyten und andere Zellen des RES können Erreger in sich aufnehmen und vernichten: „Freßzellen" (Makrophagen, s. S. 28).

84. Was versteht man unter der Spezifität der Antikörper?

Antikörper, die der Organismus gegen eine bestimmte (spezifische) Art von Krankheitserregern entwickelt hat, z. B. gegen Masern, sind nur gegen Masern, aber nicht gegen andere Infektionen wirksam.

85. Welcher Stoffklasse gehören die Antikörper an?

Die Antikörper sind Eiweißstoffe von Globulincharakter und werden auch als Immunglobuline bezeichnet. Antikörpertragende Globuline finden sich besonders unter den Gammaglobulinen des Serums. Sie lassen sich in fünf Immunglobulinklassen trennen: IgG, IgA, IgM, IgD, IgE.

86. Was ist ein Immunserum?

Ein Immunserum ist ein möglichst gereinigtes und konzentriertes Serum von Menschen (Rekonvaleszenten) oder von Tieren, die durch Impfung gegen Krankheitserreger oder durch Überstehen einer Krankheit bestimmte Antikörper gebildet haben.

87. Welche Vorteile hat die passive Immunisierung? Welche Nachteile?

Der Vorteil ist, daß sie sofort wirkt. Nachteilig ist, daß die Wirkung nur kurz anhält.

Es besteht auch die Gefahr der Unverträglichkeit für das Serum, es kann zur Serumkrankheit oder zu einem anaphylaktischen Schock kommen.

88. Wie lange hält Immunität an?

Antikörper bleiben nur begrenzte Zeit erhalten. Die Immunitätslage verhält sich danach, wieviel Antikörper sofort zur Verfügung stehen oder produziert werden können.

89. Was geschieht, wenn nur eine unzureichende Immunität ausgebildet werden kann?

Bei unzureichender Immunität kann es zu einem bis zum Tode fortschreitenden oder rezidivierenden, chronischen oder latenten Krankheitsverlauf kommen, z. B. bei Tbc.

90. Was versteht man unter der spezifischen Wirkung eines Krankheitserregers?

Ein bestimmter Krankheitserreger kann eine bestimmte Krankheit verursachen, z. B. der Typhuserreger nur den Typhus, das Masernvirus nur die Masern usw.

Es kommt aber oft vor, daß z. B. ein Virusinfekt vorausgeht, dann aber bakterielle Infektionen, auch Mischinfektionen in den betroffenen Gebieten nachfolgen, z. B. nach Schnupfen durch Virus eitrige Nebenhöhlenentzündung, Virusgrippe mit nachfolgender bakterieller Pneumonie.

91. Welche Umstände können die Abwehrfähigkeit eines Organismus beeinträchtigen?

- Unterernährung, besonders durch Fehlen von Eiweiß und Vitaminen,
- körperliche Erschöpfung,
- psychische Überforderung („Streß"),
- Unterkühlung (Durchnässung, Erkältung),
- Immunitätsverlust im hohen Alter und bei AIDS.

92. Was nennt man ein Antikörpermangelsyndrom?

Als Antikörpermangelsyndrom (AMS) wird die ungenügende Bildung von Antikörpern bezeichnet, die mit rezidivierenden Entzündungen einhergeht. Es kann angeboren oder erworben sein.

Erworben kann es auf einer Störung oder Schädigung im blutbildenden System oder auf großen Eiweißverlusten durch ausgedehnte Verbrennungen sowie auf Nieren- und Darmkrankheiten beruhen.

Überempfindlichkeitsreaktionen

93. Was versteht man unter einer allergischen Reaktion?

Eine allergische Reaktion stellt eine überschießende, entgleisende Antigen-Antikörper-Reaktion dar, wodurch Krankheitserscheinungen entstehen.

Je nach Dauer bis zum Auftreten von Symptomen werden die insbesondere durch Antikörper (IgE) vermittelten Überempfindlichkeitsreaktionen vom Frühtyp und die v.a. durch T-Lymphozyten und Makrophagen vermittelten Überempfindlichkeitsreaktionen vom Spättyp unterschieden.

Eine Allergie entsteht vielfach auf der Basis einer genetischen Disposition.

94. Welche Antigene treten häufig als Allergene auf?

Inhalationsallergene: Blütenstaub, Tierhaare, Federn, Schimmelpilze, Hausstaub, latexhaltiger Puder im Krankenhausbereich (Asthma, Heuschnupfen).

Ingestionsallergene: Milch, Fisch, Krabben, Eier, Obst, Tomaten (Durchfall, Nesselausschläge: Urtikaria).

Kontaktallergene: Wolle, Seide, Kunststoff, Pflanzensäfte, Kosmetika, nickelhaltiger Schmuck (Hautausschläge, Urtikaria, Ekzeme).

Injektionsallergene: gruppenfremdes Blut, Immunserum, Penizillin, Kontrastmittel, Insektengifte (allergische Reaktionen bis zum anaphylaktischen Schock).

95. Bei welchen Krankheiten werden Immunseren zur passiven Immunisierung gegeben?

Antitoxinhaltige Seren können bei Diphtherie oder Tetanus, evtl. auch bei Masern gegeben werden.

96. Wie wird z. B. ein Tetanusserum gewonnen?

Wenn man einem Tier (z. B. einem Pferd, Rind oder Schaf) Tetanustoxin wiederholt injiziert, bildet es immer mehr Antikörper (Antitoxin). Das tierische Antitoxin entspricht dem menschlichen Antitoxin. Das antitoxinhaltige Tierblut wird so weiterbearbeitet, daß es möglichst viel Antitoxin und möglichst wenig andere Eiweißstoffe enthält. Man gewinnt so ein Immunserum mit konzentriertem Antitoxingehalt und möglichst wenig allergisierenden körperfremden (tierischen) Eiweißkörpern zur Behandlung von Tetanuskranken.

97. Wie kann eine Serumkrankheit ablaufen?

7–14 Tage nach einer Serumgabe können durch Sensibilisierung des Körpers gegen fremdes Eiweiß mehr oder weniger stürmische Krankheitserscheinungen auftreten:

– Urtikaria: weiße, juckende Quaddeln, von einem roten Hof umgeben, evtl. mit Fieberanstieg (Nesselausschlag bzw. Nesselfieber).
– Gelenkschmerzen, evtl. mit Schwellung und Rötung, auch Ergußbildung.
– Schwellung der Lymphknoten.

Die Erscheinungen klingen meist in einem Tag ab, sie lassen sich durch antiallergische Mittel günstig beeinflussen (Kalzium i.v., kortisonartige Präparate, Antihistaminika, evtl. Adrenalin).

98. Wie kann es zum anaphylaktischen Schock kommen?

Bei Zweitkontakt mit Injektionsallergenen, z. B. wenn ein Körper durch eine Erstinjektion von Tierserum gegen das Fremdeiweiß sensibilisiert wurde und dann 10–14 Tage nach der Erstinjektion eine Zweitinjektion des gleichen Tierserums erfolgt, kann es zu einer sehr schweren, stürmisch verlaufenden und oft sogar tödlichen allergischen Reaktion kommen, die man anaphylaktischen Schock nennt.

99. Wie sind die Erscheinungen eines anaphylaktischen Schocks?

Der Zustand ist lebensbedrohlich, der Tod kann in Sekunden bzw. in Minuten eintreten.

Durch Erschlaffung der Kapillaren kommt es zum Kollaps (Schock, s. Frage 66, S. 91). Durch Verkrampfung der glatten Muskulatur in den Bronchien treten asthmatische Atemnot, durch die Spasmen im Verdauungstrakt Erbrechen und Durchfall auf.

Außerdem können die Erscheinungen wie bei der Serumkrankheit auftreten: Urtikaria, Gelenkschmerzen und Lymphknotenschwellungen.

100. Was ist bei einem anaphylaktischen Schock zu tun?

- Sofort den Arzt verständigen,
- Infusion anhängen.
- Evtl. selbständig Kreislaufmittel, Noradrenalin,
- Kortikosteroide und Kalzium intravenös geben.
- Fortlaufende Blutdruck- und Pulskontrolle (s. Frage 84, S. 95).

101. Wie kann man einen anaphylaktischen Schock vermeiden?

Wenn die Zweitinjektion z. B. eines Tierserums vor dem 10. Tag nach der Erstinjektion gegeben wird, ist noch keine starke Überempfindlichkeit gegen das körperfremde Eiweiß anzunehmen, weil die Bildung der spezifischen Antikörper noch nicht so weit eingetreten ist.

Muß man 10 Tage nach der Erstinjektion doch Serum geben, so vermeidet man die Gefahr eines anaphylaktischen Schocks und einer Serumkrankheit, indem man bei einer Zweitinjektion das Serum einer anderen Tierart benützt (z. B. Erstinjektion mit Pferdeserum, als Zweitinjektion Rinder- oder Hammelserum gegen Tetanus, weil nach der Erstinjektion nur eine Sensibilisierung gegen Pferdeeiweiß, aber nicht gegen Rinder- oder Hammeleiweiß eingetreten ist).

Die Gefahr eines anaphylaktischen Schocks läßt sich reduzieren, wenn der Patient einen Allergiepaß mit sich trägt und behandelnde Ärzte und Pflegepersonal über bestehende Allergien informiert.

102. Wie kann man prüfen, ob eine Überempfindlichkeit gegen ein Serum vorliegt?

Man kann einen Tropfen Serum auf die Bindehaut des Auges tropfen und abwarten, ob sich dort eine allergische Reaktion mit Rötung, Schwellung und Tränenfluß einstellt. Auch durch eine subkutane und intrakutane Injektion kann eine lokale Überempfindlichkeitsreaktion (Rötung oder Quaddel) als Zeichen einer allgemeinen Überempfindlichkeit beobachtet werden.

103. Wie kann man bei Serumgabe von der gleichen Tierart einen anaphylaktischen Schock zu vermeiden versuchen?

Man kann bei Gefahr einer anaphylaktischen Reaktion die Serumgabe fraktionieren, d. h., man spritzt in Abständen Teile der Injektionsmenge des Serums intramuskulär. Die allergische Reaktion wäre dann weniger plötzlich und heftig und ließe sich früher erkennen und abfangen, als wenn die ganze Serummenge auf einmal, z. B. intravenös, gegeben worden wäre.

104. Welche Vorsichtsmaßnahmen müssen getroffen werden, wenn eine Serumreaktion zu befürchten ist.

Bei Verabfolgung von Seruminjektionen muß der Zustand des Patienten aufmerksam beobachtet werden.

Die Mittel gegen eine evtl. anaphylaktische Reaktion müssen griffbereit sein.

105. Welche Aufklärungspflicht besteht gegenüber dem Patienten bzw. bei Kindern deren Eltern nach Serumgaben?

Die Patienten bzw. die Eltern von Kindern, die Serum erhalten, sind über jede Serumgabe aufzuklären, evtl. wird ihnen eine schriftliche Bescheinigung über Art, Menge und Datum der Serumgabe mitgegeben.

106. Wie lange nach einer Erstinjektion eines Serums besteht die Gefahr eines anaphylaktischen Schocks?

Die Gefahr eines anaphylaktischen Schocks durch eine Zweitinjektion eines Serums ist in den ersten drei Monaten nach der Erstinjektion sehr groß.

Die Gefahr der anaphylaktischen Schocks nimmt dann allmählich ab, richtet sich aber nach der individuellen Reaktionsbereitschaft des Patienten, d. h., sie ist bei Allergikern (Asthma- oder Ekzemkranken u. ä.) größer als bei anderen Menschen.

Drei Jahre nach einer Seruminjektion sind meist keine gefährlichen Reaktionen zu erwarten.

Generell kann die Möglichkeit eines anaphylaktischen Schocks oder einer anaphylaktoiden Reaktion nie ganz ausgeschlossen werden.

107. Wann wird gegen eine Krankheit geimpft, wann wird antitoxinhaltiges Serum gegeben (z. B. Tetanus oder Diphtherie)?

Mit einer entsprechenden Impfung (Tetanol) erzeugt man eine Immunität gegen Tetanus und kann den Ausbruch eines Wundstarrkrampfes vermeiden. Eine Gabe von Serum ist dann bei tetanusverdächtigen Wunden nicht erforderlich.

Wenn ein Patient aber nicht gegen Tetanus geimpft ist, soll er bei einer tetanusverdächtigen Verletzung antitoxinhaltiges Serum erhalten zum Schutz gegen die evtl. Entwicklung von Toxinen. Gleichzeitig beginnt man aber auch eine Impfung gegen Tetanus (mit Tetanol). Diese können zwar die Entwicklung eines Wundstarrkrampfes nicht mehr aufhalten, weil die Antikörperbildung zu spät einsetzt. Sie gibt aber einen Schutz für evtl. später auftretende Verletzungen und erübrigt dann eine Wiederholung der Serumgabe, so daß dadurch auch evtl. einer Serumkrankheit oder einem anaphylaktischen Schock vorgebeugt werden kann.

Serologie

108. Was versteht man unter Serologie?

Die serologischen Untersuchungsmethoden befassen sich mit dem Nachweis von Antigenen und Antikörpern in den Körperflüssigkeiten, vor allem im Serum.

109. Was versteht man unter einem Titer?

Die Titerhöhe, z. B. 1:800 für Typhus, gibt an, in welcher Konzentration Antikörper gegen Typhustoxine vorhanden sind.

110. Auf welche Weise können Antigen-Antikörper-Reaktionen serologisch sichtbar gemacht werden?

Das Vorhandensein von Antigenen bzw. Antikörpern kann erkannt werden:

◆ durch Ausflockung (Präzipitation), d. h. Fällung bzw. Gerinnung von Eiweiß. Diese Methode wird bei der Immunelektrophorese mit verwendet;

◆ durch Verklumpung (Agglutination), d. h. Zusammenballen der Antikörperträger, z. B. der roten Blutkörperchen (Hämagglutinationstest) (s. Frage 112, s. u.);

◆ durch Auflösung der roten Blutkörperchen (Hämolysintest). Wenn spezifische Antikörper, sogenannte Hämolysine, vorliegen und ein bestimmter Eiweißkörper, „das Komplement", dazugegeben wird, tritt die Auflösung der roten Blutkörperchen ein.

111. Worauf beruht eine Komplementbindungsreaktion, z. B. bei der Syphilis?

Die Antigen-Antikörper-Reaktion der Syphilis ist nicht sichtbar; gibt man Komplement zur Reaktion hinzu, so wird dieses an den syphilitischen Antigen-Antikörper-Komplex gebunden. Sein Verbrauch läßt sich dann an der fehlenden Hämolyseeigenschaft erkennen.

Die Komplementbindungsreaktion (KBR) ist bei Syphilis also positiv, wenn bei der komplexen Reaktion das Komplement gebunden wird und die Hämolyse ausbleibt. Die KBR auf Syphilis ist negativ, wenn das Komplement nicht verbraucht wird und die Hämolyse eintritt.

112. Was versteht man unter Hämagglutination?

Manche Viren können Erythrozyten zur Agglutination bringen. Diese Hämagglutination ermöglicht es, Viren durch ihre Wirkung auf die Verklumpung der Erythrozyten mit bloßem Auge zu erkennen. Die Agglutination läßt sich durch Gabe spezifischer Antikörper unterdrücken.

113. Mit welcher Methode werden heute Antikörper in der Regel nachgewiesen?

Man verwendet heute meistens einen ELISA (*e*nzyme *l*inked *i*mmuno*s*orbent *a*ssay). Bei dieser Technik ist ein Antikörper gegen die zu messende Substanz (das Antigen) an der Wand eines Probengefäßes fest gebunden. Gibt man Antigen dazu, so bindet es sich an den Antikörper, freies Antigen wird weggewaschen. In einem zweiten Schritt fügt man einen an ein Enzym gekoppelten Antikörper dazu, der sich an jedes im ersten Schritt fixierte Antigenmolekül bindet. Nach Zugabe eines Substrates kann die Enzymaktivität als indirektes Maß für die Anwesenheit bzw. Menge des Antikörpers im Serum photometrisch bestimmt werden.

Klinik und Pflege bei Infektionskrankheiten

114. Welche allgemeinen Symptome können bei Infektionskrankheiten beobachtet werden?

- Allgemeines Krankheitsgefühl, Abgeschlagenheit;
- Kopf-, Rücken- und Kreuzschmerzen, Gliederschmerzen;
- Fieber mit Frösteln oder Hitzegefühl;
- Unruhe bis zum Delirium, aber auch Teilnahmslosigkeit, bis zum Koma.

115. Welche Veränderungen können bei Infektionskrankheiten auf Haut und Schleimhäuten in Erscheinung treten?

Charakteristische Ausschläge (Exantheme) auf der Haut, Enantheme auf den Schleimhäuten, z. B. des Rachens, Schweißausbrüche, aber auch trockene, heiße Haut (z. B. bei Typhus), Gesichtsröte, evtl. Zyanose oder Blässe, Fieberbläschen (Herpes labialis).

116. Welche Symptome kann der Verdauungstrakt bei Infektionskrankheiten zeigen?

Appetitlosigkeit, aber auch Durst, belegte, auch trockene Zunge, Übelkeit, Brechreiz, Obstipation, bei Darmkrankheiten Durchfall, Entzündung der Mundschleimhaut (Stomatitis).

117. Welche Veränderungen treten bei Infektionskrankheiten oft am Herz-Kreislauf-System auf?

Tachykardie, evtl. Rhythmusstörungen, selten Bradykardie als Ausdruck einer Begleitmyokarditis; infektiös-toxische Kreislaufschwäche mit Kollapsgefahr.

118. Wie kann sich die Atmung bei Infektionskrankheiten verändern?

Dem gesteigerten Stoffwechsel im Fieber entsprechend ist die Atmung vertieft und beschleunigt.

119. Welche Blutbefunde sind bei Infektionskrankheiten wichtig?

- Anfangs meist Leukozytose und Linksverschiebung, später Lymphozytose. Selten Leukopenie, vor allem bei Virusinfektionen;
- häufig toxische Anämie;
- mehr oder weniger stark beschleunigte BSG.

120. Zu welchen pathologischen Urinbefunden kann es bei Infektionskrankheiten kommen?

- Verminderung der Urinausscheidung, dadurch dunkler und konzentrierter Urin (Flüssigkeitsverlust durch Schwitzen und vermehrte Abatmung von Feuchtigkeit);
- febrile Albuminurie,
- Mikrohämaturie.

121. Welche Komplikationen können bei schweren Infektionskrankheiten auftreten?

- Herz-Kreislauf-Versagen,
- Bronchopneumonien,
- Bewußtseinsstörungen (Somnolenz, Koma, Fieberdelirium),
- Obstipation, evtl. Inkontinenz für Stuhl und Urin;
- Stomatitis, Speicheldrüsenabszeß;
- Dekubitus,
- Thrombose,
- Sepsis.

122. Was nennen wir Fieber?

Wenn durch Steigerung des Stoffwechsels mehr Körperwärme entsteht, als durch Haut und Schleimhäute abgeleitet werden kann, entsteht eine Erhöhung der Körpertemperatur; diesen Zustand nennt man Fieber.

123. Welche Körpertemperatur darf man als normal bezeichnen?

Temperatur in der Achselhöhle (axillar) bis 36,8 °C ist normal.

Die sublingual (unter der Zunge) gemessene Temperaturen liegen 0,2 °C höher als die axillaren Werte.

Im Darm (rektal) gemessene Temperaturen liegen um 0,5 °C über der Temperatur in der Achselhöhle.

Temperaturen unter 36,4 °C nennt man Untertemperatur.

Temperaturen bis 38 °C werden als subfebril bezeichnet.

124. Wodurch kann es zu Fieber kommen?

◆ Durch Steigerung des Stoffwechsels bei entzündlichen Veränderungen und Eiweißzerfall;

◆ durch Stoffwechselprodukte von Bakterien kann das Wärmezentrum im Gehirn, das für die Einhaltung der normalen Körpertemperatur verantwortlich ist, gestört werden, so daß die Wärmeproduktion die Wärmeabgabe übersteigt, d. h. daß Fieber entsteht.

◆ Durch Resorption von Sekreten und Blutergüssen ohne Entzündung entsteht das Resorptionsfieber.

◆ Bei Kopfverletzungen oder Hirntumoren entsteht durch unmittelbare Schädigung des Wärmezentrums das zentrale Fieber.

125. Welche Fiebertypen sind zu unterscheiden?

Subfebrile Temperaturen bis 38 °C und hohes Fieber über 39°C;

- Kontinua: gleichbleibend hohes Fieber;
- lytischer Fieberabfall: allmähliches Abklingen des Fiebers;
- kritischer Fieberabfall: plötzlich abfallendes hohes Fieber, dabei besteht Kollapsgefahr (Krisis);
- remittierendes Fieber: stark schwankendes, im allgemeinen aber hoch bleibendes Fieber, z. B. bei Sepsis;
- intermittierendes Fieber: zwischen normalen Werten und Fieber schwankende Temperatur mit fieberfreien Intervallen;
- Schüttelfrost;
- Typus inversus: morgens hohe, abends tiefe Temperatur.

126. Welche Methoden des Fiebervortäuschens gibt es?

Thermometer reiben, in warmes Getränk oder Essen halten, an die Heizung, über ein Streichholz oder Feuerzeug halten. Kontrolle: Eventuell mit einem anderen Thermometer nachmessen und während des Messens beim Patienten bleiben.

127. Was versteht man unter einem Schüttelfrost?

Ein Schüttelfrost beginnt mit starkem Kältegefühl, grobschlägigem Zittern (Schütteln) und Zähneklappern und geht in einen Schweißausbruch mit Hitzegefühl über, wobei erst dann die Temperatur über 39 °C ansteigt.

Er ist vom Frösteln ohne Schütteln streng zu unterscheiden.

128. Welche Bedeutung hat ein Schüttelfrost?

Ein Schüttelfrost ist ein besonderes Vorkommnis, das dem Arzt mitgeteilt werden muß. Er stellt eine starke Beanspruchung für Herz und Kreislauf sowie für den Stoffwechsel dar.

Da es sich bei einem Schüttelfrost oft um septische Bakterienaussaaten ins Blut handelt, empfiehlt es sich, im Schüttelfrost Venenblut zum kulturellen Nachweis der Erreger abzunehmen (Blutkultur).

129. Bei welchen Krankheiten treten Schüttelfröste auf?

Häufig ist der Schüttelfrost das Zeichen für den Einbruch von Krankheitserregern in die Butbahn mit einer septischen Aussaat, in deren Folge neue Krankheitsherde entstehen können (Sepsis).

Man beobachtet Schüttelfröste zu Beginn einer Lobärpneumonie, manchmal bei Pyelitis, besonders wenn der Harnabfluß behindert ist. Bei Malaria sind Schüttelfröste in bestimmten Abständen (z. B. alle zwei Tage) das Hauptsymptom der Krankheit.

130. Was ist bei einem Schüttelfrost zu machen?

Während des starken Kältegefühls muß der Patient gut zugedeckt werden. Eventuell kann man Wärmflaschen zur Erwärmung des Patienten benützen (Achtung vor Verbrennungen bei benommenen Schwerkranken).

Bei starkem Schweißausbruch bringt Abwaschen und Umkleiden Erleichterung für den Patienten.

Puls und Butdruck sowie das weitere Temperaturverhalten müssen kontrolliert werden, evtl. werden Herz- und Kreislaufmittel verordnet. Besonders beim Abfiebern Kollapsgefahr!

Der meist aufgeregte, ängstliche Patient soll nicht allein gelassen werden.

131. Welche psychischen Veränderungen können bei hochfieberhaften Infektionskrankheiten vorkommen?

Manche Fieberkranke sind erregt, unruhig und verwirrt, was sich bis zum Fieberdelirium steigern kann.

Andere sind benommen, teilnahmslos (somnolent), das Bewußtsein kann auch ganz schwinden und ein komatöser Zustand entstehen.

132. Was bezeichnet man als Fieberdelirium?

Bei einem Fieberdelirium ist das Bewußtsein durch die infektiöstoxische Schädigung des Zentralnervensystems stark verändert. Denken und Sprechen sind unzusammenhängend. Es treten Sinnestäuschungen (Halluzinationen), Unruhe und oft Angst auf. Es kann zu Fehlhandlungen (Austrinken des Spucknapfes, Urinieren in den Schrank, Aufstehen, Fortlaufen, Abstürzen) kommen, da die Patienten nicht zurechnungsfähig sind.

Das Pflegepersonal hat bei deliranten Patienten eine große Verantwortung.

133. Bei welchen Krankheiten kann es zu einem Fieberdelirium kommen?

Fieberdelirien beobachtet man bei schweren Infektionskrankheiten, wie z. B. Sepsis, Typhus, Lobärpneumonie, Meningitis, Enzephalitis, Fleckfieber.

134. Welche Aufgaben stellen sich bei einem Fieberdelirium für die Pflege?

Bei einem Fieberdelirium besteht die akute Gefahr des Herz-Kreislauf-Versagens. Deshalb ist eine intensive Kontrolle von Puls, Blutdruck und Atmung sowie des Temperaturverhaltens angezeigt. Auch für ausreichende Flüssigkeitszufuhr muß gesorgt werden (Ein- und Ausfuhr messen).

Wie bei allen deliranten Zuständen ist eine ununterbrochene Überwachung des Patienten unerläßlich, da die unruhigen und verwirrten Patienten oft versuchen, das Bett zu verlassen, und sich dabei verletzen können. Es kommt vor, daß sie unbekleidet auf die Flure laufen oder aus dem Fenster stürzen. Ein Bettgitter kann nach ärztlicher Anordnung angelegt werden. Die Patienten lassen sich meist durch Zuspruch beruhigen. Kühle Umschläge oder eine Eisblase auf die Stirn können beruhigend wirken, evtl. werden Beruhigungsmittel gegeben, damit sich der Patient nicht erschöpft und um die Infusionsbehandlung zu ermöglichen.

135. Was bezeichnet man als Flockenlesen?

Im deliranten Zustand beobachtet man oft unwillkürliche „pflückende" Greifbewegungen der Hände, die man als „Flockenlesen" bezeichnet.

136. Was sind Fieberkrämpfe?

Bei Kindern kommt es beim plötzlichen Fieberanstieg nicht zu Schüttelfrost, dagegen können generalisierte tonisch-klonische (epileptiforme) Krämpfe mit Bewußtseinsverlust, Zungenbiß und Einnässen auftreten.

137. Wie kann man bei sehr hohem Fieber Erleichterung schaffen?

Mit dem Fieber sind natürliche Abwehrreaktionen des Körpers gegen die Krankheitserreger verbunden, die im allgemeinen nicht unterdrückt werden sollen. Wenn der Körper aber durch das Fieber zu schwer angegriffen wird oder ein Fieberdelirium droht, kann man durch kühle Wadenwickel (besonders bei Kindern) oder durch einen Brustwickel (Prießnitz-Umschlag) die Temperatur etwas senken und Erleichterung schaffen. Auch Medikamente (Antipyretika, z. B. Azetylsalizylsäure oder Paracetamol) senken das Fieber.

138. Welche Maßnahmen sind bei Infektionskrankheiten zur Verhütung weiterer Ansteckungen zu treffen?

Bei Infektionskrankheiten müssen die vorgeschriebenen Maßnahmen zur Verhütung von weiteren Ansteckungen getroffen werden:

Isolierung des Kranken, Meldung an das Gesundheitsamt, Infektionsschutz des Pflegepersonals, Desinfektion nach Hygieneplan.

139. Welche Gesichtspunkte gelten für die allgemeine Behandlung von Infektionskranken?

Das Prinzip der allgemeinen Schonung durch Ruhigstellung:

- Bettruhe als wichtigste Voraussetzung der Schonung und Entlastung der inneren Organe (aber Gefahr der Bronchopneumonien, des Dekubitus);
- psychische Entspannung,
- ausreichender Schlaf,
- ausreichende Flüssigkeitszufuhr,
- entsprechende Diät,
- Bekämpfung der Obstipation,
- intensive Hautpflege,
- Vermeidung von Komplikationen,
- kausale oder symptomatische Behandlung.

140. Welche Rolle spielt die psychische Führung?

Durch eine ruhige Atmosphäre und Fernhaltung aller störenden Einflüsse ist für eine psychische Entspannung und zuversichtliche Haltung des Kranken zu sorgen. Der Patient muß sich geborgen fühlen und Vertrauen haben können. Verordnungen und Pflegemaßnahmen müssen zeitlich so eingeteilt sein, daß der Patient genug Ruhe findet.

141. Welche Bedeutung hat der Schlaf für den Schwerkranken?

Der natürliche Schlaf ist keineswegs ein Darniederliegen aller körperlichen und psychischen Funktionen, sondern eine Zeit besonderer Aktivitäten im Organismus, z. B. im Stoffwechselgeschehen und im Nervensystem.

Der Schlaf ist für die Überwindung einer Krankheit von großer Bedeutung. Schlafstörungen sind schädlich.

Es muß für ausreichenden Schlaf auf möglichst natürliche Weise gesorgt werden.

142. Welche Ursachen können bei Schlafstörungen eine Rolle spielen?

Die Ursachen der Schlafstörungen können auf äußeren Reizen beruhen (Lärm, Licht, schlechte Luft, unbequeme Lage usw.) oder

körperlicher Art sein (Schmerzen oder andere Mißempfindungen, z. B. Juckreiz oder Husten) oder

psychischer Natur sein (Angst, Sorge, innere Spannungen und Unruhe oder gesteigerte Erregbarkeit).

143. Wie kann der Schlaf gefördert werden?

Die Förderung gesunden Schlafes muß um die Beseitigung dieser Schlafhemmnisse (s. Frage 142, S. 499) bemüht sein: d. h. Herabsetzung der Außenreize (Lärm und Licht usw.), Lüften, Betten des Patienten (Laken straffen, Kissen aufrütteln usw.), Abwaschungen beim Schwitzen, eine Wärmflasche bei kalten Füßen können das Schlafen oder Wiedereinschlafen fördern. Auch ein Getränk kann beruhigend, entspannend und schlaffördernd wirken.

Eventuell werden Medikamente verordnet.

144. Welche Medikamente kommen bei Schlaflosigkeit in Frage?

◆ Bei Schmerzen helfen nicht Schlafmittel, sondern Schmerzmittel bzw. eine Kombination von Schmerzmitteln (Analgetika) mit Beruhigungs- bzw. Schlafmitteln (Sedativa).

◆ Bei Schlafstörung durch Husten helfen Hustenmittel (Kodein).

◆ Bei Atemnot ist Sauerstoff angezeigt, evtl. müssen auch Asthmamittel, Digitalis oder Diuretika gegeben werden.

◆ Bei Angst, Spannung, innerer Unruhe, Übererregbarkeit sind in erster Linie Tranquilizer oder Sedativa als schlaffördernde Mittel angezeigt. Mögliche Nebenwirkungen sind zu bedenken: Atemdepression, Kreislaufschwäche, Gewöhnung, paradoxe Wirkung bei Patienten mit zerebrovaskulärer Insuffizienz.

Bei den reinen Schlafmitteln werden Ein- und Durchschlafmittel unterschieden bzw. Kombinationen von beiden angewendet.

Man muß chemisch auch zwischen Barbituraten (barbitursäurehaltige Mittel) und Nichtbarbituraten (z. B. Benzodiazepine) unterscheiden.

Schlafmittel dürfen nur so lange gegeben werden, wie sie unbedingt erforderlich sind. Es besteht die Gefahr der Gewöhnung und der Schlafmittelsucht.

Betäubungsmittel (Opiate, Morphium, Dolantin usw.) sollten besonders schweren Schmerzen vorbehalten sein. Sie werden aus übergroßer Sorge vor einer sich entwickelnden Sucht in Deutschland auch bei Tumorpatienten häufig zu spät und zu selten verordnet.

145. Wie ist die Diät bei akut fieberhaften Erkrankungen im allgemeinen zu gestalten?

Trotz meist schlechten Appetits sollen ausreichend Kalorien, Vitamine und Flüssigkeiten zugeführt werden. Häufige kleine Mahlzeiten von leicht verdaulichen Speisen, vor allem aus kohlenhydrat- und eiweißhaltiger Kost, sind empfehlenswert. Durch Infusionen kann ein Teil der Kalorien und des vermehrten Vitamin- und Flüssigkeitsbedarfs, der etwa 2 l täglich beträgt, gedeckt werden.

146. Wie kann man in den ersten Tagen einer akuten Fieberkrankheit die Ernährung durchführen?

Bei hohem Fieber eignet sich flüssige und breiige Kost: z. B. Tee, Fruchtsäfte, Bouillon, Milch mit Honig, Joghurt, evtl. mit Fruchtgeschmack, Speiseeis, Milchspeisen in Form von Cremes mit leicht verdaulichen Kohlenhydraten, Pudding, Speisen mit Zucker, Honig und Sirup, Kompott, Püree, Eier in leicht verdaulicher Form (Creme, Bouillon mit Ei, Rotwein mit Ei), alles in für Auge und Gaumen appetitanregender Form, dem Geschmack des Patienten entsprechend.

Da dem Körper durch das Schwitzen Kochsalz verlorengeht, sollen auch salzhaltige Speisen angeboten werden, zumal sie Abwechslung bringen und den Appetit anregen können: Fleischbrühe, Suppen, leichte Gemüse.

Eine große Bedeutung hat Obst, meist in Form leicht verdaulicher Kompotte, das durch seinen Zellulosegehalt der Obstipation des Fieberkranken vorbeugt.

147. Wie kann die Fieberdiät weiter aufgebaut werden?

Wenn es der Zustand des Patienten erlaubt und der Appetit sich bessert, kommt als Diätaufbau weißes Fleisch, Fisch, Reis, Teigwaren, Kartoffeln mit pürierten Gemüsen in Frage. Dem Eiweiß- und Vitaminbedarf ist bei länger dauernden Infektionskrankheiten besondere Aufmerksamkeit zu schenken. Bestimmte Infektionskrankheiten, besonders die Darmkrankheiten, erfordern eine spezielle diätetische Behandlung (s. Frage 171, S. 508).

148. Welche Komplikationen können sich bei den akuten Infektionen von seiten des Verdauungstraktes einstellen?

Durch Austrocknung des Mundes, besonders bei Mundatmung, kann es zur Stomatitis und zur abszedierenden Parotitis (Abszeß der Ohrspeicheldrüse) kommen.

Bei vielen Patienten stellt sich bei einer akuten fieberhaften Infektionskrankheit Verstopfung, bei manchen, besonders bei Darmkrankheiten, Durchfall ein. Schwerkranke, benommene Patienten neigen zu unkontrolliertem Abgang von Stuhl und Urin (Inkontinenz).

Soor manchmal nach intensiver Antibiotikabehandlung.

149. Warum kommt es bei hochfieberhaften Infektionskrankheiten meist zur Obstipation?

Die meisten hochfieberhaften Infektionskrankheiten (mit Ausnahme gewisser Darmkrankheiten, z. B. der Ruhr) gehen mit Obstipation einher. Diese ist durch den Flüssigkeitsverlust des Körpers infolge des vermehrten Schwitzens und des Abatmens mit verstärkter Wasserrückresorption im Darm und Verhärtung des Stuhls bedingt. Dazu kommen noch die geringe Nahrungsaufnahme durch Appetitlosigkeit, die schonende schlackenarme Fieberdiät und die Ruhigstellung des Körpers durch Bettruhe, wodurch auch die Darmtätigkeit nachläßt. Die Patienten leiden unter Völlegefühl, geblähtem Leib und allgemeinem Unbehagen.

150. Wie soll die Obstipation eines Fieberkranken behandelt werden?

Bei Fieberdiät kann nicht täglicher Stuhlgang erwartet werden. Es soll aber doch jeden 2., höchstens jeden 3. Tag für eine Darmentleerung gesorgt werden. Besonders geeignet sind Klysmen, weil sie die beste Erleichterung bringen und auch verhärteten Stuhl gut entfernen. Darüber hinaus können Einläufe auch zum Rückgang des sehr hohen Fiebers führen. Glyzerineinspritzungen sind besonders leicht und praktisch zu handhaben, führen aber nicht immer zu ausreichendem Erfolg. Abführmittel sind der individuellen Reaktionsweise des Patienten anzupassen.

151. Wie kann es zum Dekubitus kommen?

Der unwillkürliche Abgang von Stuhl und Urin bei Schwerkranken, meist somnolenten oder komatösen Patienten führt leicht zum Wundliegen und zu Drucknekrosen (Dekubitus).

Länger bettlägerige Patienten, besonders alte, abgemagerte, aber auch Übergewichtige, besonders gelähmte und auch somnolente oder komatöse Patienten neigen durch das Liegen auf bestimmten Körperstellen wie Kreuzbein und Fersen zum Aufliegen mit Ausbildung von Druckstellen und folgender Infizierung des nekrotischen Gewebes durch Eitererreger (Druckgeschwür).

152. Wie kann Dekubitus verhindert werden?

Schwerkranke brauchen eine aufmerksame und intensive individuelle *Hautpflege*, u. U. Abwaschungen bei Schweißausbrüchen und Anlegen trockener frischer Wäsche.

Häufiger *Lagewechsel*, evtl. Hohllagerung besonders gefährdeter Hautareale, sorgfältiges Betten mit Vermeiden aller druckerzeugenden Falten im Bettuch. Verwendung spezieller Antidekubitusmatratzen bei besonders gefährdeten Patienten;

Vorbeugen gegen Inkontinenz durch Dauerkatheter und Spezialmatratzen mit größter Sauberkeit.

153. Wie entsteht bei Schwerfieberkranken die Stomatitis?

Hochfiebernde Patienten atmen meist verstärkt, wobei sich besonders bei Bewußtlosen Mundatmung einstellt. Durch die Mundatmung und den Flüssigkeitsverlust im Fieber trocknet die Mundschleimhaut aus. Ferner fehlt bei Schwerkranken die automatische Mundreinigung durch die ständige Speichelproduktion und das Schlucken. Dadurch können sich leicht entzündliche Veränderungen der Mundschleimhaut („Stomatitis") und in besonderen Fällen als

Farbtafel I

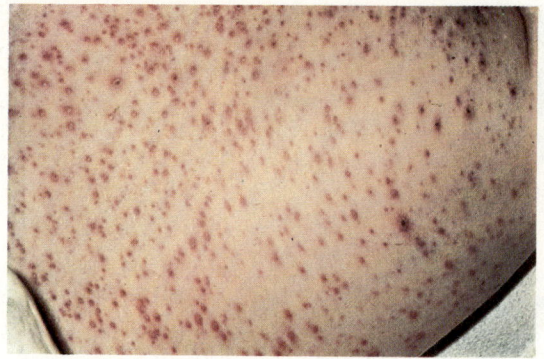

Abb. 41 Varizellen, schwerer Verlauf bei einem Erwachsenen

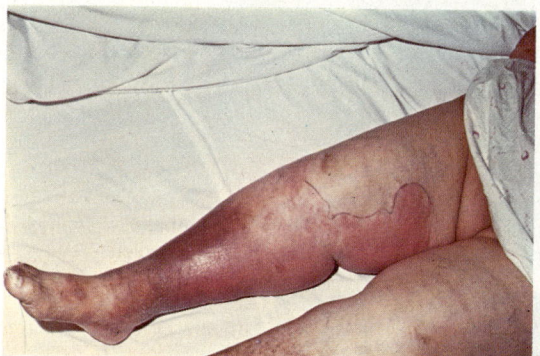

Abb. 42 Erysipel

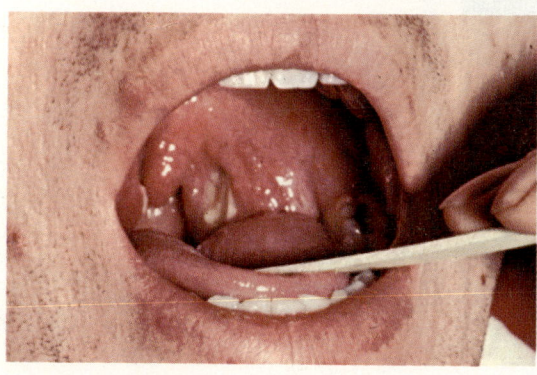

Abb. 43 Tonsillitis bei Morbus Pfeiffer

(Abb. 41–46 aus Schettler, G., H. Greten: Innere Medizin, 8. Aufl. Thieme, Stuttgart 1990)

Farbtafel II

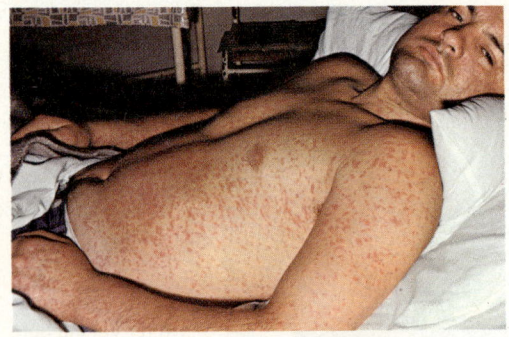

Abb. **44** Exanthem bei Pfeiffer-Drüsenfieber

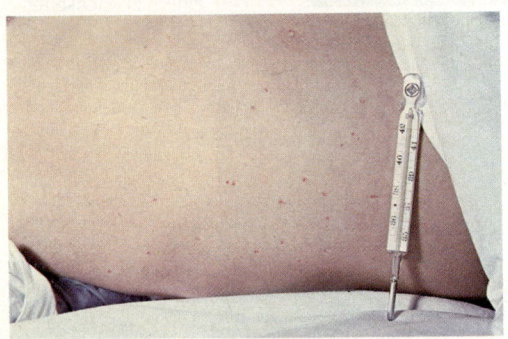

Abb. **45** Typhusroseolen

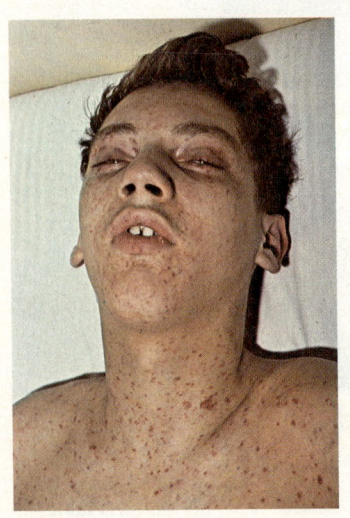

Abb. **46** Hautveränderungen bei Meningokokkenmeningitis

prognostisch schlechtes Zeichen eine Vereiterung der Ohrspeicheldrüse (abszedierende Parotitis) einstellen.

154. Wie kann die Stomatitis vermieden werden?

- Zur Vermeidung der Stomatitis ist für genügende Flüssigkeitszufuhr zu sorgen.
- Wenn die Nasenatmung durch Schleimhautschwellungen beeinträchtigt ist, kann man durch abschwellende Mittel, Tropfen, Spray, Salben die Luftdurchgängigkeit verbessern.
- Die Atmungsluft kann durch Anfeuchtung verbessert werden.
- Anregen der Kautätigkeit: Kaugummi, Dörrobst;
- häufige Mundspülungen und regelmäßige Zahnpflege;
- vorsichtiges Pinseln der Gingiva (Zahnschleimhaut) mit 10%igem Borglyzerin oder Myrrhentinktur oder Zitronensaft (s. Frage 15ff, S. 244).

155. Wie kommt es zur Thrombosebildung?

Durch Ruhigstellung (Bettruhe) verlangsamt sich der Blutstrom in den Venen, die sonst durch die Muskeltätigkeit immer wieder ausgepreßt werden. Besonders Patienten mit Varizen (Krampfadern) neigen zur Thrombosebildung an den Beinen, evtl. auch im Becken. Beim Wiedereinsetzen von Bewegung kann sich ein Thrombus lösen und zu einer manchmal tödlichen Lungenembolie führen.

156. Wie kann der Thrombose vorgebeugt werden?

Die Patienten sollen, sobald es irgendwie geht und so oft wie möglich mobilisiert werden. Dazu gehören das Bewegen der Beine und häufige Lagewechsel. Mit Hilfe eines pneumatischen Gerätes können die Waden rhythmisch komprimiert werden. Die Beine sollen gewickelt werden, zumindest sollen die Patienten Kompressionsstrümpfe tragen.

Risikopatienten bekommen Heparin s.c. in niedriger Dosierung („Lowdose-Heparinisierung), z. B. 2 x 7500 IE oder 3 x 5000 IE unfraktioniertes Heparin oder eine einmalige Injektion mit niedermolekularem Heparin.

Gesetzliche Vorschriften

157. Welche gesetzlichen Maßnahmen können bei Infektionskrankheiten notwendig werden?

Bei einem Infektionsfall kann die *Isolierung* (Absonderung) des Patienten zu Hause oder in einem Krankenhaus vorgeschrieben sein.

Es ist genau vorgeschrieben, welche Infektionskrankheiten dem *Gesundheitsamt* gemeldet werden müssen. Bei der Meldung ist zu unterscheiden zwischen Verdachtsfall, gesicherter Krankheit, Tod an einer Infektion und Dauerausscheider.

Menschen, die mit einem Infektionskranken (z. B. Pockenkranken) im Kontakt waren, können in *Quarantäne* genommen werden, d. h., ihre Bewegungsfreiheit wird so eingeschränkt, daß sie die Krankheit nicht verbreiten können. Die Quarantäne dauert etwas länger als die Inkubationszeit der betreffenden Krankheit.

158. Bei welchen Krankheiten besteht bereits bei Verdacht umgehende Meldepflicht?

Lepra, Botulismus, Cholera, Enteritis infectiosa, Fleckfieber, übertragbare Hirnhautentzündung, Gelbfieber, Kinderlähmung, Mikrosporie, Milzbrand, Ornithose, Paratyphus A und B, Pest, Rückfallfieber, Ruhr, Tollwut, Tuberkulose, Tularämie, Typhus abdominalis.

159. Bei welchen Infektionen sind Erkrankungen und Tod meldepflichtig?

Brucellosen, Diphtherie, übertragbare Hirnhautentzündung, Hepatitis, Kindbettfieber, Leptospirosen, Malaria, Q-Fieber, Rotz, Scharlach, Toxoplasmose, Trachom, Trichinose, Wundstarrkrampf.

Nur der Tod ist meldepflichtig bei: Virusgrippe, Keuchhusten, Masern.

Bazillenausscheider müssen gemeldet werden bei: Enteritis infectiosa, Paratyphus, Typhus und Ruhr.

160. Wer muß eine meldepflichtige Infektionskrankheit anzeigen?

Der behandelnde Arzt, jede sonstige mit der Behandlung oder Pflege von an Infektionskrankheiten erkrankten Menschen berufsmäßig beschäftigte Person: Hebamme, Leichenschauer, auch Haushaltungsvorstand, Leiter einer Pflegeanstalt oder Sammelunterkunft, Schiffsführer.

Bakterielle Infektionen

Typhus (Bauchtyphus, Typhus abdominalis)

161. Zu welcher Gruppe gehört der Typhuserreger?

Das Typhusbakterium gehört mit den Paratyphuserregern und den Erregern der akuten infektiösen Gastroenteritis (Gastroenteritis salmonellosa) zur Gruppe der *Salmonellen*. Die von diesen Bakterien verursachten Krankheiten werden Salmonellosen genannt.

162. Wie werden Typhus und Paratyphus meist übertragen?

Menschen, die Dauerausscheider der Bakterien sind, können durch Unsauberkeit Lebensmittel, Milch und Wasser verseuchen.

Durch Mängel der Kanalisation können Abwässer das Trinkwasser oder Nahrungsmittel verunreinigen und dann zu größeren Epidemien führen.

163. Wie lange ist die Inkubationszeit beim Typhus?

Die Inkubationszeit beträgt beim Typhus 1–3 Wochen. Am häufigsten ist der Krankheitsbeginn um den 10. Tag.

164. Welchen Weg nehmen die Typhusbakterien im Körper?

Typhusbakterien gelangen mit Nahrung oder Getränken in den Magen-Darm-Kanal.

Durch das Lymphgewebe der Darmwand gelangen sie in die Blutbahn, vermehren sich dort und führen zu einer Typhusbakterien-Sepsis (Stadium der Kontinua). In dieser Zeit sind die Typhusbakterien im Blut nachweisbar (Blutkultur). Da sie mit dem Blut auch in die Nieren gelangen, werden sie auch z. T. durch den Urin ausgeschieden und können dann dort nachgewiesen werden (Urinkultur).

Ein Teil der Typhuserreger setzt sich im Lymphgewebe des Dünndarms, besonders in den sogenannten Peyer-Plaques des Ileums, fest und führt dort zu entzündlichen Veränderungen, die in der 3. Krankheitswoche geschwürig zerfallen, so daß in dieser Zeit besonders viel Typhusbakterien mit dem Stuhl entleert werden (Stuhlkultur).

165. Welche Stadien können beim Typhus unterschieden werden?

Das *Anfangsstadium* durch einige Tage mit langsam ansteigender Temperatur.

Das Stadium der gleichbleibend hohen Temperatur *(Kontinua)*, das ohne antibiotische Behandlung 1–3 Wochen dauern kann.

Das Stadium der Entfieberung mit mehreren Tagen stark schwankendem Fieber *(lytische Entfieberung)*.

Die *Rekonvaleszenz*, manchmal durch Rückfälle (Rezidive) mit erneutem Fieberanstieg kompliziert und verlängert.

166. Welche charakteristischen Symptome kommen beim Typhus vor?

Die *Somnolenz* (Teilnahmslosigkeit, Schläfrigkeit, Apathie) und hohes Fieber mit heftigen Kopfschmerzen, trockenem Mund, heißer trockener Haut. Appetitlosigkeit und Schwäche machen das schwere Krankheitsbild deutlich sichtbar.

Exanthem: Zu Beginn der 2. Krankheitswoche treten die Roseolen (Abb. **45**, Farbtafel II) als charakteristischer Hautausschlag auf. Es sind knapp linsengroße, leicht erhabene rötliche Fleckchen, die nicht leicht zu erkennen sind und auf Druck mit dem Glasspatel verschwinden.

Fieber: Typisch für den Typhus ist die gleichbleibend hohe Temperatur (Kontinua) bei gleichzeitig verhältnismäßig langsamem Puls (relative Bradykardie), die Leukopenie und die fehlende Beschleunigung der Blutkörperchensenkung.

Anfangs besteht Obstipation, im späteren Verlauf treten oft *Durchfälle* mit „erbsensuppenartigen" Stühlen (bräunlich, flüssig mit krümeligem Bodensatz) auf. Der Leib ist meist meteoristisch gebläht und druckempfindlich.

167. Welche Komplikationen können beim Typhus auftreten?

Durch den geschwürigen Zerfall der Darmlymphknoten am Ende der 2. oder in der 3. Woche können Darmblutungen mit der Gefahr des Blutungskollapses und der Verblutung oder eine Darmperforation mit tödlicher Peritonitis entstehen.

Es kann zur infektiös-toxischen Herzmuskelschwäche mit tödlichem Herzversagen kommen.

Darüber hinaus: Bronchopneumonien, akute Cholezystitis, Stomatitis und Parotitis (abszedierend).

168. Wie kann die Typhusdiagnose gestellt werden?

Die Frühdiagnose ist wichtig, um die weitere Ausbreitung der Krankheit zu verhindern und eine gezielte Behandlung einzuleiten. Die Frühdiagnose ist vor allem durch die Blutkultur anzustreben.

Der Nachweis der Typhusantikörper im Blut der Agglutinationsprobe (Gruber-Widal-Reaktion) gelingt erst in der 2. Krankheitswoche.

In der 2. Woche sind Kontinua, relative Bradykardie und Leukopenie, evtl. Roseolen (Abb. **45**, Farbtafel II) ausgeprägt. Gelegentlich gelingt der Nachweis von Typhusbakterien auch im Urin.

Der Nachweis der Typhuserreger im Stuhl gelingt am leichtesten im Stadium des Geschwürszerfalls (bei Obstipation Einlauf oder Rektalabstrich).

169. Wie ist der Ausfall der Gruber-Widal-Agglutinationsreaktion zu bewerten?

Eine Agglutinationsreaktion zeigt nur, ob und wieviel Antikörper vorhanden sind.

Diese können auch durch eine vorausgegangene Impfung oder eine früher durchgemachte Erkrankung gebildet worden sein und beweisen nicht ohne weiteres das Vorliegen einer jetzt akuten Typhuserkrankung.

Ein hoher Titer bzw. das Ansteigen und spätere Absinken des Titers sprechen für einen aktuellen typhösen Krankheitsprozeß.

170. Welche Verlaufsarten des Typhus kommen vor?

Von den voll ausgeprägten und den besonders schweren Typhusverläufen mit Koma und Delirium gibt es alle Übergänge leichter Verläufe bis zu Patienten, die nicht merklich erkrankt sind oder nur leichte Darmerscheinungen haben. Gerade die leichten und deshalb unerkannten Fälle können die Krankheit weiter verbreiten (Typhus ambulatorius).

171. Wie wird der Typhus-Patient gepflegt?

◆ Isolierung, Desinfektion von Stuhl und Urin. Das Tragen von Schutzkleidung und Handschuhen beim Pflegen ist wichtig, trotzdem ist auch Händedesinfektion selbstverständlich.

◆ Intensive Beobachtung des Patienten und individuelle Pflege.

◆ Schlackenfreie Diät, viel Milch und Milchspeisen, evtl. fettarme Milch, die manchmal besser vertragen wird, Eier, Fruchtsäfte, viel Flüssigkeit und Traubenzucker, Zitronencreme. Später gekochter Fisch, weißes Fleisch; besonders vorsichtige Diät bei Leibschmerzen und Meteorismus.

172. Wie wird der Typhus medikamentös behandelt?

Mittel der Wahl sind heute Cephalosporine der 3. Generation (z. B. Ceftriaxon, Cefoperazon). Nach einer initialen parenteralen Therapie kann nach einigen Tagen mit einer oralen Behandlung mit Chinolonen (z. B. Ofloxacin, Ciprofloxacin) begonnen werden. Weltweit wird auch heute noch Chloramphenicol eingesetzt, doch zeigen sich zunehmende Resistenzen des Typhuserregers gegen dieses Antibiotikum.

Bei schweren Krankheitsverläufen verabreicht man neben den Antibiotika Glukokortikoide.

173. Wie kann man einer Typhuserkrankung vorbeugen?

◆ Regelmäßige Untersuchung bestimmter Berufsgruppen, Kontrolle der Dauerausscheider. Durch Aufspüren und Sanieren der Ansteckungsquellen;

◆ durch größte Sauberkeit bei Typhusgefahr;

◆ Verzicht auf ungekochte Nahrungsmittel und Getränke;

◆ Schutzimpfung, die jährlich wiederholt werden muß, mit hochwirksamer Vakzine (dabei kommen manchmal Impfreaktionen mit Fieber und Schwellung an der Injektionsstelle vor).

174. Wann gilt ein Typhuskranker als nicht mehr ansteckend?

Erst wenn drei negative Stuhlbefunde von je einer Woche Abstand nach der Abfieberung vorliegen, gilt ein Typhuspatient als nicht mehr infektiös.

175. Was versteht man unter Paratyphus?

Paratyphus ist eine typhusähnliche Erkrankung, die durch typhusverwandte Erreger, die Paratyphusbakterien der Gruppen A, B und C, hervorgerufen werden, von denen noch eine Reihe von Untertypen unterschieden werden.

176. Wie unterscheidet sich der Verlauf eines Paratyphus vom Typhus abdominalis?

Der Verlauf ist oft (aber nicht immer!) leichter und kürzer, der Fieberanstieg erfolgt rascher, die Roseolen sind oft kräftiger, die enteritischen Symptome (Durchfall) meist ausgeprägter als beim Typhus.

Während bei Typhus etwa 2–4% Dauerausscheider bleiben, sind es beim Paratyphus sogar etwa 10%; sie sind dem Gesundheitsamt zu melden. Erregerreservoir ist meist die Gallenblase.

Bakterienruhr (Shigellose)

177. Was wissen Sie über die Erreger der Dysenterie?

Ruhrbakterien (Gattung Shigella) kommen weltweit vor und werden in vier Hauptgruppen eingeteilt (A, B, C, D), die sich serologisch in bestimmte Typen aufspalten (z. B. Shigella flexneri, S. sonnei).

178. Wo kommt die Bakterienruhr vor?

Die Bakterienruhr kommt besonders in warmen Ländern, die leichteren Formen aber auch in Mitteleuropa vor.

179. Wann und wo treten gehäufte Ansteckungen auf?

Gehäufte Erkrankungen treten besonders in der warmen Jahreszeit, oft da, wo Menschenansammlungen und ungenügende hygienische Verhältnisse vorliegen, auf: z. B. in Heimen, Lagern usw. In Kriegen und bei Naturkatastrophen, z. B. Erdbeben, kommt es sehr häufig zu Ruhr-Epidemien.

180. Wie kommt die Übertragung der Ruhr zustande?

Die Bakterien werden durch den Stuhl ausgeschieden und durch Kontakt unter unhygienischen Verhältnissen (Schmierinfektion) über Nahrungsmittel und Getränke weiterverbreitet. Zum Teil werden Ruhrbakterien auch durch Fliegen oder Küchenschaben (Kakerlaken) als Zwischenträger (nicht Zwischenwirte!) vom Stuhl auf Lebensmittel gebracht.

181. Welche Krankheitserscheinungen stehen bei der Ruhr im Vordergrund?

◆ Schleimige, evtl. blutige Durchfälle; bis zu 20 und mehr Darmentleerungen täglich von nur geringer Menge, z. T. nur aus Schleim bestehend;

◆ krampfartige Leibschmerzen, „Tenesmen";

◆ besonders bei den toxischen Formen: Schwäche, Hinfälligkeit, Kopfschmerzen, Appetitlosigkeit, mäßig Fieber, Wasser- und Elektrolytverlust, toxische Herzschwäche.

182. Welche Veränderungen liegen der Ruhrerkrankung im Körper zugrunde?

Die Ruhrbakterien gelangen in den Magen-Darm-Trakt und siedeln sich im Dickdarm an. Inkubation 1–7 Tage. Bei der Ruhr kommt es zu einer Entzündung der Schleimhaut des Dickdarms, z. T. zu Geschwürsbildungen dort. Selten kommt es zu stärkerem Darmbluten oder zu einer Darmperforation mit Peritonitis.

183. Wie wird die Dysenterie nachgewiesen?

Die Ruhrbakterien können durch *Stuhlkultur* nachgewiesen werden. Der Stuhl soll vor Übertragung auf den Nährboden möglichst nicht abkühlen.

Auch *Serumagglutinationen* können ab Anfang der 2. Woche helfen, die Diagnose und den Typ des Erregers zu sichern.

Ruhrverdacht ist meldepflichtig.

184. Welche Behandlungsmaßnahmen kommen bei der Ruhr in Frage?

◆ Isolierung und strengste Sauberkeit, Desinfektion der Stühle, Infektionsschutz des Pflegepersonals;

◆ Flüssigkeitsersatz und Elektrolytausgleich durch Infusion, evtl. Transfusionen sind sehr wichtig, in leichteren Fällen genügt reichlich Tee mit Zucker, auch andere flüssige Kost.

◆ Später leicht verdauliche schlackenarme Kost. Wenn der Stuhl sich formt, kann der Diätaufbau fortschreiten.

◆ Warme Getränke, Wärme auf den Leib, wenn keine blutigen Stühle vorliegen.

◆ Das wichtigste Element der Behandlung ist der Flüssigkeitsersatz, die Gabe von Antibiotika sollte den schwereren Fällen vorbehalten bleiben. Mittel der Wahl ist Trimethoprim/Sulfamethoxazol, alternativ können Chinolone (Ciprofloxacin, Ofloxacin) verabreicht werden.

185. Wie kann die Ruhr ausheilen?

Die Ruhr kann vollkommen ausheilen, ohne daß Beschwerden zurückbleiben.

Es kann aber auch eine Neigung zu chronischen Reizzuständen des Dickdarms mit rezidivierenden Durchfällen verbleiben. Es bleibt keine Dauerimmunität nach Bakterienruhr.

Manche Menschen bleiben Dauerausscheider; sie müssen dem Gesundheitsamt gemeldet werden.

Bei HLA-B27-positiven Patienten (s. Frage 18, S. 457) kann es zu einer reaktiven Arthritis kommen (Reiter-Syndrom).

Akute Nahrungsmittelvergiftung

186. Was versteht man unter akuter Nahrungsmittelvergiftung?

Bei der Bezeichnung „Nahrungsmittelvergiftung" handelt es sich nicht um eine bestimmte Infektionskrankheit, die durch einen spezifischen Erreger hervorgerufen wird, sondern um das klinische Bild des „Brechdurchfalls" oder der „akuten Gastroenteritis" oder der sogenannten Reisediarrhö.

187. Welche Erreger können eine akute Gastroenteritis verursachen?

Die verschiedenen *Salmonellenarten* können eine Gastroenteritis salmonellosa auslösen.

Bei der Staphylokokkenenteritis sind Nahrungsmittel durch enterotoxinbildende *Staphylokokken* verunreinigt.

Auch *Campylobacter jejuni* ist ein relativ häufiger Erreger der Enteritis.

Die sogenannte Reisediarrhö in tropischen und subtropischen Ländern wird auf enterotoxinbildende Stämme von *Escherichia coli* zurückgeführt.

Die durch verschiedene *Viren* verursachten Enteritiden sind offenbar häufiger als früher angenommen.

188. Wie kommt es zur akuten Nahrungsmittelvergiftung?

In Lebensmitteln, die unter unhygienischen Verhältnissen gelagert werden, wie Hackfleisch, Wurst, Fisch, Krabben, Muscheln, Pasteten, Mayonnaise, Eiscreme, Sahnekuchen usw., können sich Salmonellen oder Staphylokokken rasch vermehren und beim Genuß dieser Speisen nach wenigen Stunden stürmische Krankheitserscheinungen hervorrufen: Erbrechen, krampfartige Leibschmerzen, Durchfall.

189. Was ist bei einer akuten Nahrungsmittelvergiftung zu machen?

Man muß versuchen festzustellen, welche Speisen verdorben waren. Wenn ein schuldhaftes Verhalten, z. B. im Gaststättengewerbe, vorliegt, muß etwas von den betreffenden Speisen zur Untersuchung aufbewahrt und eingeschickt werden.

190. Wie kann ein akuter Brechdurchfall behandelt werden?

Man muß manchmal versuchen, die verdorbenen Speisen rasch aus dem Körper zu entfernen. Dazu kommen evtl. auch Magenspülungen und Abführmittel in Frage. Bei krampfartigen Leibschmerzen hilft Imodium. Im übrigen Bettruhe, evtl. Infusionen, evtl. Antibiotika. Bei leichteren Fällen ist meist keine besondere Behandlung erforderlich.

Bei allen Salmonellenerkrankungen ist bereits der Verdacht meldepflichtig.

Botulismus

191. Welche Krankheit nennt man Botulismus?

Der Botulismus ist keine Infektionskrankheit, sondern eine Intoxikation (Vergiftung); d. h. daß sich die Botulinusbazillen (Clostridium botulini) nicht im menschlichen Körper festsetzen und vermehren, sondern mit den verdorbenen Nahrungsmitteln allein ihre enorm giftigen Toxine aufgenommen werden, die das gefährliche Krankheitsbild bewirken.

Da eine Ansteckung durch Übertragung nicht möglich ist, ist auch eine Isolierung nicht erforderlich.

192. Wie kommt es zum Botulismus?

Der Botulinusbazillus ist ein Anaerobier und findet sich wie der Tetanusbazillus in der Erde.

In *Konserven*, die durch Botulinussporen verunreinigt und nicht ausreichend sterilisiert wurden, entwickeln die Botulinusbazillen ein starkes Toxin, das durch 30minütiges Kochen zerstört werden kann. Durch Zersetzung des Doseninhaltes mit Gasbildung werden die Konserven oft aufgetrieben. Beim Öffnen zischen die entweichenden Gase. Solche Konserven sind verdächtig und sollen nicht genossen werden. Es ist für ihre Vernichtung zu sorgen. Der Genuß von solchen Konserven (Fleischwaren, Bohnen usw.) führt zu einem schweren, oft rasch tödlich verlaufenden Krankheitsbild, dem Botulismus.

193. Wie sind die Symptome des Botulismus?

Es bildet sich in wenigen Stunden ein rasch fortschreitendes schweres Krankheitsbild mit Magen-Darm-Beschwerden und Nervenlähmungen. Besonders wichtig für die Erkennung sind Augenmuskellähmungen (Schielen) und eine Schlucklähmung. Kreislauf- und Atemzentrum sind gefährdet. Letalität bis zu 30%.

194. Welche Maßnahmen kommen bei Botulismus in Frage?

Bei dem Patienten ist sofort eine Magenspülung angebracht, um möglichst viel vom Botulinustoxin vor der Resorption aus dem Körper zu entfernen. Außer der üblichen Behandlung bei Infektionskrankheiten kommt auch Botulinus-Immunserum (Antitoxin) in Frage. Von den verdorbenen Speisen muß die Herkunft sichergestellt und Material zur Untersuchung eingesandt werden.

Isolierung ist nicht erforderlich, aber Meldung bereits bei Verdacht.

Brucellosen

195. Was versteht man unter Brucellosen?

Die Brucellosen sind Tierkrankheiten durch nahverwandte Erreger, die vom Rind, von Ziege, Schaf und Schwein auf den Menschen übertragen werden können. Die wichtigste Brucellose ist die Bang-Krankheit der Rinder. Sie kommt in Mitteleuropa jetzt nur noch selten vor.

196. Wie ist der Infektionsweg bei den Brucellosen?

Die Ansteckung kann durch Milch und Milchprodukte im Magen-Darm-Kanal oder durch direkte Berührung kranker Tiere erfolgen, wobei besonders Tierärzte, Schlachthofarbeiter und Hirten gefährdet sind.

197. Wie wird die Bang-Krankheit nachgewiesen?

Der Nachweis ist durch Blutkultur oder Agglutination möglich.

198. Welche Erscheinungen bilden das Krankheitsbild der Bang-Krankheit?

Langdauerndes, oft nur subfebriles Fieber in wellenförmigem Verlauf, Neigung zu Schwitzen, Gelenkbeschwerden, Mattigkeit sind die uncharakteristischen Symptome dieser Infektion. Schwere Fälle führen zu Abszeßbildungen, leichte verlaufen wie eine Befindensstörung.

Längere Behandlung mit Antibiotika hat Erfolg.

Tetanus (Starrkrampf)

199. Was ist der Unterschied zwischen Tetanus und Tetanie?

Tetanus oder Wundstarrkrampf ist eine schwere Infektionskrankheit, die mit schweren generalisierten Muskelkrampfanfällen einhergeht.

Tetanie ist eine neuromuskuläre Übererregbarkeit durch vermindertes Blutkalzium (Hypokalzämie) oder Verschiebung des Säure-Basen-Gleichgewichts im Blut durch CO_2-Verlust (Hyperventilationstetanie) mit tetanischen Krampfanfällen, vor allem der Hände und Füße, und Parästhesien um den Mund und an den Händen (Pfötchenstellung) (s. Frage 84f, S. 396).

200. Was wissen Sie über den Erreger des Wundstarrkrampfes?

Der Wundstarrkrampf wird durch den Tetanusbazillus (Clostridium tetani) hervorgerufen. Es ist ein Anaerobier und findet sich in Gartenerde, Straßenstaub, Dünger und altem Holz. Er kann durch Bagatellverletzungen in den Körper eindringen. Besonders mit Erde verschmutzte Wunden sind tetanusverdächtig.

201. Wie lange ist die Inkubationszeit des Tetanus?

Die Inkubationszeit schwankt zwischen 4 und 28 Tagen und länger. Je eher Tetanuserscheinungen auftreten, um so schlechter ist die Prognose. Letalität 50–60%.

202. Welches sind die wichtigsten Krankheitserscheinungen des Tetanus?

Die Tetanusbazillen bleiben an der Eintrittspforte in der Wunde liegen. Ihre Toxine wandern entlang der Lymph- und Nervenbahnen in das Zentralnervensystem.

Als Hauptsymptom treten *Muskelkrämpfe* auf, zuerst im Gesicht (Risus sardonicus) und in der Kaumuskulatur (Trismus), Steifigkeit der Nacken- und Rückenmuskulatur (Opisthotonus), Einziehung der Bauchdecken (Kahnbauch).

Äußere Reize (Geräusche, Licht, Berührung) lösen qualvoll schmerzhafte generalisierte Muskelkrämpfe aus. Das Bewußtsein bleibt erhalten. Der Tod kann durch Erschöpfung eintreten.

203. Wie kann der Gefahr des Tetanus begegnet werden?

Die vorbeugende *Impfung* mit Tetanustoxoid hat eine ausgezeichnete Schutzwirkung. Allerdings werden Auffrischungsimpfungen empfohlen.

Bei einer tetanusverdächtigen Verletzung eines Nichtgeimpften wird eine Wundausschneidung durchgeführt, weil die Tetanusbazillen ja an der Eintrittspforte liegenbleiben. Bei tiefen Verletzungen durch rostige Nägel oder Holzsplitter ist die *Wundexzision* nicht immer möglich.

Bereits bei Tetanusverdacht muß sofort eine *passive Immunisierung* durch Tetanusimmunglobulin (Tetagam) durchgeführt werden und gleichzeitig als *aktive Impfung* Tetanustoxoid (Tetanol) gespritzt werden, damit bei einer späteren Verletzung nicht wieder Serum gegeben werden muß.

Bei Kindern wird die Tetanusimpfung meist im Rahmen der Mehrfachimpfung durchgeführt.

204. Wie wird eine korrekte Impfung gegen Tetanus vorgenommen?

Um einen sicheren Immunitätsschutz gegen Tetanus zu erreichen, werden zweimal im Abstand von 4 Wochen 0,5 ml Tetanol s.c. injiziert und ein Jahr später eine Auffrischungsspritze von 0,5 ml Tetanol gegeben. Dadurch ist eine viele Jahre anhaltende Grundimmunität gewährleistet, die durch Auffrischungsimpfungen alle 7–10 Jahre verstärkt werden kann.

205. Wie muß ein Tetanuskranker behandelt werden?

- Wundexzision weit im Gesunden;
- Tetanusimmunglobulin (human) als Antitoxin, außerdem Tetanol (Vakzine);
- Isolierung, Reizabschirmung;
- Beruhigungsmittel, z. B. Benzodiazepine, Chlorpromazin, Barbiturate;
- Relaxierung durch Kurare bei Muskelspasmen;
- Ernährung durch Magensonde;
- bei Kehlkopfkrämpfen und Relaxierung Intubation, evtl. Tracheotomie.

Gasbrand

206. Wie kommt der Gasbrand zustande?

Der Gasbrand oder die Gasphlegmone wird durch Verschmutzung von Wunden mit gasbrandbazillenhaltiger Erde (Anaerobier) hervorgerufen.

207. Welche Erscheinungen weisen auf Gasbrand hin?

Die Wunde zeigt Schwellung und zunehmende Schmerzhaftigkeit, Blasenbildung, üblen Geruch und Knistern von Gasbläschen im Gewebe beim Anfassen. Auch der Allgemeinzustand verschlechtert sich, es besteht die Gefahr der Herz-Kreislauf-Schwäche.

208. Nach welchen Gesichtspunkten wird die Behandlung vorgenommen?

Durch breites Eröffnen der Phlegmone und breite Ausschneidung der Nekrosen, Gaben von Gasbrandserum und Antibiotika sowie hyperbare Sauerstoffbehandlung können die weitere Ausbreitung verhindert und die Ausheilung (mit Narben und Defekten) erreicht werden.

Diphtherie

209. Welche Eigenschaften hat der Diphtherieerreger?

Die Diphtheriebakterien können auf Schleimhäuten und auf der Haut Entzündungen verursachen, die durch den Übertritt von Toxinen ins Blut schwere Organschädigungen bewirken.

Die Erreger können im Ausstrichpräparat eines Rachenabstriches erkannt werden, viel sicherer ist aber der Nachweis durch das Kulturverfahren.

210. Wie wird die Diphtherie übertragen?

Die Diphtheriebakterien werden vor allem durch Tröpfcheninfektion (Anhusten, Anniesen), nur selten durch Gegenstände übertragen.

211. Wie lange ist die Inkubationszeit der Diphtherie?

Die Inkubationszeit beträgt nur 2–4 Tage, manchmal bis zu 7 Tagen. Durch die kurze Inkubationszeit ist eine rasche Ausbreitung möglich.

212. Welche Lokalisationen der Diphtherie kommen vor?

Am häufigsten ist die Rachendiphtherie, gefürchtet ist die Kehlkopfdiphtherie wegen der Gefahr des Erstickens, weniger gefährlich ist die Nasendiphtherie der Kleinkinder. Eine diphtherische Entzündung der Augenbindehaut (durch Anhusten des Pflegepersonals beim Rachenabstrich) ist eine Seltenheit, ebenso wie die Wunddiphtherie.

Kombinationen von Rachen- und Kehlkopfdiphtherie oder bei Kleinkindern auch von Nasen- und Rachendiphtherie sowie von Nasendiphtherie, die sich mit Überspringen des Rachens im Kehlkopf lokalisiert, kommen vor.

213. Wie sind die Anfangssymptome der Rachendiphtherie?

Blässe, Mattigkeit, Halsschmerzen und Schluckbeschwerden. Meist nur geringes Fieber, aber schneller Puls.

Im Rachen sind die Tonsillen geschwollen und düsterrot gefärbt. In wenigen Stunden bildet sich ein erst weißer und zarter flächenhafter Belag, der sich nicht wegwischen läßt und bei Berührung zum Bluten neigt. Außerdem fällt manchmal ein süßlich-leimartiger Geruch auf.

Die regionären Lymphknoten sind druckempfindlich, oft geschwollen.

214. Wie unterscheidet sich die Diphtherie von den Veränderungen einer Streptokokkentonsillitis (Angina tonsillaris)?

Der *Belag* bei Diphtherie ist mehr flächenhaft und festhaftend, bei Tonsillitis sind es Eiterpfröpfe in den Lakunen der Mandeln, die sich ausdrücken oder wegwischen lassen. Wenn man bei Diphtherie versucht, den Belag wegzuwischen, blutet es leicht, dadurch färbt sich der Belag bei Diphtherie oft bräunlich. Bei Tonsillitis bleibt der Belag auf die Mandeln beschränkt, bei Diphtherie greift er meistens auf die Umgebung über, auf die Gaumenbögen, auf das Zäpfchen (Uvula), selten auch auf die hintere Rachenwand.

Das *Fieber* ist bei Diphtherie meist nicht hoch, bei Angina oft hoch. Der *Puls* ist bei Diphtherie im Verhältnis zum geringen Fieber auffallend beschleunigt. Die Patienten mit Diphtherie sind meist blaß, mit Angina fiebergerötet.

Für die Unterscheidung ist in Zweifelsfällen der bakteriologische Befund entscheidend.

215. Wie unterscheidet sich die Diphtherie von einer Plaut-Vincent-Angina?

Die Plaut-Vincent-Angina ist fast immer als Geschwürsbildung mit Belag nur einseitig lokalisiert und zeigt kaum toxische Rückwirkung auf den Kreislauf. Keine Tachykardie, keine EKG-Veränderungen, keine Beeinträchtigung des Allgemeinzustandes (keine Blässe, keine Zyanose, keine Hinfälligkeit).

216. Bei welchen Krankheiten kann es zu Belägen auf den Mandeln kommen?

Mandelbeläge können vorkommen bei Rachendiphtherie, Streptokokkentonsillitis (Angina tonsillaris), Angina Plaut-Vincent, infektiöser Mononukleose (Pfeiffer-Drüsenfieber; Abb. 43, Farbtafel I), Agranulozytose, Leukämie, Lues.

217. Wie macht man einen Rachenabstrich?

Rachenabstriche werden möglichst morgens nüchtern mit einem Wattestäbchen unter guter Sicht bei gut geöffnetem Mund und durch Spatel heruntergedrückter Zunge vom Rand der Beläge aus durchgeführt.

Der Patient soll so sitzen oder liegen, daß er mit dem Hinterkopf fest an- oder aufliegt, so daß er nicht (absichtlich oder unabsichtlich) nach hinten ausweichen kann.

Kinder werden von einer Pflegeperson auf den Schoß genommen, die Hände des Kindes werden mit der rechten Hand, die Stirn mit der linken Hand gehalten. Nach dem Öffnen des Mundes werden Zunge und Unterkiefer mit einem Spatel entsprechend heruntergedrückt und der Rachenabstrich vorgenommen. Man sollte zunächst versuchen, die Kooperation des Kindes zu erreichen.

218. Welche bedrohlichen Komplikationen kommen bei Diphtherie vor?

Das Diphtherietoxin wirkt besonders auf Herz und Nervengewebe.

Als Komplikationen sind besonders die Myokarditis mit Herzversagen und auch die infektiös-toxische Kreislaufschädigung mit Blässe und Zyanose durch Gefäßlähmung gefürchtet.

Der diphtherische Befall der Kehlkopfschleimhaut kann zu Erstickung führen.

Durch diphtherische Lähmungen kann es zur Schluckpneumonie kommen.

Bedrohliche Folgen der Lähmungen (Landry-Paralyse mit Zwerchfellähmung und Erstickung) sind sehr selten.

219. Wie macht sich eine Myokarditis bei Diphtherie bemerkbar?

Die Patienten sind unruhig, blaß, zyanotisch, haben kühle Körperenden (Akren) und zeigen Atemnot. Die Urinausscheidung läßt nach, Eiweiß wird durch die toxische Nephrose im Urin positiv.

Der Puls ist schnell und schlecht gefüllt; aber auch besonders langsamer Puls kann als Folge eines Herzblocks auftreten und ist ebenso wie Pulsunregelmäßigkeit (Arrhythmie) ein schlechtes Zeichen. Weitere Einzelheiten sind durch das EKG erfaßbar.

Auch Erbrechen im Lauf einer Diphtherie, wenn es toxisch bedingt ist, weist auf einen schweren Verlauf mit Gefahr eines tödlichen Herzversagens hin.

220. Welche Arten von Lähmungen sind im Verlauf einer Diphtherie zu unterscheiden?

Am häufigsten ist die Gaumensegellähmung in der 2. oder 3. Woche. Weniger häufig sind Augenmuskellähmungen (Akkommodationsstörungen und Schielen). Sehr selten ist eine allgemeine, von unten nach oben aufsteigende Lähmung im späteren Krankheitsverlauf (sog. Landry-Paralyse), die über eine Atemlähmung zum Tode führen kann.

Lähmungen, die nach der 7. Woche auftreten, heißen postdiphtherische Lähmungen und bilden sich zwar oft nur langsam, aber doch vollständig zurück.

221. Wie läßt sich eine Kehlkopfdiphtherie erkennen?

Die Larynxdiphtherie kommt vor allem bei Kleinkindern in Verbindung mit oder auch ohne Rachen- oder Nasendiphtherie vor. Die Hauptsymptome werden durch Verengung des Luftweges hervorgerufen:

Heiserkeit, bellender, dröhnender Husten (Krupp), aber auch durch Stridoratmung (pfeifendes Atemgeräusch) und durch die Toxizität der meist ausgedehnten Beläge bedingte Zyanose und Unruhe.

Evtl. steigen die diphtherischen Beläge durch die Trachea bis in die Bronchien hinab.

222. Was versteht man unter Stridor?

Die Stridoratmung ist eine durch ein Hindernis erschwerte und hörbare Atmung, wobei die Schlüsselbeingruben und Zwischenrippenräume inspiratorisch eingezogen werden.

223. Bei welchen Krankheitszuständen kann es zur Stridoratmung kommen?

Stridor gibt es bei Kehlkopfdiphtherie, bei schwerer Laryngitis (z. B. bei Masern, wobei dann aber auch gleichzeitig eine Bronchitis und Konjunktivitis sowie eine Rhinitis vorliegen).

224. Was wird als Krupp bezeichnet?

Als Krupp wird der dröhnende bellende Husten bei Atemerschwerung durch Schwellung der Schleimhaut im Kehlkopf bezeichnet, wie er bei Larynxdiphtherie, aber auch bei anderen Krankheiten auftreten kann. Bei der Diphtherie spricht man vom echten Krupp.

225. Was versteht man unter Pseudokrupp?

Als Pseudokrupp werden nächtliche Anfälle von bellendem Husten und auch inspiratorischem Stridor durch Laryngitis und Bronchitis oder infolge eines nicht entzündlichen, wahrscheinlich allergisch-infektiös bedingten subglottischen Ödems bei Kindern bezeichnet, die auf Hustensaft und Beruhigungsmittel gut ansprechen.

Auch Fremdkörper, die im Kehlkopf liegen, können einen Stridor oder Krupp verursachen.

226. Welche besonderen Behandlungsmöglichkeiten kommen bei Kehlkopfdiphtherie in Frage?

Außer der Behandlung mit Antitoxin und Antibiotika (s. Frage 235, S. 525) kann bei zunehmender Erschwerung der Atmung die Intubation oder eine Tracheotomie (Luftröhrenschnitt) in Betracht kommen. Auch das Absaugen von Diphtheriebelägen aus dem Kehlkopf mit Hilfe des Laryngoskops und einer Absaugeinrichtung kann versucht werden.

227. Wie wird eine Intubation vorgenommen?

Bei der Intubation wird unter Sicht mit dem Laryngoskop ein Tubus durch Mund und Rachenraum zwischen den Stimmbändern hindurch in den Kehlkopf eingelegt. Dazu muß der Patient stark sediert werden.

228. Was versteht man unter Tracheotomie?

Die Tracheotomie (der Luftröhrenschnitt) ist eine Notfalloperation, die rasch und manchmal unter behelfsmäßigen Bedingungen als lebensrettender Eingriff vorgenommen werden muß, um die Gefahr einer tödlichen Erstickung abzuwenden. Sie wird aber auch bei absehbarer Dauerbeatmung geplant durchgeführt.

229. Wie muß evtl. eine Tracheotomie als Behelfsoperation vorgenommen werden?

Wenn es sich z. B. um ein Kind mit Kehlkopfdiphtherie handelt, das umgehend ohne entsprechende chirurgische Einrichtungen tracheotomiert werden muß, sollte man es zunächst sedieren oder notfalls in eine Decke einrollen, damit es den Eingriff nicht durch Bewegungen stört. Eine Pflegeperson hält den Kopf mit gestrecktem, nach hinten gebogenem Hals fest. In die Trachea wird vorne unterhalb des Ringknorpels eingeschnitten und ein abwärts gebogener Tubus eingelegt. Der Tubus wird durch Bänder, die um den Hals gebunden werden, fixiert. In dem fixierten Tubus befindet sich noch ein zweiter kleinerer Tubus, der zum Reinigen herausgenommen werden kann, wenn er sich verlegt hat.

230. Was ist bei der Pflege von tracheotomierten Patienten besonders zu beachten?

Bei tracheotomierten Patienten besteht die Gefahr, daß der Tubus durch Schleim oder bei Diphtherie durch abgestoßene Belagsmembranen verlegt wird und wieder Erstickungsgefahr eintritt. Da sich dies plötzlich entwickeln kann, ist eine intensive Beobachtung des tracheotomierten Patienten unerläßlich. Husten, Atemnot mit inspiratorischer Einziehung der Schlüsselbeingruben, Stridor, Zyanose und Unruhe müssen sofort daran denken lassen, daß der Tubus verlegt ist. Der kleinere herausnehmbare Tubus muß dann sofort entfernt und mit Wattestäbchen und Bikarbonatlösung gereinigt werden. Die Tupfer sind als infiziert zu betrachten. Bei tracheotomierten Patienten besteht die Gefahr, daß die Schleimhäute des Atmungstraktes austrocknen und sich sekundäre Entzündungen einstellen.

Feuchte, auf die Trachealkanüle locker aufgelegte Mulltupfer sollen die Atemluft anfeuchten.

231. Was muß an eine Nasendiphtherie denken lassen?

Bei Kleinkindern und Säuglingen mit wäßrig-blutigem Nasensekret muß der Verdacht auf Nasendiphtherie bestehen, besonders wenn bei gründlicher Inspektion Beläge auf der Nasenschleimhaut erkennbar sind. Die Bestätigung des Verdachts ist durch Nasenabstrich mit Wattestäbchen (Kultur) zu versuchen.

232. Welche Gefahren bestehen bei einer Nasendiphtherie?

Die Nasendiphtherie macht meist keine toxischen Symptome und kann leicht übersehen oder verkannt werden; deshalb besteht die Gefahr, daß es zu einer Weiterverbreitung der Diphtherie auf andere Kinder kommt.

233. Welche Grundsätze gelten für die Pflege von Patienten mit Rachendiphtherie?

Die Qualität der Pflege kann über Leben und Tod eines Diphtheriekranken entscheiden. Es gilt:

♦ Strenge Isolierung, Schutzmantel, Mundschutz und Händedesinfektion des Pflegepersonals (s. auch Desinfektion, Frage 612, S. 621);

♦ absolute Bettruhe, der Patient sollte sich bei der Körperpflege und der Nahrungsaufnahme nicht anstrengen. Entsprechende Hilfestellung ist nötig.

♦ Sorgfältige Überwachung von Puls mit Beachtung von Frequenz und Rhythmus, Blutdruck, Atmung, Hautfärbung und Durchblutung sowie der Urinausscheidung.

♦ Veränderungen, auch das als bedrohliches Zeichen auftretende Erbrechen, sind dem Arzt mitzuteilen.

♦ Leichte Diät, evtl. mit Traubenzucker angereichert. Vorsicht mit Flüssigkeitszufuhr wegen der Gefahr der Herzüberlastung bei Myokarditis. Stuhlregelung zur Vermeidung von stärkerem Pressen.

♦ Bei Atmung durch den offenen Mund Luft anfeuchten.

♦ Bei Gaumensegellähmung 45°-Oberkörperhochlagerung, damit der Mundspeichel besser abfließen kann, im übrigen muß er abgesaugt werden.

♦ Bei Nasendiphtherie Nasenöffnung und Oberlippe mit Salbe abdecken.

234. Welche Maßnahme wird bei einem Diphtherieverdachtsfall als erste ergriffen?

Es müssen Abstriche vom Rand der Beläge und aus der Nase entnommen werden.

Diphtherie ist meldepflichtig.

235. Welche medikamentöse Behandlung der Diphtherie kommt in Betracht?

Wenn der klinische Verdacht einer Diphtherie feststeht, besonders wenn ein toxisches Bild vorliegt, wird sofort hochdosiert *Penizillin* oder *Erythromycin* vor der bakteriologischen Bestätigung der Diagnose durch den Kulturbefund gegeben.

Bei Diphtherieverdacht muß auch sofort *Antitoxin* gegeben werden, da nur Toxin neutralisiert werden kann, das noch nicht an Zellen von Herz, Nieren oder Nervengewebe gebunden ist. Die frühzeitige und hochdosierte Gabe von Antitoxin (20.000 – 100.000 IE i.m. oder i.v.) kann entscheidend für die Prognose sein. Aber Vorsicht: Diphtherie-Antitoxin stammt vom Pferd und kann schwere allergische Reaktionen auslösen. Man sollte daher in jedem Fall einen Haut- oder Konjunktivaltest durchführen. Zeigt sich nach 30 Minuten keine Rötung der Konjunktiva oder der Haut um die Injektionsstelle, so kann Antitoxin verabreicht werden.

Herz-Kreislauf-Behandlung nach Lage des Falles entsprechend der ärztlichen Verordnung. Am Herzen bleiben häufiger als bei anderen Infektionskrankheiten Dauerschäden zurück.

Bei Lähmungen kommen *Vitamine* der B-Gruppe, nach Massage und Elektrisieren in Betracht. Außerdem müssen Überdehnungen (Spitzfuß) und andere Lagerungsschäden vermieden werden.

Bei Atemlähmung muß eine *künstliche Beatmung* mit einem Respirator angewendet werden.

236. Wann darf der Diphtheriepatient aufstehen?

Die Patienten sind, ohne sie ängstlich zu machen, über die Gefahren ihrer Krankheit aufzuklären, gleichzeitig wird an ihre eigene Vernunft appelliert, sich richtig zu verhalten.

Erst wenn ausreichende Sicherheit über stabile Verhältnisse im Herz-Kreislauf-System durch Puls- und Blutdruckkontrolle sowie durch die EKG-Befunde vorliegt, dürfen dem Patienten in Begleitung die ersten Belastungen (Aufsitzen, am Bettrand sitzen und mit den Beinen baumeln, schließlich aufstehen) zugemutet werden.

Auch in der Erholungsphase (Rekonvaleszenz) sind Puls- und EKG-Kontrollen noch erforderlich, besonders bei Belastung.

237. Wann darf ein Diphtheriekranker entlassen werden?

Voraussetzung für die Entlassung ist die Abheilung der Diphtherie und die völlige Rückbildung aller Komplikationen, besonders der Myokarditis.

Der Patient darf nicht mehr ansteckend sein, d. h., es müssen 3 negative Rachen- oder Nasenabstriche vorliegen.

Der Patient darf als Diphtheriebakterienträger entlassen werden, wenn er dem Gesundheitsamt als solcher gemeldet ist und dieses keinen Einwand dagegen erhebt.

238. Wie kann man Diphtheriebakterienträger sanieren?

Diphtheriebakterienträger können durch eine intensive antibiotische Behandlung (z. B. mit Penizillin) oder evtl. durch Tonsillektomie bzw. chirurgische Behandlung der Nasennebenhöhlen von Diphtheriebakterien befreit werden.

239. Welche Möglichkeiten der Vorbeugung gegen Diphtherie stehen zur Verfügung?

Aktive Immunisierung bereits bei Kleinkindern im Rahmen einer Mehrfachimpfung hat ausgezeichneten Erfolg, so daß die Diphtherie eine seltene Krankheit wurde:

Ab dem 3. Lebensmonat wird 3 x im Abstand von 4 Wochen Diphtherie-Pertussis-Tetanus geimpft. Auffrischimpfungen im 2. Lebensjahr und nach dem 10. Lebensjahr werden empfohlen.

Symptomlose Kontaktpersonen von Kindern mit Diphtherie sollen untersucht, überwacht und antibiotisch behandelt werden, Antitoxin benötigen sie aber nicht.

240. Wie ist die epidemiologische Situation der Diphtherie heute?

Durch die routinemäßige Impfung aller Kinder ist die Diphtherie heute eine Rarität geworden. Die Lage könnte sich mit Öffnung der Ostgrenzen aber rasch ändern, da in den Ländern der ehemaligen Sowjetunion die Diphtherie in jüngster Zeit wieder epidemisch aufflammte und mit wachsender Mobilität der Bevölkerung möglicherweise auch nach Deutschland eingeschleppt wird.

Angina tonsillaris (Streptokokkentonsillitis)

241. Was versteht man unter Mandelentzündung?

Mandelentzündung ist ein Sammelbegriff für entzündliche Schwellungen des lymphatischen Gewebes der Gaumenmandeln (Tonsillen) mit Enge (Angina) des Rachens, wobei meist Schluckbeschwerden und Halsschmerzen entstehen.

Die Tonsillitis kann als selbständige Krankheit oder als Begleitkrankheit auftreten. Sie kann durch verschiedene Erreger verursacht werden.

242. Welche Erreger spielen bei einer akuten Tonsillitis eine wichtige Rolle?

◆ Eine besonders wichtige Rolle spielen Streptokokken, besonders bestimmte Typen der betahämolytischen Streptokokken der Gruppe A.

◆ Aber auch Staphylokokken und Pneumokokken kommen vor.

◆ Fusiforme Bakterien und Spirillen sind die Erreger der Angina Plaut-Vincent.

◆ Diphtheriebakterien verursachen die Angina diphtherica (Rachendiphtherie).

◆ Häufig verursachen Viren katarrhalische Infekte der oberen Luftwege mit besonderer Beteiligung der Tonsillen.

◆ Aber auch für die Tuberkelbakterien können die Tonsillen eine Eintrittspforte darstellen.

◆ Pilzinfektionen der Tonsillen sind selten.

243. Welche Ausprägungsarten der Tonsillitis sind zu unterscheiden?

Wenn nur die Lymphfollikel in den Tonsillen geschwollen sind, spricht man von einer *Angina catarrhalis*.

Wenn Pfröpfe in den Krypten sitzen, nennt man das eine *Angina follicularis* oder *lacunaris*.

Bei der *Plaut-Vincent-Angina* liegt meist nur ein einseitiger Belag mit geschwürigem Zerfall der Tonsille vor.

Bei einem *Tonsillarabszeß* besteht eine einseitige Vorwölbung einer Tonsille (s. Frage 251, S. 530).

244. Bei welchen Krankheiten ist die Mandelentzündung eine Begleiterscheinung?

Als Begleitkrankheit kommt eine Mandelentzündung z. B. bei der infektiösen Mononukleose (Monozytenangina, Pfeiffer-Drüsenfieber; s. Abb. **43**, Farbtafel I), bei der Agranulozytose, manchmal bei Leukämie, selten bei Lues vor.

245. Warum hat die Angina durch hämolytische Streptokokken eine besondere Bedeutung?

Eine Tonsillitis durch betahämolysierende Streptokokken der Gruppe A kann Ausgangspunkt sein für:

- eine allgemeine Sepsis,
- entzündliche Veränderungen am Herzen: Endo-, Myo-, Perikarditis,
- rheumatisches Fieber (akute Polyarthritis rheumatica),
- eine hämorrhagische Nephritis,
- Scharlach,
- Mittelohrentzündung (Otitis media), besonders bei Kindern.

246. Wodurch kann es zu einer Kokkentonsillitis kommen?

Ansteckung durch Tröpfcheninfektion, aber auch lokale und allgemeine Resistenzminderung durch Unterkühlung (Erkältung) können als Ursachen genannt werden.

247. Welche Krankheitszeichen treten bei einer akuten Tonsillitis auf?

- Plötzlicher Beginn mit Halsschmerzen und Schluckbeschwerden;
- Rötung und Schwellung der Tonsillen; evtl. Beläge in den Krypten (Lakunen);
- schmerzhafte Schwellungen der Unterkieferlymphknoten;
- oft plötzlich hohes Fieber, evtl. Schüttelfrost;
- Leukozytose, Linksverschiebung, beschleunigte BSG, Anstieg des Anti-Streptolysintiters (AST).

248. Welche Komplikationen können bei Tonsillitis auftreten?

- Mandelabszeß oder Retrotonsillarabszeß mit Kieferklemme;
- Sepsis;
- Mediastinitis;
- Nachkrankheiten (s. Frage 245, S. 528).

Nach Tonsillitis durch Streptokokken bildet sich keine Immunität, es bleibt vielmehr eine verstärkte Anfälligkeit.

249. Welche Maßnahmen kommen bei Angina in Frage?

◆ Zur Untersuchung Rachenabstrich mit Mundspatel und Taschenlampe;

◆ zur Behandlung Bettruhe, leichte Kost, warme Getränke, Antibiotika (Penicilline, Erythromycin) (wirkungslos bei virusbedingter Tonsillitis);

◆ evtl. Halsumschlag und Gurgeln;

◆ bei Tonsillarabszeß kalte Umschläge, evtl. Eiskrawatte und Inzision.

250. Welche Befundkontrollen sind während und nach eitriger Mandelentzündung unerläßlich?

- Blutdruckkontrolle,

- Urinbefund auf Eiweiß und Sediment (in der 3. Woche nach Krankheitsbeginn),
- eventuell EKG.

251. Wie macht sich ein Tonsillarabszeß bemerkbar?

Umschriebene Schwellung und Vorwölbung, evtl. dort Gelbfärbung einer Tonsille, evtl. Kieferklemme oder auch Schüttelfrost weisen auf einen Tonsillarabszeß hin.

252. Was wissen Sie über die Angina Plaut-Vincent?

Die Angina Plaut-Vincent wird durch eine Spirochätenart (Borrelien) und spießförmige Bakterien (Bacterium fusiforme) hervorgerufen. Es bildet sich meist nur auf einer Tonsille eine z.T. tiefe Ulzeration (Geschwürsbildung) mit grauweißem, schmierigem Belag. Es fällt ein übler Mundgeruch (Foetor ex ore) auf.

Trotz des eindrucksvollen lokalen Bildes im Rachen verläuft die Krankheit fast immer gutartig ohne Fieber und ohne toxische Erscheinungen, allerdings oft über 3–4 Wochen hin.

Die Unterscheidung von Diphtherie usw. ist wichtig.

Scharlach (Scarlatina)

253. Wodurch wird der Scharlach hervorgerufen?

Erreger des Scharlachs sind β-hämolysierende Streptokokken der Gruppe A, die ein Toxin produzieren, das zu einem Hauterythem führt.

254. Wie wird der Scharlach übertragen?

Die hämolysierenden Streptokokken werden durch Tröpfeninfektion, aber auch als Schmierinfektion durch infizierte Gegenstände (Spielsachen, Bücher), evtl. auch durch Milch übertragen.

Der Krankheitsprozeß beginnt als Streptokokkenangina. Bei Schmierinfektion in eine Wunde kommt es zum Wundscharlach.

Im Wochenbett kann es auch zum Eintritt der Krankheitserrger in den Uterus kommen, wodurch sich der Puerperalscharlach entwickeln kann.

255. In welchem Alter ist die Empfänglichkeit für Scharlach am stärksten?

Im Alter von 3–5 Jahren sind die Scharlacherkrankungen am häufigsten, und zwar im Winter.

256. Wie lange ist die Inkubation bei Scharlach?

Die Inkubation beträgt 2–4, selten bis 8 Tage.

257. Welche Anfangssymptome treten bei Scharlach auf?

◆ Plötzlicher Beginn mit hohem Fieber;

◆ Erbrechen, Hals- und Kopfschmerzen;

◆ Starke Rötung des Rachens, weißliche Beläge auf den geschwollenen Tonsillen, geschwollene Halslymphknoten. Zuerst belegte Zunge, dann geschwollene Papillen (Himbeerzunge).

◆ Am 2. Tag Ausbruch des hochroten Scharlachexanthems. Leukozytose mit Eosinophilie.

258. Was ist für das Scharlachexanthem typisch?

Das Scharlachexanthem beginnt am 2. Krankheitstag am Hals, auf der Brust oder an der Innenseite der Oberschenkel. Es besteht aus hochroten Fleckchen, die oft zusammenfließen, aber auf Druck mit einem Glasspatel verschwinden.

Das Exanthem breitet sich rasch über den ganzen Körper aus mit Ausnahme des Kinn-Mund-Dreiecks („Scharlach-Maske" oder „Scharlach-Milchbart"), das im stark fiebergeröteten Gesicht weiß bleibt.

Das Exanthem blaßt am 3. bis 5. Tag ab. Gleichzeitig klingen Fieber, Angina und Himbeerzunge ab.

Zu Beginn der 2. Woche tritt die typische Hautschuppung auf.

259. Wie wird die Diagnose bei Scharlach gestellt?

Als besondere Verlaufsform einer Streptokokkeninfektion ist Scharlach vor allem eine klinische Diagnose. Die Streptokokkeninfektion ist aber durch Erregernachweis im Rachen- oder Wundabstrich und

Inkubation auf Schafblutagar rasch zu sichern. Immunologische Schnelltests zum Nachweis des Antigens A sind bei positivem Ausfall beweisend, ein negatives Ergebnis muß durch Kultur kontrolliert werden. Im Serum können verschiedene Streptokokkenantikörper nachgewiesen werden, z. B. in der Anti-Streptolysin-Antikörper (ASL), Anti-Streptokokken-Desoxyribonuklease B oder Anti-Streptokokken-Hyaluronidase. Diagnostisch beweisend sind vor allem konsekutive Titeranstiege im Verlauf der Krankheitswochen 1–4.

260. Welche Komplikationen können bei Scharlach auftreten?

◆ Otitis media (Mittelohrentzündung), evtl. Mastoiditis;

◆ akute Endo- oder Myokarditis, wobei ein Myokardschaden oder ein Klappenvitium zurückbleiben kann;

◆ Scharlachnephritis (hämorrhagische Glomerulonephritis mit Gefahr des Übergangs in chronische Nephritis);

◆ Scharlachrheumatoid (Polyarthritis), das allerdings nicht zu Rückfällen neigt und auch nicht chronisch wird.

261. Welche Behandlungsmaßnahmen kommen bei Scharlach in Betracht?

– Isolierung und Bettruhe, auch bei Verdacht;

– Penizillin durch 10–14 Tage, auch bei leichten Fällen;

– Fieberdiät.

262. Welche Befundkontrollen sind bei Scharlach wichtig?

◆ Anfangs Puls und Fieber; bei Kleinkindern Inspektion der Ohren, um eine Otitis nicht zu übersehen.

◆ Der Herzbefund (hoch bleibender Puls nach Abfieberung, Arrythmien und anhaltende Blässe sind auf Herzkomplikationen verdächtig).

◆ In der 2. und 3. Woche Kontrollen des Urinsediments und Blutdruckkontrollen. Auch leichte Fälle müssen so überprüft werden.

Erysipel (Rotlauf, Wundrose)

263. Wodurch wird das Erysipel hervorgerufen?

Das Erysipel ist eine Wundinfektion durch hämolysierende Streptokokken.

Inkubationszeit: einige Stunden bis zu 2 Tagen.

264. Wie wird der Rotlauf übertragen?

Der Erysipel wird durch Schmierinfektion in oft kaum erkennbare Hautwunden übertragen. Es tritt besonders häufig an den Unterschenkeln (s. Abb. **42**, Farbtafel I) auf.

265. Welche Erscheinungen können beim Erysipel beobachtet werden?

Meist akuter Beginn, oft mit Schüttelfrost.

Es handelt sich beim Erysipel um eine Streptokokkeninfektion in den Lymphspalten der Haut. Dementsprechend zeigt diese im befallenen Bezirk eine auffallende Rötung mit scharfer Begrenzung und ist im kranken Bereich etwas erhaben, gespannt und juckt.

266. Wie ist das Erysipel zu behandeln?

Bettruhe; Penizillin 1–2 Mill. IE tägl., eventuell mehr.

267. Hinterläßt das Erysipel eine Immunität?

Eine bleibende Immunität tritt oft nicht ein, es gibt gehäufte Wiedererkrankungen.

268. Welche Komplikationen können bei Erysipel vorkommen?

Die Komplikationen, wie Herzversagen, Meningitis, Nephritis, waren früher oft tödlich, sind durch die Penizillinbehandlung aber sehr selten geworden.

Meningitis epidemica (epidemische Genickstarre)

269. Was versteht man unter Meningitis?

Unter Meningitis versteht man eine Entzündung der Häute des Gehirns und Rückenmarks.

270. Wodurch kann es zu einer Meningitis kommen?

Durch Infektion mit Bakterien (Meningokokken, Strepto- und Staphylokokken, Pneumokokken, Tuberkelbakterien u. a.), Viren (Virusmeningitis), Pilzen (Mykosen), Protozoen (z. B. Toxoplasmose) kann es zu einer Meningitis kommen.

271. Was versteht man unter Meningismus?

Meningismus ist ein Reizzustand der Meningen, ohne daß entzündliche Befunde an diesen vorliegen müssen. Die klinischen Zeichen des Miningismus bestehen in Kopfschmerzen, Nackensteifigkeit beim Beugen des Kopfes und Übelkeit mit Brechneigung. Es gibt entzündliche, toxische, allergische oder thermische (Sonnenstich) Ursachen eines Meningismus; auch nach Subarachnoidalblutung tritt Meningismus auf.

272. Welches sind die Erreger der epidemischen Genickstarre?

Die Meningitis epidemica wird durch Infektion mit bestimmten Diplokokken, den Meningokokken (Neisseria meningitidis), hervorgerufen.

273. Wie lang ist die Inkubationszeit bei Meningitis epidemica?

Inkubation 3–4 Tage, dadurch oft rasche Ausbreitung.

274. Wie ist der Infektionsweg der epidemischen Meningitis?

Die Ansteckung erfolgt durch Tröpfcheninfektion über den Nasen-Rachen-Raum.

275. Wo sind die Erreger bei Meningitis epidemica nachweisbar?

Die Meningokokken können im Nasen-Rachen-Raum, durch Abstrich mit Wattestäbchen, aus dem Liquor cerebrospinalis und evtl. aus dem Blut durch Bakterienkultur nachgewiesen werden.

Serologisch läßt sich im Serum und Liquor das Meningokokken-Kapselantigen nachweisen.

276. Wie sind die Anfangssymptome bei epidemischer Meningitis?

- Plötzlicher Beginn mit Kopfschmerzen und Erbrechen; Nackensteifigkeit, evtl. Opisthotonus (Jagdhundstellung), Kahnbauch.
- Kernig- (Lasègue-) Phänomen, Brudzinski-Zeichen positiv;
- Benommenheit;
- evtl. Pulsverlangsamung durch Hirndruck;
- Liquorsymptome.

Die Meningitis epidemica ist meldepflichtig.

277. Was braucht man zur Lumbalpunktion?

- Hautdesinfektionsmittel, sterile Tupfer, Lokalanästhetikum mit Spritze und Kanülen;
- Lumbalpunktionsnadeln,
- sterile Röhrchen,
- Pflaster.

278. Wie ist der Patient zur Lumbalpunktion zu lagern?

Der Patient wird am äußeren Bettrand auf die Seite gelegt, die Knie angezogen, der Nacken stark gebeugt und Knie und Kinn möglichst stark angenähert („Katzenbuckel"). Die Wirbelsäule muß in der Horizontalebene verlaufen. Es wird auch im Sitzen punktiert.

279. Woraus besteht der Liquor?

Der Liquor cerebrospinalis ist eine gering eiweißhaltige Flüssigkeit (Serumeiweißkörper), die Glukose (2/3 des Blutzuckers) und Elektrolyte enthält. Erythrozyten finden sich normalerweise nicht im Liquor. Die normale Zellzahl im Liquor liegt unter 10/3 Zellen. Die Bezeichnung „Drittel" wird wegen der Zähltechnik in der Kammer (Länge x Breite x Höhe) verwendet.

280. Welche pathologischen Bestandteile kommen bei epidemischer Meningitis im Liquor vor?

- Starke Zellvermehrung (Pleozytose), dadurch trüber, evtl. eitriger Liquor;
- Eiweißvermehrung;
- Druckerhöhung im Liquorraum.

281. Wie hoch ist der normale Liquordruck?

Beim Erwachsenen im Liegen (genaue horizontale Lage des Rückenmarkkanals ist unerläßlich) beträgt der Liquordruck 10–18 cm Wassersäule.

282. Welche Komplikationen können bei Meningitis epidemica auftreten?

Es kann zu Hirnabszeß, Nebenhöhlen- und Mittelohrentzündung (Sinusitis, Otitis media) und zu Myokarditis kommen.

Bei *Meningokokkensepsis* können Blutungen in die Haut (Purpura; s. Abb. **46**, Farbtafel II) und in die Nebennieren vorkommen, wobei durch deren Zerstörung unter Dyspnoe und Zyanose der Tod im Schock eintreten kann (Waterhouse-Friderichsen-Syndrom).

283. Welche Pflege- und Behandlungsmaßnahmen kommen bei Meningitis epidemica in Betracht?

- Isolierung und Bettruhe;
- Penizillin, hoch dosiert als Infusion; evtl. zusätzlich Steroide;
- Fieberdiät.

Sofortiger Behandlungsbeginn ist zur Verhütung von bleibenden Komplikationen sehr wichtig.

284. Welche Folgen kann eine Meningitis epidemica hinterlassen?

Besonders bei Kleinkindern kann es zu Verklebungen der Meningen mit Ausbildung eines Hydrozephalus (Wasserkopf) und zerebralen Defekten kommen. Im allgemeinen sind aber die Aussichten bei frühem Behandlungsbeginn nicht schlecht.

Pertussis (Keuchhusten)

285. Wie wird der Keuchhusten übertragen?

Keuchhusten wird direkt durch Tröpfcheninfektion der Erreger (Bordetella pertussis), selten durch Gegenstände übertragen.

Ein Todesfall ist meldepflichtig.

286. Wie lang ist die Inkubationszeit bei Keuchhusten?

Sie beträgt 1–2 Wochen.

287. Wann tritt der Keuchhusten gehäuft auf?

Krankheitshäufungen kommen im Frühjahr und Herbst vor.

288. Welche Lebensalter erkranken am häufigsten?

Kinder unter 5 Jahren, selten Erwachsene.

289. Welche Stadien sind bei Keuchhusten zu unterscheiden?

Es sind drei Stadien zu unterscheiden:

I. das uncharakteristische Anfangsstadium mit hartnäckigem Husten von 1–2 Wochen Dauer;

II. das Stadium convulsivum;

III. das Heilstadium mit Abklingen der Hustenanfälle an Häufigkeit und Stärke.

Danach bleibt eine lebenslange Immunität.

290. Welche Erscheinungen treten im Hauptstadium des Keuchhustens auf?

Im Hauptstadium (Stadium convulsivum) treten anfallsweise schwerste Hustenstöße auf, nach denen das Kind den Atem hörbar einzieht.

Bei den stakkatoartigen Hustenstößen werden die Kinder oft zyanotisch („Blauhusten") und erbrechen. Es können 10–40 Anfälle in 24 Stunden, ein Großteil davon nachts auftreten. Erst das konvulsive

Stadium erlaubt die Diagnose der Krankheit. Es kann 3–4 Wochen und länger dauern.

291. Woran ist zu denken, wenn ein Keuchhusten nach entsprechender Zeit nicht abzuklingen scheint?

Es kann sich um eine neurotische Fixierung von Husten, evtl. mit Erbrechen, handeln, um eine Zuwendung der Erwachsenen zu erreichen.

292. Woran ist die Keuchhustenkrankheit zu erkennen?

Die Pertussis ist an den typischen Hustenanfällen, „Stakkato"-Husten mit dem nachfolgenden hörbar ziehenden Einatmen, zu erkennen.

293. Welche atypischen Verlaufsformen der Pertussis gibt es?

Der Keuchhusten kann als einfacher Husten (Bronchitis) verlaufen, sozusagen nur aus Stadium I und III bestehend. Mit den Hustenanfällen können Krampfanfälle („Keuchhustenepilepsie") auftreten, die auch zum Tode führen können (sehr selten).

294. Welche Behandlungsmaßnahmen kommen bei Pertussis in Betracht?

In *leichten* Fällen keine Bettruhe, keine Medikamente, nur frische Luft und Verhütung weiterer Ansteckungen.

In *schweren* Fällen mit Fieber Bettruhe in gut gelüfteten Zimmern, evtl. Beruhigungsmittel und Hustensaft, um die Zahl der Anfälle zu mildern und den Bronchialschleim leichter zu lösen.

Evtl., besonders bei *Pneumonie,* Breitbandantibiotika. Häufig kleine leichte Mahlzeiten, nach Erbrechen von Speisen in angemessenem Zeitabstand nachfüttern.

Bei *Krampfanfällen:* Sauerstoff und Sedativa (das Abhusten darf aber nicht zu stark unterdrückt werden).

295. Welche Komplikationen können bei Pertussis auftreten?

Lungenentzündung, Mittelohrentzündung, Bronchiektasenbildung; starker Gewichtsverlust durch häufiges Erbrechen.

Kombination (Doppelinfektion) mit Masern oder besonders mit Tuberkulose sind sehr ungünstig.

296. Wie kann man der Pertussis vorbeugen?

Die meisten Kinder werden heute im Rahmen der Grundimmunisierung gegen Diphtherie, Pertussis und Tetanus mit dem DPT-Impfstoff ab dem 3. Lebensmonat dreimal im Abstand von 4–6 Wochen geimpft. Der Impfschutz gegen Pertussis hält 3–7 Jahre lang an. Wegen der (seltenen) Möglichkeit von Krampfanfällen sollen nach den Empfehlungen der STIKO (ständige Impfkommission) Kinder mit Krampfleiden und neurologischen Erkrankungen nur mit DT geimpft werden. Alternativ kann der Beginn der DPT-Impfung auf das zweite Lebensjahr verschoben werden.

Pest

297. Wie wird die Pest übertragen?

Die Pest ist eine Krankheit der Ratten und anderer Nagetiere und kann durch infizierte Rattenflöhe, die auch Menschen beißen, auf diese übertragen werden. Dabei kommt es zur Bubonen- oder Beulenpest mit Befall der Lymphknoten. Letalität 25–50%.

Die Pestbakterien (Yersinia pestis) können auch durch Tröpfcheninfektion von Mensch zu Mensch übertragen werden, wobei sich dann die Lungenpest (eine hämorrhagische Pneumonie), ausbildet. Beide Formen können den Tod durch Septikämie rasch herbeiführen.

298. Welche Bedeutung hat die Pest?

Sie ist in Form der Lungenpest eine besonders bösartige, rasch um sich greifende Krankheit (Inkubationszeit der Lungenpest 1–2 Tage!), die früher besonders von endemischen Herden in Innerasien ausgehend zu verheerenden Seuchenzügen durch Europa mit Entvölkerung großer Gebiete geführt hat. Letalität 90–100%. 1984 wurden über 900 Pestfälle von der WHO erfaßt.

299. Wie ist der Pest vorzubeugen?

Die Pest wurde durch Hygiene und strenge gesundheitspolizeiliche Maßnahmen zurückgedrängt.

Dem Ausbruch der Pest geht immer ein Rattensterben voraus. Das Wichtigste ist, die Ratten zu bekämpfen, z. B. auf den Schiffen, die früher die Pest von Hafen zu Hafen verschleppten.

Bei einer Pestepidemie ist auch Schutz vor den Flöhen durch DDT wichtig. Bereits der Verdacht ist meldepflichtig.

Die Schutzimpfung gegen Pest hat sich bewährt.

300. Wie ist die Pest zu behandeln?

Isolierung, Entwesung (Flöhevernichtung).

Die frühzeitige, hochdosierte intravenöse Therapie mit Antibiotika (vor allem Tetrazykline) ist erfolgreich.

301. Welche Krankheitserscheinungen entstehen durch Infektion mit Yersinien?

Durch Yersinia enterocolitica und Yersinia pseudotuberculosa kann ein Krankheitsbild mit Fieber, Leibschmerzen besonders im rechten Unterbauch (Pseudoappendizitis) und Durchfällen hervorgerufen werden. Es liegen dem entzündliche Veränderungen am unteren Ileum und an den regionären Lymphknoten in Darm und Mesenterium zugrunde. Selten sind abszedierende und septische Verläufe. Oft werden auch ein Erythema nodosum und Gelenkbeschwerden beobachtet.

Die Infektion geht wahrscheinlich von Tieren aus (Nagetiere, Vögel).

Inkubationszeit 10 Tage. Therapie: Tetrazykline.

Cholera

302. Wo kommt die Cholera heute noch vor?

Die Cholera ist in Indien und Pakistan endemisch, sie kommt auch in anderen tropischen Ländern vor. In früheren Jahrhunderten gab es vernichtende Choleraseuchen, auch in Europa, die letzte 1892 in Hamburg mit 9000 Toten.

303. Welches ist der Erreger der Cholera?

Die Cholera wird durch kommaförmige Bakterien, die Vibrio cholerae und Vibrio cholerae el tor, hervorgerufen.

304. Wie ist der Ansteckungsweg der Cholera?

Die Cholera wird durch infiziertes Wasser oder Lebensmittel übertragen. Inkubationszeit: wenige Stunden bis zu 5 Tage.

305. Wie sind die Haupterscheinungen bei der Cholera?

Es kommt zu schweren Durchfällen mit schließlich reiswasserähnlichen Entleerungen.

Durch den starken Wasser- und Salzverlust infolge der Diarrhö trocknet der Körper aus. Die Augen fallen ein, die Haut läßt sich in hohen Falten abheben; es kommt zu Wadenkrämpfen. Das Blut dickt ein, die Harnsekretion versiegt, dadurch entsteht eine Retention harnpflichtiger Substanzen (Urämie), die in Zusammenwirkung mit der Toxizität der Erreger rasch zum Tode führen kann.

306. Welche Behandlungsmöglichkeiten stehen bei der Cholera zur Verfügung?

Der Flüssigkeits- und Salzverlust muß unbedingt parenteral ausgeglichen werden; es werden bis zu 6 l Flüssigkeit gegeben. Antibiotika und schwer resorbierende Sulfonamide sind wirksam.

307. Welche Maßnahmen kommen bei einer Choleraepidemie in Betracht?

An der Spitze stehen seuchenpolizeiliche Maßnahmen zur Verhütung weiterer Ausbreitung und die Isolierung der Kranken. Vor allem ist eine strenge Kontrolle der Trinkwasserversorgung und der sanitären Einrichtungen notwendig. Meidung von rohem Obst und Gemüse.

Ein gewisser individueller Schutz ist die Choleraschutzimpfung.

Bereits Verdachtsfälle sind meldepflichtig.

Lepra (Aussatz)

308. Wo kommt die Lepra heute noch vor?

Der Aussatz ist in Süd- und Ostasien sowie in Afrika und in einigen Gebieten Südamerikas verbreitet. Man schätzt die Zahl der Leprakranken auf 10–15 Millionen. In Europa gibt es nur vereinzelte, meist eingeschleppte Fälle.

309. Wie kommt die Infektion mit Aussatz zustande?

Als Übertragungsmöglichkeit der Leprabakterien kommen Tröpfcheninfektion und Schmierinfektion in kleine Wunden in Betracht.

Die Lepra ist nicht so ansteckend, wie man früher dachte. Unterernährung und schlechte Lebensverhältnisse erhöhen aber die Anfälligkeit.

Die Inkubationszeit beträgt mehrere Monate bis Jahre.

Leprabakterien sind säurefeste Stäbchen (Mycobacterium leprae), den Tuberkelbakterien ähnlich; sie können im Nasenabstrich gefunden werden.

310. Welche Symptome können bei Lepra auftreten?

Es können Verdickungen und Knotenbildungen in der Haut auftreten. – Häufig sind aber auch Knochenzerstörungen im Gesicht und an den Extremitäten durch Befall der peripheren Nerven mit dadurch bedingter Gewebezerstörung, so daß es zu Verstümmelungen kommt.

311. Wie muß die Lepra behandelt werden?

Dem chronischen Verlauf entsprechend muß auch eine Langzeittherapie durchgeführt werden. Sulfonpräparate haben sich bewährt, gleichzeitig ist aber auch eine entsprechende Allgemeinbehandlung der oft unterernährten Kranken in den tropischen Ländern sehr wichtig. Rehabilitation und Resozialisierung sind für die an Lepra erkrankten Menschen in der dritten Welt sehr schwierig.

Der Verdachtsfall ist meldepflichtig.

Tularämie

312. Was wissen Sie von der Tularämie?

Die Tularämie oder Hasenpest ist eine bakterielle Krankheit von Hasen und anderen Nagetieren, die in Mitteleuropa selten, im Osten häufiger vorkommt. Der Erreger (Pasteurella tularensis) kann auf den Menschen beim Abhäuten durch Schmierinfektion in kleine Wunden oder auch durch den Genuß von infiziertem Fleisch in den Magen-Darm-Trakt gelangen.

Die Tularämie kann zum Teil mit hohem Fieber und Lymphknotenschwellungen verlaufen, auch Erbrechen und Durchfall können auftreten. Der Verdachtsfall ist bereits meldepflichtig. Zum Nachweis wird eine Agglutinationsprobe verwendet. Die Behandlung mit Antibiotika ist erfolgreich.

Milzbrand

313. Was für eine Krankheit ist der Milzbrand?

Der Milzbrand ist eine Krankheit der Rinder und Schafe, die auch auf den Menschen übertragen werden kann. Harn und Kot der Tiere enthalten Milzbrandbazillen (Entdecker des Krankheitserregers war R. Koch, 1876) und sind infektiös.

Beim Menschen entsteht durch Infektion einer Hautwunde der Hautmilzbrand (Milzbrandkarbunkel), durch Genuß milzbrandsporenhaltigen Fleisches der Darmmilzbrand, durch Einatmen von sporenhaltigem Staub der Lungenmilzbrand. Bei allen Formen ist die Milz schmerzhaft vergrößert. Der Verdacht ist meldepflichtig. Die beiden letzten Formen haben eine sehr schlechte Prognose. Behandlung mit Antibiotika.

In Europa kommen nur Einzelfälle durch Einschleppung vor, vor allem durch Felle und Tierhäute.

Tuberkulose

314. Welche Bedeutung hat die Tuberkulose heute?

Man schätzt die Zahl der an aktiver Tuberkulose Erkrankten auf 10–20 Millionen mit einer Letalität von 10–20%. 75% der aktiven Tuberkulosefälle finden sich in den Entwicklungsländern.

Die Tuberkulosehäufigkeit ist ein Spiegelbild der sozialen Verhältnisse eines Landes bzw. einer gesellschaftlichen Gruppe. Je geringer das Einkommen und je schlechter die Wohnverhältnisse, umso häufiger kommt die Tuberkulose vor.

Im Rahmen der HIV-Epidemie hat auch in den Industrieländern die Zahl der Tuberkulosefälle wieder zugenommen.

315. Was wissen Sie über das Tuberkelbakterium?

Das Tuberkelbakterium ist ein grampositives Stäbchen aus der Gruppe der Mykobakterien, das von einer wachsartigen Hülle umgeben wird, wourch es vor Austrocknung und anderen Einwirkungen („alkohol- und säurefeste Stäbchen") geschützt ist. Es kann sich daher im Staub längere Zeit halten und zeigt gegen Hitze von 70 °C Widerstandsfähigkeit.

Es gibt zwei für den Menschen pathogene Typen, den Typus humanus, der durch Tröpfcheninfektion übertragen wird und zur Lungentuberkulose führt, und den Typus bovinus, den Erreger der Rindertuberkulose, die gelegentlich auch auf den Menschen durch infizierte Milch übertragen werden kann und zu einer Lymphknotentuberkulose führt.

Das Tuberkelbakterium wurde durch Robert Koch 1882 entdeckt.

316. Wie können Tuberkelbakterien nachgewiesen werden?

◆ In Sputum, Kehlkopfabstrich, Magensaft (verschlucktes Sputum), Eiter, Urin, Stuhl, Punktaten (z. B. Pleura) oder Liquor, auch im Aszites bei Bauchfelltuberkulose bzw. in Gewebeschnitten durch Färbung nach Ziehl-Neelsen als rote Stäbchen;

◆ durch spezielle Kulturverfahren (Dauer etwa 8 Wochen);

◆ durch den Tierversuch, wobei tuberkulöses Material Meerschweinchen in die Bauchhöhle (intraperitoneal) eingespritzt wird. Wenn die Tiere nach 8–12 Wochen eingegangen sind, kann durch Obduktion eine Bauchfelltuberkulose nachgewiesen werden.

◆ Zunehmend häufiger setzt man auch die Polymerasekettenreaktion zum Nachweis von Mykobakterien-DNS ein, da dieses Verfahren sehr rasch den Ausschluß bzw. Nachweis einer Tuberkuloseinfektion erlaubt (siehe Frage 6, S. 464).

Auch wenn Tuberkelbakterien nicht nachgewiesen werden können, sind oft die geweblichen Veränderungen so charakteristisch, daß auf eine Tuberkulose geschlossen werden kann.

317. Wodurch können Tuberkelbakterien vernichtet werden?

Sie können durch Sonnenbestrahlung, ultraviolettes Licht (UV-Bestrahlung), Hitze und Desinfektionsmittel vernichtet werden.

318. Wie wird die Tuberkulose übertragen?

◆ Durch Tröpfcheninfektion von offen Tuberkulösen oder durch bakterienhaltigen Staub, der eingeatmet wird;

◆ selten durch Kontaktinfektion (Leichentuberkulose) bei Metzgern, Tierärzten, Sektions- und Laborpersonal als Hauttuberkulose.

◆ Die Rindertuberkulose wird durch infizierte, nicht pasteurisierte Kuhmilch, besonders als Tonsillen- oder Darmtuberkulose, übertragen (kommt aber heute praktisch kaum noch vor).

319. Welche Eintrittspforten der tuberkulösen Infektion gibt es?

Lungen, Tonsillen, Darm, evtl. Hautwunden. Von diesen Organen kann sich die Tuberkulose auf weitere Organe ausbreiten.

320. Welche Umstände fördern die Entwicklung einer tuberkulösen Infektion?

Unter- und *Fehlernährung* (Kriegs- und Hungerzeiten, unterentwickelte Länder), unhygienische *Wohnverhältnisse* mit Mangel an Sauberkeit (Staub), Belichtung und Belüftung, zu dichte Belegung der Wohnungen und Städte (Mietskasernen und Slums), unhygienisches Verhalten der Bevölkerung (Anhusten, Ausspucken).

Körperliche *Überlastung,* seelische Krisen, Mangel an Entspannung und Schlaf, konstitutionelle familiäre Erkrankungsneigung (Naturvölker, Astheniker).

Vor- oder *Begleitkrankheiten* wie HIV-Infektion mit Immundefekt, Masern, Keuchhusten, Diabetes.

321. Welche Organe können tuberkulös erkranken?

Lunge, Kehlkopf, Darm, Bauchfell, Nieren und Harnwege, Lymphknoten, Knochen, Gelenke, Sehnenscheiden, Hirnhäute, Augen, Haut, Geschlechtsorgane.

322. Welche Stadien können bei der Lungentuberkulose unterschieden werden?

Das *Primärstadium* besteht aus dem Primäraffekt (meist in der Lunge), einem umschriebenen kleinen Entzündungsherd und der damit verbundenen Abwehrreaktion des regionären Lymphknotens, z. B. im Lungenhilus. Diese beiden bilden zusammen den sogenannten Primärkomplex, der durch bindegewebige Narbenbildung, oft auch mit Verkalkung ausheilen kann. Er kann aber auch manchmal nach Jahren oder Jahrzehnten zum Ausgangspunkt weiterer Ausbreitung der tuberkulösen Infektion werden, da in der bindegewebigen oder verkalkten Narbe noch lebende Tuberkelbakterien verbleiben können.

Das *Sekundärstadium* ist durch das Fortschreiten des tuberkulösen Prozesses auf die weitere Umgebung gekennzeichnet. Diese Ausbreitung kann auf dem Lymphwege, durch die Blutbahn und durch die Bronchialverzweigungen erfolgen. Diese Ausbreitung nennt man „Streuung".

Als *Tertiärstadium* bezeichnet man das Befallensein bzw. die Lokalisierung des tuberkulösen Prozesses in einem bestimmten Organ (isolierte „Organtuberkulose"), die häufigste Organtuberkulose ist die chronische Lungentuberkulose (Schwindsucht).

323. Was nennt man Reaktivierung?

Das Wieder-aktiv-Werden (Aufflackern) einer bereits abgeheilten Tuberkulose z. B. durch Resistenzschwäche, Immunitätsverlust. Infolge Verschlechterung der Lebensbedingungen (Hunger, Diabetes, HIV-Infektion, körperliche und seelische Belastung).

324. Was versteht man unter Superinfektion?

Superinfektion ist eine neuerliche, von außen kommende tuberkulöse Infektion (Zweitinfektion).

325. Welche Altersklassen sind besonders gefährdet?

Säuglinge bis zu zwei Jahren, Pubertierende und alte Menschen.

Kinder im Schulalter (6–14 Jahre) und Erwachsene zeigen mehr Widerstandsfähigkeit und gutartigere Verläufe.

326. Welche Verlaufsarten sind bei der Lungentuberkulose zu unterscheiden?

Die *exsudativ-infiltrative,* zu käsigem Zerfall (Kavernen) neigende Form mit ungenügender Abwehrkraft und Neigung zu weiterer Ausbreitung durch Streuung.

Die *produktiv-zirrhotische* gutartige Form mit besserer Abwehrlage, die zu bindegewebigen Narben oder Verkalkung führt.

Häufig sind Verbindungen und Übergänge beider Formen.

Die zirrhotischen Lungenveränderungen stellen oft als bindegewebige Narben das Endstadium mit Raffungen, Schrumpfungen und Verziehungen in den Lungen dar. Infolge der Zirrhose können Emphysembildungen, Bronchiektasen und ein Cor pulmonale entstehen.

327. Was ist ein Tuberkel?

Ein Tuberkel ist die Gewebsreaktion auf die Tuberkelbakterien in Form von 1–2 mm großen Knötchen aus Epitheloidzellen, Langhans-Riesenzellen und Lymphozyten, oft mit ungenügender Ernährung durch Blutgefäße, so daß es leicht zum nekrotischen Zerfall („Verkäsung") kommt.

328. Was versteht man unter einem Tuberkulom?

Bei verhältnismäßig günstiger Immunitätslage kann es zur Entstehung kleiner, scharf abgegrenzter, 1–5 cm großer tuberkulöser Entzündungsherde im Lungengewebe kommen, die man Tuberkulome nennt. Sie können verkäsen und zerfallen, aber auch bindegewebig und mit Kalkeinlagerungen ausheilen und werden oft nur zufällig festgestellt, weil sie wenig Allgemeinbeschwerden verursachen.

329. Was spielt sich bei der „Verkäsung" eines Tuberkuloseherdes ab?

In einem tuberkulösen Herd verursachen die Tuberkeltoxine eine Schädigung des Gewebes mit nekrotischem Gewebszerfall im Zentrum des Herdes, die man Verkäsung nennt.

Als Abwehrreaktion bildet sich um diesen Zerfallsherd herum ein für Tuberkulose typisches Granulationsgewebe aus Epitheloidzellen, Langhans-Riesenzellen und Lymphozyten.

An diesen Erscheinungen ist die spezifisch tuberkulöse Entzündung histologisch erkennbar.

330. Was versteht man unter aktiver Tuberkulose?

Als aktive Tuberkulose bezeichnet man eine nicht ausgeheilte fortschreitende tuberkulöse Erkrankung. Bereits der Verdacht auf Erkrankung ist meldepflichtig.

331. Was versteht man unter offener Tuberkulose?

Bei offener Tuberkulose hat ein Tuberkulom Anschluß an das Bronchialsystem und der Kranke scheidet mit dem Sputum Tuberkelbakterien aus. Die Kranken müssen isoliert und stationär behandelt werden bis die Ausscheidung über mehrere Wochen lang aufgehört hat.

332. Was ist eine geschlossene Tuberkulose?

Eine nicht ansteckungsfähige, im Sputum Tbc-negative Tuberkulose, die aber noch nicht ausgeheilt sein muß, also noch aktiv sein kann, aber eben keine Bakterien nach außen, z. B. in das Sputum, abgibt.

333. Was versteht man unter fakultativ offener Tuberkulose?

Als fakultativ offen bezeichnet man eine Tuberkulose, bei der nur gelegentlich Tuberkelbakterien abgesondert und nachweisbar werden.

334. Was nennt man extrapulmonale Tuberkulosen?

Das sind außerhalb der Lunge liegende tuberkulöse Prozesse des 3. Stadiums (Organtuberkulose), z. B. Knochentuberkulose, Nierentuberkulose usw.

335. Welche Aktivitätszeichen beobachten wir bei der Tuberkulose?

Um zu wissen, ob eine Tuberkulose ausgeheilt oder noch aktiv ist, muß auf die Aktivitätszeichen geachtet werden.

Als klinisches Zeichen einer nicht ausgeheilten aktiven Tuberkulose finden sich Entzündungserscheinungen wie beschleunigte Blutsenkung, evtl. Leukozytose, Lymphozytose oder toxische Anämie im Blutbild, subfebrile Temperaturen, besonders abends und nach Belastung, α_2-Globulin-Vermehrung in der Elektrophorese.

Auch Nachtschweiß, Mattigkeit, Appetitlosigkeit, Gewichtsabnahme können für Aktivität einer Tuberkulose sprechen.

336. Was bezeichnet man als käsige Pneumonie?

Eine akut, mit hohen Temperaturen und Einschmelzungen (Kavernenbildung) verlaufende exsudative Tuberkulose, die fast einen ganzen Lungenlappen befällt, wird als käsige Pneumonie bezeichnet. Sie ist prognostisch ungünstig.

337. Wie heilt eine exsudative Form der Tuberkulose aus?

Sie kann durch Resorption ohne größere Narbenbildungen ausheilen oder unter Übergang in das weniger aktive Stadium, die produktive und schließlich in die zirrhotische Narbenform unter stärkeren, meist mit Raffung und Schrumpfung der Lungen und Lungenwurzeln sowie mit Pleuraverschwartung einhergehenden bindegewebigen Veränderungen (Narben) ausheilen.

338. Was ist eine Hämoptoe oder Hämoptyse?

Bluthusten, Blutspucken, wobei das Blut aus dem Rachen, den Bronchien oder den Lungen stammt. Ursachen kann eine Lungenblutung sein, die durch Einschmelzung von Lungengewebe mit Blutgefäßverletzung zustande kommen kann.

339. Was ist bei der Hämoptoe zu tun?

Bei einer Hämoptoe ist strenge Bettruhe geboten, auch für Ruhe im Krankenzimmer muß gesorgt werden. Psychische Beruhigung des Patienten, Unterdrückung des Hustenreizes (evtl. mit Kodein); meist werden blutgerinnungsfördernde Mittel, sogenannte Hämostyptika oder Hämostatika, verordnet.

Patienten mit starkem pulmonalem Blutverlust müssen unter Umständen notfallmäßig operiert werden.

340. Welche prognostische Bedeutung haben zirrhotische Veränderungen?

Starke Vernarbungen, Schrumpfungen, Raffungen, Verziehungen und Verschwartungen der Lunge, der Lungenwurzeln, des Lungen- und Rippenfells bedeuten eine *Einschränkung der Lungenfunktion* (Ventilationsbewegung und Gasaustausch).

Durch die Knickung und Verziehung der Bronchien besteht die Gefahr der *Bronchiektasenbildung* und der Sekretstauung, durch Überdehnung des Lungengewebes mit Emphysenbildung kommt eine *Mehrbelastung des Herzens* (der rechten Herzkammer) durch die Widerstandserhöhung im Lungenkreislauf (Cor pulmonale, s. Frage 154, S. 166) zustande.

341. Welche außerpulmonalen Ausbreitungswege kann die Tuberkulose nehmen?

Durch das tuberkulöse Sputum oder auch durch die Lymphbahnen kann es zur Kehlkopftuberkulose kommen.

Durch Verschlucken oder hämotogen kann eine Darmtuberkulose auftreten (die aber auch als primäre Infektion durch orale Infektion, z. B. mit tuberkulöser Milch, zustande kommen kann).

Die Lymphknotentuberkulose entsteht auf dem Lymphwege.

Die übrigen Organe werden auf dem Blutwege durch sogenannte hämatogene Streuung befallen.

342. Wie kann es zur lymphogenen Verschleppung der Tuberkulose kommen?

Von einem erkrankten Lymphknoten aus, z. B. im Hilus, können Tuberkelbakterien über die Lymphbahnen in andere, z. B. in die mediastinalen Lymphknoten verschleppt werden oder über den Ductus thoracicus in die Blutbahn gelangen und dann zu einer hämatogenen Streuung führen.

343. Wie kann es zur hämotogenen Streuung kommen?

Durch Einbruch des primären Lungen- und Lymphknotenherdes direkt in das Gefäßsystem können Tuberkelbakterien in die Blutbahn gelangen, in den kapillaren Verzweigungen eines anderen

Organs hängenbleiben und sich zu einem neuen Tbc-Herd entwickeln (s. auch Frage 342, s. oben).

344. Zu welchen Krankheitsbildern kann es durch hämatogene Streuung kommen?

Durch hämatogene Streuung entstehen tuberkulöse Aussaaten in die Nieren, Nebennieren und Geschlechtsorgane, in das Skelett, aber auch in die serösen Höhlen, wodurch eine tuberkulöse Pleuritis, Perikarditis oder Peritonealtuberkulose sowie auch eine tuberkulöse Meningitis entstehen können.

Die Folgen einer allgemeinen generalisierten Aussaat in den ganzen Körper, wobei die Masse des Gewebseinbruchs und die Abwehrschwäche des Organismus die entscheidenden Rollen spielen, werden als Miliartuberkulose (milia = das Hirsekorn) bezeichnet.

345. Was versteht man unter Miliartuberkulose?

Bei Resistenzschwäche (schlechter Abwehrlage) des Organismus kann der ganze Körper durch eine hämatogene Aussaat mit Tuberkelbakterien überschwemmt werden.

Dabei kann es zu einem typhusähnlichen Bild mit hoher Temperatur (Kontinua), relativer Bradykardie, Leukopenie, manchmal aber auch mit Tachykardie, mit Leukozytose und Milzschwellung kommen.

Es können in allen Organen hirsekorngroße Tuberkel auftreten, die in den Lungen röntgenologisch allerdings erst 4–6 Wochen nach Beginn der Aussaat als schattengebende Tüpfel erkennbar werden.

Oft zeigt sich die miliare Aussaat durch die Erscheinungen der dabei auch auftretenden tuberkulösen Meningitis an. Es kommt mit Kopfschmerzen, Meningismus, Somnolenz und Hirnnervenstörungen (z. B. Augenmuskellähmungen mit Schielen) zu einer tuberkulösen Hirnhautentzündung, die durch den Nachweis von Tuberkelbakterien im Liquor bestätigt werden kann (s. Frage 277f, S. 535). Mit dem Augenspiegel können oft schon früh Tuberkel am Augenhintergrund erkannt werden.

346. Welche Erscheinungen können bei der chronischen Lungentuberkulose auftreten?

Sie ist die häufigste Organtuberkulose.

Dabei können sich exsudativ-infiltrative Entzündungsherde, z. T. mit kavernösem Zerfall, neben älteren produktiven Veränderungen sowie bindegewebige Vernarbungen nebeneinander finden.

Je nach der Widerstandskraft und nach dem Behandlungserfolg des Patienten überwiegen die narbigen oder entzündlichen Prozesse.

Bei der oft wechselnden Immunitätslage können Ausbreitung und Rückbildung schwanken und über lange Zeiträume wechselnde Befunde und Krankheitszustände verursachen.

347. Welche Möglichkeiten der Allgemeinbehandlung haben wir bei der Tuberkulose?

Unter Allgemeinbehandlung bei Tuberkulose versteht man Bettruhe, Liegekur, Vermeidung körperlicher und seelischer Belastungen; ferner salzarme, kalorien-, eiweiß- und vitaminreiche Diät. Klimakur in waldreicher Mittelgebirgslage (Schwarzwald usw.) oder bei produktiv-zirrhotischen Formen Höhenklima (Arosa, Davos). Direkte Sonnenbestrahlung ist, außer bei Knochentuberkulose, zu vermeiden.

Diese allgemeinen Maßnahmen spielten bis vor etwa 50 Jahren eine große Rolle, als man noch keine wirksamen Chemotherapeutika gegen die Tuberkulose hatte. Heute stehen dagegen mehrere Medikamente dieser Art zur Verfügung.

348. Welche medikamentösen Behandlungsmöglichkeiten haben wir bei Tuberkulose?

Die *Initialbehandlung* der umkomplizierten Tuberkulose erfolgt mit einer zwei- bis dreimonatigen Behandlung mit meistens vier, mindestens aber drei tuberkulostatischen bzw. bakteriziden Medikamenten, z. B. Rifampicin, Isoniazid, Streptomycin und Pyrazinamid oder Rifampicin, Myambutol und Pyrazinamid. In der nachfolgenden *Stabilisierungsphase* wird mit einer Zweierkombination, z. B. aus Isoniazid und Rifampicin bis zu einer Dauer von 6–12 Monaten weiterbehandelt. Die Gesamtdauer der Behandlung hängt ab von der Befundentwicklung und auftretenden Komplikationen.

Bei Risikopersonen (Drogenabhängige, Alkoholkranke) mit fraglicher Compliance sollte die Therapie unter stationären Bedingungen erfolgen, da eine ungenügende Behandlung die Gefahr der Bildung resistenter Stämme von Tuberkelbakterien mit sich bringt.

349. Welche Nebenwirkungen können bei der medikamentösen Tuberkulosebehandlung auftreten?

◆ Gehör- und Gleichgewichtsstörungen (Schwerhörigkeit und Schwindelgefühl) können durch Streptomycinpräparate in längerer oder höherer Dosierung hervorgerufen werden.

◆ Nebenwirkungen am Magen-Darm-Trakt können durch Rifampicin, Ethionamid und Prothionamid, an der Leber durch Rifampicin, Isoniazid, Prothionamid, Ethionamid, an den Nieren durch Streptomycin entstehen.

◆ Eine Neuritis des N. opticus mit Beeinträchtigung der Sehleistung wird nur selten durch Ethambutol beobachtet.

◆ Polyneuritische Erscheinungen (Parästhesien) können durch INH hervorgerufen werden. Daher dürfen diese Mittel, besonders Streptomycin, nur begrenzte Zeit in festgelegter Dosierung verordnet werden. Die Empfindlichkeit der Patienten gegenüber diesen Medikamenten ist verschieden.

Zur Vermeidung ernster Nebenwirkungen sind alle 4–5 Wochen Blutbild mit Thrombozyten, Leberstatus mit Transaminasen und Bilirubin im Serum, Serumkreatinin und eventuell audiometrische und ophthalmologische Kontrollen durchzuführen.

350. Wie ist die Prognose der Tuberkulose?

Die Prognose der Tuberkulose hängt ab von Virulenz und Zahl der Erreger und der Abwehrfähigkeit des Körpers. Je nachdem kommt es zur produktiven, exsudativen oder gar kavernösen Verlaufsform. Bei Alkoholikern und Diabetikern ist die Prognose schlechter als im Durchschnitt.

351. Wodurch wird der Verlauf der Tuberkulose beeinträchtigt?

Durch schlechte Ernährungs- und Lebensverhältnisse, körperliche und seelische Belastungen, Mangel an Schlaf, Alkoholismus oder durch Zweitkrankheiten wie HIV-Infektion, Diabetes, Silikose oder bei Kindern Masern und Keuchhusten wird die Abwehrlage und damit der Verlauf der Tuberkulose beeinflußt.

Auch Alter, Geschlecht, Klima, Rasse (Naturvölker sind besonders tuberkuloseanfällig) haben prognostische Bedeutung.

Konstitution (Astheniker) und viele individuelle Faktoren können für den Verlauf einer Tuberkuloseerkrankung eine Rolle spielen.

352. Wann kommen lungenchirurgische Eingriffe in Frage?

Bei therapieresistenten Kavernen, zerfallenden Tuberkulomen, eventuell auch bei Bronchustuberkulose mit Stenosenbildung können lungenchirurgische Eingriffe erforderlich werden, sind aber selten geworden.

353. Welche lungenchirurgischen Eingriffe werden heute bevorzugt?

– Bei der Segmentresektion wird ein tuberkulosekrankes Lungensegment,

– bei der Lobektomie ein Lungenlappen,

– bei der Pneumektomie ein Lungenflügel

operativ entfernt.

354. Welche Eingriffe wurden bei Tuberkulose früher häufig durchgeführt?

Man findet bei älteren Patienten noch Zustände nach alten Eingriffen, z. B. die Kollapsbehandlung zur Ruhigstellung der kranken Lungenseite durch *Pneumothorax;* evtl. Ergänzung des Pneumothorax durch *Thorakokaustik,* d. h. durch Lösen von Verwachsungen der Lunge, die einen vollständigen Kollaps verhinderten.

Ferner wurden früher die *Pneumolyse,* eine operative Lösung der befallenen Lungenabschnitte bei ausgedehnten Verwachsungen, und der Oleothorax, eine Ölfüllung („Ölplombe") zwischen Lunge und Thoraxwand zur Kompression eines kranken Lungenbezirkes, ausgeführt.

Eine Quetschung oder *Durchtrennung des Zwerchfellnervs* (N. phrenicus) zur Lähmung des Zwerchfells wurde bei Unterlappenprozessen im Sinne der Kollapstherapie angewandt.

Bei der *Thorakoplastik* wurde durch Teilentfernung der Rippen einer Seite die Lunge komprimiert, ruhiggestellt und damit die Ausheilung angestrebt.

355. Welche psychische Besonderheiten können bei tuberkulösen Patienten eine Rolle spielen?

Viele Lungenkranke empfinden ihr Leiden an Tuberkulose als eine schwere Benachteiligung durch das Schicksal. Sie finden den Wert ihrer Persönlichkeit entscheidend gemindert (z. B. Verschlechterung der Heirats- und Berufsaussichten), auch nach Ausheilung bleibt an den Menschen durch Urteil der Umgebung ein Makel haften.

Die Kranken mit offener Tuberkulose leiden unter der Absonderung von anderen Menschen durch die starke Einschränkung zwischenmenschlichen Kontaktes. Auch Kranke mit geschlossener nichtinfektiöser Tuberkulose werden von ihren Mitmenschen oft aus Angst gemieden. Die Patienten empfinden das als ungerechte Zurücksetzung („wir werden behandelt wie Aussätzige").

356. Wann wird eine Tuberkulindiagnostik angewandt?

Um festzustellen, ob der Organismus Antikörper gegen Tuberkeltoxine bilden kann, werden Hautproben mit Tuberkulin (Toxin der Tuberkelbakterien) angestellt.

357. Welche Tuberkulinproben kennen Sie?

Die *perkutane Moro-Probe* ist eine einfache Suchreaktion für Kinder: Dabei wird eine fünfmarkstückgroße Stelle über dem Brustbein mit Äther abgerieben. Dann wird ein erbsengroßes Stück einer 50%igen Tuberkulinsalbe in die Haut eingerieben (nicht nur daraufstreichen). Wenn das Kind schon eine Tuberkuloseinfektion durchgemacht hat, bilden sich in 24–72 Stunden kleine Knötchen oder Pusteln auf der Haut.

Bei der *Pflasterprobe* (Patch-Test) wird ein mit Tuberkulinsalbe präparierter Pflasterstreifen auf die Haut gebracht. Das Pflaster muß nach 24 Stunden entfernt und die Reaktion nach weiteren 48–72 Stunden beurteilt werden, z. B. beim besonders zuverlässigen Tuberkulin-Frekatest mit verstärkter Tuberkulinsalbe.

Bei den *Stempeltests* wird das Tuberkulin durch mehrere Stacheln in die Haut hineingedrückt. Beim Tine-Test und beim Tubergen-Test haftet das getrocknete Tuberkulin an diesen Stacheln. Beurteilung nicht vor dem 3. Tag.

Die *intrakutane Mendel-Mantoux-Probe:* Mit der Tuberkulinspritze und einer sehr feinen Nadel (Nr. 16 oder 18) wird eine Verdünnung von Alttuberkulin von 1:10 000 oder 0,1 ml der Stärke 1 einer TE (Tuberkulineinheit) an der Innenseite des Unterarms streng intrakutan gespritzt. Wenn sich nach 2–3 Tagen eine Rötung und Schwellung von mehr als 6 mm Durchmesser zeigt, ist die Tuberkulinprobe positiv.

358. Was bedeutet der positive Ausfall einer Tuberkulinprobe?

Er besagt nur, daß der Organismus Kontakt mit dem Tuberkelerreger hatte und Antikörper gegen das Toxin der Tuberkelbakterien bilden kann, aber nicht, ob der Patient jetzt eine Tuberkulose hat oder früher einen solchen Prozeß schwererer oder leichterer Art durchgemacht hat oder vielleicht nur gegen Tuberkulose (BCG) geimpft wurde.

Umgekehrt schließt ein negativer Tuberkulintest eine Tuberkuloseerkrankung praktisch aus, mit Ausnahme von drei seltenen Fällen:

- die Erkrankung ist zu frisch;
- der Erkrankte weist einen erheblichen zellulären Immundefekt aus (z. B. bei fortgeschrittener HIV-Infektion) und reagierte anerg;
- es handelt sich um eine foudroyant verlaufende Tuberkulosesepsis, bei der der Organismus mit Tuberkelerregern „überschwemmt" wird.

359. Wie kann man gegen Tuberkulose impfen?

Bei der BCG-Impfung werden apathogene Tbc-Bakterien (Bacille de Calmette et Guerin) eingeimpft und der Organismus dadurch angeregt, Antikörper gegen die Tuberkulosebakterien zu bilden. Der geimpfte Körper verfügt dann über eine bessere Abwehr gegen eine Tuberkuloseinfektion. Die Impfung wird durch Skarifikation (wie bei Pocken) oder durch intrakutane Injektion durchgeführt.

360. Für wen wird die BCG-Impfung empfohlen?

Sie wird besonders bei Neugeborenen in den ersten Lebenstagen angewandt. Man hofft damit, besonders die gefährliche Säuglingstuberkulose und schwere Verlaufsformen wie die Meningitis tuberculosa zu verhindern.

Bei tuberkulinnegativen Menschen, besonders auch Angehörigen des Krankenpflegepersonals, bei denen vielleicht eine Tbc-Gefährdung besteht, wird die BCG-Impfung empfohlen.

361. Was wissen Sie über die Lymphknotentuberkulose?

Die Tuberkulose kann die Lymphknoten am Hals mit Schwellung, Einschmelzung und Fistelbildung befallen. In den meisten Fällen ist die chirurgische Entfernung der erkrankten Lymphknoten die beste Behandlung.

Die Hilus- und Bronchiallymphknotentuberkulose tritt besonders im Kindesalter auf. Die Prognose ist meist gut.

Die Tuberkulose der Mesenteriallymphknoten kann Fieber und unklare Leibschmerzen verursachen, die ähnliche Beschwerden wie Appendizitis, Ulkus, Gallenblasenentzündung oder Nierenkoliken vortäuschen können.

362. Was nennt man Bronchialtuberkulose?

Bei der *primären* Bronchialtuberkulose können die Atemwege von der Trachea bis in die Subsegmentbronchien ohne Lungenbeteiligung befallen sein.

Bei der *sekundären* Bronchialtuberkulose sind die Drainagebronchien von Kavernen oder von durchgebrochenen vereiterten Lymphknoten tuberkulös mitbefallen.

Es können alle Bronchialschichten tuberkulös erkranken und verkäsen. Bei der Ausheilung des tuberkulösen Wandprozesses können Bronchialstenosen entstehen.

363. Welche Erscheinungen können bei einer tuberkulösen Bauchfellentzündung entstehen?

Eine Peritonitis tuberculosa kann durch Verschleppung der Tuberkuloseerreger auf dem Blutwege (hämatogen) oder auf dem Lymphwege (lymphogen) entstehen. Es bilden sich meist zahlreiche Tuberkel auf dem Bauchfell, manchmal auch ein entzündliches Exsudat als eiweißreicher Aszites in der Bauchhöhle. In diesem ist (wie bei Pleuritis tuberculosa) das spezifische Gewicht über 1015, Tuberkelbakterien sind nachweisbar.

364. Welche Pleurabeteiligungen an der Tuberkulose kommen vor?

Die Rippenfelltuberkulose (tuberkulöse Pleuritis) ist eine häufige Form der Tuberkulose. Oft geht sie, besonders bei jungen Leuten, der Lungentuberkulose voraus. Sie ist mit oder ohne Erguß als Pleuritis exsudativa oder sicca auch eine häufige Begleiterscheinung der Lungentuberkulose, da die pulmonalen Herde oft pleuranah gelegen sind und die Miterkrankung des Lungen- und Rippenfells begünstigen (s. auch S. 236: Pleuritis exsudativa).

365. Wie kann die Knochentuberkulose verlaufen?

Die tuberkulöse Knochenentzündung (Ostitis) entsteht durch hämatogene Streuung mit Abszeßbildung und Knochenzerstörung. Der Abszeßeiter kann sich einen Abfluß durch die Weichteile verschaffen und zu Fistelbildung führen. Bei Wirbeltuberkulose z. B. kann er durch Absinken entlang dem M. psoas als sogenannter Senkungsabszeß an der Leistenbeuge oder sogar am Bein durchbrechen.

Die tuberkulösen Knochenveränderungen entwickeln sich nur langsam und lassen sich deshalb oft erst sehr spät (nach 3–4 Monaten) erkennen. Die Behandlung ist meist langwierig. Da die Chemotherapie oft nicht ausreichend konzentriert an die Knochenherde herankommen kann, muß öfter auch chirurgisch eingegriffen werden. Als Folgen können Deformierungen (Gibbus der Wirbelsäule) und Verkürzungen der Knochen, Muskeltrophien und bei Gelenktuberkulose Versteifungen zurückbleiben.

366. Wie entsteht eine Nierentuberkulose?

Bei 10% der Tuberkulösen kommt es durch die hämatogene Streuung (begünstigt durch die starke Nierendurchblutung) zu einer Nierentuberkulose, die sich oft auf die ableitenden Harnwege ausbreitet. Meist handelt es sich um eine einseitige Affektion, später kann es aber auch zur doppelseitigen Nierentuberkulose kommen.

367. Wie ist der Nachweis einer Nierentuberkulose zu führen?

Der Urinbefund ist meist wenig auffällig, es finden sich einige Erythrozyten und Leukozyten im Sediment. Der typische Befund ist die „sterile Leukozyturie", d. h. das Vorhandensein von Leukozyten im Urinsediment ohne Wachstum von Bakterien in der Routine-Kultur.

368. Welche Organe erkranken oft in Verbindung mit Nierentuberkulose auch tuberkulös?

Besonders bei Männern kommt oft (80%) in Verbindung mit der Nieren- auch eine Genitaltuberkulose zur Ausbildung. Dabei können alle Teile der Geschlechtsorgane, besonders Hoden und Nebenhoden, befallen werden. Bei Frauen kann es zur Eileitertuberkulose (Salpingitis) kommen.

Die Behandlung ist meist operativ mit Entfernung der erkrankten Organe.

369. Wie macht sich die tuberkulöse Meningitis bemerkbar?

Die tuberkulöse Meningitis befällt besonders Kleinkinder.

Es treten allmählich zunehmend Kopfschmerzen, Meningismus, Appetitlosigkeit, Schlafneigung, Erbrechen, Obstipation und Fieber auf.

Weil sich der tuberkulöse Entzündungsprozeß besonders an den Hirnhäuten der Hirnbasis abspielt, werden im weiteren Verlauf die dort austretenden Hirnnerven betroffen. Es kommt zu Augenmuskel- und Sehstörungen. Auch Krämpfe und Bewußtlosigkeiten können eintreten.

Die Diagnose ist durch Liquoruntersuchungen und Augenspiegelung zu stellen.

370. Wann muß an Kehkopftuberkulose gedacht werden?

Wenn länger Hustenreiz und Heiserkeit bestehen, spricht dies für eine Entzündung der Kehlkopfschleimhaut. Wenn diese Symptome bei einem Patienten mit offener Lungentuberkulose auftreten, muß man an eine tuberkulöse Laryngitis (Kehlkopfentzündung) denken.

371. Welche Symptome macht eine Darmtuberkulose?

Bei Darmtuberkulose können Leibschmerzen, quälende Durchfälle mit okkultem Blut im Stuhl und Nachweis von Tuberkelbakterien, selten auch vorübergehend Obstipation auftreten. Die tuberkulösen Darmveränderungen lokalisieren sich meist in der Ileozäkalgegend, die dann auch druckempfindlich sein kann. Ausheilung oft mit Darmverwachsungen (Ileusgefahr).

372. Was versteht man unter Lupus vulgaris?

Bei Lupus vulgaris, der Hauttuberkulose, bilden sich geschwürig zerfallende Knötchen auf der Haut, wodurch ausgedehnte Gewebszerstörungen, z. B. an Nase und Ohren, auftreten können.

373. Welche tuberkulöse Erkrankungen einer Hormondrüse ist wichtig?

Vor allem die tuberkulöse Erkrankung mit Zerstörung der Nebennieren hat Bedeutung, weil dadurch eine Nebenniereninsuffizienz (Morbus Addison, s. Frage 110f, S. 403) hervorgerufen werden kann.

374. Wie kann der Tuberkulose vorgebeugt werden?

Durch die *BCG-Impfung* in den ersten Lebenstagen oder bei Risikopersonen (Krankenpflegepersonal, Sozialarbeiter u. a.), später bei negativem Tuberkulintest.

Kontrolle von Personengruppen, die eventuell zu einer Infektionsquelle werden können, z. B. Lehrer, Erzieher(innen), Personen in Lebensmittelbetrieben, durch Untersuchung mit einem Tuberkulintest. Von der routinemäßigen Röntgen-Reihenuntersuchung ist man abgekommen, da die Trefferquote wegen der geringen Inzidenz der Tuberkulose zu gering ist, um den Aufwand zu rechtfertigen.

Überwachung der Tuberkulosekranken und -gefährdeten durch die Gesundheitsämter.

Spirochätosen

375. Welche Krankheiten nennt man Spirochätosen?

Spirochätosen sind durch Spirochäten-Erreger verursachte Krankheiten, z. B.:

◆ die durch Leptospiren hervorgerufene Weil-Krankheit, das Schlamm- oder Feldfieber, die Stuttgarter Hundeseuche u. a. ähnliche Krankheiten;

◆ die durch die Spirochaeta pallida (Treponema pallidum) hervorgerufene Lues (Syphilis);

◆ das durch die Borrelia recurrentis (Spirochaeta obermeieri) verursachte europäische Rückfallfieber (Febris recurrens);

◆ die durch Borrelia burgdorferi hervorgerufene Lyme-Borreliose (benannt nach der Ortschaft Lyme in Connecticut).

376. Wie werden die Leptospirosen übertragen?

Die Leptospirosen werden bei Verletzungen der Haut und der Schleimhäute durch Harn von Ratten, Mäusen u. a. oder mit Tierharn versuchtem Wasser übertragen. Die Übertragung der Lyme-Borreliose erfolgt durch Zeckenbisse.

377. Wie sind die Erscheinungen der Weil-Krankheit?

Die Weil-Krankheit ist die schwerste Leptospirose. Sie wird durch die Leptospira icterohaemorrhagica hervorgerufen.

Plötzlicher Beginn mit heftigen Gliederschmerzen und hohem Fieber, evtl. Schüttelfrost, oft Brechdurchfall, dann Gelbsucht, Nierenschädigung und Herz-Kreislauf-Beteiligung.

Es handelt sich um ein oft schweres Krankheitsbild.

378. Wie verlaufen die anderen Leptospirosen?

Sie zeigen z. T. ähnliche Symptome wie die Weil-Krankheit, im allgemeinen aber leichteren Verlauf.

379. Wie sind die Leptospirosen nachzuweisen?

Der Nachweis kann in der ersten Krankheitswoche im Blut, Urin und Liquor mikroskopisch und kulturell gelingen.

In der zweiten Krankheitswoche können vor allem im Blut durch Agglutination und Komplementbindungsreaktion die Antikörper nachgewiesen werden.

380. Wie kann man die Leptospirosen behandeln?

Sie sprechen auf Antibiotika (Penizillin) gut an. Außerdem kann symptomatische Behandlung der evtl. Leber-, Nieren-, Herz- und Kreislaufschädigung sehr wichtig sein.

381. Welche Vorschriften gelten für Erkrankung an Leptospirosen?

Absonderung, Meldung von Erkrankung und Tod sind vorgeschrieben.

382. Wie kommt das europäische Rückfallfieber zustande?

Die Febris recurrens wird durch eine Spirochäte (Borrelia recurrentis) hervorgerufen. Als Infektionsquelle kommen in Europa Kleiderläuse und in Afrika Zecken bzw. der Kot dieser Tiere, der die Erreger enthält, in Betracht.

383. Wie sind die Krankheitserscheinungen der Febris recurrens?

Plötzlicher Beginn mit Schüttelfrost, hoch bleibendem Fieber, allgemeinen Schmerzen und schwerem Krankheitsgefühl. Dann Leber- und Milzschwellung, Gelbsucht, Haut- und Schleimhautblutungen, Anämie. Nach vorübergehender Abfieberung treten erneute Fieberanfälle auf.

Im Anfang sind die Spirochäten im Blut nachweisbar. Behandlung mit Antibiotika ist sehr wirksam.

Bereits der Verdacht ist meldepflichtig.

384. Was versteht man unter der Lyme-Borreliose?

Die Lyme-Borreliose ist eine Multisystemerkrankung, die in drei Stadien eingeteilt wird:

– Frühstadium (Hauterscheinungen wie Erythema migrans),

– Organbeteiligung (Karditis, Meningoenzephalitis, Uveitis) und

– Spätstadium (Arthritis, Enzephalomyelitis, Acrodermatitis chronica atrophicans).

Der Erreger ist Borrelia burgdorferi.

385. Wie wird der Erreger der Lyme-Borreliose übertragen?

Borrelia burgdorferi wird durch Zecken und wahrscheinlich auch durch Stechfliegen übertragen.

386. Wie kann die Lyme-Borreliose behandelt werden?

Im Frühstadium orale antibiotische Therapie mit Tetrazyklinen oder Penizillin; bei späten Krankheitsmanifestationen parenterale Antibiotikagabe, z. B. Cephalosporine.

Viruskrankheiten

Allgemeines

387. Welche Viruskrankheiten kennen Sie?

Masern, Röteln, Mumps, Windpocken, Virusgrippe, Hepatitis, AIDS, Kinderlähmung, Tollwut, Enzephalitis, Papageienkrankheit, infektiöse Mononukleose (Pfeiffer-Drüsenfieber), Herpes simplex, Gürtelrose, Maul- und Klauenseuche, Gelbfieber, Trachom, Coxsackie-Infektionen (Bornholmer Krankheit).

Masern (Morbilli)

388. Wie werden die Masern übertragen?

Das Masernvirus wird durch Tröpfcheninfektion übertragen.

389. Wie ist die Infektiosität der Masern?

Masern sind eine der ansteckendsten Krankheiten. Sie sind besonders im katarrhalischen Stadium hochkontagiös. Am häufigsten erkranken Kinder im Alter zwischen 8 Monaten und 5 Jahren.

390. Wie lange dauert die Inkubation bei Masern?

Die Inkubationszeit beträgt 9–11 Tage.

391. Welche Stadien können bei Masern unterschieden werden?

Bei Masern beobachtet man:
- das katarrhalische Stadium;
- das exanthematische Stadium.

392. Wie sind die Anfangssymptome der Masern?

Plötzlicher Beginn mit Kopfschmerzen, Schnupfen, Husten (Bronchitis), Heiserkeit (Laryngitis), Lichtscheu und Augentränen (Konjunktivitis) und hohem Fieber, das in den nächsten 3 Tagen etwas absinkt.

Ein wichtiges Symptom der ersten Tage sind die Koplik-Flecke, weiße kleine Stippchen auf der fleckig-geröteten Wangenschleimhaut (katarrhalisches Stadium).

393. Wie verläuft das exanthematische Stadium?

Am 4. Tag steigt das Fieber evtl. bis 40 °C mit gleichzeitigem Ausbruch des Exanthems. Dieses besteht aus erst blassen, später kräftig roten, etwas erhabenen Fleckchen, die hinter den Ohren und im ganzen Gesicht beginnen, um sich dann über den ganzen Körper auszubreiten. Zwischen den Fleckchen bleiben freie Stellen, so daß ein buntscheckiger Eindruck des Exanthems entsteht. Das Gesicht wirkt gedunsen.

Nach 3–5 Tagen tritt meist eine kritische Abfieberung ein. Die Haut schält sich dann in feinen, kleieartigen Schuppen.

394. Wie kann man Scharlach von Masern unterscheiden?

◆ Bei Scharlach besteht anfangs eine Angina; bei Masern Husten, Schnupfen, Lichtscheu und die Koplik-Flecke.

◆ Das Scharlachexanthem tritt am 2., das Masernexanthem am 4. Tag auf.

◆ Das Scharlachexanthem zeigt stärkeres Zusammenfließen der Fleckchen aber Freibleiben des Kinn-Mund-Dreiecks; das Masernexanthem ist ein buntscheckiges Bild mit Ausbreitung über das ganze Gesicht.

◆ Bei Scharlach, besonders an Händen und Füßen, grobfetzige Schuppung; bei Masern feinlamellöse kieieförmige Schuppung.

◆ Bei Scharlach Leukozytose; bei Masern mäßige Leukopenie.

395. Welche Komplikationen können bei Masern auftreten?

Lugenentzündung (Bronchopneumonien), von der Bronchitis ausgehend, an der Beschleunigung der Atmung erkennbar.

Bronchiolitis, die besonders bei Kleinkindern gefährlich werden kann. Sie ist an der blaßbläulichen Hautfarbe, Dyspnoe, allgemeinen Verschlechterung und Unruhe erkennbar.

Mittelohrentzündung (Masernotitis) durch Übergreifen der katarrhalischen Schleimhautentzündung vom Nasen-Rachen-Raum über die Ohrtrompete ins Mittelohr, evtl. Mastoiditis. Dabei Ohrenschmerzen, Ohrenfluß, Druckempfindlichkeit des Warzenfortsatzes.

Pseudokrupp durch Schwellung der Schleimhaut im Kehlkopf (Laryngitis), wodurch bellender Husten und Stridor durch Atembehinderungen vorkommen (s. Frage 225, S. 522).

Masernenzephalitis (Gehirnentzündung), seltene, sehr schwere Komplikation, erkennbar durch Benommenheit, Teilnahmslosigkeit (Apathie) oder Unruhe.

396. Welche Kinder sind durch Masern besonders gefährdet?

Säuglinge, unterernährte, rachitische und tuberkulöse Kinder. Auch die Doppelinfektion von Masern und Keuchhusten ist gefährlich.

397. Worauf kommt es bei Pflege und Behandlung von Patienten mit Masern an?

Eine gezielte Behandlung gegen das Masernvirus steht nicht zur Verfügung.

◆ Die Isolierung kommt meist zu spät und kann eine Weiterverbreitung oft nicht mehr verhindern.

◆ Bettruhe bis 8 Tage nach Entfieberung in einem gut gelüfteten Zimmer.

◆ Bei hohen Temperaturen fiebersenkende Mittel oder Wadenwickel.

◆ Bei starker Konjunktivitis mit Lichtscheu Zimmer verdunkeln.

◆ Bronchitisbehandlung vor allem durch Vermeidung von trockener Luft, daher Luftanfeuchtung empfehlenswert.

◆ Überwachung der Atmung: Achtung auf Bronchiolitis und Pneumonie.

◆ Bei bakteriellen Komplikationen wie Pneumonie, Otitis usw. Antibiotika (Penizillin).

398. Wie kann man den Masern vorbeugen?

Es gibt eine empfehlenswerte Impfung gegen Masern, die als Masern-Lebendimpfstoff aus nicht mehr vermehrungsfähigen Spaltprodukten des Masernvirus besteht (aktive Immunisierung).

Besteht die unmittelbare Gefahr einer Masernansteckung, kann diese in den ersten Tagen nach dem Kontakt durch passive Immunisierung mit Gammaglobulin (von Erwachsenen gewonnen, die Masern durchgemacht hatten) der Ausbruch der Krankheit verhindert oder abgeschwächt werden.

399. Wie sind die Immunitätsverhältnisse nach Masern?

Nach Masern besteht eine meist lebenslange Immunität, sie läßt nur selten im hohen Alter nach.

Durch Masern wird die Infektionsabwehr des Organismus voll beansprucht, so daß dadurch bis drei Monate nach der Erkrankung eine Abwehrschwäche gegen andere Infektionen, z. B. Tbc, entsteht. Masernkranke und Rekonvaleszenten sind daher vor anderen Infektionen, besonders vor Tuberkulose, zu schützen.

Röteln (Rubeola)

400. Wie werden die Röteln übertragen?

Das Rötelnvirus kann 7 Tage vor bis 7 Tage nach Ausbruch des Exanthems durch Tröpfcheninfektion übertragen werden.

401. Wie lange ist die Inkubationszeit bei Röteln?

Die Inkubationszeit beträgt 14–25, durchschnittlich 18 Tage.

402. Wie ist der Verlauf der Röteln?

1–2 Tage vor Beginn des Exanthems kommt es zu allgemeinem Krankheitsgefühl und Fieber, auch zu Nasen- und Rachenkatarrh.

Das Exanthem ist masernähnlich, aber schwächer ausgeprägt und weniger erhaben. Es breitet sich vom Gesicht über den ganzen Körper aus. Die Koplik-Flecken fehlen.

Typisch ist die allgemeine Lymphknotenschwellung, besonders am Hals und Nacken.

403. Welche Bedeutung und Gefahren haben die Röteln und welche Komplikationen können auftreten?

Die Röteln selbst verlaufen fast immer leicht.

Wichtig: Bei Erkrankung an Röteln in den ersten drei Schwangerschaftsmonaten treten Fehlbildungen auf („Rötelnembryopathie"), z. B. angeborene Herzfehler, Augenfehler, Gehörlosigkeit.

Es kann zu Bronchopneumonien oder Mittelohrentzündung kommen.

404. Wie kann man den Röteln vorbeugen?

Abgeschwächte Lebendvakzine, besonders Impfung junger Mädchen vom 11. bis zum 16. Lebensjahr und später nach Vortest auf Rötelnantikörper und nur, wenn sicher keine Schwangerschaft besteht.

Ein Antikörpertiter 1:8 bedeutet Immunität.

Mumps (Ziegenpeter, Parotitis epidemica)

405. Wie wird die epidemische Parotitis übertragen?

Das Mumpsvirus wird durch Tröpfcheninfektion in den Respirationstrakt übertragen. Inkubationszeit von 2–3 Wochen.

406. Wie sind die Erscheinungen bei epidemischer Parotitis?

Als Anfangssymptome können beim Ziegenpeter allgemeines Krankheitsgefühl, Kopf- und Gliederschmerzen sowie Fieber evtl. bis 39 °C, vorkommen.

Hauptsymptom ist die entzündliche Schwellung einer, später auch der zweiten Ohrspeicheldrüse (Parotis). Sie ist vergrößert, die Haut darüber gespannt, das Ohrläppchen abgehoben. Auch die übrigen

Speicheldrüsen können der Reihe nach befallen werden. Es kommt besonders beim Essen zu Schmerzen.

Spätestens nach 7 bis 10 Tagen sind Fieber, Schwellung und Schmerzen abgeklungen.

407. Welche Komplikationen können bei Mumps vorkommen?

Durch Virämie können Fernkomplikationen entstehen:

◆ Eine Meningitis tritt bei Erwachsenen in 30% auf. Eine Meningoenzephalitis ist selten, kann aber schwer verlaufen.

◆ Nicht selten kann es nach der Pubertät zu Orchitis (Hodenentzündung) kommen, wodurch bei beidseitigem Befall auch Unfruchtbarkeit (Sterilität) zurückbleiben kann. Nur selten kommt es zur Entzündung der Eierstöcke oder der Schilddrüse (Thyreoiditis).

◆ Eine Pankreatitis ist an erhöhten Enzymwerten (Amylase und Lipase im Serum) zu erkennen.

408. Was ist zur Pflege und Behandlung von Patienten mit Mumps zu sagen?

Eine spezielle Behandlung gibt es nicht.

Solange Fieber besteht, ist Bettruhe einzuhalten, besonders bei älteren Kindern und Erwachsenen. Bei stärkeren Allgemeinbeschwerden evtl. schmerzlindernde Tabletten oder Zäpfchen. Auf die geschwollenen Drüsen evtl. Umschläge oder Öl-Wattepackungen. Wegen Schmerzen beim Kauen flüssig-breiige Kost. Mundpflege!

Bei Orchitis Hochlagerung der Hoden, evtl. Prednison.

Bei Pankreatitis entsprechende Diät (s. Frage 218, S. 299).

409. Wie kann dem Mumps vorgebeugt werden?

Zur Verhütung steht ein gut verträglicher, abgeschwächter Lebendimpfstoff zur Verfügung.

Windpocken (Varizellen)

410. Wie werden die Windpocken übertragen?

Das hochinfektiöse Varizellenvirus wird in der Zeit einen Tag vor und 7 Tage nach Beginn des Exanthems durch Tröpfcheninfektion („durch den Wind") übertragen, aber auch durch direkten oder indirekten Kontakt des Virus mit der Haut (Spielzeug).

Das Varizellenvirus ist identisch mit dem Erreger der Gürtelrose (Herpes zoster).

411. Wie lange ist die Inkubation bei den Windpocken?

Die Inkubation bei Varizellen beträgt 12–21 Tage, meist recht genau 14 Tage.

412. Wie ist das Krankheitsbild der Varizellen?

Plötzlicher Beginn mit Fieber und Aufschießen von linsengroßen roten Fleckchen auf der Haut, evtl. auch auf Schleimhäuten, auch auf der behaarten Kopfhaut. Diese wandeln sich in Knötchen, Bläschen, Pusteln und Krusten um, die ohne Narben zu hinterlassen, 1–2 Wochen nach Beginn des Exanthems abfallen.

Die Effloreszenzen sind am Rumpf am zahlreichsten (im Gegensatz zu den echten Pocken, die vor allem im Gesicht auftreten). Oft treten mehrere Schübe auf, so daß sich Knötchen, Bläschen, Pusteln und Krusten im Gegensatz zu den Pocken gleichzeitig nebeneinander finden (s. Abb. **41**, Farbtafel I).

Bläschen auf der Hornhaut des Auges und am Genitale sind stark schmerzhaft. Während des Exanthems besteht oft starker Juckreiz.

413. Welche Komplikationen können bei Varizellen vorkommen?

Die häufigste Komplikation entsteht durch Aufkratzen und sekundäre Infektion der Pusteln mit Eitererregern. Danach können Hautnarben zurückbleiben.

Gefährlich ist die seltene Komplikation einer Enzephalitis.

Windpocken in der Schwangerschaft können ähnliche Fehlbildungen am Kind verursachen wie Röteln oder Contergan.

414. Wie kann man den Varizellen vorbeugen?

Es gibt einen Impfstoff gegen Varizellen zur aktiven Immunisierung.

Zur vorbeugenden Impfung der im allgemeinen harmlosen Krankheit kommen gefährdete Neugeborene und Patienten mit abgeschwächter Immunantwort in Betracht, z. B. wegen akuter Leukämie immunsuprimierte Kinder, eventuell auch medizinisches Personal in Fachkliniken.

Pocken (Variola)

415. Wodurch werden die Pocken hervorgerufen?

Die Pocken werden durch Tröpfchen- oder Schmierinfektion übertragen. Sie gelten als eine der ansteckendsten Krankheiten.

416. Wie lange sind Inkubation und Quarantänezeit bei Pocken?

Die Inkubation beträgt 12–14 Tage, die Quarantäne mindestens 17 Tage.

417. Was wissen Sie über das Vorkommen der Pocken?

Die Pocken waren in früheren Jahrhunderten auch in Europa eine sehr häufige Erkrankung, die viele Todesopfer forderten.

Sie wurden duch das Bekämpfungsprogramm der Weltgesundheitsorganisation (WHO) praktisch ausgerottet. Die letzten Fälle wurden 1977 gemeldet.

418. Welche Stadien zeigen die Pocken bei typischem Verlauf?

Das *Anfangsstadium* mit plötzlichem Beginn, Schüttelfrost, heftigen Kopfschmerzen, Erbrechen und hohem Fieber.

Das *Stadium des Ausschlages* als Hauptstadium und das Stadium der Rekonvaleszenz mit langsamer Erholung.

419. Was kennzeichnet das Hauptstadium der Pocken?

Das Hauptstadium oder Stadium des Ausschlages beginnt am 3. Tag mit kleinen roten Fleckchen im Gesicht, die sich erst zu Knötchen, dann zu Bläschen entwickeln. Der erst klare Inhalt dieser Bläschen trübt sich um den 8. Tag eitrig, so daß Pusteln entstehen. Diese zeigen eine Delle in ihrer Mitte (Pockennabel). Um den 15. Tag ist das eitrige Sekret zu Krusten eingetrocknet. Diese Borken fallen ab, an ihren Stellen zeigen sich typische Pockennarben.

Um den 8. Tag, wenn die Bläschen vereitern, ist der Krankheitszustand am schwersten und bedrohlichsten, oft besteht tiefe Benommenheit, der Tod kann durch Herzschwäche (Myokarditis) eintreten.

420. Wodurch können die echten Pocken von den Windpocken unterschieden werden?

Der Ausschlag mit Fleckchen, Knötchen, Bläschen, Pusteln und Borken zeigt bei echten Pocken immer das gleiche Entwicklungsstadium.

Bei Windpocken verläuft die Entwicklung des Ausschlags in Schüben, so daß sich gleichzeitig verschiedene Stadien nebeneinander vorfinden.

Der Ausschlag der Pocken ist im Gesicht stärker als am Rumpf ausgeprägt. Bei Windpocken beginnt er am Stamm verhältnismäßig stärker als an den Extremitäten und im Gesicht.

421. Wie kann den Pocken vorgebeugt werden?

Durch die Impfung (Vakzination nach Jenner, 1798) mit dem Kuhpockenvirus, das dem Menschenpockenvirus nahe verwandt ist, werden beim Menschen Immunkörper gebildet, die auch gegen die echten Pocken einen wirksamen Schutz bieten. Dieser ist allerdings verschieden stark und läßt allmählich nach, so daß Auffrischungsimpfungen, besonders bei Pockengefahr, notwendig werden können.

422. Wie wird die Pockenschutzimpfung durchgeführt?

Die Impfstelle am Oberarm oder aber auch am Oberschenkel wird sorgfältig gereinigt (Asepsis!).

Mit der Impflanzette werden zwei senkrechte Hautritzungen von etwa 0,5 cm Länge durchgeführt und der Impfstoff auf diese aufgetragen, wodurch er in die Lymphspalten der Haut eindringt.

423. Welche gesetzlichen Bestimmungen gelten z. Zt. bezüglich der Pockenschutzimpfung?

Die Pocken gelten seit 1980 als erloschen. 1982 wurde in der Bundesrepublik die Impfpflicht aufgehoben.

Fleckfieber (Typhus exanthematicus)

424. Zu welcher Gruppe gehören die Erreger des Fleckfiebers?

Das Fleckfieber wird durch eine Rickettsienart hervorgerufen.

425. Wie wird das Fleckfieber übertragen?

Kleiderläuse können durch ihren Biß Fleckfieber übertragen, die Krankheit kann aber auch durch Einatmen von Läusekot als Staubinfektion zustande kommen.

426. Wie ist das Krankheitsbild des Fleckfiebers?

Plötzlicher Beginn mit rasch ansteigendem hohem Fieber, Kopfschmerzen und starkem Krankheitsgefühl. Zunehmende Somnolenz, delirante Zustände mit Wahnvorstellungen, Unruhe und Desorientiertheit. Diese Symptome zeigen, daß es sich beim Fleckfieber um eine Enzephalitisart handelt.

Gegen Ende der 1. Krankheitswoche tritt ein roseolenartiges Exanthem auf.

Als Komplikationen kommen tödliches Herz-Kreislauf-Versagen, Pneumonie, toxische Schäden der Gefäße, Leber und Nieren vor. In der Rekonvaleszenz findet sich oft eine langanhaltende Kreislaufschwäche.

427. Welche Maßnahmen sind bei Fleckfieber zu treffen?

An der Spitze aller Maßnahmen steht die konsequente Entlausung (Entwesung), um Neuansteckungen, insbesondere auch des Pflegepersonals, zu verhüten, aber auch größte Sauberkeit, da auch Staubinfektionen durch Läusekot möglich sind. Meldung an das Gesundheitsamt.

428. Welche Behandlungsmöglichkeiten gibt es bei Fleckfieber?

Es gelten alle Maßnahmen der Pflege bei schweren Infektionskrankheiten, die mit deliranten Zuständen verlaufen.

Medikamentös sind Antibiotika (Tetrazykline und Ciprofloxacin) wirksam. Entlausung mit Jacutin.

Herpes simplex (Herpes labialis)

429. Wodurch werden die Herpesbläschen hervorgerufen?

Das Virus des Herpes labialis wird durch Kontakt übertragen.

Die Herpes-simplex-Viren Typ 2, seltener auch Typ 1 sind auch sexuell übertragbar, wobei es mit schmerzhaftem Jucken zur Vulvovaginitis und Adnexitis, beim Mann zur Balanitis kommen kann (Herpes genitalis).

430. An welchen Körperstellen können die Bläschen des Herpes simplex auftreten?

Herpesbläschen können am Übergang von Haut zu Schleimhäuten, z. B. an den Lippen, der Umgebung von Mund und Nase, auf der Mundschleimhaut, an der Kornea des Auges, an den Genitalien und am After auftreten.

Das Herpesvirus kann auch Schleimhauterkrankungen, z. B. die Stomatitis der Mundschleimhaut und die Aphthen genannten Bläschen im Munde, verursachen.

431. Wieso kommt es oft zu rezidivierenden Herpesbläschen?

Nach dem Abklingen einer Infektion mit dem Herpesvirus überwiegt die Körperabwehr diesen Erreger.

Infolge einer vorübergehenden Störung der Immunitätslage durch andere Krankheiten (z. B. Pneumonie) oder durch Fieber, Magenverstimmung, starke Sonnenbestrahlung, aber auch z. B. im Mensesrhythmus kann es zu einem endogenen Reinfekt mit Neuaufschießen von Herpesbläschen kommen.

432. Wie ist der Verlauf einer Herpes-simplex-Erkrankung?

Zuerst wird an der befallenen Stelle ein Spannungsgefühl, dann Brennen und Jucken verspürt.

Dann kommt es zu Rötung und Schwellung, aus der sich stecknadelkopf- bis linsengroße Bläschen, anfangs mit klarem, später eitrigtrübem Inhalt entwickeln.

Die Bläschen trocknen nach 3–4 Tagen ein, die Krusten fallen ohne Narbenbildung ab.

433. Welche Komplikationen können beim Herpes simplex auftreten?

Eine zusätzliche Infektion (Sekundärinfektion) mit Eitererregern.

Die sehr seltene Meningoenzephalitis durch das dermato- und neurotrope Herpesvirus.

434. Welche Behandlungsmöglichkeiten kommen bei Herpes simplex in Betracht?

Virustatische Salben, z.B. Zovirax (Aciclovir) oder Vectavir (Penciclovir).

Bei Sekundärinfektion Antibiotika.

Herpes zoster (Gürtelrose)

435. Wodurch kommt die Gürtelrose zustande?

Das Windpocken-(Varizellen-)Virus kann über Jahrzehnte im Spinalganglion einer Rückenmarkswurzel oder eines Hirnnervs symptomlos persistieren. Durch eine lokale Immunschwäche kann es wieder aktiv werden und das Krankheitsbild des Herpes zoster, der Gürtelrose, hervorrufen.

436. Welche Erscheinungen beobachtet man bei Herpes zoster?

Zuerst treten manchmal starke Schmerzen im Ausbreitungsgebiet (Hautsegment) eines sensiblen Nervs noch ohne Hauterscheinungen auf.

Bald kommt es dort zur Entwicklung von Knötchen, dann Bläschen, die z. T. zusammenfließen (Konfluieren) und deren Inhalt sich trübt, evtl. auch hämorrhagisch wird und eintrocknet.

Nach 2–3 Wochen sind die Krusten abgefallen, die Nervenschmerzen (Neuralgien) können aber, besonders bei älteren Menschen, sehr heftig sein und noch länger anhalten.

437. Welche dispositionellen (fördernden) Faktoren können beim Herpes zoster eine Rolle spielen?

Manchmal tritt der Herpes zoster in dem Segment auf, wo lokale Veränderungen bestehen, wie z. B. Wirbelfrakturen, Knochenmetastasen, Tumoren im Rückenmarksbereich.

438. Welche besonderen Lokalisationen des Herpes zoster sind wichtig?

◆ Beim Herpes zoster ophthalmicus ist der erste Ast des N. trigeminus befallen: Dabei können sich Herpesbläschen auf der Kornea des Auges ausbilden, dort zu Ulzeration und dadurch evtl. zur Erblindung führen.

◆ Beim Herpes oticus im Ohrbereich können Hör- und Gleichgewichtsstörungen vorkommen.

◆ Eine Enzephalitis durch das Herpes-zoster-Virus ist selten.

439. Welche Behandlungsmaßnahmen kommen bei Herpes zoster in Frage?

◆ Virustatische Behandlung mit Zovirax (Aciclovir);

◆ bei starken Schmerzen Antineuralgika oder Analgetika; Anaesthesin- oder Zinkpuder, auch Zinkpaste auf die Bläschen;

◆ bei Sekundärinfektion Antibiotikasalbe;

◆ evtl. Röntgenbestrahlung des Ganglions;

◆ bei Herpes zoster ophthalmicus ist augenärztliche Behandlung angezeigt.

Virusgrippe (Influenza)

440. Was bezeichnet man als Grippe oder Influenza?

Im allgemeinen Sprachgebrauch werden oft alle Erkältungskrankheiten, vor allem mit Fieber und Befall der oberen Luftwege, als „Grippe" oder „Influenza" bezeichnet, ohne Rücksicht, um welchen oder welche Erreger es sich dabei handelt.

Im strengen medizinischen Sinne wird nur eine Krankheit, bei der das Grippevirus (Myxovirus Influenza A) ursächlich beteiligt ist, als echte Grippe oder Influenza bezeichnet.

441. Welche Bedeutung hat die Virusgrippe?

Sie kommt in Epidemien, die nach Morbidität und Mortalität schwanken, als eine der letzten großen und bisher noch unbesiegten Infektionskrankheiten der Menschen über die ganze Erde verbreitet vor.

An der Pandemie in den Jahren um 1918 starben etwa 20 Millionen Menschen auf der ganzen Erde an Grippe und ihren Komplikationen (mehr Todesopfer als im 1. Weltkrieg).

442. Wie sieht das Grippevirus aus?

Das Grippevirus ist ein ca. 0,1 µm großes Kügelchen mit stachliger Oberfläche und einem spiralförmig gewundenen inneren Aufbau.

443. Wie wird das Grippevirus übertragen?

Es wird durch Tröpfcheninfektion übertragen, aber auch Staubinfektion ist möglich. Die Grippeviren gelangen hauptsächlich auf die Epithelzellen des menschlichen Respirationstraktes, in denen sie sich ansiedeln und weiter vermehren. Das Grippevirus ist hochinfektiös.

444. Welche Arten von Grippeviren werden unterschieden?

Aufgrund von serologischen Untersuchungen kann man drei Typen, Grippevirus A, B und C, unterscheiden.

Die schweren Epidemien werden meist vom Typ A verursacht, während Typ B meist bei sporadischen Fällen eine Rolle spielt. Typ C ist fast ohne Bedeutung.

Von den A-Viren kennt man mehrere Untertypen, die sich in ihrer Antigen-Struktur unterscheiden. Immunität, die gegen einen Untertyp gebildet wird, schützt erstens nicht gegen Erkrankung durch einen anderen Untertyp, und zweitens hält die Immunität nach Grippe nur kurze Zeit vor, so daß leicht immer wieder Neuerkrankungen an Grippe auftreten können.

445. Wie ist der Krankheitsbeginn bei Virusgrippe?

Plötzlicher Beginn mit Fieber nach 1–2tägiger Inkubation.

Allgemeines Krankheitsbild: Abgeschlagenheit, Kopf- und Gliederschmerzen, manchmal auch Appetitlosigkeit, Brechreiz, Erbrechen, Leibschmerzen, selten Durchfall.

Im Vordergrund stehen katarrhalische Erscheinungen der Atemwege (Schnupfen, Husten, Heiserheit), auch Augenbrennen.

446. Wie kann sich der weitere Verlauf einer Virusgrippe entwickeln?

In schweren Fällen kann es durch die Toxine des Grippevirus zu Gefäßwandschäden mit Neigung zu Hämorrhagien, z.B. blutigem Sputum, Nasenbluten und Lungenödem, kommen, aber auch toxische Herzschädigung und Schädigung des Zentralnervensystems mit Bewußtseinstrübung kommen in schweren Fällen häufig vor.

Im allgemeinen wird aber die Schwere des Verlaufs einer Influenza durch bakterielle Komplikationen bestimmt: Die Schädigung des Epithels erleichtert eine sekundäre bakterielle Besiedlung.

447. Welche Komplikationen kommen bei Virusgrippe vor?

Als Komplikationen sind Bronchopneumonie und Lobärpneumonie wichtig. Die Lungenkomplikationen sind in erster Linie für die Todesfälle an Grippe verantwortlich. Außerdem kommen eitrige Bronchitis, bei Kleinkindern Bronchiolitis, ferner Mittelohrentzündungen und Nasennebenhöhlenvereiterungen vor.

448. Welche bakteriellen Erreger spielen bei der Sekundärinfektion der Grippe eine Rolle?

In erster Linie kommen Staphylokokken, Pneumokokken, betahämolysierende Streptokokken und Influenzabakterien in Betracht.

Die Toxinwirkung der Viren wird durch die Toxine der Bakterien verstärkt, so daß vor allem bereits an chronischen Krankheiten oder an Organschäden leidende Personen ernstlich gefährdet werden können.

449. Wie kann eine Erkrankung an Virusgrippe gesichert werden?

Das Grippevirus kann in den ersten Krankheitstagen durch Rachenabstriche und im Rachenspülwasser nachgewiesen werden. Diese aufwendige Untersuchung kommt aber im allgemeinen nicht in Betracht.

Der serologische Nachweis von Influenzaantikörpern kann durch die Komplementbindungsreaktion sowie durch den sogenannten Hirst-Test (ein Hämagglutinationshemmtest) gelingen.

450. Wie ist beim serologischen Nachweis der Virusgrippe vorzugehen?

Der serologische Nachweis von Influenzaantikörpern gelingt erst 8–10 Tage nach Ausbruch der Krankheit.

Da die nachgewiesenen Antikörper Ausdruck einer früheren Infektion sein können, sind zum serologischen Nachweis zwei Proben von etwa 8–10 ml Patientenblut, die erste zu Beginn der Erkrankung, die zweite nach ungefähr zwei Wochen, zu entnehmen. Erst wenn die Differenz der beiden Proben einen vierfachen Titeranstieg ergibt, gilt der serologische Nachweis als gesichert.

451. Welche therapeutischen Möglichkeiten gibt es bei Virusgrippe?

Ein spezifisches Medikament gegen das Grippevirus gibt es noch nicht.

Bettruhe, leichte vitaminreiche Diät, evtl. Schwitzpackungen, Antipyretika oder Analgetika können symptomatisch helfen, schleimlösende und hustenstillende Mittel bei entsprechenden Beschwerden. Antibiotika sind bei bakteriellen Sekundärinfektionen angezeigt.

Zu frühe Belastungen bergen die Gefahr eines Rückfalls mit bakteriellen Mischinfektionen in sich.

452. Kann man der Grippe vorbeugen?

Die Schutzimpfungen haben z.T. gute vorbeugende Wirkung, die jedoch je nach Art des Erregertyps verschieden starken Schutz bieten.

453. Welche Personen müssen als besonders gefährdet gelten?

◆ Besonders gefährdet sind Personen über 60 Jahre;

◆ Menschen mit chronischen Krankheiten:

– Herzerkrankungen, besonders rheumatischer Ursache;

– Hochdruckkranke und Arteriosklerotiker;

– Asthmakranke und Bronchitiskranke, Patienten mit Bronchiektasen, Emphysem oder Lungentuberkulose;

– Zuckerkranke;

◆ Schwangere;

◆ Kinder, besonders Kleinkinder in Heimen, Kindergärten und Schulen;

◆ Personen mit starker Infektionsgefährdung, z.B. Pflegepersonal, Personal mit Publikumsverkehr, Personal großer Werke, Polizei, Militär, Studenten.

454. Wie sind die Meldevorschriften bei Virusgrippen?

Ein Todesfall an Virusgrippe ist meldepflichtig.

Enzephalitis

455. Was versteht man unter Enzephalitis?

Mit Enzephalitis bezeichnet man eine infektiöse Entzündung des Gehirns.

456. Wodurch kann es zu einer Enzephalitis kommen?

Verschiedene neurotrope Viren können das Zentralnervensystem direkt befallen oder zu einer post- oder parainfektiösen, neuroallergischen Enzephalitis führen, z. B. das Vakzinevirus der Pockenimpfung, die Viren von Masern, Röteln, Mumps, Herpes simplex, Herpes zoster, Windpocken, Pocken und Tollwut, aber auch die Rickettsien des Fleckfiebers und Q-Fiebers.

Andere Arten von Enzephalitis werden durch Arboviren (arthropod borne viruses) hervorgerufen, die durch blutsaugende Ektoparasiten (Zeckenenzephalitis) übertragen werden können.

Eine besondere Form ist die als Encephalitis epidemica oder lethargica bzw. als europäische Schlafkrankheit bezeichnete, die in einem Zusammenhang mit dem Grippevirus steht.

457. Welche Stadien können bei Encephalitis epidemica unterschieden werden?

Das *grippale Vorstadium* mit Kopf- und Gliederschmerzen, Fieber und katarrhalischen Erscheinungen der oberen Luftwege.

Das *akute enzephalitische Stadium* mit Fieber, Kopfschmerzen, Apathie, Schlafsucht bis zum Koma, aber auch motorischer Unruhe, Delirien und Lähmungen. Meist besteht auch eine meningitische Reizung mit Nackensteifigkeit und Liquorveränderungen (Druckerhöhung, Eiweiß- und Zellvermehrung, besonders der Lymphozyten).

Das *chronische Stadium* mit bleibender Wesensänderung, Schlafstörung, Taubheit, Blindheit, Lähmungen oder Blickkrämpfen.

Das oft erst nach Jahren auftretende *chronisch fortschreitende* (progrediente) *Stadium* mit Maskengesicht, Schüttellähmung, Speichelfluß (Parkinsonismus).

458. Was ist zur Pflege und Behandlung der Menschen mit Enzephalitis zu sagen?

Eine ursächliche Behandlung gibt es nicht. Es können nur symptomatische Maßnahmen angewendet werden. Intensive Überwachung und Pflege sind unerläßlich. Schon der Erkrankungsfall ist meldepflichtig.

Hepatitis

459. Welche Arten von akuter Virushepatitis werden unterschieden?

Je nach Erreger werden fünf Arten unterschieden:

Hepatitis A durch das Hepatitis-A-Virus (HAV) mit kurzer Inkubationszeit, früher auch Hepatitis infectiosa oder epidemica genannt.

Hepatitis B durch das Hepatitis-B-Virus (HBV) mit langer Inkubationszeit, früher auch als Serumhepatitis, homologer Serumikterus, Spritzen- oder Transfusionshepatitis bezeichnet.

Hepatitis C durch das Hepatitis-C-Virus (HCV), die vor allem als sog. Posttransfusionshepatitis bei Dialysepatienten auftritt und zu chronischem Verlauf neigt. Vor der Entdeckung des Hepatitis-C-Virus wurde diese Hepatitisform als Non-A-non-B-Hepatitis bezeichnet. Mittlerweile weiß man, daß etwa 70% dieser NANB-Hepatitiden tatsächlich durch das Hepatitis-C-Virus verursacht werden.

Hepatitis D durch das einem Viroid ähnliche Hepatitis-Delta-Virus, das der Helferfunktion durch das Hepatitis-B-Virus bedarf.

Hepatitis E, klinisch identisch mit der Hepatitis A, hervorgerufen durch ein RNA-Virus (HEV), endemisch in Südostasien, Indien und Mittelamerika und vor allem als Reiseerkrankung von Bedeutung.

Mittlerweile wird auch ein Hepatitis-F- und Hepatitis-G-Virus postuliert.

Selten kommt es auch zu einer Hepatitis bei anderen Virusinfektionen wie durch Coxsackie B, Herpes simplex, Herpes zoster bzw. Varizellen, Mononucleosis infectiosa, Zytomegalie, Masern, Mumps und Poliomyelitis.

460. Wodurch unterscheiden sich die drei häufigsten Virushepatitiden?

Die *Virushepatitis A* befällt vorwiegend Kinder und Jugendliche. Die Infektion erfolgt vor allem oral durch Schmierinfektion (fäkale Verschmutzung, aber auch Blut und Speichel sind infektiös), selten parenteral. Inkubationszeit im Mittel 32 Tage. Hepatitis-A-Antikörper-Anstieg. Häufig bei oder nach Aufenthalten in den Tropen. Der Verlauf ist fast immer gutartig, chronische Verlaufsformen sind bislang nicht bekannt geworden.

Die *Hepatitis B* befällt vorwiegend jüngere Erwachsene und wird sexuell, perinatal und parenteral übertragen. Bluttransfusionen spielen durch die intensive Testung der Blutspender heute keine große Rolle mehr, doch gewinnt die Hepatitis B wachsende Bedeutung als Geschlechtskrankheit. Weitere gesicherte Wege sind die gemeinsame Nadelbenutzung i.v.-Drogenabhängiger, die Übertragung von der Mutter auf das Kind und die nosokomiale Infektion des medizinischen Personals, vor allem durch Nadelstichverletzungen. Die Inkubationszeit ist mit 15–180 Tagen besonders lang. Das Hepatitis-B-Virus besteht aus drei Antigenen, gegen die auch drei Antikörper gebildet werden. Durch die verschiedenen Antigen-Antikörper-Konstellationen können Rückschlüsse auf die Prognose gezogen werden. Dabei gilt besonders das HB_EAg als zuverläßlicher Marker für die Infektiosität des Blutes. Zur Bestätigung der Diagnose wird vor allem der Nachweis des Hepatitis-B-Oberflächenantigens benutzt, das HB_sAg (surface: Oberfläche).

Die *Hepatitis C* wird vor allem durch die Übertragung kontaminierter Blut- und Blutprodukte übertragen, wenngleich es viele in ihrem Übertragungsweg ungeklärte Fälle gibt. Inkubationszeit bis zu 20 Wochen. Sie neigt noch stärker als die Hepatitis B zu einem chronischen Verlauf.

461. Welche Vorgänge spielen sich bei einer Virushepatitis in der Leber ab?

Bei allen Formen gelangen die Viren über den Blut- oder Lymphweg in die Leber und rufen dort ein ähnliches klinisches Bild, eine Entzündung der Leberparenchymzellen (Hepatitis) hervor. Dabei gehen Leberzellen zugrunde, wodurch die Transaminasen genannten Enzyme frei werden und ins Blut gelangen. Dort sind sie als wichtige Krankheitszeichen nachweisbar (SGOT, SGPT u.a.). Ferner ist der Transport des Gallenfarbstoffes und der Gallensäuren gestört, es kommt zum Leitsymptom „Gelbsucht" (Ikterus).

462. Welche Stadien sind bei der akuten Hepatitis zu unterscheiden?

Im *anikterischen Vorstadium* kommen vor: Schlappheit, Appetitlosigkeit, Übelkeit, besonders bei Speisengeruch, Obstipation oder Durchfall, Unbehagen, Verstimmung, manchmal auch Gelenkschmerzen, Kopfweh und Temperaturerhöhung.

Das *ikterische Hauptstadium*: Gelbfärbung der Haut und Schleimhäute, oft zuerst an den Bindehäuten der Augen und am weichen Gaumen erkennbar. Dunkler, bierbrauner Urin mit gelbem Schüttelschaum, entfärbter acholischer Stuhl (lehmfarbener Stuhl), gelegentlich Juckreiz, Kratzaffekte auf der Haut.

463. Welche Verlaufsarten der Hepatitis kommen vor?

50% der Hepatitisfälle sollen *anikterisch,* d. h. ohne Gelbsucht, aber mit Leberschwellung und Enzymveränderungen im Blut (besonders Transaminasenanstieg) verlaufen. Sie werden oft nicht erkannt, wodurch die Gefahr der Verbreitung besonders groß ist.

Die *akute Hepatitis* mit Ikterus (s. Frage 284, S. 318). Die Schwere und Dauer können stark schwanken, besonders schwere Fälle können in die nekrotisierende Hepatitis und ins Leberkoma übergehen und zum Tode führen.

Wenn HB_sAg und HB_EAg länger als 6 Monate nachweisbar sind, besteht der Verdacht auf eine *chronische Hepatitis*.

Alle Verlaufsformen der Hepatitis, ausgenommen die Hepatitis A, können in eine Leberzirrhose (s. Frage 303, S. 323) übergehen.

464. Wo wird das Hepatitisvirus ausgeschieden?

Es wird im Urin, Speichel und Stuhl (aber auch im Vaginalsekret, in der Samenflüssigkeit und sogar in den Tränen) ausgeschieden, daher ist eine Desinfektion der Ausscheidungen (wie bei einer infektiösen Darmkrankheit) vorgeschrieben.

465. Welche Laboruntersuchungen sind bei Hepatitis wichtig?

Leberschwellung und im Urin Bilirubin und vermehrt Urobilinogen sind schon vor dem Ikterus nachweisbar. Die Stärke des Ikterus wird durch die Höhe des Gallenfarbstoffes Bilirubin im Blut geprüft. Eine Bilirubin-Konzentration über 15 mg/dl spricht für schweren Verlauf.

Zur differentialdiagnostischen Unterscheidung, ob es sich um einen Ikterus durch Hepatitis oder durch Gallenwegsverschluß (Steine oder Tumor) handelt, ist die frühzeitige Untersuchung von lebertypischen Enzymen (Transaminasen, SGOT, SGPT, LDH, γ-GT und alkalische Phosphatase) und des Eisenspiegels wichtig.

Auch für die Verlaufskontrolle, z. B. Rezidiverkennung und Abheilung, sind die Transaminasen und die Antigen-Antikörper-Bestimmungen wertvoll.

Für die Beurteilung des Ausheilungsergebnisses sind neben der Normalisierung der Enzyme die serologische Konstellation, die Elektrophorese, auch die Immunelektrophorese, evtl. eine Leberpunktion angezeigt.

466. Wie kann man der Virushepatitis vorbeugen?

Hepatitis A: Vorsicht bei Reisen in die Tropen; kein Genuß von verunreinigten Nahrungsmitteln („boil it, peel it or forget it") und Wasser; Kontakt mit Exkrementen vermeiden; Impfung erfolgreich und vor Tropenaufenthalten empfohlen; auch eine passive Immunisierung mit Immunglobulin hat sich bewährt, gewährt aber einen weniger guten Schutz als die zweimalige aktive Impfung, welche einen lebenslangen Schutz bewirkt.

Hepatitis B und C: bei Geschlechtsverkehr mit weitgehend unbekannten Partnern Kondome benutzen; auch Ehepartner von infektiösen Personen (HB_sAg, HB_eAg positiv) sollten rasch geimpft werden, am besten aktiv/passiv; Testung der Blutspender; Schutzmaßnahmen beim Umgang mit Blut und kontaminierten Kanülen (medizinisches Personal); alle Risikopersonen, z. B. Krankenhauspersonal sollten geimpft werden; nach erfolgreicher Impfung wahrscheinlich lebenslange Immunität, Titerkontrollen von Anti-HB_s aber empfehlenswert; aktiv/passive Impfung von Kindern HB_sAg-positiver Mütter unmittelbar nach der Geburt.

467. Welche Personen sollten gegen Hepatitis B geimpft werden?

- Personen, die im Gesundheitswesen beschäftigt sind,
- Bewohner und Betreuer in Einrichtungen für geistig Behinderte,
- Dialysepatienten,
- Homosexuelle,
- Drogenabhängige,
- Neugeborene HB_sAg-positiver Mütter,
- Gefängnisinsassen,

– Personen, die regelmäßig in Hepatitis-B-Endemiegebiete reisen, z. B. Ostasien.

468. Besteht bei der Hepatitis-Impfung die Gefahr einer HIV-Infektion?

HIV-Übertragungen kamen bis Mitte der 80er Jahre vor. Seitdem wird aber nur noch gentechnologisch hergestellter Impfstoff verwendet, wodurch eine HIV-Infektion durch den Impfstoff ausgeschlossen ist.

469. Was soll man nach einer Nadelstichverletzung tun?

Wenn sich eine nicht geimpfte Person mit einer mit dem Blut eines HB_sAg-positiven Patienten kontaminierten Nadel gestochen hat, so sollte sofort eine passive (mit Anti-B-Hyperimmunglobulin) und aktive Immunisierung vorgenommen werden. Die Untersuchung des Immunstatus der gestochenen Person vor der Impfung empfiehlt sich. Die routinemäßig aktive Immunisierung aller Beschäftigten im Gesundheitswesen vermeidet derartige streßbeladene Situationen.

470. Wie kann die akute Hepatitis behandelt werden?

Für die akute Hepatitis kommen nur symptomatische Maßnahmen in Frage, da keine spezifische Therapie existiert. Am wichtigsten sind diätetische Maßnahmen wie völlige Alkoholabstinenz, Vermeidung von Medikamenten, welche die Leber belasten könnten, insbesondere keine Sedativa und Schlafmittel. Spezielle Kostformen sind dagegen nicht erforderlich. Leichte Bettruhe empfehlenswert, Aufstehen zur Toilette sollte aber gestattet werden.

471. Wie ist der Verlauf der verschiedenen Hepatitisformen?

◆ Die Hepatitis A heilt praktisch immer folgenlos aus, sie hinterläßt oft, aber nicht immer eine lebenslange Immunität, erkennbar am Nachweis von Anti-HAV-IgG.

◆ Bei akuter Hepatitis B normalisiert sich die Leberfunktion bei weit über 90% der Kranken innerhalb von vier Monaten vollständig. In 1% der Fälle ist aber mit einem tödlichen Verlauf zu rechnen, bei etwa 5–6% entwickelt sich eine chronische Hepatitis B.

♦ Die Hepatitis C bleibt in vielen Fällen klinisch unerkannt, da nur in 10–20% der Fälle überhaupt Symptome auftreten. Dafür ist das Risiko für einen chronischen Verlauf bei dieser Hepatitisform mit 50–70% enorm hoch.

472. Wie erkennt man eine chronische Hepatitis?

Eine chronische Hepatitis liegt dann vor, wenn sich die Transaminasen auch nach sechs Monaten noch nicht normalisiert haben und das HB_sAg, evtl. auch HB_eAg nachweisbar bleibt. Klinisch können die Patienten beschwerdefrei sein oder alle Zeichen einer Lebererkrankung aufweisen. Ein wichtiger Baustein der Diagnose ist der histologische Befund der Leber.

473. Warum ist die chronische Hepatitis eine Gefahr, wenn sie doch keine Symptome macht?

Patienten mit chronischer Hepatitis haben ein deutlich erhöhtes Risiko für eine Leberzirrhose oder ein Leberzellkarzinom.

474. Ist das Serum von Patienten mit chronischer Hepatitis infektiös?

Wahrscheinlich, aber nicht generell. Eine hohe Infektiosität besteht, wenn HB_sAg und HB_eAg nachweisbar sind und mit molekularbiologischen Methoden (Polymerase-Kettenreaktion) eine hohe Virusbeladung nachgewiesen wird. Diese Laborbefunde sprechen gleichzeitig dafür, daß die Erkrankung bei dem Patienten aktiv und chronisch ist.

475. Wie kann man die chronische Hepatitis behandeln?

Es stehen heute eine Reihe von antiviralen Medikamenten zur Verfügung wie Acyclovir, Ribavirin oder Foscarnet. Besonders bewährt hat sich Interferon-α. Bei einer Behandlung über 4–6 Monate gelingt es bei 25–40% der Patienten mit chronischer Hepatitis B, das Virus aus dem Blut zu entfernen, wodurch sich die Prognose wesentlich bessert. Auch bei der chronischen Hepatitis C sollte diese Behandlung versucht werden, wenngleich hier mit schlechteren Erfolgsraten zu rechnen ist.

476. Besteht eine Meldepflicht an das Gesundheitsamt für Hepatitis?

Erkrankung und Tod an Hepatitis sind meldepflichtig.

HIV-Infektion und AIDS

477. Wie heißt der Erreger der HIV-Infektion?

Der Erreger der HIV-Infektion ist das lympho- und neutrope *h*umane *I*mmundefizienz*v*irus (HIV), ein Retrovirus, das zum Einbau in das menschliche Genom ein spezielles Enzym, die reverse Transkriptase, besitzt. Es ist nur für den Menschen pathogen. Bislang sind zwei Formen bekannt, HIV 1 und HIV 2.

478. Wie wird das HIV übertragen?

◆ Durch Geschlechtsverkehr (anal mehr als vaginal), daher bei Homosexuellen gehäuft;

◆ durch gemeinsame Benutzung von Nadeln bei Drogenabhängigen;

◆ durch Bluttransfusionen und Übertragung von Blutprodukten;

◆ vertikal von der Mutter auf das Kind;

◆ durch akzidentelle Stichverletzungen beim medizinischen Personal, offene Hautwunden oder intensiven Schleimhautkontakt.

479. Gibt es einen AIDS-Test?

Nein, AIDS ist eine klinische Diagnose, die nicht mit einem „Test" gestellt werden kann, sondern durch eine Reihe von klinischen Phänomenen und Zweiterkrankungen deutlich wird. Der *HIV-Test* weist Antikörper gegen das Virus nach und belegt nur die Tatsache einer Infektion, sagt aber nichts über die Dauer und den Schweregrad des Immundefekts aus.

480. Wie ist der Ablauf einer HIV-Infektion?

1–2 Wochen nach der Infektion kann es zu einem *akuten Krankheitsbild* mit Fieber, Exanthem und Lymphknotenschwellung kommen. Diese Krankheitserscheinungen werden meistens fehlgedeutet und klingen nach kurzer Zeit ab.

Danach folgt ein Stadium der *ruhenden Infektion*, in dem sich der Infizierte jahrelang gesund fühlen, aber das Virus weitergeben kann.

Nach 5–7 Jahre laufender Infektion kann es zum *Lymphadenopathiesyndrom* kommen, einer generalisierten Vergrößerung der Lymphknoten.

Schließlich können Fieberschübe, Nachtschweiß, Durchfälle und Gewichtsverlust (*ARC*: *A*IDS *r*elated *c*omplex) und das Vollbild von *AIDS* auftreten.

Einige wenige Patienten leben aber mittlerweile schon 15 Jahre mit nachgewiesener HIV-Infektion und sind immer noch nicht erkrankt. Offensichtlich gibt es auch Bedingungen, unter denen sich der Infizierte mit dem Virus „arrangiert" hat.

481. Welche Krankheiten definieren AIDS?

AIDS wird durch folgende sog. opportunistische Infektionen bzw. Tumoren definiert:

- Pneumocystis carinii-Pneumonie,
- Zytomegalievirus-Infektion,
- zerebrale Toxoplasmose,
- Tuberkulose und atypische Mykobakteriose,
- Soor des Ösophagus,
- Kryptokokkose des Gehirns,
- Kaposi-Sarkom der Haut und innerer Organe,
- maligne Lymphome des Gehirns.

482. Welche Laborbestimmung zeigt am besten den Schweregrad des Immundefekts an, unter dem ein Patient leidet?

Der Schweregrad des Immundefekts wird am besten durch eine Untergruppe der Lymphozyten, die T_4-Helferlymphozyten, charakterisiert. Ihre Zahl kann von normalerweise >1000 µl auf 10–20/µl zurückgehen. Patienten mit weniger als 400 T_4-Helferzellen sind gefährdet für eine opportunistische Infektion.

483. Was versteht man unter der HIV-Enzephalopathie?

Unscharf definierter Begriff der zentralnervösen Erscheinungen der HIV-Infektion: Kopfschmerzen, Hirnnervenausfälle, Vergeßlichkeit, Konzentrationsstörungen bis zur Demenz.

484. Nennen Sie typische Veränderungen des Blutbildes bei der HIV-Infektion

Leukopenie, Thrombopenie, Anämie.

485. Wie kann die HIV-Infektion behandelt werden?

◆ Gesunder Lebensstil, Vermeidung von Infektionen, gute Ernährung, ausreichend Schlaf und wenig Streß;

◆ frühzeitige Behandlung mit mehreren virushemmenden Substanzen (s. unten);

◆ beim Auftreten von opportunistischen Infektionen Behandlung mit Antibiotika, Pilzmitteln, Tuberkulosemitteln oder Virustatika.

486. Welche Medikamente stehen heute für die Behandlung der HIV-Infektion zur Verfügung?

Man kennt heute drei Substanzklassen für die Therapie der HIV-Infektion:

◆ nukleosidartige Hemmstoffe der reversen Transkriptase z. B. Zidovudin (Retrovir), ddI, ddC, Lamivudin;

◆ nicht-nukleosidartige Hemmstoffe der reversen Transkriptase wie Delaviridin, Nevirapin, Loverid;

◆ Protease-Inhibitoren wie Saquinavir, Ritonavir und Indinavir.

Es hat sich gezeigt, daß die Prognose der HIV-Infektion besser ist, wenn man möglichst frühzeitig mit einer Kombination aus verschiedenen Medikamenten behandelt, als abzuwarten, bis sich Symptome einstellen.

487. Welcher Parameter ist für die Prognose der HIV-Infektion entscheidend?

Die Menge der Viruskopien, die sich im Blut befindet. Man stellt die Virusbelastung mit Hilfe der Polymerase-Kettenreaktion fest und richtet danach die Indikation zur Behandlung aus.

488. Welche psychosoziale Problematik bringt die HIV-Infektion bei den Betroffenen mit sich?

In Europa sind die Mehrzahl der AIDS-Patienten Homosexuelle. Dadurch kommt zur Tatsache der schweren, tödlich verlaufenden Erkrankung noch ein Moment der Scham und Schuld. Viele Kranke vereinsamen, da sie oft keinen Rückhalt durch die Familie haben. Die meisten Patienten sind jung und unterscheiden sich dadurch von der Mehrzahl der Karzinompatienten.

489. Ist die HIV-Infektion eine meldepflichtige Erkrankung?

Nein, sie ist nicht meldepflichtig. Es besteht aber für Labors, die den HIV-Test durchführen, eine anonyme Laborberichtspflicht an das Robert-Koch-Institut, um die Zahl der Infektionen in Deutschland verfolgen zu können.

490. Wie kann sich das Krankenpflegepersonal vor einer nosokomialen HIV-Infektion schützen?

◆ Beim Umgang mit Blut und Sekreten von Infizierten immer Einmalhandschuhe tragen;

◆ vorsichtiger Umgang mit spitzen und scharfen kontaminierten Gegenständen, vor allem Kanülen;

◆ nicht die Kanüle in die Kappe zurückstecken;

◆ spitze und scharfe Gegenstände gehören nicht in den Abfallkorb, sondern in eigene bruchfeste Behälter;

◆ Brille und Mundschutz bei invasiven Eingriffen wie Endoskopie und Aerosolbildung, z. B. beim Zahnarzt;

◆ Gewebe- und Blutproben mit der Aufschrift „infektiös" kennzeichnen;

◆ niemals mit dem Mund pipettieren.

491. Was kann man tun, wenn man sich mit einer kontaminierten Kanüle gestochen hat?

◆ Inspektion der Wunde: wie tief?

◆ Reinigung der Wunde unter fließendem Wasser mit Seife, anschließend Desinfektion mit gebräuchlichem Desinfektionsmittel;

◆ Inspektion des Instruments, mit dem man sich verletzt hat: Kontamination mit Blut?

◆ Arzt/Betriebsarzt verständigen;

◆ Entscheidung über antiretrovirale Therapie, möglichst innerhalb einer Stunde nach dem Ereignis; wenn Postexpositionsprophylaxe, dann mit Retrovir 2 x 250 mg (AZT), Epivir 2 x 150 mg (Lamivudin) und Crixivan 3 x 800 mg (Indinavir) über 2–4 Wochen;

◆ Blutentnahme zur Feststellung des HIV-Status und Überprüfung des Hepatitis-B- und C-Antikörperstatus.

◆ Arbeitsunfallmeldung und Meldung beim Betriebsarzt.

Infektiöse Mononukleose

492. Wie wird die infektiöse Mononukleose übertragen?

Das Virus (Epstein-Barr-Virus, EB-Virus) der Monozytenangina (Lymphoidzellenangina, Pfeiffer-Drüsenfieber) ist im Speichel nachweisbar und wird durch *Tröpfcheninfektion* verbreitet. Vor allem junge Menschen sind betroffen („kissing disease", „college disease").

493. Welche Krankheitserscheinungen können bei der infektiösen Mononukleose auftreten?

Einige Tage nach der Infektion stellen sich allmählich mäßig starkes Krankheitsgefühl, Appetitlosigkeit und Temperaturerhöhung ein.

Meist finden sich Schwellung, Rötung und auch Beläge der Tonsillen (s. Abb. **43**, Farbtafel I), Schwellung der Lymphknoten, besonders am Hals, der Milz und Leber, SGOT, SGPT und die alkalische Phosphatase sind erhöht. Ein masernähnlicher Ausschlag (s. Abb. **44**, Farbtafel II) oder ein Ikterus sind selten.

Im Blutbild findet sich eine leichte Leukozytose mit sehr starker Vermehrung der Monozyten bzw. atypischer Lymphozyten. Im

Serum kann der quantitative Nachweis von IgG- und IgM-Antikörpern zur Diagnosestellung verwendet werden.

494. Welche Behandlungsmaßnahmen kommen beim Pfeiffer-Drüsenfieber in Betracht?

Solange Temperaturerhöhungen bestehen, die sich manchmal einige Wochen hinziehen, ist Bettruhe einzuhalten. Eine spezifische Behandlung gibt es nicht. Komplikationen müssen symptomatisch behandelt werden.

495. Welche Bedeutung hat die Zytomegalieinfektion?

Die Durchseuchung der Bevölkerung mit dem Zytomegalievirus ist offenbar sehr groß. 80% der Erwachsenen haben Antikörper im Serum, ohne daß Krankheitserscheinungen bemerkt wurden.

Etwa 1% der Neugeborenen wird vor oder unmittelbar nach der Geburt infiziert. Es können dann Hämolyse, Leber- und Milzschwellung, Bronchopneumonien oder Dyspepsien auftreten. Besonders schlimm ist aber der Befall des Zentralnervensystems mit Entwicklungsstörungen.

Ornithose (Psittakose, Papageienkrankheit)

496. Wie kann die Ornithose übertragen werden?

Das Virus der Papageienkrankheit kann von Vögeln, z. B. Papageien, Wellensittichen, Möwen, Tauben, Hühnern u. a. m., durch Kontakt-, Tröpfchen- und Staubinfektion sowie von Mensch zu Mensch übertragen werden.

497. Welche Krankheitserscheinungen können bei der Papageienkrankheit entstehen?

Nach Inkubation von 1–2 Wochen kann ein typhusartiges Bild mit Kopf- und Gliederschmerzen, hohem Kontinuafieber mit Leukopenie bis zu zwei Wochen – oft mit atypischen Pneumonien - entstehen.

498. Wie ist die Ornithose zu erkennen?

Im Beginn der Krankheit sind die Erreger im Blut und Sputum nachweisbar. Im Serum kann eine Komplementbindungsreaktion durch ansteigenden Titer in der 2. Woche positiv werden.

Verdächtige Tiere (Papageien usw.) müssen getötet und untersucht werden.

499. Welche Behandlungsmöglichkeiten gibt es bei Psittakose?

Breitbandantibiotika und Sulfonamide sind wirksam, bei schweren Fällen ist die Herz-Kreislauf-Behandlung sehr wichtig.

500. Welche Vorschriften gibt es bezüglich der Ornithose?

- Absonderung ist vorgeschrieben.
- Verdacht, Erkrankung und Tod sind meldepflichtig.
- Kranke Tiere müssen getötet werden.

Poliomyelitis (spinale Kinderlähmung)

501. Welche Arten von Polioerregern gibt es?

Es gibt drei Typen des Poliovirus. Sie sind nur für Menschen und Affen pathogen und so verschieden, daß mit drei Antigenen geimpft werden muß.

502. Wie kann die Kinderlähmung übertragen werden?

Das Poliovirus kann durch Tröpfcheninfektion in den Respirationstrakt oder durch Schmutz- und Schmierinfektion (durch Fliegen, in Schwimmbädern) in den Verdauungstrakt gelangen.

503. Wo und wie lange wird das Poliovirus ausgeschieden?

Das Poliovirus findet sich anfangs im Rachensekret und wird 4–6 Wochen, manchmal auch noch länger durch den Stuhl ausgeschieden.

504. Wie lange dauert die Inkubation bei Kinderlähmung?

Die Inkubation dauert 4–14 Tage, evtl. länger.

505. Welcher Personenkreis wird durch das Poliovirus besonders befallen?

Es werden bevorzugt Kinder und jugendliche Erwachsene befallen.

506. Welche Stadien sind bei der Poliomyelitis zu unterscheiden?

Das *Vorstadium* kann plötzlich mit Fieber, Kopfschmerzen, Mattigkeit, katarrhalischen Erscheinungen der oberen Luftwege, Appetitlosigkeit und Darmstörungen („Darmgrippe") beginnen. Bei etwa 90% der Kranken klingt die Krankheit mit diesen Erscheinungen wieder ab und wird meist nicht erkannt. Diese Patienten verbreiten aber oft die Krankheit weiter.

Das *präparalytische Stadium* ist durch Kopfschmerzen, Nackensteifigkeit, Rückenschmerzen, Überempfindlichkeit der Haut, Schmerzen der Muskulatur, Harnverhaltung gekennzeichnet. Im Liquor sind Eiweiß positiv und die Zellen vermehrt. Auch in diesem Stadium kann die Krankheit folgenlos abklingen.

Das *paralytische* (Lähmungs-)*Stadium* kann nach 2–5 Tagen plötzlich mit schlaffen Lähmungen an Rumpf und Extremitäten einsetzen.

Teilweise Rückbildung der Lähmungen oder Atrophie (Schwund) der befallenen Muskulatur, auch Ernährungs- und bei Kindern und Jugendlichen Wachstumsstörungen der betroffenen Gebiete. Das *Reparationsstadium* kann sich ein bis zwei Jahre hinziehen.

507. Welche besonderen Verlaufsformen kommen bei Poliomyelitis vor?

Bei Befall des Gehirns (Polioenzephalitis) kann z.B durch Lähmung der lebenswichtigen Zentren für Atmung und Kreislauf der Tod eintreten: zentrale Atemlähmung.

Unruhe, Zyanose und angestrengte Atmung sind wichtige Hinweise auf die Gefahr der peripheren Atemlähmung. Die Erstickung kommt dann durch die gefürchtete Lähmung des Zwerchfells und der Interkostalmuskulatur zustande, die aber durch rechtzeitige künstliche Beatmung in einem Respirator verhindert werden kann.

508. Wie ist die Immunitätslage nach Poliomyelitis?

Nach Überstehen einer Polioinfektion bleibt lebenslange Immunität gegen den verursachenden Virusstamm zurück, aber nicht gegen die beiden anderen Stämme.

509. Wie kann gegen die Poliomyelitis vorgebeugt werden?

Die Schluckimpfung, die alle drei Antigene als abgeschwächte lebende Viren enthält, stellt bei richtiger Durchführung einen idealen Schutz gegen die Poliomyelitits dar, auch die Auffrischungsimpfungen dürfen nicht versäumt werden. Die Polio-Schluckimpfung gehört zu den größten Errungenschaften der modernen Medizin.

510. Was ist über die Behandlung der Poliomyelitis zu sagen?

Ein gegen das Virus wirkendes Medikament steht nicht zur Verfügun, um so größere Bedeutung kommt der Schutzimpfung zu.

Die Behandlung kann sich daher nur gegen die Symptome richten:

◆ Es ist Bettruhe, Isolierung des Kranken und Stuhldesinfektion geboten.

◆ Bei Schlucklähmung durch Befall der Pharynxmuskulatur Bauchlage und Fußende des Bettes hochstellen, außerdem absaugen.

◆ Je nach Schweregrad der Lähmungen und Einschränkungen des Patienten sind Maßnahmen zur Dekubitus-, Kontrakturen-, Thrombose- und Pneumonieprophylaxe vonnöten.

◆ Passive Bewegungen und Lagewechsel, Vermeidung von Überdehnungen (Spitzfußbildungen und Kontrakturen). Sobald wie möglich aktive Bewegungsübungen, möglichst mit Krankengymnastin, evtl. Unterwasserübungen, da die Bewegungen durch den Auftrieb leichter ausgeführt werden können.

◆ Orthopädische Versorgung, evtl. Operationen nach Ende des Reparationsstadiums.

511. Wodurch kommen die schlaffen Lähmungen bei der Poliomyelitis zustande?

Das Poliovirus befällt die sogenannten Vorderhörner im Rückenmark und zerstört die Zellen des zweiten Neurons, das die Bewegungsimpulse von den Pyramidenzellen aufnimmt und an die quergestreifte Skelettmuskultur weiterleitet. Durch die Zerstörung der

Zellen im Vorderhorn wird diese Leitung unterbrochen, und es entsteht die typisch schlaffe Lähmung.

Die Sensibilität, die über die Hinterhörner geleitet wird, bleibt intakt. Das Krankheitsbild mit den schlaffen Lähmungen wird davon bestimmt, welche und wie viele Vorderhörner des Rückenmarks befallen und zerstört werden.

512. Was nennt man Landry-Paralyse?

Unter Landry-Paralyse versteht man das Bild einer rasch aufsteigenden Lähmung, die von den Beinen über die Bauch- und Zwischenrippenmuskulatur die Arme und das Zwerchfell ergreift und durch periphere Atemlähmung zum Tode führen kann.

513. Wo ist das Poliovirus nachweisbar?

Das Poliovirus ist anfangs im Nasen-Rachen-Raum (Rachenspülwasser), im Liquor und oft wochenlang im Stuhl nachweisbar. Auch der Anstieg des Antikörpertiters kann beweisend sein.

514. Welche Vorschriften gelten bei Polioerkrankungen?

Verdacht, Erkrankung und Tod sind meldepflichtig. Absonderung ist vorgeschrieben, Desinfektion der Ausscheidungen ist erforderlich.

Tollwut (Lyssa, Rabies)

515. Wie kommt es zur Erkrankung an Tollwut?

Das Virus der Tollwut wird durch den Biß eines tollwutkranken Tieres, in dessen Speichel es sich findet, auf den Menschen übertragen.

Der Speichel und wahrscheinlich auch Urin und Stuhl eines tollwutkranken Menschen sind z. B. für das Pflegepersonal ansteckend.

516. Welche Tiere spielen als Infektionsreservoir eine Rolle?

Als Überträger spielen tollwutkranke Hunde, Katzen, Füchse, Dachse, Rehe, Ratten, Rinder, Schweine, Pferde und viele andere Tiere eine Rolle. Auch gesunde oder gesund erscheinende Tiere können Virusüberträger sein.

Es sind vor allem die Füchse daran schuld, daß sich die Tollwut in Mitteleuropa seit dem Zweiten Weltkrieg immer weiter ausgebreitet hat und noch nicht zum Erlöschen gekommen ist.

517. Wie ist die Prognose einer unbehandelten Tollwut?

Die Letalität beträgt praktisch 100%.

518. Wie lange ist die Inkubation bei Rabies?

Die Inkubation schwankt stark je nach Größe der Verletzung und Anzahl der übertragenen Erreger und nach der Lokalisation der Wunde (Kopfwunden sind besonders ungünstig). Sie beträgt durchschnittlich 1–3 Monate, aber auch länger.

519. Was ist bei einem Biß durch ein tollwütiges Tier zu unternehmen?

Das wichtigste ist die Sicherstellung des kranken Tieres oder seines Kadavers zur Untersuchung durch den Amtstierarzt. Dieser entscheidet, ob Tollwut vorliegt. Wenn bei dem Tier Tollwut nachgewiesen wurde, muß sofort die unerläßliche Prophylaxe des gebissenen Menschen mit Serum vorgenommen werden.

520. Worin besteht die Prophylaxe bei einem tollwutinfizierten Menschen?

Die Bißstelle ist sofort mit Wasser und Seife zu reinigen und zu desinfizieren, dann mit Antitollwutserum zu umspritzen, gleichzeitig ist die aktive Immunisierung durch die Wutschutzbehandlungsstelle unerläßlich.

Durch den HDC-Impfstoff ist die Tollwut-Schutzimpfung weithin komplikationslos geworden.

521. Wo befindet sich die nächste Wutschutzbehandlungsstelle?

Meist in Universitätskliniken oder -instituten.

522. Wie kann man sich gegen Tollwut schützen?

Risikopersonen wie Tierärzte, Jäger, Laborpersonal können sich durch aktive Impfung mit dem gut verträglichen Impfstoff schützen.

Bei Bißverletzung durch ein tollwutkrankes Tier wird die Simultanimpfung, d. h. die gleichzeitige, aber örtlich getrennte Verabreichung von Hyperimmunglobulin und Impfung mit der HDC- oder PCEC-Vakzine, vorgenommen.

523. Was kann getan werden, um die Ausbreitung der Tollwut zu verhindern?

Es werden Tollwutsperrbezirke polizeilich angeordnet, in denen Maulkorbzwang besteht und die Hunde nur an der Leine geführt werden dürfen.

524. Wodurch kann ein Tier tollwutverdächtig sein?

Kranke Tiere zeigen oft ein struppiges Fell, manchmal fällt Speichelfluß auf. Oft erscheinen sie zutraulich und zahm. Dadurch besteht die Gefahr, daß wildlebende Tiere den Menschen ungewöhnlich nah herankommen lassen und eine Infektion zustande kommt.

Im Erregungsstadium geraten die Tiere „in rasende Wut", werden aggressiv, auch Pflanzenfresser werden bissig (Achtung auf den infektiösen Speichel!).

525. Welche Stadien der Tollwuterkrankung des Menschen sind zu unterscheiden?

Im *Prodromalstadium* depressive Verstimmung, Angst, Schlaflosigkeit, Kopfschmerzen, Fieber, Schmerzen an der Bißstelle.

Im *Erregungsstadium* schwere Unruhezustände, schwere Krämpfe der Muskulatur, vor allem Schlingkrämpfe, bereits der Anblick von Speisen oder Getränken löst Schlingkrämpfe aus. Hohes Fieber, Atemmuskelkrämpfe oder Erschöpfung führen den qualvollen Tod bei klarem Bewußtsein oder im Koma herbei.

Manchmal verläuft die Tollwut mit aufsteigenden Lähmungen, Bewußtlosigkeit und Tod durch Atem- und Kreislauflähmung.

526. Welche Behandlungsmöglichkeiten gibt es bei Tollwut?

Außer Narkotika zur Linderung der Muskelkrämpfe und der Unruhe gibt es keine Behandlungsmöglichkeiten.

527. Welche gesundheitspolizeilichen Vorschriften bestehen bei Rabies?

Absonderung ist vorgeschrieben. Es besteht Meldepflicht bei Verdacht, Erkrankung und Tod.

Trachom (ägyptische Körnerkrankheit)

528. Welche Bedeutung hat das Trachom?

Das Trachom ist in Ländern mit mangelhafter Hygiene eine chronische Augenkrankheit, die unbehandelt oft zur Erblindung führt. Häufigster Grund für Erblindung in Entwicklungsländern.

529. Wie wird das Trachom übertragen?

Die Übertragung des sehr ansteckenden Trachomvirus erfolgt durch infiziertes Augensekret (Schmierinfektion), oft durch Waschwasser und gemeinsame Handtücher.

530. Wie läßt sich das Trachom behandeln?

Antibiotika mit konsequenter Anwendung können die chronische Bindehautentzündung zum Abheilen bringen.

Bereits eingetretene Vernarbungen, Verziehungen und Zerstörungen können z. T. durch augenärztliche Eingriffe gebessert werden.

Maul- und Klauenseuche

531. Welche Bedeutung hat die Maul- und Klauenseuche für den Menschen?

Sie ist eine schwere Erkrankung der Haustiere, deren Virus manchmal auch auf den Menschen übertragen wird und schmerzhafte Haut- und Schleimhautveränderungen an Mund, Lippen, Nase, Händen und Zehen hervorruft, aber im allgemeinen leicht verläuft.

532. Wie kann das Virus der Maul- und Klauenseuche übertragen werden?

Durch Schmierinfektion des Bläscheninhaltes, durch Urin und Kot der Haustiere, durch Milch und Butter.

533. Wie kann man der Erkrankung vorbeugen?

Hygienisches Verhalten, in Zeiten der Maul- und Klauenseuche keine rohe Milch trinken, keine Butter essen.

Coxsackie-Virus-Erkrankungen

534. Welche Krankheiten werden durch die Coxsackie-Viren hervorgerufen?

Die Coxsackie-Viren sind eine Gruppe von Erregern, die verschiedene Krankheitsbilder verursachen können:

◆ Sogenannte „Sommergrippe" als akuter fieberhafter Katarrh der oberen Luftwege, auch mit Durchfall verbunden.

◆ Herpangina: Bei Kleinkindern Rötung und Bläschenbildung im hinteren Teil der Mundhöhle, dabei Fieber, Kopfschmerzen, Muskelschmerzen.

◆ Bornholmer Krankheit (Myalgia epidemica, Pleurodynie): Vor allem starke Schmerzen und Druckempfindlichkeit der Muskulatur, auch Kopf- und Nackenschmerzen, Fieber, manchmal Zwerchfellkrämpfe („Teufelsgriff").

◆ Meningitis myalgica oder Coxsackie-Virus-Meningitis: Zeichen der Virusmeningitis, Muskelschmerzen.

◆ Virusmyokarditis, die im Säuglingsalter meist tödlich verläuft.

Gelbfieber

535. Was für eine Krankheit ist das Gelbfieber?

Das Gelbfieber ist eine tropische Viruskrankheit in Afrika und Amerika, die durch Stechmücken (Aedes aegypti) übertragen wird.

Es kommt zu hohem Fieber mit starken Kopf- und Gliederschmerzen, später zu Gelbsucht durch toxische Leberschädigung und Urämie durch toxische Nephrose. Auch Haut- und Schleimhautblutungen, Myokarditis und Anämie gehören zu dem schweren Krankheitsbild. Diagnose durch Antikörperanstieg.

Eine spezifische Behandlung steht nicht zur Verfügung, um so wichtiger sind Mückenbehämpfung und die wirksame Schutzimpfung, da die Letalität 50% beträgt.

Mykosen (Pilzerkrankungen)

Allgemeines

536. Wo spielen sich Pilzerkrankungen meistens ab?

Pilzkrankheiten (Mykosen) betreffen am häufigsten Haut, Hautanhangsgebilde und Schleimhäute mit Plattenepithel. Dementsprechend findet man Haut-, Haarboden- und Nagelmykosen. Auch in der Mundhöhle und im Ösophagus sowie in der Vagina kommen Mykosen vor.

537. Wie können Pilze als Krankheitserreger nachgewiesen werden?

Die Diagnose erfolgt klinisch durch den besonderen Aspekt, den Hautmykosen bieten. In Zweifelsfällen führt man Abstriche und Abschabungen durch, das Material wird nativ mikroskopiert und man erkennt die typischen Wuchsformen der Pilze, Hyphen und Sporen. Zur Identifizierung des Pilzes und Prüfung der Empfindlichkeit auf antimykotische Medikamente muß eine Kultur angelegt werden.

538. Welche schweren Krankheitszustände können Pilze hervorrufen?

Bei Patienten mit Immundefekt können Pilze auch invasiv von der Schleimhaut aus wachsen, über den Blutstrom (Pilzsepsis) verschleppt werden und innere Organe befallen. Gefürchtet ist vor allem die Mykose der Lunge und des Gehirns. Die Diagnose kann, wenn überhaupt, in der Blutkultur sowie durch Untersuchung von Eiter, Sputum, Stuhl und Urin gesichert werden.

539. Welche schwerwiegenden Mykosen kennen Sie?

◆ Der Soor (Candidiasis, Moniliasis) befällt vorwiegend die Schleimhaut von Mundhöhle und Vagina bei immundefizienten Kranken; er wird nur bei schweren Immundefekten invasiv;

◆ die Histoplasmose ist eine schwere Lungenmykose;

◆ die Aspergillose befällt vor allem Personen mit einer tuberkulösen Lungenkaverne;

◆ die Kryptokokkose ruft eine schwere Meningitis und Enzephalitis hervor.

Aktinomykose

540. Was wissen Sie über die Aktinomykose?

Trotz des Namens „Strahlenpilzkrankheit" ist der Erreger der Aktinomykose kein Pilz, sondern ein anaerobes grampositives und sporenbildendes Bakterium (Actinomyces israeli).

Die Aktinomyzessporen (Strahlenpilze) haften an Grashalmen. Durch das Kauen an Grashalmen können sie in die Mundhöhle oder in den Atmungstrakt gelangen. Es bilden sich fistelnde Entzündungen, die mit derben Narben ausheilen. Außer diesen Veränderungen am Hals und evtl. im Ileozäkalbereich kann es durch die Strahlenpilze zu einer chronisch eitrigen Infektion der Lungen kommen. Von dort können die Erreger auch in andere Organe verschleppt werden.

541. Wie ist die Aktinomykose zu erkennen?

Die Aktinomyzesfäden finden sich in Form von Drusen im eitrigen Fistelsekret oder im Auswurf.

542. Wie kann die Aktinomykose behandelt werden?

Antibiotika sowie lokale chirurgische Behandlung kommen in Frage.

Soor (Moniliasis, Candidamykose)

543. Wodurch kommt es zur Soorinfektion?

Der Soor wird durch Hefepilze, meist durch Monilia albicans (Candida albicans), hervorgerufen. Ihre Sporen sind widerstandsfähig und können durch die Luft und Kontakt weiter verbreitet werden.

544. Wo kann sich der Soor entwickeln?

Vor allem in der Mundhöhle, z. B. bei Zahnprothesenträgern, durch mangelhafte Mund- und Prothesenreinigung, besonders betroffen sind Diabetiker und Patienten mit HIV-Infektion.

Patienten mit geschwächtem Abwehrsystem durch HIV, Zytostatika, Immunsuppressiva, Kortikoide und nach hoch- oder langdosierten Antibiotikatherapien kann es zur Pilzösophagitis, zur Lungenmykose (Pilzpneumonie), sogar zur Pilzmeningitis kommen:

Intravasale Katheter bilden oft die Eintrittspforte für eine Pilzinfektion.

545. Wie sieht Soor aus?

Es finden sich weißlich-gelbliche, leicht abwischbare Beläge auf den Schleimhäuten. Mikroskopisch lassen sich die Moniliahefen erkennen.

546. Welche Behandlungsmöglichkeiten stehen bei Soor zur Verfügung?

Leichte Fälle lassen sich durch Pinselungen mit Borglyzerin, schwerere mit speziellen Pilzmitteln, Antimykotika wie Moronal oder Nizoral behandeln.

Protozoenkrankheiten (Erkrankungen durch einzellige tierische Erreger)

Amöbenruhr (Amöbendysenterie)

547. Wie heißt der Erreger der Amöbenruhr und wie wird er übertragen?

Der Erreger, die Entamoeba histolytica, wird durch verseuchte Speisen und Getränke, evtl. durch Vermittlung tierischer Überträger (Fliegen, Küchenschaben), selten durch Gebrauchsgegenstände übertragen.

548. Wo kommt die Amöbenruhr vor?

Die Amöbendysenterie ist in warmen Ländern weit verbreitet, daher ihr Name „tropische Ruhr" (zum Unterschied von Bakterienruhr, die auch in kühlen Regionen vorkommen kann).

549. Wie ist das Krankheitsbild der Amöbenruhr?

Allmählicher Krankheitsbeginn ohne Fieber, aber mit breiigen, später blutig-schleimigen Durchfällen („himbeergeleeartige" Stühle).

Später chronisch rezidivierende Durchfallsperioden nach Erkältung oder Diätfehlern über Jahre hin.

550. Welche Komplikationen können bei Amöbenruhr auftreten?

Von den geschwürigen Entzündungsprozessen aus der Darmwand des Kolons können Amöben in die Leber verschleppt werden und zur Amöbenhepatitis oder zu den durch Sonographie erkennbaren Leberabszessen führen. Auch Abszesse in Lunge und Gehirn können auftreten.

Wenn die Amöbendysenterie länger besteht, kann sie zu organischen Darmwandveränderungen mit zunehmenden Stuhlgangsbeschwerden führen. Über chronische Ernährungsstörungen mit Kachexie kann sie zum Tode führen.

551. Wie ist die Amöbendysenterie zu erkennen?

In den Schleimflocken des frisch abgesetzten noch körperwarmen (!) Stuhles sind die Amöben mikroskopisch nachweisbar.

552. Wie kann man der Amöbenruhr vorbeugen?

Vermeidung der Ansteckung durch Trinken von abgekochtem Wasser, Vermeidung nicht kochbarer Nahrungsmittel wie von frischem Obst und Salat („Boil it, peel it or forget it!"). Aborthygiene!

553. Welche Behandlungsmöglichkeiten gibt es bei Amöbenruhr?

Gegen die Amöben wirkende Mittel sind Flagyl bzw. Clont, Tiberal und Yatren, eventuell verstärkt durch Mexaform oder Resochin.

Leberabszesse müssen evtl. chirurgisch behandelt werden (Drainage).

Alte chronische Fälle, besonders mit Leberabszessen, sind schwer amöbenfrei zu bekommen.

Malaria (Sumpffieber)

554. Welche Bedeutung hat die Malaria?

Die Malaria ist eine der häufigsten, vielleicht die häufigste Infektionskrankheit, die in den warmen Ländern noch über die ganze Erde verbreitet ist.

Es sollen jährlich ca. 400 Millionen Erkrankungen auftreten, davon zwei Millionen mit tödlichem Verlauf. Allein in Afrika sollen jährlich eine Million Kinder an Malaria sterben.

Europa ist heute auch im Süden und Osten weitgehend malariafrei.

Durch die überall zunehmende Resistenz der Malariaerreger gegen die gebräuchlichen Medikamente kann jetzt auch trotz genauer Einhaltung der Malariaprophylaxe bei Tropenreisen ein eventuell tödliches Infektionsrisiko nicht ausgeschlossen werden.

Zur Zeit werden große Hoffnungen auf die rasche Entwicklung eines sicheren Impfstoffes gesetzt.

555. Welche Formen und Erreger der Malaria sind zu unterscheiden?

Nach Art der Erreger sind drei verschiedene Krankheitsbilder zu unterscheiden:

- Malaria tertiana durch das Plasmodium vivax bzw. Plasmodium ovale;
- Malaria quartana durch das Plasmodium malariae;
- Malaria tropica durch Plasmodium falciparum.

556. Wie wird die Malaria übertragen?

Die Malariaplasmodien werden durch den Stich einer infizierten weiblichen Anophelesmücke übertragen.

557. Welchen Entwicklungsgang machen die Malariaplasmodien durch?

Die Plasmodien machen einen geschlechtlichen Entwicklungsgang in der Anophelesmücke (Zwischenwirt) und zwei ungeschlechtliche Vermehrungen im Menschen (Leber und Blut) durch.

558. Wie infiziert sich die Anophelesmücke?

Im Körper des Malariakranken entwickeln sich männliche und weibliche Gameten (Samen- und Eizellen). Diese gelangen durch den Stich der Anophelesmücke mit dem angesaugten Blut in den Mückenmagen.

559. Wie verläuft die geschlechtliche Vermehrung in der Mücke?

Im Mückenmagen kommt es zur Befruchtung von Ei- und Samenzellen. Nach einer etwa 8–15 Tage dauernden Entwicklung entstehen durch Kernteilung Tausende von Sichelkeimen (Sporozoiten), die sich in den Speicheldrüsen der Mücke sammeln. Die Mücke ist dann wieder übertragungsfähig.

560. Wie verläuft die Infektion im Menschen?

Beim Stich der Mücke gelangen Sichelkeime (Sporozoiten) in den menschlichen Organismus und entwickeln sich in der Leber zu kleinen amöboiden Plasmodien, aus denen durch zahlreiche Kernteilungen die Schizonten entstehen (ungeschlechtliche Vermehrung in der Leber) (Abb. **47**).

Inkubationszeit 1–3 Wochen vom Mückenstich bis zum ersten Schüttelfrost.

Diese Schizonten dringen in Erythrozyten ein und werden als Merozoiten bei deren Zerfall unter Schüttelfrost frei. Die Merozoiten dringen in neue Erythrozyten ein, die nach der jeweils typischen Entwicklungszeit von 24–72 Stunden wieder unter Schüttelfrost zerfallen (ungeschlechtliche Vermehrung im Blut).

Es bilden sich auch männliche und weibliche Gameten (Samen- und Eizellen) aus, so daß neue Übertragungen durch die Anophelesmücke als Zwischenwirt möglich werden.

561. Kann die Malaria auch ohne Mücken übertragen werden?

Malaria kann auch von einem latent kranken Blutspender durch Transfusion übertragen werden.

Außerdem hat man künstlich Malaria übertragen, sogenannte „Impfmalaria", um durch Erzeugung von Fieber andere Krankheiten, z.B. die progressive Paralyse (eine Form der Neurolues), auszuheilen. Dieses Verfahren war früher einmal von großer Bedeutung, ist aber heute durch andere Heilmethoden abgelöst worden.

562. Wodurch wird das Ausbreitungsgebiet der Malaria begrenzt?

Die Malaria kann sich nur ausbreiten, wo die Anophelesmücke als Zwischenwirt und Überträger vorkommt. Diese Steckmücken leben als Larven in stehendem Wasser (Sümpfe, Pfützen).

Die Anophelesmücken und die Plasmodien, besonders das Plasmodium der Malaria-tropica-Form, brauchen eine gewisse Wärme zu ihrer Entwicklung, die in Mitteleuropa nur ausnahmsweise und nicht jedes Jahr gegeben ist, so daß sich hier nur selten endemische Herde der Malaria tertiana bilden konnten (z.B. im Emsland und in Schleswig-Holstein).

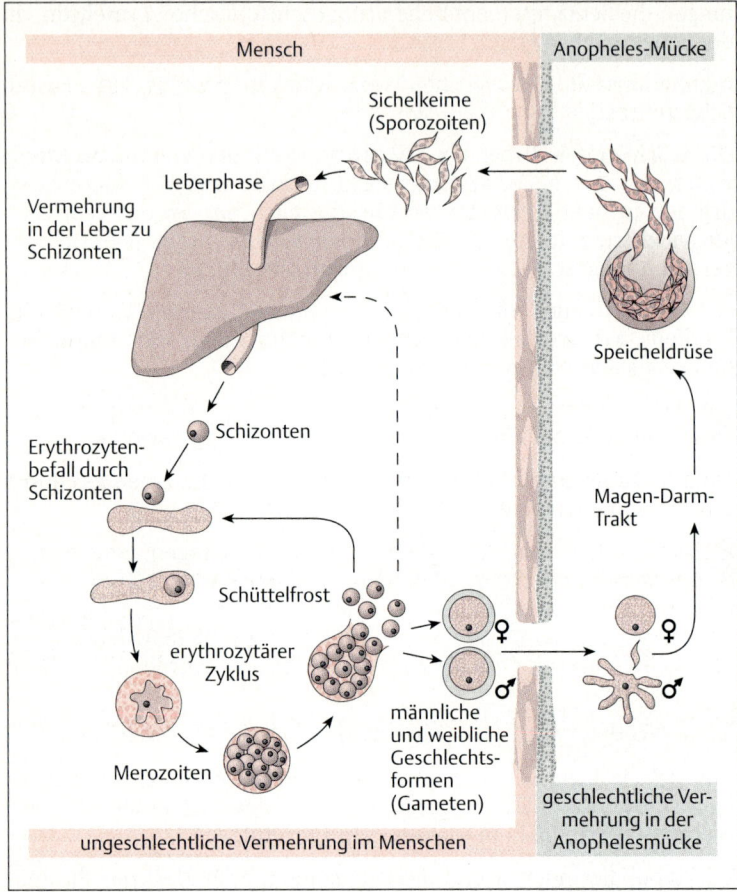

Abb. 47 Die Entwicklung des Malariaparasiten in Mensch und Mücke

563. Welche Maßnahmen dienen der Sanierung eines malariaverseuchten Gebietes?

Die Sanierung erfordert:

◆ Trockenlegung der Sümpfe (Drainage), aber auch Beseitigung aller stehenden Wasseransammlungen zur Vernichtung der Mückenbrutplätze. Insektenvernichtung durch „Insektizide".

♦ Ausheilung aller Malariakranken, um das Infektionsreservoir zu beseitigen.

♦ Schutz vor Infektion durch Moskitonetze, Fenstergitter, Insektizide und medikamentöse Prophylaxe.

♦ Biologische Bekämpfung mit suptropischen lebendgebärenden „Zierfischen".

564. Wodurch unterscheiden sich die drei Malariaformen?

Bei *Malaria tertiana* treten genau alle 48 Stunden Schüttelfröste auf.

Bei *Malaria quartana* kommt es regelmäßig nach 72 Stunden zu Fieberanfall mit Schüttelfrost.

Die Schüttelfröste bei der *Malaria tropica* treten in unregelmäßigen Abständen zwischen 24 und 48 Stunden auf.

Auch bei Doppel- und Mischinfektionen kommt es zu ungleichen Zeitabständen der Fieberanfälle.

565. Welche Symptome beobachtet man bei Malaria?

♦ Charakteristisch sind die plötzlichen Fieberanfälle mit schweren Schüttelfrösten, Kopfschmerzen und Erbrechen sowie nachfolgendem Schweißausbruch.

♦ Zwischen den Schüttelfrösten normale Temperaturen und meist relatives Wohlbefinden.

♦ Milz und Leber sind vergrößert.

♦ Durch den Zerfall der Erythrozyten und auch toxisch bedingt kommt es zu einer deutlichen Anämie. Auch Bilirubin im Serum und Urobilinogen im Urin sind durch Hämolyse erhöht.

566. Welche Besonderheiten können bei Malaria tropica auftreten?

♦ Sie zeigt schwerere Verläufe als die Malaria tertiana und quartana.

♦ Sie ist wegen des unregelmäßigen Fiebers oft nicht leicht erkennbar. Um so wichtiger ist der Erregernachweis im Blut.

♦ Es können Delirien und komatöse Zustände mit Todesfolge, aber auch andere Störungen des Zentralnervensystems wie Lähmungen, Parästhesien, Ataxien und epileptische Krämpfe auftreten.

◆ Störungen des Herz-Kreislauf-Systems, der Nieren, der Leber und des Magen-Darm-Traktes sind nicht selten. Durch Verstopfung der Darmkapillaren können schwere Durchfälle auftreten.

567. Was versteht man unter latenter Malaria?

Eine nicht oder nur ungenügend behandelte Malaria kann nach Abklingen einer Serie von 6–8 Schüttelfrösten latent bleiben. Nach einigen Wochen kann es zu Früh-, nach einigen Monaten zu Spätrezidiven kommen.

568. Wann ist mit der Ausheilung einer unbehandelten Malaria zu rechnen?

– Die Malaria tropica heilt nach einem Jahr aus.
– Die Malaria tertiana ist nach drei Jahren von selbst ausgeheilt.
– Bei der Malaria quartana können noch nach Jahren Rückfälle auftreten.

Eine chronische Malaria, die immer wieder zu Fieberanfällen führt, gibt es nicht. In Malariagebieten kommen aber häufig Neuinfektionen vor, so daß der irrtümliche Eindruck einer chronischen Malaria entstehen kann.

Patienten, die einmal Malaria durchgemacht haben, halten oft fieberhafte Erkältungen, Nierenbecken- oder Gallenwegsentzündungen für Malariarückfälle.

569. Kann sich eine Pflegeperson bei der Pflege von Malariakranken anstecken?

Nein, die Übertragung kann nur von Blut ins Blut erfolgen, z. B. durch Frischbluttransfusion.

570. Welche Komplikationen können bei Tertiana und Quartana auftreten?

Durch den Blutkörperchenzerfall kommt es zur Anämie und zur Verschlechterung des Allgemeinzustandes.

571. Wie wird eine Malariaerkrankung nachgewiesen?

Der typische Fieberverlauf bei Tertiana und Quartana ist ein wichtiger Hinweis.

Die Diagnose wird durch den Nachweis der Erreger aus dem Blut gesichert, entweder im üblichen Blutausstrich oder besonders gut im sogenannten „dicken Tropfen". Der Nachweis gelingt im Fieberanfall leichter, ist aber auch im fieberfreien Intervall möglich.

Wichtig für die Diagnose ist auch der Nachweis des Milztumors und der Anämie im Verlauf der Krankheit. Seit kurzem gibt es auch einen serologischen Schnelltest, mit dem Antikörper gegen den Malariaerreger im Blut nachgewiesen werden können.

572. Wie verhält man sich im Erkrankungsfall?

Jedes unklare Fieber in den Tropen und auch lange Zeit nach der Rückkehr ist so lange verdächtig auf Malaria, bis das Gegenteil bewiesen ist.

Bei Verdacht auf Malaria sollte sofort ein Arzt aufgesucht werden. Ist kein Arzt erreichbar, so kann eine Selbstbehandlung mit Mefloquin (Lariam) durchgeführt werden: drei Tabletten initial, nach 6–8 Stunden weitere zwei Tabletten; bei einem Körpergewicht von >60 kg nochmals eine Tablette nach 6–8 Stunden.

573. Welche Bedeutung hat das Chinin bei der Malaria?

Das Chinin war etwa 300 Jahre lang das einzig wirksame Mittel gegen Malaria, heute ist es überholt. Als Nebenwirkungen der Chininbehandlung können auftreten: Ohrensausen, Erbrechen, Hautausschläge, Schädigung des Herzens, Abort bei Schwangeren und Schwarzwasserfieber. Außerdem hat es keine Wirkung auf die Gameten.

574. Wie kann man eine medikamentöse Prophylaxe durchführen?

Bei Einreise in das Malariagebiet sofort zwei Tabletten Chloroquin (Resochin) à 300 mg, dann wöchentlich zwei Tabletten immer am gleichen Wochentag einnehmen.

In Gebieten mit Chloroquin-(Resochin-)resistenten Erregern, z. B. in Asien östlich von Pakistan, wöchentlich zwei Tabletten Chloroquin (Resochin) und zusätzlich täglich eine Tablette Proguanil (Paludrine) einnehmen.

Bei längerem Aufenthalt in Malariagebieten (>12 Wochen) sollte eine Prophylaxe mit 250 mg Mefloquin (Lariam) durchgeführt werden.

Sulfadoxin-Pyrimethamin (Fansidar) wird nicht mehr zur Prophylaxe eingesetzt.

575. Welche gesetzlichen Vorschriften gelten für die Malariafälle?

Isolierung oder Absonderung ist nicht erforderlich. Erkrankung und Tod sind meldepflichtig.

Afrikanische Schlafkrankheit

576. Wie wird die afrikanische Schlafkrankheit übertragen?

Die Erreger der afrikanischen Schlafkrankheit (Trypanosomen), eine Protozoenart, werden durch den Stich der Tsetsefliege (Zwischenwirt) übertragen.

577. Wie ist der Krankheitsverlauf der Schlafkrankheit?

Im *Prodromalstadium* fühlt sich der Patient nicht krank. Trypanosomen sind aber im Blut nachweisbar.

Im *Hauptstadium* finden sich an der Einstichstelle (Primäraffekt) eine entzündliche Reaktion mit Schwellung der reginalen Lymphknoten, später treten Fieberschübe und Lymphknotenschwellungen, besonders im Nacken, auf.

Im *Endstadium,* das sich nach drei Monaten bis drei Jahren einstellt, finden sich erste Reizerscheinungen am Zentralnervensystem wie Kopfschmerzen, Krämpfe, Wahnvorstellungen und schließlich unter fortschreitendem körperlichen Verfall und Anämie eine Schlafsucht mit tödlichem Ausgang, die der Krankheit den Namen gab.

Die Vorbeugung mit Lomidine und die Behandlung mit Germanin und Lomidine sind erfolgreich.

Toxoplasmose

578. Wie wird die Toxoplasmose übertragen?

Das Toxoplasma gondii, der Erreger der Toxoplasmose, wird durch Schmierinfektion, enterale Infektion (Genuß von rohem Fleisch oder Milch kranker Tiere) oder während der Schwangerschaft durch die Plazenta (diaplazentar) übertragen.

579. Welche Tiere kommen als Infektionsquelle in Frage?

Der Erreger ist im Tierreich weit verbreitet. Kranke, aber auch gesund erscheinende Tiere, vor allem Hunde, aber auch Katzen, Rinder, Kaninchen, Mäuse und Ratten sowie Vögel können den Erreger der Toxoplasmose auf den Menschen übertragen.

580. Wie kann die Toxoplasmose beim Menschen verlaufen?

Bei *embryonaler Infektion* kann es zu Aborten, schweren Störungen am Zentralnervensystem (herdförmige Verkalkungen, Hydrozephalus und Augenstörungen) kommen.

Die später *erworbene Infektion* verläuft meist leicht mit Leber-, Milz- und Lymphknotenschwellungen, aber auch Erkrankungen des Gehirns und der Augen können vorkommen! Besonders AIDS-Patienten können an einer zerebralen Toxoplasmose erkranken. Der Nachweis erfolgt durch einen typischen computertomographischen Befund des Gehirns.

Meist verläuft die Infektion unbemerkt. Die erwachsene Bevölkerung ist bis zu 80% durchseucht.

581. Wie ist die Toxoplasmose nachzuweisen?

Es gibt den Antikörpernachweis durch den Sabin-Feldman-Test, eine Komplementbindungsreaktion, und spezielle Untersuchungsverfahren.

582. Welche Behandlungsmöglichkeiten stehen bei Toxoplasmose zur Verfügung?

Konsequente Behandlung mit Daraprim in Kombination mit Sulfonamiden ist erfolgreich.

Metazoenerkrankungen
(Erkrankungen durch mehrzellige Tiere)

Allgemeines

583. Welche Eingeweidewürmer können in Europa als Parasiten des Menschen vorkommen?

- Die Bandwürmer (Tänien), und zwar Rinder-, Schweine-, Fisch- und Hundebandwurm;
- Spulwürmer (Askariden),
- Madenwürmer (Enterobien, alter Name Oxyuren),
- Trichinen (Trichinose),
- Peitschenwurm (Trichiuren, alte Name Trichocephalus dispar),
- Haken- oder Palisadenwurm (Ancylostoma duodenale).

Bandwürmer

584. Welche biologischen Eigenschaften haben die Bandwürmer?

Der Rinderbandwurm (Taenia saginata), der Schweinebandwurm (Taenia solium) und der Fischbandwurm (Diphyllobothrium latum) leben als *Schmarotzer* im Darm des Menschen.

Es sind flache, lange, aus einzelnen Gliedern bestehende Würmer ohne Mund und Darm, die die Nährstoffe, wie sie durch die menschliche Verdauung zerlegt sind, direkt durch ihre Oberfläche aufnehmen.

Sie halten sich mit einem etwa stecknadelkopfgroßen Kopf, der Saugnäpfe und beim Schweinebandwurm auch einen Strahlenkranz trägt, an der Darmwand fest. Der Schweinebandwurm wird bis zu 3 m, die beiden anderen bis zu 10 m lang.

585. Wie sind die Wirtsverhältnisse beim Rinder- und Schweinebandwurm?

Von einem bandwurmkranken Menschen werden mit dem Stuhl massenhaft Bandwurmeier ausgeschieden. Diese werden vom Tier

(Rind oder Schwein) mit dem Futter aufgenommen. Im Verdauungstrakt des Zwischenwirts (Rind oder Schwein) entwickeln sich aus den Eiern Larven, die die Darmwand der Tiere durchdringen und mit dem Blutstrom in die Muskulatur gelangen. Im Fleisch der Tiere verkapseln sie sich in kleinen blasenartigen Hohlräumen und bilden dort die sogenannten Finnen.

586. Wie kommt es zum Bandwurmbefall des Menschen?

Durch den Genuß von rohem Rind- oder Schweinefleisch (z. B. Beefsteak à la tartare; rohem Schinken) bzw. von ungenügend gekochtem oder geräuchertem Fisch, in dem sich die Larvenformen des Bandwurms, die sogenannten Finnen, vorfinden, kommen diese in den menschlichen Verdauungstrakt. Dort entwickeln sich die Larven durch Ausbildung und Vermehrung der Bandwurmglieder zu einer mehrere Meter langen Tänie.

587. Welche Erscheinungen können beim Rinder- oder Schweinebandwurm auftreten?

Die Beschwerden sind oft gering. Manchmal treten an wechselnden Stellen Leibschmerzen auf. Oft besteht übermäßiger oder auch fehlender Appetit, manchmal Gewichtsabnahme, gelegentlich nervös gesteigerte Erregbarkeit.

Einzelne Bandwurmglieder oder auch längere Gliederketten gehen mit dem Stuhl ab und sind neben dem Nachweis von Wurmeiern im Stuhl ein sicherer Beweis für die Diagnose.

Meist besteht eine Eosinophilie im Blut.

588. Welche Besonderheiten bestehen beim Fischbandwurm?

Der Fischbandwurm hat zwei Zwischenwirte (Krebs und Fische).

Er verursacht manchmal stärkere Beschwerden, Übelkeit, kolikartige Leibschmerzen, evtl. epileptische Anfälle und eine toxisch bedingte Anämie vom Perniziosatyp (hyperchrome Anämie).

589. Welche Behandlung empfiehlt sich bei Bandwürmern?

Die Diagnose muß sicher gestellt werden, keine Behandlung nur aufgrund der Anamnese.

Bei obstipierten Patienten muß für regelrechte Darmentleerung vor der Kur gesorgt werden. Am Vorabend nur Flüssigkeit.

Einnahme von vier Tabletten Niclosamid (Yomesan), auch Cesol oder Biltricide (Praziquantel) nach einem leichten Frühstück (bei Kindern entsprechend weniger). Tabletten gut zerkauen, mit wenig Wasser schlucken. Nach drei Monaten Stuhlkontrolle auf Wurmeier zur Sicherung des Behandlungserfolges.

590. Was wissen Sie vom Hundebandwurm?

Die Eier des Hundebandwurms (Echinococcus granulosus) werden durch direkten Kontakt mit einem infizierten Hund (Streicheln, Hundeschnauze) auf den Menschen, meist auf Kinder, übertragen.

Die Larven gelangen aus dem menschlichen Darm meist in die Leber, evtl. in die Lunge, selten ins Gehirn. Dort entwickeln sich große blasenartige Geschwülste, die Echinokokkuszysten, die Verdrängungserscheinungen wie Tumoren machen können.

Durch Röntgen, Sonographie und Szintigraphie werden die Echinokokkuszysten erkannt. Meist können sie operativ entfernt werden. Bei inoperablen Zysten kann eine Langzeitbehandlung mit Vermox (Mebendazol) versucht werden.

Askariden (Spulwürmer)

591. Wie kommt es zur Erkrankung an Askariden (Askaridiasis)?

Die Infektion erfolgt durch den Genuß von askarideneierhaltigen Speisen, vor allem Gemüse und Salat, auf die die Eier des Ascaris lumbricoides durch Düngung gelangt sind.

Aus den Wurmeiern entwickeln sich im menschlichen Darm Larven, die durch die Darmwand in den Blutweg und über die Lungen und die Trachea, über den Kehlkopf in den Ösophagus und wieder in den Darm gelangen. Die Spulwürmer legen bis zu 200 000 Eier täglich, die mit dem Stuhl abgehen.

592. Wie sehen Askariden aus?

Die Männchen sind bis zu 20, die Weibchen bis zu 30 cm lang, sie sind spulrund und haben bei spitzen Enden ein etwas regenwurmartiges Aussehen.

593. Welche Erscheinungen können durch Spulwürmer hervorgerufen werden?

Während der Wanderung durch die Lungen kann es zu flüchtigen sogenannten eosinophilen Infiltraten kommen.

Bei Askaridiasis können Bauchschmerzen, Stuhlunregelmäßigkeiten, bei Kindern Bettnässen und auch Krämpfe mit Bewußtlosigkeit (Konvulsionen) auftreten. Im Blutbild findet sich eine starke Eosinophilie.

Durch Eindringen von Askariden in den Gallengang kann es zum Verschlußikterus, in den Wurmfortsatz zu appendizitischen Erscheinungen und durch Knäuelbildung von Askariden im Dünndarm zum Ileus kommen.

594. Wie wird die Askaridiasis erkannt?

◆ Abgang von Askariden im Stuhl, auch Erbrechen von Askariden kommt vor;

◆ mikroskopischer Nachweis der charakteristischen Askarideneier im Stuhl;

◆ Eosinophilie.

595. Wie kann man die Askaridiasis behandeln?

Zur Behandlung von Spulwurmerkrankungen eignen sich Vermox (Mebendazol) oder Helmex (Pyrantel).

Enterobiasis (Madenwürmer)

596. Wie kommt die Erkrankung an Madenwürmern zustande?

Die Infektion mit Madenwürmern (Enterobius vermicularis) kommt durch Verschlucken von Wurmeiern zustande, und zwar durch Kontaktinfektion von Mensch zu Mensch bei mangelhafter Hygiene. Auch durch die Luft durch Wurmeier im aufgewirbelten Staub.

597. Welche Schwierigkeiten treten bei der Bekämpfung der Madenwürmer auf?

Sehr häufig ist die Selbstinfektion (Reinfektion), besonders bei Kindern, vom After zum Mund, wodurch der Befall mit Madenwürmern oft jahrelang bestehenbleibt.

Oft trägt auch der ständige Kontakt mit anderen Kindern, die mit Madenwürmern verseucht sind, in Familie, Schule oder Kindergarten dazu bei, daß die Enterobiasis nicht zum Abklingen gebracht werden kann.

598. Wie verhalten sich die Madenwürmer im menschlichen Körper?

Die Madenwürmer leben als Parasiten im unteren Dünndarm und Dickdarm. Die Weibchen kriechen nachts aus dem After und legen ihre zahlreichen Eier in die Analfalten. Durch den dabei entstehenden Juckreiz kommt es zum unbewußten Kratzen, wodurch die Wurmeier vor allem unter die Fingernägel gelangen und bei mangelnder Sauberkeit zur oralen Reinfektion führen.

599. Welche Erscheinungen können durch die Madenwürmer verursacht werden?

Im Vordergrund steht das Afterjucken, bei Mädchen kann es zu Fluor kommen. Die Madenwürmer sind als weißliche, 5–10 mm lange Würmchen auf dem Stuhl und besonders nachts auch in der Analgegend erkennbar.

600. Wie kann man der Reinfektion vorbeugen?

◆ Gleichzeitige Behandlung der ganzen Familie ist eine wichtige Voraussetzung: Eintagekur mit Molevac oder Vermox.

◆ Die Fingernägel müssen kurz geschnitten werden („nach dem Stuhlgang, vor dem Essen, Händewaschen nicht vergessen").

◆ Finger mit Jodlösung bestreichen, um Fingerlutschen zu verhindern.

◆ Nachts dichte Höschen tragen lassen, um das Kratzen zu verhindern.

◆ Leib- und Bettwäsche häufig wechseln (Wäsche kochen).

◆ Nach dem Stuhlgang die Analgegend gründlich reinigen und eventuell mit 5%iger Quecksilberpräzipitatsalbe bestreichen.

601. Welche medikamentöse Behandlung kommt bei Enterobiasis in Frage?

Neben der sehr wichtigen Vorbeugung der Reinfektion eignen sich Molevac oder Vermox als Eintageskur zur Behandlung.

Trichinose

602. Wie kommt es zur Trichinose des Menschen?

Die Trichinen (Trichinella spiralis) sind kleine Würmer, deren Larven (Muskeltrichinen) sich im Fleisch von Haus- oder Wildschwein finden können. Bei längerem Kochen gehen sie zugrunde, sind aber widerstandsfähig gegen Räuchern.

Nach dem Genuß von trichinenhaltigem Fleisch wandern die jungen Larven vom Darm des Menschen in die quergestreifte Muskulatur, wo sie sich einkapseln.

603. Welche Erscheinungen können bei der Trichinose beobachtet werden?

Anfangs kann es zu Übelkeit, Erbrechen und Durchfall sowie zu Leibschmerzen kommen, danach entwickelt sich ein meist schwerer Krankheitszustand mit Fieber und Muskelschmerzen.

Die Diagnose wird durch den Antikörpernachweis (KBR) nach zehn Tagen und durch Probeexzision von Muskelgewebe mit mikroskopischem Nachweis von Trichinenlarven gesichert.

604. Was ist über Behandlung oder Vorbeugung der Trichinose zu sagen?

Wichtig ist die Vorbeugung durch die Fleischbeschau, die den Genuß von trichinenhaltigem Fleisch verhüten muß.

Zur Behandlung wird Mebendazol (Vermox) empfohlen.

Peitschenwurm (Trichuriasis) und Hakenwurm (Ankylostomiasis)

605. Welche Bedeutung hat der Peitschenwurm?

Die Eier des 4–5 cm langen Peitschenwurms (Trichuris trichiura, früher Trichocephalus dispar) können mit ungenügend gewaschenem Gemüse in den menschlichen Darm gelangen.

Der daraus sich entwickelnde Wurm bohrt sich mit seinem peitschenartigen Kopfteil in die Wand des Dünn- und Dickdarms. Er kann leichte Blutungen und Bauchfellreizungen verursachen.

Durch Mebendazol (Vermox) kann Wurmfreiheit erzielt werden.

606. Wie kann der Hakenwurm in den Körper gelangen?

Die Larven des Haken- oder Palisadenwurms (Ancylostoma duodenale) können z. B. in feuchten Bergwerken oder beim Barfußgehen auf nassem Boden durch die intakte Haut eindringen, aber auch mit Speisen in den Darm gelangen.

607. Welche Veränderungen kann der Hakenwurm verursachen?

Das 10–18 mm lange Ancylostoma duodenale dringt in die Wandung des Duodenums oder Dünndarms ein und verankert sich dort mit den kräftigen Haken an seiner Mundöffnung, um Blut zu saugen.

Es kann durch den Blutverlust zu einer Eisenmangelanämie kommen.

608. Wie kann die Hakenwurmkrankheit behandelt werden?

Durch Mebendazol (Vermox) oder Pyrantel (Helmex) und symptomatische Behandlung der Anämie.

Bilharziose (Schistosomiasis)

609. Welche Bedeutung hat die Bilharziose?

Von der tropischen Wurmkrankheit durch die drei Schistosomaarten sind in Afrika, Asien und Südamerika etwa 200 Millionen Menschen befallen. In Ägypten und auf den Philippinen sind bis zu 70% der Bevölkerung an Schistosomiasis erkrankt.

610. Wie geht die Entwicklung und Übertragung bei der Bilharziose vor sich?

Von einem kranken Menschen werden durch Stuhl oder Urin Schistosomeneier ausgeschieden und gelangen ins Wasser. Dort entwickeln sich aus den Eiern kleine Larven (Mirazidien), die in Wasserschnecken als Zwischenwirt zu reifen Wurmlarven (Zerkarien) heranreifen. Diese verlassen die Schnecken und können im Wasser durch die menschliche Haut in die Lymph- und Blutbahn eindringen. Die geschlechtsreifen Würmer siedeln sich in den Darm- und Urogenitalvenen an, wobei das größere Männchen das fadendünne Weibchen umschließt („Pärchenegel").

611. Welche Krankheitserscheinungen zeigt die Bilharziose?

Die Schistosomen verstopfen die Venen und rufen dort entzündliche und granulomatöse Reaktionen hervor. Bei der Urogenitalbilharziose stehen zystitische Beschwerden und blutiger Urin, bei der Darmbilharziose eine ulzerierende Kolitis im Vordergrund der Erscheinungen. Diagnose durch Nachweis der Wurmeier im Urin, Stuhl oder Biopsiematerial oder auch durch Antikörper.

Therapie mit Praziquantel. Prophylaxe vor allem durch Meiden verseuchter Gewässer, Schneckenvernichtung und Sanitärhygiene.

Sterilisation und Desinfektion

612. Was versteht man unter Desinfektion?

Desinfektion oder Entseuchung bedeutet Vernichtung oder Inaktivierung vorhandener Krankheitserreger, auch ihrer Dauerformen, zur Verhütung von Ansteckungen.

613. Was versteht man unter Sterilisation?

Sterilisation bedeutet Entkeimung, d. h. Vernichtung aller lebenden Mikroorganismen, einschließlich ihrer Dauerformen (Sporen), besonders an ärztlichen Instrumenten, Spritzen, Verbandmaterial usw.

614. Welcher Unterschied besteht zwischen Desinfektion und Sterilisation?

Ein desinfizierter Gegenstand ist frei von Krankheitserregern, muß aber nicht völlig steril (keimfrei) sein. Ein steriler Gegenstand ist völlig keimfrei.

Desinfektion ist meist mit chemischen Mitteln zu erreichen, zur Sterilisation genügen sie meist nicht. So werden nur wärmeempfindliche Kunststoffe (Gummi usw.) chemisch sterilisiert, sofern nicht Einmalgeräte zur Verwendung kommen, die nach einmaligem Gebrauch vernichtet werden.

„Flambieren", Eintauchen eines Skalpells oder einer Schere in Alkohol und nachfolgendes Abbrennen, ist keine ausreichende Sterilisation.

615. Wie kann sterilisiert werden?

- Durch Heißluft bei 180 °C (trockene Hitze);
- durch Wasserdampf-Überdrucksterilisation im Autoklav;
- durch Gassterilisation mit Äthylenoxidgas;
- durch chemische Sterilisation durch Formalintabletten in dichten kleinen Glasschränken (z. B. von urologischen Instrumenten) oder durch Sublimatlösung;
- eventuell durch Auskochen von Gegenständen aus Gummi und Kunststoff;
- durch Strahlensterilisation, Keimabtötung durch Röntgenstrahlen.

616. Was geschieht mit benutzten Instrumenten?

Sofern es sich nicht um Einmalmaterialien handelt, müssen in der *unreinen Zone* gebrauchte Instrumente, Spritzen, Kanülen, Schläuche usw. sofort in eine Desinfektionslösung gelegt werden.

Danach erfolgt die Reinigung mit entmineralisiertem Wasser oder Ultraschall. Es folgt die Trocknung mit Heißluft, evtl. in einem Trocknungsapparat.

In der *sauberen Zone* werden die Gegenstände geprüft, in Papier- oder Foliensäcke keimdicht verpackt, in der Zentralsterilisation sterilisiert und in der *sterilen Zone* steril gelagert.

617. Welche Vorteile haben Einmalinstrumente?

Durch den Gebrauch von Einmalinstrumenten werden die Greifinstrumente, wie Pinzette, Kornzange, mit ihren meist nicht sterilen Standgefäßen entbehrlich und die Sterilität wesentlich verbessert.

618. Wie wird die Dampfsterilisation durchgeführt?

Es wird gesättigter Dampf, d. h. Wasserdampf ohne Luft, benutzt. Er hat einen Druck über 1 Atmosphäre (= 1 atm) und eine Temperatur über 100 °C. Je höher beide Werte, um so schneller erfolgt die Sterilisation.

Das Sterilisationsprogramm kann je nach Sterilisationsgut geregelt werden, oder es ist vollautomatisch gesteuert.

619. Wie geht die Heißluftsterilisation vor sich?

Im Heißluftsterilisator muß eine Lufttemperatur von 160–200 °C erreicht und gleichmäßig verteilt werden. Bei größeren Geräten ist dazu eine Umwälzung erforderlich. Die Sterilisationszeit ist länger als bei der Dampfsterilisation. Die Heißluftsterilisation eignet sich nicht für Gummi oder Kunststoffe.

620. Weshalb ist Auskochen keine ausreichende Sterilisation?

Durch Auskochen werden nicht alle Keime getötet. Besonders die Erreger der Hepatitis und des Gasbrandes werden nicht unwirksam. Es darf nur als Notmaßnahme, dann mit Zusatz von 2% Soda als Rostschutzmittel und 1% Formalin als keimtötende Substanz angewandt werden.

621. Welche Vorteile hat die Gassterilisation?

Sie wird bei nur mäßigen Temperaturen durchgeführt. Sie eignet sich besonders für Instrumente mit Objektiven: Zystoskope, Gastroskope, Bronchoskope, Rektoskope u. a., für hitze- und feuchtigkeitsempfindliches Material wie Gummi, Kunststoffe, elektrische Geräte und Kabel. Nachteile sind die hohen Kosten und die lange Sterilisations- und Auslüftungszeit (24 Stunden).

622. Wie werden kleinere Flächen, Geräte und Apparate desinfiziert?

Für kleinere Flächen, z. B. auch für den Blutdruckapparat, eignet sich die *Wischdesinfektion* mit Flächendesinfektionsmitteln. Zur chemischen Desinfektion tritt der Effekt der mechanischen Reinigung hinzu. Die bis vor einigen Jahren übliche Sprühdesinfektion ist eine „Zufallsdesinfektion" und daher ungeeignet.

623. Was versteht man unter Pasteurisieren?

Pasteurisieren nennt man das Keimfreimachen, z. B. der Milch, indem sie 30 Minuten auf 60–63 °C oder zwei Minuten auf 85 °C erhitzt wird.

Erreger der Typhus-Paratyphus-Ruhr-Gruppe oder Tuberkelbakterien werden dadurch abgetötet, Sporen aber nicht zerstört.

624. Was versteht man unter Resistenz der Erreger?

Resistenz bedeutet Widerstandsfähigkeit der Erreger gegen äußere Einflüsse, gegen Medikamente, aber auch gegen Desinfektionsmittel.

625. Was bedeutet Bakterizidie?

Unter Bakterizidie versteht man die Fähigkeit eines Mittels, z. B. eines Medikamentes oder eines Desinfektionsmittels, Krankheitserreger zu vernichten.

626. Wie können die Verfahren zur Desinfektion eingeteilt werden?

Zur Desinfektion können physikalische oder chemische Verfahren benützt werden.

627. Welche physikalische Verfahren können zur Vernichtung vorhandener Keime angewandt werden?

Manche Keime gehen durch Austrocknung, Sonnenbestrahlung, Ultraviolettlicht, Röntgenstrahlen oder auch durch Kälte zugrunde.

Besondere Bedeutung kommt der Anwendung von Hitze zu, z. B. Sterilisieren durch Auskochen, Wasserdampf oder Heißluft (Trockensterilisation).

628. Welche Anwendungsarten von Hitze werden zur Desinfektion benützt?

◆ Verbände, Zellstoff, Katheter, Spucknäpfe aus Pappe, infizierte Gegenstände aus Papier (Zeitungen, Illustrierte) können verbrannt werden.

◆ Metallgegenstände können ausgeglüht werden.

◆ Gegenstände aus Glas, Porzellan oder Metall (z. B. Eßgeschirr) können, aber nur als Notmaßnahme, ausgekocht werden.

◆ Manche Viren (Hepatitis) und Sporen werden durch Auskochen nicht vernichtet, aber durch Heißluft (Trockensterilisation) oder durch chemische Mittel abgetötet.

◆ Heißluft, trocken oder feucht (Dampf), wird zur Entseuchung und Entwesung von Kleidern (Kleiderläuse), Matratzen und Decken verwendet, aber nicht für hitzeempfindliche Sachen wie Wollsachen, Pelze, Leder, Kunstfaserstoffe, Gummi oder Bücher angewandt.

629. Welche Eigenschaften soll ein chemisches Desinfektionsmittel haben?

Es soll zwar bakterizid sein und ein breites Wirkungsspektrum haben, aber für den Menschen ungiftig und hautverträglich sein. Ferner soll es Textilien und Metalle nicht angreifen, geruchlos, umweltverträglich und preiswert sein.

630. Welche Phasen der Desinfektion bei Infektionskrankheiten sind zu unterscheiden?

Man unterscheidet die Maßnahmen der laufenden Desinfektion und der Schlußdesinfektion.

631. Was nennt man infektiösen Hospitalismus?

Unter infektiösem Hospitalismus versteht man Infektionen im Krankenhaus durch die in vielen Anstalten stark verbreiteten Keime wie Staphylokokken und Kolibakterien.

632. Welche Folgerungen ergeben sich aus der Gefahr des infektiösen Hospitalismus?

Wegen der Gefahr des infektiösen Hospitalismus ist laufende Desinfektion in den Krankenhäusern auf allen Abteilungen ständig durchzuführen, keineswegs nur bei Infektionskrankheiten.

633. Wovon hängt die Wirkung eines Desinfektionsmittels ab?

Die Wirkung eines Desinfektionsmittels hängt von seiner Bakterizidie, von seiner Konzentration, von der Zeitdauer seiner Einwirkung und der Temperatur ab. Auch die Eindringtiefe (Tiefenwirkung) ist wichtig.

634. Welche Arten chemischer Desinfektionsmittel kann man unterscheiden?

◆ Grobdesinfektionsmittel für Toilettenanlagen, Müllablagerungsstätten, z. B. Kalkmilch oder Chlorkalk.

◆ Raumdesinfektionsmittel, z. B. Formaldehyd zur Desinfektion von Krankenzimmern, durch Versprühen oder Verdampfen.

◆ Scheuerdesinfektionsmittel, z. B. 5%ige Kresolseifenlösung zum Abwaschen von Fußböden, Wänden, Bettgestellen und Krankenmöbeln.

◆ Wäschedesinfektionsmittel, z. B. 5%ige Kresolseifenlösung, in der die Wäsche 2–3 Stunden liegen muß. 2%ige Chloramin- bzw. Rohchloraminlösung, in der durch 12 Stunden eingeweicht werden muß.

(Wäsche muß ohne Staubentwicklung (kein Zählen!) gesammelt, am besten vom Krankenbett weg in keimdichten Behältern transportiert werden.)

◆ Hautdesinfektionsmittel, z. B. Sagrotan, Merfen, Kodan, auch Chloramin oder Alkohol usw. Diese eignen sich auch zur Desinfektion von Instrumenten, Geschirr und Wäsche.

635. Wie wird Stuhl desinfiziert?

Auf ein Teil Stuhl werden drei Teile Kalkmilch gegeben und sechs Stunden stehengelassen. Der Stuhl muß völlig bedeckt sein.

636. Welche Bedeutung haben Ätzkalk und Kalkmilch?

Gebrannter Kalk (Ätzkalk: CaO) und Kalkmilch sind stark wirksame, billige und bei großem Bedarf (Katastrophen, Seuchen) und unter primitiven Verhältnissen sehr geeignete Mittel für die Grobdesinfektion von Abfall- und Abortgruben.

637. Wie wird Kalkmilch hergestellt?

Gebrannter Ätzkalk (CaO) wird mit der gleichen Menge Wasser in gelöschten Kalk (Ca[OH]$_2$) verwandelt. Dabei entsteht starke Wärme mit der Gefahr des Verspritzens und gefährlichen Verätzens.

Gelöschter Kalk gibt mit der dreifachen Menge Wasser Kalkmilch, die durch ihre starke Alkalinität ein gutes und billiges Mittel der Grobdesinfektion darstellt. Kalkmilch muß immer frisch erzeugt werden, da sie durch das Kohlendioxid der Luft verändert wird.

638. Wie wird Sputum, besonders bei Tuberkulose, desinfiziert?

Einmalsputumbecher werden verbrannt.

639. Wodurch werden Krankheitserreger oft vor der Einwirkung von Desinfektionsmitteln geschützt?

Bakterien und Viren sind oft von einer schützenden Hülle von Schleim, Blut, Eiter, Stuhl, Schlamm, Schmutz, Staub und Lebensmittelstoffen umhüllt. Sie bilden die Trägerstoffe der Mikroben und schützen sie auch in getrocknetem Zustand vor der Wirkung der Desinfektionsmittel. Eiweiß- und schmutzablösende Mittel sind daher oft bei der Desinfektion wichtig, z. B. Seife, Alkohol, Netzmittel (Detergentien).

640. Wie wird ein Isolierzimmer eingerichtet?

Einfache glatte Möbel, die der Desinfektion gut zugänglich und abwaschbar sind und nicht unter Desinfektionsmitteln leiden. Keine entbehrlichen Gegenstände, keine Wertgegenstände. Keine Teppiche. Fußböden und Möbel müssen durch tägliche Wischdesinfektion entseucht werden können. Textilien, Laken und Bezüge, Vorhänge müssen kochbar sein. Eigene Toilette, Nachtstuhl oder Steckbecken müssen bei Darminfektionen zur Verfügung stehen. Keine Pflanzen, keine Tiere im Krankenzimmer.

Waschbecken mit Desinfektionslösung für das Pflegepersonal und Schutzkleidung müssen sich vor der Tür befinden.

641. Welche Räume unterliegen dem Desinfektionszwang?

Krankenzimmer, auch Privaträume, Toiletten und Transportmittel (Krankenwagen), die von Infektionskranken benutzt werden.

642. Wie sieht eine Desinfektionsanlage aus?

Zwischen zwei streng voneinander getrennten Räumen ist der Desinfektionsraum mit zwei gegenüberliegenden Türen eingebaut. Die eine Tür öffnet sich zur unreinen Seite, von der die zu desinfizierenden Gegenstände eingebracht werden. Die andere Tür der reinen Seite wird nach abgeschlossener Desinfektion (1 Stunde 100 °C Wasserdampf) geöffnet und das desinfizierte Material entnommen.

643. Welche Gegenstände dürfen z. B. nicht in einer solchen Desinfektionsanlage mit Wasserdampf behandelt werden?

Wollsachen, Leder, Pelze, Gummigegenstände, Samt, manche Kunstfasern, Bücher dürfen nicht mit Wasserdampf desinfiziert werden. Falls solche Gegenstände mit ungeeigneten Desinfektionsmitteln behandelt wurden, können Ersatzansprüche wegen Sachbeschädigung an das Personal gestellt werden.

644. Wie wird Wäsche (Bettwäsche, Leibwäsche, Schutzmäntel) desinfiziert?

Sie wird 6–8 Stunden in 1%ige Sagrotanlösung eingeweicht und erst nach Ausspülen gewaschen. Auch 5%ige Kresolseifenlösung oder (Roh-)Chloraminlösung kann verwendet werden.

645. Was versteht man unter Schlußdesinfektion?

Bei Entlassung oder Verlegung aus der Infektionsabteilung muß der Patient nach einem Vollbad frische Wäsche anziehen. Das Krankenzimmer wird gleichzeitig desinfiziert. Die vom Kranken benützten Gegenstände werden (meist) der Raumdesinfektion mit Formaldehyddämpfen unterworfen, soweit sie nicht wie Eßbestecke, Kämme usw. einer Desinfektion mit einem Lösungsmittel zugänglich sind oder wie Zeitschriften verbrannt werden können.

646. Welche Wirkung hat Formalin?

Formalin ist ein sehr gutes Desinfektionsmittel von breiter Wirkung. Es tötet Bakterien, Viren, Sporen und Pilze.

647. Wofür eignet sich die Formalindesinfektion?

Die Verdampfung oder Zerstäubung von Formalin (wäßrige Lösung von Formaldehyd) eignet sich zur Raumdesinfektion und dabei auch zur Oberflächendesinfektion von den im Raum aufgestellten und der Einwirkung zugänglichen Gegenstände aus Metall, Porzellan, Leder, Gummi, Handarbeiten, Kleidungsstücken aus Leinen, Wolle, Seide, Samt, Pelz, auch von Papieren, Büchern, Akten und Dokumenten.

648. Wie wird die Raumdesinfektion durchgeführt?

Zur Raumdesinfektion werden die Fenster geschlossen und evtl. abgedichtet. Die Schränke werden geöffnet, die Matratzen aufgestellt, wertlose Dinge verbrannt und alle anderen Gegenstände so aufgestellt, daß das gasförmige Desinfektionsmittel auf alle Oberflächen einwirken kann. Dann wird der Desinfektionsapparat in Gang gebracht und die Türen verschlossen, auch evtl. abgedichtet.

Nach Beendigung der Desinfektion wird die Tür geöffnet. Der Raum wird mit einem feuchten Tuch vor Mund und Nase betreten und durch rasches Öffnen aller Fenster nachhaltig gelüftet. Nach dem Lüften abschließende Scheuerdesinfektion.

649. Wie schützt sich das Pflegepersonal vor Ansteckung?

Durch umfassende, sachgerechte Pflege der Kranken, regelmäßige Desinfektion entsprechend der Art der Erkrankung, Desinfektion des Krankenzimmers, der Ausscheidungen, des Eßbesteckes und Geschirrs, der Bettwäsche. Regelmäßiges Lüften. Evtl. Tragen von Schutzkleidung, Einmalhandschuhen, Mundschutz; Händedesinfektion, häufige Bäder, gute Ernährung, viel Schlaf, gesunde Lebensführung.

650. Wie ist die Händedesinfektion vorzunehmen?

Hände müssen erst desinfiziert, dann gereinigt werden, auch wenn sie stark verschmutzt sind (evtl. mit einem mit Hautdesinfektionsmittel getränkten Tupfer oder Einmalhandtuch grobe Verschmutzung abwischen). Nach dem Sauberwaschen nochmals desinfizieren.

Es gibt eine Reihe von der Deutschen Gesellschaft für Hygiene und Mikrobiologie geprüfter und durch das Bundesgesundheitsamt veröffentlichter Hautdesinfektionsmittel.

Sie sind meist auf alkoholischer Grundlage entwickelt und haben oft ein Rückfettmittel zur Hautschonung beigemischt.

Man läßt durch Ellenbogenbedienung des Dosierspenders etwa 3 ml Desinfektionsmittel in die Hohlhand fließen und verteilt dies intensiv eine Minute lang auf beide Hände. Einwirkzeit beachten!

Sachverzeichnis

A

Abdomen, akutes, Ulkusperforation 266
Abdomen-Röntgenleeraufnahme, Gallensteindarstellung 308
– Gallensteinnachweis 329
– Pankreasuntersuchung 296
Abführmittel 282
– salinische 282
Abmagerung 434
Abstoßungskrise nach Nierentransplantation 374
Abszeß 6
– peritonitischer 292
– perityphlitischer 292
Abwehr, unspezifische 69
Abwehrfähigkeit, Beeinträchtigung 485
Abwehrschwäche 475
– bei Agranulozytose 49
– bei Leukämie 43
– Miliartuberkulose 551
Abwehrsystem, humorales 66 f
– zelluläres 66 f
Acarbose 422
ACE-Hemmer 98, 157, 178, 181 f
– Dosierung 182
– Nebenwirkungen 182
Achalasie 248 f
Achillessehnenreflex, beschleunigter 391
Achlorhydrie 35
Acquired immunodeficiency syndrome s. AIDS
ACTH 382
ACTH-Ausschüttung 380
ACTH-Produktion 401 f
ACTH-Test 403
Actinomyces israeli 601
Adams-Stokes-Anfall 183 f
Addison-Krankheit 70, 403 f
– Behandlung 404
– Hypotonie 89
– Symptome 404
Addison-Krise 404
Adenohypophyse s. Hypophysenvorderlappen
Adenoviren 466
Aderlaß 164
– unblutiger 164
Adiuretin 340, 380 ff
Adiuretinsubstitution 384
Adrenalin 83, 398 f
Adrenalinbestimmung in der Nebennierenvene, seitengetrennte 399
Adrenogenitales Syndrom 403, 405
Adrenokortikotropes Hormon s. ACTH
Adventitia 78, 84
Aerophagie 270
Aerosoltherapie 217
Affektinkontinenz nach Apoplexie 117
Afibrinogenämie 51
Afrikanische Schlafkrankheit 612
Afterjucken 618
Agglutination 490
Agglutinationsreaktion, Ruhrbakteriennachweis 511
– Typhusnachweis 507
Agglutinine 54
Agranulozytose 49 f, 520, 528
– Prognose 50
AGS (adrenogenitales Syndrom) 403, 405
AIDS 587 ff
– definierende Krankheiten 588
– Immundefekt, Laborbestimmungen 588
– Nachweis 587
– related complex 588
– Übertragung 474
Akromegalie 382 ff
Akrozyanose 221
Aktinomykose 602
Akutes Abdomen s. Abdomen, akutes
Albumin 13 f
– Aufgabe 14
Albuminbildung 304
Albuminurie 163, 360
Albuminverlust durch die Darmschleimhaut 287
Aldosteron 399
Aldosteronantagonisten 179, 328, 400
Alkalose 205, 448
– Entstehung 205, 449
– metabolische 205, 449
– – Behandlung 449
– respiratorische 205, 449
Alkoholismus, Aussehen der Zunge 245
– Leberschädigung 324
– Leberzirrhose 323
Alkoholismus, Pankreasschädigung 298
– Parotitis 245
Allergen 486
– inhaliertes 218

Allergie 5
Allergische Erkrankung 28
– – Purpura, vaskuläre 54
Allergische Reaktion 486
– – bronchiale, überschießende 217
Allopurinol 44, 438
Alpha-Rezeptor-Agonisten 98
Alpha-Rezeptor-Antagonisten 98
Altersdiabetes 412
Altersemphysem 221
Altersosteoporose 444
Altinsulin 415
Alveolen 199
– Aufgabe 199
Ammoniak 305, 322, 325
Amöbendysenterie s. Amöbenruhr
Amöbenhepatitis 604
Amöbenruhr 469, 604 f
– Behandlung 605
– Vorbeugung 605
α-Amylase 296
Amyloidnephrose 440
Amyloidose 219, 440 f
– nephrotisches Syndrom 361
Anaerobier 468 f, 513, 515, 517
Anämie 31 ff
– akute 31
– aplastische 39
– chronische 31
– Fischbandwurm 615
– Hämoglobin, korpuskuläres, mittleres 32
– hämolytische 31, 36 f
– – Behandlung 37
– – erbliche 37
– – erworbene 37
– – Neugeborenes 38
– – Symptome 36
– hyperchrome 32
– hypochrome 32
– Laborbefunde 32
– bei Leukämie 43
– Malabsorptionssyndrom 286

– Malaria 609 ff
– bei Niereninsuffizienz 370
– perniziöse 32, 34 f, 442
– – Krankheitszeichen 34 f
– in der Schwangerschaft 35 f
– symptomatische 38
– Symptome 31
– Ursache 31 ff
Anasarka 162, 361
Anastomose, portokavale 327
Anastomosenulkus 262
Androgene der Keimdrüsen 400
– der Nebenniere 400
– Wirkung 400
Aneosinophilie 27
Aneurysma 78
– luisches 106, 146
Anfall, tetanischer 396 f
– – Auslösung 397
Angina catarrhalis 212, 528
– follicularis 212, 528
– lacunaris 212, 528
– membranacea 212
– necroticans 213
– pectoris 97, 126, 148 f
– – Dauerbehandlung 149
– Plaut-Vincent s. Plaut-Vincent-Angina
– tonsillaris 527 ff
– – Unterscheidung von Diphtherie 519
Angina-pectoris-Anfall 149
– Behandlung 149
– Unterscheidung vom Herzinfarkt 152
Angiographie 102
– Leber 316
– Nieren 355
Angiokardiographie 136
– Herzfehlerdiagnostik 191
Angiopathie 53
Angioplastie, transluminale, perkutane (PTA) 103
– – – koronare 156
– – – Nierenarterie 367
Angiotensin-II-Antagonisten 98
Anisozytose 25
Ankylostomiasis 620
Anophelesmücke 606 f
Anorexia nervosa 434 f
Anschlußheilbehandlung nach Herzinfarkt 157
Anspannungston 129
Antazida 264
– bei funktioneller Dyspepsie 272
Antiarrhythmika 172, 176, 178
Anti-B-Hyperimmunglobulin 585
Antibiogramm 471
– Harnwegs-Krankheitserreger 350
Antibiotikatherapie bei Pleuraempyem 238
Anti-D-Gammaglobuline 38
Antidiabetika, orale 416 f
– – Nebenwirkungen 417
Antidiuretisches Hormon s. Adiuretin
Antidot gegen Heparin 158
– gegen Kumarine 159
Antigen 29, 66, 486
Antigen-Antikörper-Komplex 68
Antigen-Antikörper-Reaktion, Glomerulonephritis 358
– Nachweis 490 f
Antigenerkennung 66
Antihämophiles Globulin 19
– – Mangel 51
Antihypertensiva 97 f
Antikoagulantien 445
– nach Herzinfarkt 156 f
– Kontraindikation 159
Antikoagulation 19, 88

Sachverzeichnis

- INR-Wert 19
- Überwachung 158 f

Antikörper (s. auch Immunglobuline) 7, 14, 29, 66, 68, 484
- antinukleäre 462
- gegen Doppelstrang-DNS 462
- Leberkrankheit 312
- Nachweis 491
- spezifische 484
- – Nachweis 464 f, 473
- Titer 490
- Wirkungsweise 68
- zellständige 483

Antikörperbildung 6, 29 f, 66

Antikörpermangelsyndrom 485

Antimykotika 603

Antiphlogistika 141

Antirheumatika 141, 454
- Nebenwirkungen 457
- nichtsteroidale 457, 460

Antithrombosestrümpfe 230

Antithrombotische Behandlung 104

Antitoxin 482 f, 486 f, 514

Antrum 252 f

Anurie 343, 369

Anus praeternaturalis 290

Aorta 73 f
- reitende 189
- Verlauf 73
- Windkesselwirkung 78 f, 81

Aortenaneurysma 78
- luisches 146

Aortenäste 73

Aortenbogen, Fehlbildung 190
- Verzweigungen 73

Aortenform des Herzens 143, 164

Aortenisthmusstenose 190
- Operation 191

Aortenklappe 122 f

Aortenklappenfehler, Herzumbau 143
- kombinierter, rheumatischer 142

Aortenklappeninsuffizienz, Blutdruckamplitude 82
- bei Lues 146

Aortenklappenstenose, Blutdruckamplitude 82

Aortenstenose, sklerotische 100

Aphasie 111
- Behandlung 119
- Rückbildung 113

Aphonie 214

Aphthen 244

Apnoe 206

Apoplektiker, psychische Führung 117

Apoplexie 96 f, 107, 110 ff
- Defektzustand 117
- Definition 110
- Gehübungen 117
- Gelenkschäden, Vermeidung 115
- Komplikation 113
- Lagerung des Patienten 115 f
- Pflege der Atemwege 114
- psychische Störungen 117
- Schweregrade 111
- Sofortmaßnahmen 112
- Todesursachen 113
- Verlauf 113

Apparate, Desinfektion 624

Appendix 275
- Aufbau 276

Appetitzügler 432

Arbeit, körperliche, Pulsfrequenz 133

Arcus lipoides 439

Armarterien 75

Armvenenthrombose 87

Arrhythmie, absolute 79
- periodische 169

Arrythmie, absolute 174 ff

Arteria(-ae) brachialis 75
- – Pulswellentastung 79
- carotis 73 f
- – externa 73 ff
- – interna 73 ff
- – Pulsation, verstärkte 120
- – Pulswellentastung 79
- cerebri media 110
- cubitalis, Pulswellentastung 79
- dorsalis pedis, Pulswellentastung 79
- femoralis 76 f
- – Pulswellentastung 79
- iliaca communis 76 f
- – externa 77
- intercostales 73
- poplitea 76 f
- – Pulswellentastung 79
- radialis 75
- – Pulswellentastung 79
- subclavia 73 ff
- temporalis, Pulswellentastung 79
- tibialis posterior 78
- – – Pulswellentastung 79

Arterien 71 ff
- Auskultationsstellen 80
- Palpationsstellen 79 f
- Wandaufbau 78

Arterienkrankheiten, organische 99

Arteriitis temporalis 104 f

Arteriographie (-gramm) 101, 109

Arteriolen 72

Arterioneuropathie 106

Arteriosklerose 97, 99
- Diabetes mellitus 413, 422 f
- Entwicklung 100

Arteriosklerose, frühe 439
- Herzkranzgefäße s. Koronarsklerose
- Komplikation, lokale 100
- Ursachen 99
- Vorbeugung 102
Arthritis, Darmerkrankung, chronisch entzündliche 452
- infektiöse 452
- Lyme-Borreliose 452
- parainfektiöse 452
- reaktive 451, 511
- rheumatoide 70, 451
- - Basistherapeutika 457
- - Beginn 455
- - Behandlung 456 f
- - Gelenklagerung 456
- - Handveränderungen 456
- - Untersuchungen 456
- - Verlauf 455
- urica s. Gicht
Arthrose 452, 459
Arzneimittel, Agranulozytoseauslösung 49 f
- Blutgerinnungsfördernde 20
- Einfluß auf das Atemzentrum 201
- feste, Einnahme 248
- gefäßerweiternde 98
- harntreibende s. Diuretika
- kortisonartige 401
- Kumulation bei Niereninsuffizienz 371
- Purpura, vaskuläre 54
Arzneimittelexanthem 417
Arzneimittelinteraktion, Kumarine 159
Arzneimittelüberempfindlichkeit, Schockentstehung 92
Asbestose 231
Aschoff-Tawara-Knoten 126
Askariden 616 f

Askaridiasis 616 f
Askorbinsäure s. Vitamin C
Aspergillose 602
Asphyxie 207
- nach Apoplexie 114
Aspirationspneumonie 224
Aspirin s. Azetylsalizylsäure
Asthma bronchiale, Atemfunktionsselbstkontrolle 204
- - Atemnotentstehung 216
- - Atemzeitquotient 203
- - Bedeutung 215
- - Charakteristika 218
- - extrinsisches 218
- - intrinsisches 218
- - Komplikationen 220
- - Residualluft 203
- - Symptome 218
- cardiale 164 ff
Asthma-cardiale-Anfall 166
Asystolie 183
Aszites 162, 292 f, 310, 317, 325
- Behandlung 293, 328
- chylöser 292
- Entstehung bei Leberzirrhose 327 f
- entzündlicher 292
- Feststellung 293
- hämorrhagischer 292
- nichtentzündlicher 292
- Peritonitis, tuberkulöse 557
Aszitesflüssigkeit, Untersuchung 294
Aszitespunktion 293, 328
Aszitesretransfusion 294
Atelektase 222
Atembewegung, Steuerung 200
Atemfrequenz 201
Atemgrenzwert 204
Ateminsuffizienz 210

- Viruspneumonie 228
Atemlähmung, periphere 596
Atemluft, Bewegung 193
- Weg 192
Atemminutenvolumen, Berechnung 203
Atemmuskulatur 193
Atemnot, Entstehung bei Bronchitis 216
- Herzinsuffizienz 160 f
- Lungenödem 164
- nächtliche 165, 218
Atemtypen, krankhafte 206 f
Atemwege, Pflege nach Apoplexie 114
Atemzeitquotient (AZQ) 203
Atemzentrum 200
- Medikamenteneinfluß 201
Atemzugvolumen 201
Atheromatose 439
- Komplikation, lokale 100
Atmung, äußere 193, 206
- bei Infektionskrankheit 492
- innere 193
- verstärkte 194
Atmungsorgane 192 ff
- Aufgabe 192
- Untersuchungsmethoden 208 f
Atrioventrikularklappen 121 f
Atrioventrikularknoten 126 f
Atrophie 6
Attacke, ischämische, transitorische 97, 111
Ätzkalk 627
Aufklärungspflicht nach Immunserumgabe 489
Aufrichthilfe 116
Augenhintergrund, Tuberkelnachweis 551
Augenmuskellähmung,

Basedow-Krankheit 391
– Botulismus 514
– diphtherische 521
Augensymptome bei Hyperthyreose 390
Ausatmung s. Exspiration
Ausatmungsluft, Azetongeruch 426 f
– Zusammensetzung 193
Auskochen von Instrumenten 622 f
Auskultation, Herz 128
– Lunge 208
Aussatz s. Lepra
Ausscheidungsfunktion, Nieren 340
Austauschtransfusion beim Neugeborenen 38
Auswurf s. Sputum
Autoaggression, Arthritis, rheumatoide 455
Autoaggressionskrankheit 5, 69
Autoantikörper, Erythrozytenschädigung 37
Autoimmungastritis 261
Autoimmunkrankheit 69, 461
– nephrotisches Syndrom 361
– Stomatitis 243
Autoimmunprozeß 461
– Arthritis, rheumatoide 455
AV-Block 182
– Behandlung 183
– totaler 155
Avitaminose 441
Azetylsalizylsäure 104, 157
Azidose 92, 205, 448
– Entstehung 205, 448 f
– Koma, diabetisches 425
– metabolische 205, 369, 448
– – Behandlung 449
– respiratorische 205, 221 f, 449
Azotämie 371
AZQ (Atemzeitquotient) 203

B

Bakterien 465
– Bewegung 470
– Dauerformen 467
– Größe 470
– im Harnsediment 375
– Lebensbedingungen 471
– Vermehrungsgeschwindigkeit 470 f
Bakterienarten 466
Bakterienaussaat, septische 495
Bakterienruhr 468, 509 ff
– Ausheilung 511
– Behandlung 511
– Krankheitserscheinungen 510
– Nachweis 510
– Übertragung 510
Bakteriologie 465
Bakteriostatische Mittel 472
Bakterizide Mittel 472
Bakterizidie 624, 626
Ballondilatation, Koronararterienstenose 150
Bandscheibenbeschwerden 460
Bandscheibenverschiebung 459
Bandscheibenvorfall 459 f
Bandwurmbefall 615
Bandwürmer 614 ff
– Behandlung 615 f
Bang-Krankheit 514 f
Barbiturate 500
Barrett-Ösophagus 251
Basedow-Krankheit 70, 391
Basis-Bolus-Prinzip 422
Basistherapeutika bei rheumatoider Arthritis 457
Bauchdeckenspannung, Ulkusperforation 266
Bauchglatze 310, 317
Bauchraum, Stauungserscheinungen 162
Bauchschmerzen vor diabetischem Koma 426
Bauchtyphus s. Typhus
Bauchwassersucht s. Aszites
Bauhin-Klappe 275
Bazillen 466 f
Bazillenträger 478
BCG-Impfung 556, 560
Beatmung, künstliche 210 f
– – Indikation 210
Becherzellen, Dickdarmschleimhaut 275
– Dünndarmschleimhaut 273
– Nasenschleimhaut 195
– tracheobronchiale 198
Bechterew-Krankheit 451, 457 f
– Körperhaltung 458
Beckenkammbiopsie 10 f
– Durchführung 11
Beckenniere 367
Beckenvenenthrombose 87
Beeinträchtigung, psychische, schwere 90
Beinarterien 76
Beinarterienembolie 108
– Behandlung 109
– Krankheitszeichen 108
Beinarterienverschluß 107
Beinödem, Herzinsuffizienz 160 f
Beinvenen, oberflächliche 85
– tiefe 85
Beinvenenthrombose 87

Belastungsdyspnoe 160 f
- Lungenemphysem 221
Belastungs-EKG 133
Belastungs-Herzinsuffizienz 160
Belegzellen 254
Bence-Jones-Proteinurie 48
Beriberi 442
Beschwerden, pektanginöse 148 f
- - bei jüngeren Menschen 149
- - bei Meteorismus 283
Betarezeptorenblocker 98, 149, 157
Betäubungsmittel 500
Bewegungsmangel 429
Bewußtlosigkeit, Hypoglykämie, schwere 424
- Koma, diabetisches 426
- Magenspülung 260
Bewußtseinsgrad bei Schock 95
Bewußtseinsstörung, Fieber 496
- bei Infektionskrankheit 493
Bewußtseinsverlust bei Apoplexie 111
- kurzer 90
Bigeminus 170 f
Biguanide 417
Bikarbonat 296
Bilharziose 620 f
Bilirubin 8, 307
- direktes 311
- indirektes 311
- Weg 307
Bilirubinkreislauf 307
Bilirubinspiegel im Serum 310 f
- - Ikterus 319
- im Urin 311
Billroth-I-Magenresektion 268
Billroth-II-Magenresektion 267 f

Biopsie, gezielte 316
- laparoskopische 316
Biot-Atmung 207 f
Bißverletzung, Tier, tollwutkrankes 597 f
Blasenkapazität 342
Blasenstein 365, 376
Blastenexzeß 42
Blauhusten 537
Bleivergiftung, Stomatitis 243
- Zahnfleischverfärbung 245
Blinddarm 275
Block, kardialer 133, 182 ff
- - bei Herzinfarkt 153
- - Ursache 183
- - sinuatrialer 169
Blue babies 190
Blut 7 ff
- arterielles 8
- - Bindungskapazität, basische 448
- - Normalwerte 205
- Aufgaben 7
- Farbe 8
- Gewebecharakter 7
- Hämoglobingehalt 22
- Kohlendioxidgehalt 200
- Kohlendioxidspiegel, erhöhter 221 f
- Kohlensäuretransport 193
- okkultes, im Stuhl 260, 269, 277, 290
- pH-Wert 205, 448
- sauerstoffarmes 72
- Sauerstoffgehalt 200
- sauerstoffreiches 72
- Sauerstofftransport 193
- venöses 8
- Zusammensetzung 13 ff
Blutabgang aus dem Darm 53
Blutarmut s. Anämie
Blutbestandteile, korpuskuläre 21 ff
Blutbild, rotes, Parameter, errechnete 23

- - - gemessene 23
- weißes 27
Blutbildung 9 ff
- Stammzellen 9
Blutdepots 8
Blutdruck 81 ff
- arterieller, diastolischer 79
- diastolischer 81
- Einflußfaktoren 83
- erniedrigter s. Hypotonie
- Nierentätigkeit 345
- bei Schock 93, 95
- Steuerung 83
- systolischer 81
- venöser 72
Blutdruckamplitude 82
- hohe 82
- kleine 82
Blutdruckmessung 81
- am Arm 81
- am Bein 82
Bluteiweißzusammensetzung, veränderte 6
Blutempfänger 56
Bluter, Verhaltensmaßnahmen 52
Bluterbrechen 53, 265, 271
- Magenkarzinom 269
Bluterkrankheit s. Hämophilie
Blutersatzmittel 33
Blutfett, vermehrtes s. Lipämie
Blutgasanalyse 205
Blutgerinnsel 13
Blutgerinnung 17 ff
- fördernde Medikamente 20
Blutgerinnungsfähigkeit, Herabsetzung 19
- Untersuchung vor Leberblindpunktion 313 f
Blutgerinnungsstörung 51
- erworbene 52
- Thrombozytopenie 30
Blutgruppen 54 f
Blutkonserve 56
- Aufbewahrung 58

Blutkörperchen, rote
s. Erythrozyten
– weiße s. Leukozyten
– – gekörnte s. Granulozyten
Blutkörperchensenkung, beschleunigte 6
Blutkrankheit 31 ff
Blutkreislauf, Funktion der Leber 304
Blutkultur nach Schüttelfrost 495
– Typhusbakteriennachweis 505
– Typhusnachweis 507
Blutmangelschock 91
Blutmenge 8
– vergrößerte 9
– verkleinerte 9
– zirkulierende 8
Blutplasma 13
Blutplättchen
s. Thrombozyten
Blutsenkung 14
– Durchführung 14 f
– Normalwerte 15
Blutserum 13
– Elektrolyte 16 f
– Enzymbestimmung 16
– Farbe 8
– Gesamteiweißgehalt 16
– milchig-trübes 8, 16
Blutspender 56 f
– Eigenschaften 57
– Untersuchung 57
Blutstillung 20
– gastroskopische 256
Blutströmungsgeschwindigkeit 72
Blutthrombokinase 18
Bluttransfusion, Gefahren 56
– Malariaübertragung 607, 610
– Universalempfänger 56
– Universalspender 56
– Verantwortlichkeit 59
– Zwischenfall 58 f
Blutung, akute, schwere 32

– bei Gefäßwandschädigung 53
– Hämophilie 52
– innere 32
– bei Leukämie 43
– Thrombozytopenie 30
Blutungsanämie 31 ff
– akute 32
– Behandlung 33
– chronische 32
– Entstehung 32
Blutungsübel
s. Hämorrhagische Diathese
Blutungszeit 20
Blutuntersuchung bei Herzkrankheit 128 f
Blutverlust 8
– akuter, Ausgleich 9
– Geschwindigkeit 8
– Schock 91
Blutverteilung 72
Blutzellen 21 ff
Blutzellenbildung 9
Blutzirkulation, akutes Versagen 90
Blutzuckerbestimmung, postprandiale 411
Blutzuckertagesprofil 411
Blutzuckerwert 411
– nach Diabeteseinstellung 419
– postprandialer 411
B-Lymphozyten 29, 66 f
Bobath-Lagerung 115
Body Mass Index 430
Bodyplethysmograph 204
Boeck-Krankheit 234
Bordetella pertussis 537
Bornholmer Krankheit 600
Borrelia burgdorferi 561 f
– recurrentis 561 f
Borrelien 466
Borreliose 469, 561 f
Botulinusbazillen 513
Botulinus-Immunserum 514
Botulismus 469, 513 f
– Maßnahmen 514

Bougierung, Ösophagus 249, 256
Bowman-Kapsel 339
Brachialgie 459
Bradyarrhythmia absoluta 175
Bradykardie 79
– konstitutionelle 133
– Ursache 133
Brechdurchfall, akuter, Behandlung 513
Brechreflex 270
Broca-Formel 430
Bronchialkarzinom 232 f
– Häufigkeit 232
– kleinzelliges 233
– Krankheitszeichen 233
– Therapiemöglichkeiten 233
– Untersuchungen 233
Bronchiallymphknotentuberkulose 557
Bronchialsystem, Überempfindlichkeit 218
Bronchialtuberkulose 557
Bronchiektasen 219 f, 550
– Komplikationen 220
– Krankheitszeichen 219
– Nachweis 219
– Therapie 220
Bronchien, allergische Reaktion, überschießende 217
– Schichtaufbau 198
Bronchienverzweigung 197
Bronchiolitis 216
– bei Masern 565
Bronchitis 214 ff
– akute, Behandlung 215
– – Beschwerden 215
– – Ursache 215
– allgemeine Maßnahmen 217
– asthmoide 216

Bronchitis, Atemnotentstehung 216
- Bedeutung 215
- Behandlung, medikamentöse 217
- chronische 216, 219
- - Auskultationsbefund 217
- - Krankheitserscheinungen 217
- - Röntgenbefund 217
- - mit Sinusitis 212
- - Ursache 216
- Komplikation 216, 220
- rezidivierende, akuter Schub, Behandlung 215
Bronchographie 208
- Bronchiektasennachweis 219
Bronchokonstriktion 218
Broncholytika 217
Bronchopneumonie 214, 216, 220, 223 ff
- beim alten Menschen 228
- nach Apoplexie 113
- bei Atelektase 222
- Auslösung 223
- Bedeutung 224
- Behandlung 224 f
- nach Herzinfarkt 155
- bei Infektionskrankheit 493
- Krankheitszeichen 224
- bei Lungeninfarkt 230
- bei Masern 565
- Nachweis 224
- bei Virusgrippe 577
Bronchoskopie 208
- Bronchialkarzinomnachweis 233
Bronchospasmolyse 219
Bronchospastik 216
Bronchusveränderung, Bronchopneumonie 223
Bronchusverlegung 222
Broteinheit 420
Brucellen 468

Brucellose 514
Brudzinski-Zeichen 535
Brunner-Drüsen 255
Bubonenpest 539
Büffelnacken 405
Bulimie 433
Bypass 103
- aortokoronarer 151
B-Zell-Lymphom 48

C

Candidainfektion, Pneumonie 228
Candidiasis s. Soor
Capsula interna, Gefäßveränderungen 110
Caput medusae 317, 325
C13-Atemtest 258
Cephalosporine der 3. Generation 508
Chemolitholyse 366
Chemorezeptoren 200
Chemotaxis 28
Cheyne-Stokes-Atmung 207, 371
Chinin 611
Chloraminlösung 626
Chloramphenicol 508
Chloroquin 611
Choanen 195
Cholagoga 333
Cholangiographie, perkutane, transhepatische (PTC) 309
Cholangiopankreatikographie, endoskopische, retrograde (ERCP) 297, 300, 309
Cholangitis 331, 334
- akute 334
- Behandlung 334
- chronische 334
Cholecalciferol s. Vitamin D
Cholera 540 f
- Ansteckungsweg 541
- Vorkommen 540
Choleraepidemie 541
Choleretika 333
Cholestase 320
- Ursache 320

Cholesterin 307
Cholesterinspiegel, erhöhter, Senkung 150
Cholesterinsynthese-Hemmstoffe 439 f
Cholestyramin 439
Cholezystektomie 332 f
Cholezystitis 331
- Behandlung 332 f
- chronische 333
- - Behandlung 333
- Entstehung 332
- Pankreasbeteiligung 332
- Symptome 332
Cholezystographie (-gramm), Gallensteinnachweis 329
- intravenöse 309
- negatives 330
Cholezystokinin 297, 306
Chvostek-Zeichen 397
Chylothorax 235
Chylusgefäß 274
Chymotrypsin 296
- Bestimmung im Stuhl 297
C-Hypovitaminose 443
Cirrhose cardiaque 324
CK (Kreatin-Phosphokinase) 16
CK-MB, Herzinfarkt 154
Claudicatio intermittens 97, 100 f
- - Befunde 101
- - Winiwarter-Buerger-Krankheit 104
Clearance-Methoden 352
Clofibrat 439
Clostridien 468
Clostridium botulini 513
- tetani 515
CLO-Test 258
Colitis ulcerosa 287 ff
- - Arthritis 452
- - Behandlung 289
- - Krankheitszeichen 288

Sachverzeichnis

– – Ursache 288
Colon ascendens 275
– descendens 275
– irritabile 288
– transversum 275
Colon-Interposition 251
Coma basedowicum 391
– diabeticum s. Koma, diabetisches
– hepaticum 318, 322 f, 325
– – Behandlung 323
– – Symptome 323
– – Ursache 322
– uraemicum 371
Computertomographie, Bronchiektasennachweis 219
– Gallensteindarstellung 308
– Herzfehlerdiagnostik 191
– Leberuntersuchung 311, 316
– Nierenuntersuchung 354
– Pankreasuntersuchung 296
– Phäochromozytomnachweis 399
Conn-Syndrom 403
– Ursache 405
Coombs-Test 36 f
Cor pulmonale 166 f, 220
– – akutes 166, 230
– – chronisches 166
– – – Behandlung 167
– – – Ursache 166
– – – Verlauf 166 f
– – bei Lungenembolie 230
– – bei Lungenemphysem 220
– – bei Lungenfibrose 231
– – bei Sarkoidose 234
Corpus ventriculi 252 f
Corticotropin releasing factor (CRF) 380, 401 f
Cortisol 400

Cortisolspiegel im Plasma 403
– – Tagesschwankung 403
Cortison 400
Coxsackie-Virus-Erkrankung 600
Coxsackie-Virus-Meningitis 600
Coxsackie-Virus-Myokarditis 600
CRF (corticotropin releasing factor) 380, 401
Crohn-Krankheit 287
– Arthritis 452
– Behandlung 289
Cushing-Syndrom 403 ff
– Behandlung 405
– Fettsucht 430
– bei Kortikoidtherapie 401
– Symptome 405
– Ursache 404

D

Dampfsterilisation 622 f
Daraprim 613
Darmamyloidose 286
Darmbakterien, ammoniakbildende 323
Darmbilharziose 621
Darmblutung, Typhus 507
Darmdivertikel 270
Darmendoskopie 276
– Karzinomnachweis 290
Darmerkrankung, chronisch entzündliche, Arthritis 452
Darmfunktion, Untersuchungsverfahren 276
Darmgeräusche, fehlende 283
Darminhalt, Eindickung 276
Darmkrebs s. Kolonkarzinom
Darmlähmung 283
– bei Hypokaliämie 179
Darmlipase 274

Darmlymphgefäß 274
Darmperforation, Typhus 507
Darmsaftbildung 274
Darmsaftenzyme 274
Darmspiegelbildung 283 f, 292
Darmstenose, Stuhlform 277
Darmtuberkulose 550
– Symptome 559
Darmtumor 289
Darmuntersuchung 276 ff
Darmverschluß 283
Dauerausscheider 478 f
– Ruhrbakterien 511
– Salmonellen 505
Dauerblutspender 57
Dauerkatheter 95
– transurethraler 349
D-Avitaminose 450
Deckzellen 1
Defibrillation 186
– elektrische 173 f
Degeneration, hepatolentikuläre, Leberzirrhose 324
Degenerative Veränderungen 5
Dehydration 446 f
Dekubitus 502
– nach Apoplexie 114
– gefährdete Personen 502
– Vorbeugung 115, 502
Dekubitusmatratze 116
Depotinsulin 415
Dermatomyositis 461
Desferaltest 312
Desinfektion 497, 621 ff
– chemische 625
– Hitzeanwendung 625
– laufende 625 f
– physikalische 624 f
– Verfahren 624 f
Desinfektionsanlage 628
Desinfektionsmittel 625 f
– Wirkung 626

Desinfektionszwang 628
Dexamethason-Hemmtest 403
Diabetes insipidus 340, 343, 384
– – Behandlung 384
– – Entstehung 384
– – Symptome 384
– mellitus 300, 343, 409 ff
– – Auslösung 409
– – Behandlungsbedingungen 418
– – Behandlungsziel 417
– – Diät 419
– – – Blutzuckereinstellung, Prüfung 421
– – – Mahlzeitenanpassung 420
– – Einstellung 418
– – – stationäre 418
– – entzündliche Erkrankungen 423
– – Erbfaktoren 409
– – bei Fettsucht 431
– – Formen 412
– – Fußkontrolle 428
– – Gefäßkomplikationen 422 f
– – Häufigkeit 409
– – – in Zeiten knapper Ernährung 420
– – jugendlicher 69, 409, 412 f
– – – Ernährung 418
– – Komplikationen 422 f
– – kortikoidbedingter 401
– – latenter 413
– – Leberveränderungen 423
– – leichter 414
– – manifester 413
– – mäßig schwerer 414
– – nephrotisches Syndrom 361
– – Nervensystembeteiligung 423 f
– – Nierenveränderungen 423
– – potentieller 413
– – Schwangerschaft 428
– – Schweregrade 413 f
– – schwerer 414
– – sekundärer 412
– – Stadien 413
– – Symptome 410 f
– – mit Tuberkulose 423
– – Untersuchungen 411
Diabetikerausweis 425
Dialyse 372 f
– chronische 359
– extrakorporale 372 f
– Fistel, arteriovenöse 78
– intrakorporale 372
– Zweiterkrankung 373
Diapedese der Leukozyten 28
Diarrhö 277, 280 f, 285
– Amöbenruhr 604
– blutig-schleimige 288
– Cholera 541
– Darmtuberkulose 559
– Definition 280
– bei enteraler Sondenernährung 252
– Infektionskrankheit 492
– Laktoseintoleranz 278 f
– Malabsorptionssyndrom 286
– Malaria tropica 610
– Maldigestionssyndrom 286
– schleimige 510
– Typhus 506
– Ursache 281
Diarrhö-Obstipation-Wechsel 288 f
Diastase 296
Diastole 123, 131
Diät bei akut fieberhafter Erkrankung 500
– bei chronischer Leberkrankheit 324
– bei Diabetes mellitus 419
Diätaufbau nach akuter Pankreatitis 300
Diathese, hämorrhagische s. Hämorrhagische Diathese
DIC (disseminierte intravasale Gerinnung) 92
Dickdarm 274 ff
– Abschnitte 275
– Aufgabe 276
– Befestigung 275
– Lage 274
– Untersuchung 276 ff
– Untersuchungsverfahren 279 f
Dickdarmdivertikulose 287 f
Dickdarmmuskulatur 275
Dickdarmschleimhaut 275
Dicker Tropfen 611
Diffusion, Atmung, äußere 206
Digestion 241
Digitalis 178
– Überdosierung 180
– Wirkung auf das Herz 179
Digitalisierung bei Vorhofflimmern 176
Digitalisspiegel im Blut 181
Digiti mortui 106
Digitoxin 180
Digitoxinspiegel im Blut, therapeutischer Bereich 181
Digoxin 180
Digoxinspiegel im Blut, therapeutischer Bereich 181
Dikumarole, Antidot 159
Diphtherie 197, 518 ff
– Anfangssymptome 518
– Entlassung des Patienten 526
– Epidemiologie 527
– Immunisierung, aktive 526
– Inkubationszeit 518
– Komplikation 520
– Lokalisationen 518

- Unterscheidung von Plaut-Vincent-Angina 519
- – von Streptokokkentonsillitis 519
- Vorbeugung 526

Diphtherie-Antitoxin 525
Diphtheriebakterien 518
- Übertragung 518

Diphtheriebakterienträger 526
Diphtherieserum 68
Diplokokken 467
Disaccharidasehemmstoff 422
Disposition 4
Diurese nach akutem Nierenversagen 369
Diuretika 178 f, 345
- kaliumsparende 179

Divertikel 270
Divertikulitis 288
Divertikulose 287 f
Doppelniere 366
Doppelstrang-DNS, Antikörper 462
Doppelureter 367
Doppler-Echokardiographie 135, 140
Doppler-Effekt 134 f
Doppler-Sonographie 102, 109
Druck, osmotischer 7
Druckempfindlichkeit, epigastrische 263
Drusen 601
Drüsen, endokrine 377
- – lebensnotwendige 379

Drüsengewebe 2
Drüsenstörung, Fettsucht 430
Drüsenzellen 1
Ductus Botalli, offener 190
- – Operation 191
- choledochus 295, 305
- – Mündung im Duodenum 305 f
- cysticus 305
- hepaticus 303, 305
- pancreaticus 295, 305 f
- thoracicus 60, 241, 274

Dumping-Syndrom 269
Dünndarm 273 f
- Abschnitte 273
- Enzymmangel 279
- Länge 273
- lymphatisches Gewebe 274
- Untersuchung 276 ff
- Wandaufbau 273

Dünndarmbewegungen 274
Dünndarm-Dickdarm-Übergang 275
Dünndarmmuskulatur 273
Dünndarmperistaltik 274
Dünndarmschleimhaut 273 f
Dünndarmsegmentation 274
Duodenaldivertikel 270
Duodenalschleimhauterosion 271
Duodenalsondierung, Vorbereitung 308
Duodenoskop 297
Duodenum 255 ff, 273
- Lage 255
- Untersuchungsmethoden 255 ff
- Wandaufbau 255

Duplex-Sonographie 102
Durchblutungsstörung 5, 103
- funktionelle 106
- periphere 97

Durchfall s. Diarrhö
Durchwanderungspleuritis 235
Durst, vermehrter, Diabetes insipidus 384
- – – mellitus 410

Dysenterie, Amöbeninfektion s. Amöbenruhr
- bakteriell bedingte s. Bakterienruhr

Dyspepsie, funktionelle 272 f
- – Entstehung 272
- – Maßnahmen 272
- nichtulzeröse 259, 272

Dysphagie 248
- beim älteren Menschen 247
- Ösophaguskarzinom 247, 250

Dyspnoe 206
- Behandlung 178
- Lungenemphysem 221

Dysproteinämie 361
Dystrophie 286, 436
- Leberzirrhose 324

Dysurie 344, 375

E

Echinococcus granulosus 616
Echokardiographie 128, 134, 188
- nach Herzinfarkt 157
- bei Herzinsuffizienz 163

Effektorzellen 29
Eileitertuberkulose 559
Einatmung
s. Inspiration
Einflußstauung, obere 240
Eingeweidewürmer 614
Einlauf 283
Einmalinstrument 623
Einsekundenkapazität, exspiratorische, forcierte (FEV1) 203
Einzelerythrozyt, Durchschnittsvolumen 23
- Hämoglobingehalt 23

Eisen 16, 24, 445
Eisenbindungskapazität 34
Eisenmangel 244 f
Eisenmangelanämie 32 ff
- Ankylostomiasis 620
- Behandlung 33 f
- Ursache 33

Eisenspeicherkrankheit s. Hämochromatose
Eisenspeicherung durch häufige Bluttransfusionen 57
– in der Leber 304
– übermäßige 25
Eisenspiegel 311
– im Serum, Leberkrankheit 312
Eisenzufuhr 34
Eiweißausscheidung, renale s. Proteinurie
Eiweißelektrophorese 311
Eiweißmangel 286 f
– Leberzirrhose 324
Eiweißmangelernährung 14
Eiweißmangelschaden 436
Eiweißminimum in der Nahrung 436
Eiweißspaltung im Magen 255
Eiweißstoffwechsel, Funktion der Leber 304
Eiweißstoffwechselstörung 440
Eiweißverlust durch die Darmschleimhaut 287
Ejektionsfraktion 163
EKG 129 ff, 169
– Brustwandableitung 130
– Entstehung 129 f
– Extremitätenableitung 130
– Goldberger-Ableitungen 130
EKG-Ableitungen 130
EKG-Kurve 130 f
Eklampsie 375
Elastase, pankreatische, Bestimmung im Stuhl 297
Elektrodenkatheter, flexibler 184
Elektrokardiogramm s. EKG
Elektrolyte 13, 447
– im Blutserum 16 f

Elektrolythaushaltsstörung 446 ff
Elektrophorese 6, 14 f, 312 f
– Lipide 439
– Normalwerte 15
– Prinzip 15
ELISA (enzyme linked immunosorbent assay) 491
Embolektomie 109
Embolie 107 ff
– Ausgang 107 f
– Behandlung 109
– Folgen 108
– tödliche 108
– bei Vorhofflimmern 175
Embolus 107, 109
– peripherer, Lokalisierung 109
– reitender 109
Encephalitis epidemica 580
Endangiitis obliterans 99, 104 f
– – Behandlung 105
Endarterie 77
Endarteriektomie 103
Endemie 477
Endobrachyösophagus 251
Endokard 121
Endokarditis 138 ff
– abakterielle 139
– bakterielle 108, 110, 144 ff
– – bei angeborenem Herzfehler 191
– – Behandlung 145 f
– – Erreger 144
– – klinische Kontrollen 145
– – Krankheitszeichen 144
– – Laborbefunde 145
– – Mikroembolien 145
– – subakute 144
– Herzklappenveränderung 139
– infektiöse 139
– bei Lupus erythematodes 139

– rheumatische 139 ff
– – Bedeutung 142
– – Verlauf 140
– Scharlach 532
Endokrine Krankheit 379
Endokrinologie 377 ff
Endomyokarditis 462
Endoskopie, Darm 276
– Kolonkarzinomnachweis 290
Endothel 7
Enteritis 285
– Behandlungsmaßnahmen 285
– regionalis s. Crohn-Krankheit
Enterobiasis 617 f
– Reinfektion 618
Enterokinase 296
Enteropathie, exsudative 287
Enteroviren 466
Enterozyten 273
Entfieberung, lytische 505
Entgiftung, Leberfunktion 305
Entkeimung 621
Entlausung 572 f
Entseuchung 621
Entzündung 5
– bei Agranulozytose 49
– akute 6
– – Allgemeinreaktion 6
– – Serumelektrophorese 312 f
– chronische, Serumelektrophorese 15
– örtliche 463
Entzündungsneigung bei Diabetes mellitus 411, 423
Entzündungsreaktion 28 f
Enuresis nocturna 343
Enzephalitis 579 f
– Erreger 580
– Fleckfieber 572
– bei Masern 565
– Pflege des Patienten 580
– bei Varizellen 569

Sachverzeichnis **643**

Enzephalomalazie 110
Enzymdiagnostik, Blutentnahme 154
Enzyme im Blutserum 16
– im Darmsaft 274
Enzyme linked immunosorbent assay (ELISA) 491
Eosinophilie 27 f, 615, 617
EPH-Gestose 375
Epidemie 477
Epiglottitis 197
Epiphyse 385
– Lage 385
Epistaxis 53
Epithelien im Urinsediment 347
Epithelschutzvitamin 442
Epithelzellen 1
Epstein-Barr-Virus 591
Erbanlage 4
Erblindung bei Diabetes mellitus 423
– Trachom 599
Erbrechen 270 f, 285
– bei enteraler Sondenernährung 252
– kaffeesatzartiges 263, 265
– im Schwall 267
– selbst herbeigeführtes 433
– tetanischer Anfall 397
– toxisches 271
ERCP (endoskopische, retrograde Cholangiopankreatikographie) 297, 300, 309
Ergometrie 132 f
Erguß 6
Erinnerungszellen 29
Erkältung der Luftwege 214
Ernährung, arteriosklerosefördernde 99
– enterale, Gastrostomie, perkutane endoskopische 251 f
– bei Hyperlipidämie 439

Erosion 271
Erregbarkeit, neuromuskuläre, erhöhte 396 f
Erreger
s. Krankheitserreger
Erschöpfung 89 f
Erwachsenendiabetes 409, 412 f
– Kennzeichen 413
Erysipel 533
Erythema migrans 562
Erythroblasten 11, 22
Erythroblastose 38
– Vorbeugung 38
Erythropoese s. Erythrozytenbildung
Erythropoetin 341
Erythropoetinmangel 370
Erythrozyten 13, 21 ff
– Abbau 25
– Aufgabe 22
– Aussehen 22
– Gesamtoberfläche 24
– im Harnsediment 357
– hyperchrome 23
– hypochrome 23
– jugendliche 22
– kompensatorisch vermehrte 39
– krankhaft vermehrte 39 f
– kugelige 37
– Lebensdauer 24
– – verkürzte 36
– Polychromasie 25
– Resistenzminderung 36
– Senkungsgeschwindigkeit s. Blutsenkung
– sichelförmige 25 f
– im Urin 358 f
– im Urinsediment 346
Erythrozytenabbau, gesteigerter 36
Erythrozytenbildung 9, 22
– Faktoren 24
Erythrozytenbildungsstörung 39
Erythrozytenformen, pathologische 25

Erythrozytenschädigung, Anämie 38
Erythrozytenvolumen, korpuskuläres, mittleres (MCV) 23
Erythrozytenzahl 22
Escherichia coli
s. Kolibakterien
Eßtriebstörung 433
Euphyllin 217
Eustachische Röhre 196
Exanthem, HIV-Infektion 587
– Infektionskrankheit 492
– Masern 564
– Röteln 566 f
– Scharlach 531
– Typhus 506
– Varizellen 569
Exophthalmus 390 f
Expektorantien 215, 217
Expektoration, maulvolle 219
Exsikkose, Cholera 541
– Koma, diabetisches 425 f
Exspiration 193 f
– Thoraxbewegung 194
Exsudat 235 f
– Aszites 292
Extrasystolen 79, 169 f
– Bedeutung 171
– Behandlung 171
– Entstehung 169 f
– supraventrikuläre 128, 170 f
– ventrikuläre 128, 170 f
Extrinsic factor 442

F

Facies abdominalis 266
Fahrradergometer 133
Faktor VIII 19
Faktor IX 20
Faktor-VIII-Mangel 51
Faktor-IX-Mangel 51
Fallotsche Tetralogie 189
Farbenblindheit 4

Fäzes s. Stuhl
Fazialisparese, Apoplexie 111
Febris recurrens 561 f
Fehlernährung 436
Feiung, stille 481
Femoralispuls 77, 79
Ferritin 25, 34
Fette, pflanzliche 439
– im Serum 438
Fettemulgierung im Darm 304, 307
Fettleber 318, 320, 439
– alkoholische 324
– Behandlung 320 f
– diabetische 423
– Ursache 320
Fettmark, gelbes 9
Fettresorption 307
Fettsäuren, essentielle 441
– mehrfach ungesättigte 439
Fettspaltung 274
Fettspeicherung in der Leber 304
Fettstoffwechsel, Leberfunktion 304 f
Fettstoffwechselstörung 438
– Diabetes mellitus 413
– familiäre 99
Fettstuhl 297, 300
Fettsucht (s. auch Übergewicht) 429 ff
– Häufigkeit 431
– Lebenserwartung 431
– Mehrbelastung 431
– Ursache 429 f
– Zweitkrankheiten 431
Fett-Tröpfchen im Nüchternserum 439
Fettverdauung 296
FEV_1 (forcierte exspiratorische Einsekundenkapazität) 203
Fiberskop 256
Fibrin 13, 17 f
Fibrinogen 13
– Aufgabe 13
Fibrinogenbildung 304
Fibrinolyse nach Herzinfarkt 156

Fibrinolytische Behandlung 88
Fibromyalgiesyndrom 452
Fieber 6, 493
– Diät 500 f
– intermittierendes 494
– Maßnahmen 497
– psychische Veränderung 496
– Pyelonephritis 363
– remittierendes 237, 494
– rheumatisches s. Rheumatisches Fieber
– Typhus 506
– Typus inversus 494
– Ursache 494
– aus vollem Wohlbefinden 225
– wellenförmiges 515
Fieberabfall, lytischer 494
Fieberanfälle, Malaria 609
Fieberdelirium 496
– Pflegeaufgaben 496
– Überwachung des Patienten 497
Fieberkrämpfe 497
Fiebertypen 494
Fiebervortäuschung 494 f
Filzläuse 475
Fingertremor 390
Fischbandwurm 614 f
Fistel, arteriovenöse 78
Fixierung, neurotische, nach Keuchhusten 538
Flächendesinfektion 624
Flatulenz 283
Flavinikterus 318
Fleckfieber 572 f
– Behandlung 573
– Komplikation 572
Fleischaversion 269
Fleischbeschau 617
Flimmerepithel 195, 198
Flockenlesen 497

Fluor 446
Fluor, vaginaler, beim Mädchen 618
Fluoreszein-Dilaurat-Test 298
Flüssigkeitsbilanz 344
Flüssigkeitsmangel 245
Flüssigkeitssubstitution bei Cholera 541
– bei diabetischem Koma 427
Flüssigkeitsverlust 91
– Pseudopolyglobulie 40
Foetor hepaticus 323
Follikelstimulierendes Hormon (FSH) 380, 382
Folsäure, Erythrozytenbildung 24
Folsäuremangel 443
Folsäuremangelanämie 35
Formaldehyd 626
Formalin 629
Formalindesinfektion 629
Frakturneigung, Hyperparathyreoidismus 396
Fremdkörper im Ösophagus 247, 249
Fremdkörperentfernung, gastroskopische 256
Freßattacken 433
Freßzellen 26, 28, 66, 69, 483
Frischbluttransfusion 56
FSH (follikelstimulierendes Hormon) 380, 382
Funktionsbeeinträchtigung, entzündungsbedingte 6
Funktionsszintigraphie, hepatobiliäre 311
Fußgangrän 104
Fußpulse, fehlende 101
Fußulkus bei Diabetes mellitus 428

G

Gabelureter 367
Galaktosämie, Leberzirrhose 324
Galle, Aufgabe 307
– Zusammensetzung 307
Galleabflußstörung 318
Gallenblase 305
– Funktion 306
– Lage 305
– Sonographie 308
Gallenblasenempyem 332
Gallenblasenentzündung s. Cholezystitis
Gallenblasenhydrops 331
Gallenblasenkarzinom 334
Gallenblasenkontraktion, Reizmittel 308
Gallenblasensteine 306
Gallenblasenwand, Gangrän 331
Gallendiät 333
Gallenfarbstoffe, Bildung 25
– Untersuchung 311
Gallenflüssigkeit 304 f
– Weg 305
Gallengangsdrainage, perkutane, transhepatische (PTD) 331
Gallengefäße 305
Gallengrieß 329
Gallenkapillaren 305
Gallenkolik 330 f
– Maßnahmen 331
– Schmerzausstrahlung 330
Gallenkontrastmittel, Anwendung 309
Gallensalze 307
Gallensteinbildung 329
Gallensteindarstellung, röntgenologische 308
Gallensteine, Beschwerden 330
– Dispositionsfaktoren 329
– facettierte 329
– Nachweis 329
– verkalkte 329
Gallensteinleiden bei Fettsucht 431
Gallenwegsdyskinesie 334
Gallenwegsentlastung, operative 331
Gallenwegsleiden, Dispositionsfaktoren 329
Gallenwegsverschluß 286
Gallenwegsystem, Darstellung, röntgenologische 308 f
– Untersuchung 308 ff
Galleproduktion 307
Gallestau, Laborbefunde 310
– Leberenzyme 312
Gammaglobuline 14
Gangrän 99, 103
– arteriosklerotische 100, 107
– bei Diabetes mellitus 423
– diabetische 107
– emboliebedingte 108 f
– feuchte 103
– Gallenblasenwand 331
– infizierte 103
– Polyzythämie 40
– trockene 103
Ganzkörper-Plethysmograph 204
Gasaustausch in der Lunge 124, 199
Gasbrand 469, 517
Gassterilisation 622 f
Gastrektomie 268
Gastritis, akute 260 f
– – Beschwerden 261
– atrophische 260
– bakterielle 257, 261
– chemische 261
– chronisch atrophische 70
– chronische 260 ff
– – Bedeutung 262
– – Behandlung 262
– – Krankheitszeichen 262
– – Ursache 261
– Helicobacter-pylori-bedingte 257, 261
– urämische 371
Gastroenteritis, akute 512
– infektiöse, akute 505
Gastroenteroanastomose 268
Gastroprokinetika 250
Gastroptose 271
Gastroskop, Vorbereitung 257
Gastroskopie 256 f
– Bilddokumentation 257
– Blutungsquellennachweis 271
– Fremdkörperentfernung 256
– bei funktioneller Dyspepsie 272
– Karzinomnachweis 270
– bei Magenblutung 266
– Ulkusnachweis 263
– Vorbereitung 257
Gastrostomie, perkutane endoskopische (PEG) 251, 256, 259
Gaumen 194
Gaumenmandel 212
Gaumensegellähmung, diphtherische 521
Geburtseinleitung bei Diabetikerin 428
Gedächtniszellen 483
Gefäßplastik 103
Gefäßprozesse, luische 106
Gefäßstenose, Aufdehnung 103
Gefäßwandschädigung 51, 53 f
– Ursache 53 f
Gefäßwiderstand 72
Gehübungen nach Apoplexie 117
Gelbfieber 600 f
Gelegenheitsblutspender 57
Gelenkblutung, Hämophilie 52

Gelenkdeformierung 455 f
Gelenklagerung bei akuter rheumatoider Arthritis 456
Gelenkschmerzen, Serumkrankheit 487
Gelenkversteifung bei Hemiplegie 115
Genickstarre, epidemische s. Meningitis epidemica
Genitaltuberkulose 559
Gerätedesinfektion 624
Gerinnung, intravasale, disseminierte (DIC) 92
Gerinnungsstörung s. Blutgerinnungsstörung
Gerinnungszeit 20
Germanin 612
Gesamtblutmenge 8
Gesamtcholesterin im Serum 438
Gesamtkalorienmenge, Einschränkung 432
Geschlechtsentwicklung, vorzeitige, beim Knaben 405
Geschlechtskrankheit 474
Geschwulstkrankheit 5
Gesichtserythem, schmetterlingsförmiges 462
Gesichtsfeldeinschränkung 384
Gestagene 408
Gesundheit 3
– Definition der Weltgesundheitsorganisation 3
Gewalteinwirkung, Schockentstehung 91 f
Gewebe 2
– Blut 7
– bradytrophes 437
– Entzündungsreaktion 28 f
Gewebethrombokinase 17

Gewebeverletzung, Blutgerinnung 17 f
Gewicht, spezifisches, Messung 351
Gewichtsabnahme 432
Gibbus 558
Gicht 436 ff, 452
– Beschwerden 437
– Diagnose 437
– bei Fettsucht 431
– fördernde Umstände 436
– Vorbeugung 438
Gichtanfall 437
– bei Leukämie 44
– Maßnahmen 438
Gichtperle 437
Gigantismus 382 f
Gingivahyperplasie 245
Gingivitis 245
Glanzaugen 390
Gleithernie, axiale 247
Gleitmittel 282
Globulin, antihämophiles 19
– – Mangel 51
– thyroxinbindendes (TBG) 388
Globuline 13 f
α_2-Globuline 14 f
– vermehrte 15
β-Globuline, vermehrte 15
γ-Globuline, vermehrte 16
Globusgefühl 248
Glomerulonephritis 358 ff
– akute 358
– – Behandlung 359
– – – medikamentöse 359
– – Beschwerden 358
– – Ursache 358
– chronische 358, 360
– – Behandlung 360 f
– Diagnostik 360
– rasch progrediente 358
Glomerulosklerose, diabetische 423
Glomerulus 337 ff
– Funktion 339

Glomeruluserkrankung 357
Glukagonbildung 295
Glukokortikoide 400
– bei Schock 95
– therapeutischer Nutzen 400 f
– Wirkung 400
Glukokortikoidproduktion, Steuerung 401
Glukosetoleranztest, oraler 411 f
– – Bedeutung 412
– – pathologischer 413
Glukosidasehemmer 417
Glutamat-Oxalazetat-Transaminase (GOT) 310 ff
– Herzinfarkt 154
Glutenunverträglichkeit 286
Glykogenspeicherung in der Leber 304
Glykosurie 351
Goldberger-EKG-Ableitungen 130
Goldpräparate, Nebenwirkungen 457
Gonaden 407 f
Gonadotropine 382, 407 f
Gonarthrose 459
GOT (Glutamat-Oxalazetat-Transaminase) 310 ff
Granulozyten 9, 21
– Lebensdauer 29
– Reifungsgrade 27
– segmentkernige 27
– stabkernige 27
Granulozytenbildung 26
Greisenpneumonie 228
Grippe s. Virusgrippe
Grippeschutzimpfung 579
Grippevirus 576 f
Grobdesinfektionsmittel 626
Gruber-Widal-Reaktion 507
Guar 422

Gummistrümpfe 86
Gürtelrose
  s. Herpes zoster
Gynäkomastie 317

H

Hakenwurm 620
Halbseitenlähmung 100, 108, 111
Halluzinationen bei Fieber 496
Halsschlagader
  s. Arteria carotis
Halsvenenstauung 162
– Prikarderguß 188
Häm 22
Hämagglutination 491
Hämagglutinationshemmtest 578
Hämatemesis 53, 265, 271
– Magenkarzinom 269
Hämatokrit, Bestimmung 24
Hämatologie 7
Hämatothorax 235
Hämaturie 53
Hämochromatose 25
– Leberzirrhose 324
Hämodialyse 359, 372 f
Hämoglobin 22, 193
– glykosyliertes 421
– korpuskuläres, mittleres (MCH) 23
– – – Anämie 32
– – – Eisenmangelanämie 34
Hämoglobinabbau 307
Hämoglobingehalt im Blut 22
– im Einzelerythrozyten 23
Hämoglobinkonzentration, korpuskuläre, mittlere (MCHC) 23
Hämoglobinvarianten, krankhafte 26
Hämolyse 25
– vermehrte 318
Hämolysintest 491
Hämophilie 4, 19, 51 f
– Behandlung 52

– Verlauf 51 f
Hämophilie A 51
Hämophilie B 20, 51
Hämoptoe 53, 549
– Maßnahmen 549
Hämoptyse 53, 549
Hämorrhagische Diathese 51 ff
– – C-Hypovitaminose 443
– – Suchtest 19
Hämorrhoiden 85
Hämosiderin 25
Hämosiderose durch häufige Bluttransfusionen 57
Hämostatika 549
Hämostyptika 20, 33, 549
Händedesinfektion 629 f
Handflächen, rote 310, 317
Handlagerung nach Apoplexie 115
Hängelage, Bronchiektasenentleerung 219
Harnabflußstörung, Harnsteinbildung 365
– Infektionsausbreitung 362 f
– in der Schwangerschaft 362, 374
Harnalkalisierung 44
Harnblase 336, 342
– Entleerung 342
– Lage 342
– Schleimhautpolyp 376
– Untersuchung 376
– Wandaufbau 342
Harnblasenentzündung
  s. Zystitis
Harnblasenfunktionsstörung nach Apoplexie 116
Harnblasenkapazität 342
Harnblasenkarzinom 376
Harnblasenpunktion 349
Harnblasenstein 365, 376

Harnflut 343
– nach paroxysmaler Tachykardie 173
Harninkontinenz 344
– nach Apoplexie 116
Harnkanälchen 338 ff
– Aufgabe 340
Harnkristalle 347
Harnleiter s. Ureter
Harnorgane, Mißbildung 366 f
Harnpflichtige Substanzen im Blut 345, 369
Harnröhre 344
Harnsäureablagerung 437
Harnsteinbildung, Lokalisation 365
– Ursache 364
– Vorbeugung 366
Harnsteine 364 ff
– Behandlung 365 f
– röntgenologisch sichtbare 365
– Zusammensetzung 365
Harnsteineinklemmung 365
Harnsteinzertrümmerung 366
Harnstoff 305
Harnverhaltung nach Apoplexie 116
Harnwege, Abschnitte 336
– Infektionsausbreitung 362
– Krankheitserregernachweis 350
– Röntgenuntersuchung 353
– Sonographie 353
– Untersuchung 345 ff
Harnwegserkrankung, einseitige 353
Harnwegsinfektion 362 ff
– nach Apoplexie 114
– aufsteigende 376
– chronische, Behandlung 364
– – Harnsteinbildung 365

Hasenpest 542
Hauptbronchien, Lage 197
Haustren 275
Hautdesinfektionsmittel 626, 630
Hautdurchblutung bei Schock 95
Hautpflege, Schwerkranker 502
Hautpigmentierung, Zunahme 404
Hauttemperaturmessung 102
Hauttuberkulose 560
HbA1c 421
H2-Blocker 250, 264
HDL-Cholesterin 438
Heiserkeit 213 f
– chronische 213
– Laryngitis, tuberkulöse 559
– Masern 564
Heißluftsterilisation 622 f
Helferzellen 29
Helicobacter pylori 257 f, 263, 273
– – antibiotische Behandlung 258, 265
– – Enzymausstattung 258
– – Nachweis 258
Hemiparese 111
– Rückbildung 113
– schlaffe 112
Hemiplegie 111 f
– Gelenkversteifung 115
Heparin 19
– Antidot 158
– Anwendung 158
– in basophilen Leukozyten 27
– Thrombosevorbeugung 503
– Wirkungsweise 159
Heparinisierung, niedrigdosierte 230
Heparintherapie 157 f
– Kontrolle 19, 157
Hepatisation, graue, der Lunge 225

– rote, der Lunge 225
Hepatitis 317, 581 ff
– akute, Serumeisenspiegel 312
– alkoholische 324
– anikterische 321
– chronische 321, 583, 586
– – aggressive 70, 321
– – Behandlung 586
– – Infektiosität 586
– chronisch-persistierende 321
– fulminante 322
– nekrotisierende 321 f
– rezidivierende 321
– Ursache 321
– Verlauf 321 f
– Virusinfektion s. Virushepatitis
Hepatitis A 581
– Verlauf 585
– Vorbeugung 584
Hepatitis-A-Schutzimpfung 584
Hepatitis-A-Virus 321
Hepatitis B 581 f
– Verlauf 585
– Vorbeugung 584
Hepatitis-B-Schutzimpfung 584
– Personenkreis 584
Hepatitis-B-Virus 321
Hepatitis C 581 f
– Verlauf 586
Hepatitis-C-Virus 321
Hepatitis D 581
Hepatitis E 581
Hepatitisvirenausscheidung 583
Herdpneumonie 222
Herpangina 600
Herpes febrilis 225
– labialis 573 f
– simplex 573 f
– – Behandlung 574
– – Komplikation 574
– – rezidivierender 573
– – Verlauf 574
– zoster 574 f
– – Behandlung 575
– – dispositionelle Faktoren 575

– – ophthalmicus 575
– – oticus 575
Herpes-simplex-Viren 573
Herpesviren 466
Herz 71, 120 ff
– aortale Form 143, 164
– Auskultation 128
– Blutfluß 123 f
– Digitaliswirkung 179
– Erregungsausbreitungsstörung 182 f
– Erregungsleitungsstörung 169
– Erregungsüberleitungsstörung 182 f
– – Behandlung 183
– Hypertoniefolgen 164
– Kontrastmitteluntersuchung 136
– Lage 120
– Parasympathikuswirkung 126
– Perkussion 128
– Reizbildungsstörung 127 f, 169
– Reizbildungszentrum 126 f
– Strömungsverhältnisse, Darstellung 135
– Sympathikuswirkung 126
– Ultraschalldiagnostik 134 f
– Untersuchungsmethoden 128 ff
– Unterteilung 121
– Ventilebene 121
Herzaktion, rhythmische, Entstehung 126
Herzasthma s. Asthma cardiale
Herzbett 164
Herzbeutel (s. auch Perikard) 121
Herzbeutelerkrankung 187 ff
Herzblock s. Block, kardialer
Herzerschlaffung 123, 131
Herzfehler, angeborener 189 ff

- - Behandlung 191
- - Komplikation 191
- - Untersuchungsmethoden 190
- Herzform, Untersuchung 128
- Herzfrequenz, erhöhte 133
- Herzfunktionsprüfung 132
- Herzgegend, Pulsation 120
- Herzgeräusch 140
- krankhaftes 129
- Herzglykoside 178
- Auswahl 180
- Dosierung 181
- Herzgröße 120
- Untersuchung 128
- Herzinfarkt 96 f, 100, 107, 126, 148, 151 ff
- Behandlung 155 f
- bei Diabetes mellitus 423
- Diagnostikverfahren, bildgebende 157
- Enzymdiagnostik 154
- Häufigkeit 151 f
- Klinik 152 ff
- Komplikation 155
- Kontrollen durch das Pflegepersonal 153
- Krankheitsbild 152
- Lokalisation 153
- Nachbehandlung 157
- Perikarditis 188
- Risikofaktoren 151
- Schmerzbekämpfung 156
- Schocksymptome 152
- Unterscheidung vom Angina-pectoris-Anfall 152
- Untersuchungen 153
- Herzinsuffizienz 160 ff
- Behandlung, medikamentöse 178
- Dekompensation 160
- Feststellung 163
- globale 160
- nach Herzinfarkt 155
- Nierenfunktion 163

- Stauungserscheinungen 160 ff
- - Bauchraum 162
- - obere Körperhälfte 162
- Symptome, sichtbare 160
- toxische 91
- Herzkammer 121
- Herzkatheter 190
- transseptaler 136 f
- Herzkatheterismus 135 ff
- Herzklappe, künstliche 142
- Herzklappen 121 f
- Herzklappenfehler 138
- kombinierter 140
- - rheumatischer 142
- operative Möglichkeiten 142
- Herzklappeninsuffizienz 139
- Herzklappenstenose 139
- Herzklappenveränderung bei Endokarditis 139
- Feststellung 140
- Herzklopfen 173
- Herzkontraktion 81, 123, 126 f
- frustrane 176
- Herzkrankheit 138 ff
- allgemeine Kontrollen 129
- - Maßnahmen 177
- Behandlung 177 ff
- Blutuntersuchung 128 f
- koronare s. Koronare Herzkrankheit
- Lagerung des Patienten 177
- luische 146
- Pflege 177 ff
- rheumatische 139 ff
- - Dauerfolgen 141
- - Verlaufskontrolle 141
- Ursache 138
- Herzkranzarterien s. Koronararterien

Herzkranzgefäße
s. Koronarsystem
Herz-Kreislauf-System, Funktionsprüfung 132
Herz-Kreislauf-Versagen, Infektionskrankheit 493
Herz-Lungen-Maschine 191
Herz-Lungen-Transplantation 191
Herzmassage 187
Herzminutenvolumen 132
Herzmuskelentzündung s. Myokarditis
Herzmuskelenzyme 154
Herzmuskulatur s. Myokard
Herzoperation 191
Herzphobie 149
Herzrhythmus, künstlicher 184
Herzrhythmusstörung 167 ff
- Langzeit-EKG 132
Herzschrittmacher 176, 184 ff
- bedarfsgesteuerter 185
- eingepflanzter 184
- Entfernung nach dem Tod 186
- natürlicher 126
- Störung 185
- temporärer 184
- - externer 184
Herzschrittmacherbatterie 186
Herzschrittmacherbehandlung, Indikation 186
Herzseptum 121
- angeboren unvollständig geschlossenes 189
Herzspitze 120
Herzspitzenstoß 120
Herztamponade 188
Herztöne 129
Herztransplantation 191

Herzversagen, akutes, Digitalisierung 180
– bei Cor pulmonale 167
– bei Nephritis 359
– toxisches 224, 226
Herzwandaneurysma 155
Herzwandruptur 155
Herzwandschichten 120 f
Herzwandthrombus, Ablösung 155
Heuschnupfen 211
Hiatushernie 246, 249 f
– Maßnahmen 249 f
– Symptome 249
Hilusdrüsen 200
Hiluslymphknoten, Sarkoidose 234
– Tuberkulose 557
Himbeerzunge 531
Hinterwandinfarkt 153
Hirnarterienembolie 108, 110 f
– Folgen 110
– bei Vorhofflimmern 175
Hirnarterienthrombose 107
– Folgen 110
Hirnblutung 110 f
– Einbruch in das Ventrikelsystem 111
Hirndruck, gesteigerter, Atmungstyp 208
Hirnerweichungsherd 100, 110
Hirngefäßthrombose 100
Hirninfarkt 107, 111
Hirnleistungsschwäche nach Apoplexie 117
Hirnschädigung, toxische, bei Leberkoma 322
Hirschsprung-Krankheit 287
Hirst-Test 578
His-Bündel 126 f
Histokompatibilität 374
Histologie 2
Histoplasmose 602

Hitzeanwendung, Desinfektion 625
HIV (humanes Immunodefizienzvirus) 587
HIV-Enzephalopathie 589
HIV-Infektion 61, 474, 587 ff
– Ablauf 587 f
– Behandlung 589
– – medikamentöse 589
– Blutbild 589
– Hepatitis-Impfung 585
– nosokomiale, Schutz 590
– Prognose 589
– psychosoziale Probleme 590
– Virusbelastung 590
HIV-Test 587
– Laborberichtspflicht 590
HIV-Übertragung 587
HLA-Antigene 374
HLA-B27 458, 511
HMG-CoA-Reduktase, Hemmung, medikamentöse 440
Hodgkin-Lymphom 46 f, 61
– Behandlung 47
– Diagnose 47
– Prognose 47
– Verlauf 46 f
Hohlvene, untere 84
Homöostase 17
Hormon 378 ff
– adrenokortikotropes s. ACTH
– antidiuretisches s. Adiuretin
– Definition 378
– follikelstimulierendes (FSH) 380, 382
– luteinisierendes (LH) 382
– melanozytenstimulierendes (MSH) 382
– thyreoideastimulierendes (TSH) 380 f, 386
Hormondrüsen 377 ff

– Aufgabe 378
Hornhauttrübung, ringförmige 439
Hospitalismus, infektiöser 625 f
Hufeisenniere 366
Hüftgelenksarthrose 459
Humaninsulin 415
Hundebandwurm 616
Hungerödem 14
Hungerversuch 407
Husten 217
– Fixierung, neurotische 538
– Lobärpneumonie 225
– Lungenemphysem 221
– Lungeninfarkt 229
– Masern 564
– Pertussis 537
Hustenmittel 499
Hydronephrose 366
17-Hydroxy-Steroide im 24-Stunden-Urin 403
Hydrozephalus 536
Hypalbuminämie 14 f, 62, 304, 325, 360
– Aszitesentstehung 328
Hypercholesterinämie 150 f
– Behandlung 150
– familiäre 99
Hypergammaglobulinämie 325
Hyperhydration 447
Hyperimmunglobulin 68
Hyperinsulinämie 410, 413
Hyperkaliämie 17, 450
Hyperkalzämie 396, 450
Hyperkapnie 221 f
Hyperkortizismus, medikamentöser 401, 404
– – Fettsucht 430
Hyperlipidämie 150, 438 f
– Behandlung, medikamentöse 439 f

- Maßnahmen 439
- Symptome 439
Hyperlipoproteinämie 438
- nephrotisches Syndrom 361
Hypernephrom 367
Hyperparathyreoidismus 395 f
- Harnsteinbildung 365
- Serumkalziumwert 396, 450
- Symptome 396
Hypersplenismus 64 f
Hypertension, portale 323, 325
- - Folgen 325
Hyperthyreose 387, 390 ff
- Behandlung 391
- Operationsvorbereitung 392
- Symptome 390
- Typ Basedow 70, 391
Hypertonie 96 ff
- Bedeutung 99
- Behandlung 97
- Cushing-Syndrom 405
- Definition 96
- Diabetes mellitus 413
- essentielle 96
- bei Fettsucht 431
- Folgekrankheiten 96
- Folgen am Herzen 164
- hormonell bedingte 96
- Krankheitszeichen 97
- Lebensweiseänderung 97
- maligne 97
- bei Nephritis 359
- der oberen Körperhälfte 190
- Phäochromozytom 399
- pulmonale 220
- renale 96
- renovaskuläre 367
- in der Schwangerschaft 375
- Ursache 96
Hypertrophie 6
Hyperurikämie 436 f

Hyperventilation, tetanischer Anfall 397
Hyperventilationstetanie 397, 515
Hypervolämie 9
Hypoglykämie bei Antidiabetikatherapie 417
- insulinbedingte 424
- schwere 424
- - Maßnahmen 425
- Symptome 424
Hypoglykämieanzeichen, Verhalten 425
Hypogonadismus 317
Hypokaliämie 17, 179, 322
Hypokalzämie 17, 515
- Hypoparathyreoidismus 396, 450
Hypolglykämie, spontane 406
Hypoparathyreoidismus 17, 395
- Serumkalziumwert 396, 450
- Symptome 396
Hypophyse 380 ff
- Lage 380
Hypophysenhinterlappen 380 ff
Hypophysenstiel 381
Hypophysenvorderlappen 381 ff
- Anregung 380
- Hemmung 380
- Zellarten 381
- Zerstörung 382 f
Hypophysenvorderlappen-Hormone 381 f
Hypophysenvorderlappen-Insuffizienz 382, 393, 403
Hypophysenvorderlappentumor, ACTH-produzierender 404
Hypoproteinämie 15 f, 360 f
Hypoprothrombinämie 325
Hypothalamus 379 f
Hypothyreose 387 f
- angeborene 392

- erworbene 392
- Fettgewebevermehrung 430
- iatrogene 392
Hypotonie 88 f
- Addison-Krankheit 404
- Beschwerden 89
- konstitutionelle 89
- der unteren Körperhälfte 190
- Ursachen 89
Hypovolämie 9

I

Icterus haemolyticus neonatorum 38
Idealgewicht 430
IgA-Antikörper 68
IgE-Antikörper 68
IgG-Antikörper 68
IgM-Antikörper 68
Ikterus 317 ff
- Bilirubinspiegel im Serum 319
- exogener 318
- hämolytischer, Neugeborenes 38
Ileitis terminalis s. Crohn-Krankheit
Ileozäkalklappe 275
Ileum 273
Ileus 283 f
- mechanischer 283
- - karzinombedingter 290
- - Maßnahmen 284
- paralytischer 283
- - Krankheitserscheinungen 283
- - Maßnahmen 284
Immundefekt bei AIDS, Laborbestimmungen 588
Immundefektsyndrom, erworbenes s. AIDS
Immunelektrophorese 16
Immunglobuline (s. auch Antikörper) 14, 66
- Bildung 12, 29 f

Immunglobuline, Zufuhr, therapeutische 68
Immunglobulinmangel 68
Immuninsulitis 409
Immunisierung, aktive 481
– – Indikation 489 f
– passive 69, 481
– – Indikation 489 f
– – Nachteil 484
– – Vorteil 484
Immunität 69, 463, 481
– aktive 69, 483
– Dauer 484
– künstliche 481
– natürliche 481
– unzureichende 484
Immunodefizienzvirus, humanes s. HIV
Immunologie 481 ff
Immunopathie 5
Immunreaktion, humorale 29
– Kortikosteroidwirkung 401
– zelluläre 29
Immunserum 484, 486 f
– antitoxinhaltiges 486 f
– – Indikation 490
– – Überempfindlichkeitsprüfung 488
Immunserumgabe, Aufklärungspflicht 489
– Schock, anaphylaktischer 487 ff
Immunsuppressive Therapie 70
Immunsystem 66 ff
Impfmalaria 607
Impfung 481 ff
– nachfolgendes Verhalten 483
– Personenkreis 483
Infarktpneumonie 230
Infektabwehr, Funktion des Blutes 7
Infektion, bakterielle 505 ff
– opportunistische 475
– – AIDS 588
– Schockentstehung 91

– Vorbeugung bei Agranulozytose 50
Infektionsausbreitung, explosionsartige 478
Infektionsfälle, sporadische 477
Infektionskrankheit 5, 463 ff
– akut fieberhafte, Diät 500
– Allgemeinsymptome 492
– Atmung 492
– Behandlung, allgemeine 498
– Blutbefunde 492 f
– Charakteristika 464
– Desinfektionsphasen 625
– Diagnose 464
– Entstehung 464
– Epidemiologie 477 ff
– geographische Verbreitung 480
– gesetzliche Vorschriften 504
– Hautveränderungen 492
– Herz-Kreislauf-Symptome 492
– hochfieberhafte, psychische Veränderung 496
– – Stomatitisvorbeugung 503
– Immunologie 481 ff
– Klinik 492 ff
– Komplikation 493, 501 ff
– kontagiöse 479
– Meldepflicht (s. auch Meldepflicht) 504
– Pflege 492 ff
– psychische Führung des Patienten 498
– Purpura, vaskuläre 53
– Schlaf 498
– Schleimhautveränderungen 492
– Schutz des Pflegepersonals vor Ansteckung 629
– Serologie 490 f

– übertragbare 479
– Übertragungsvorbeugung 497
– Untersuchungsmaterialgewinnung 472
– Urinbefund 493
– Verdauungstraktbeteiligung 501
– Verdauungstraktsymptome 492
– Voraussetzungen 475
– zyklische, akute 463
Infektionsneigung, Diabetes mellitus 411
Infektiosität 477
Infertilität 382
Influenza s. Virusgrippe
Influenzabakterien 468
Infusionsurogramm 354
Ingestionsallergen 486
Inhalationsallergen 486
Inhibiting-Hormone 380
Injektionsallergen 487
Innenschichtinfarkt 153
INR (internationale normalisierte Ratio) 19, 159
Inselapparat 406
– Sekundärversagen 410
Inspiration 193
– Thoraxbewegung
Instrumente, benutzte 622
Insuffizienz, venöse, chronische 86
Insulin 406
– chemische Struktur 414
– Entdecker 414
– Wirkung 414
– Wirkungen 406
Insulinantikörper 410, 416
Insulinapplikation 415
Insulinapplikationsort 416
Insulinarten 415
Insulinbildung 295
Insulindystrophie 416
Insulininfusionspumpe 422

Insulinmangel 410
- absoluter 410, 413
- relativer 410
Insulinom 406
Insulinresistenz 410, 413, 416
Insulintherapie 414
- Basis-Bolus-Prinzip 422
- bei diabetischem Koma 427
- Indikation 421
- konventionelle, intensivierte 422
- Patientenbelehrung 421
Insulinüberproduktion 410
Insulinwirkung, zu starke 424
Insult, apoplektischer s. Apoplexie
Internationale normalisierte Ratio (INR) 19, 159
Intima 78, 84
Intoxikation, chemische, Hämolyse 37
Intrinsic factor 24, 255
- - fehlender 34, 443
Intubation 522
Ionenkonzentration 447
Ischämie 103
Ischias 459
Ischuria paradoxa 343
Isolierung bei Infektionskrankheit 504
Isolierzimmer 627
Isoniazid 552
Isosthenurie 352

J

Jejunoskopie 276
Jejunum 273
Jod 387, 445
Jodbedarf, täglicher 394
Jodmangel 387, 393 f
- Vorbeugung 394
Jodmangelgebiete 393
Juckreiz, Leberkrankheit 317

K

Kalium 16
Kaliuminfusion 450
Kaliummangel, Ursache 449
- Zeichen 179
Kaliumpräparat 450
Kaliumverlust 17
Kalkmilch 626 f
Kalorienmenge, Einschränkung 432
Kälteschaden, Bronchopneumonie 223
- Lobärpneumonieauslösung 226
Kalzitonin 299, 386, 395
Kalzium 16
Kalziumantagonisten 98, 150
Kalziumkonzentration im Serum 450
Kalziummangel 286
Kalzium-Phosphor-Stoffwechsel, gestörter 443
Kalziumresorption 307
Kalziumspiegel im Blut 395
Kalziumstoffwechsel, Einflußfaktoren 395
Kammerflattern 172
Kammerflimmern 173 f
- Krankheitszeichen 174
- Maßnahmen 174
- Ursache 174
Kammerseptumdefekt 189
Kanüle, HIV-kontaminierte 591
Kapillaren 71, 83
- Aufbau 83
Kapillartraining 106
Kapillarwandung 7
Kaposi-Sarkom 588
Kardia 252 f
Kardiospasmus 246, 249
Kardioversion, elektrische 176
Karditis, rheumatische 140, 453
- - Behandlung 141
Karotisdruckversuch 173
Karpopedalspasmus 396
Kartenherzbecken, rachitisches 444
Katecholamine 398
Kathepsin 255
Kathepsinbildung 254
Katheter, intravasaler, Pilzinfektion 603
- transseptaler 136 f
Katheterisieren 348 f
- nach Apoplexie 116
- bei der Frau 348
- Gefahren 349
- Indikation 348
- beim Mann 348 f
- Nachteile gegenüber der Mittelstrahlurin-Gewinnung 350
- Urinuntersuchung, bakteriologische 347
- Widerstand 349
Kautätigkeit, Anregung 244
Kavakatheter 91, 95
Kavernenbildung 549
Kehldeckel 196
Kehlkopf 196
Kehlkopfdiphtherie 518, 521 f
- Behandlung 522
Kehlkopfentzündung 197
Kehlkopfkrebs 213
Kehlkopftuberkulose 213, 550
- Symptome 559
Keimdrüsen 407 f
Keimfreiheit 622
Keimträger 478 f
Keratomalazie 442
Kernig-Phänomen 535
Kernspintomographie, Bronchiektasennachweis 219
- Herzfehlerdiagnostik 191
- Herzuntersuchung 128

Kernspintomographie,
  Leberuntersuchung
  311
- Nierenuntersuchung
  354
Ketoazidose 425
Ketonkörper 425
Keuchhusten
  s. Pertussis
Keuchhustenepilepsie
  538
Kieferklemme 529
Killerzellen 29
Kimmelstiel-Wilson-
  Nephropathie 361
Kimmelstiel-Wilson-
  Syndrom 423
Kinderlähmung, spinale
  s. Poliomyelitis
Kissing disease s. Mononukleose, infektiöse
Klappenton 129
Kleiderläuse 479, 562,
  572
Klistier 283
Klumpfuß 4
Klysmen, Obstipationsbehandlung bei Fieber
  502
Kniegelenksarthrose
  459
Knistern im Gewebe 517
Knöchelödem 160 f
Knochenabbau, verstärkter 396
Knochenmark 9 ff
- rotes 9, 26, 67
- - Vorkommen 9
Knochenmarkpunktion
  10
Knochenmarkschädigung 49 f
- Anämie 38
- Thrombozytopenie 30
Knochenmarktransplantation 12
- autologe 12
- bei myeloischer
  Leukämie 44
- bei Non-Hodgkin-
  Lymphom 48
Knochentuberkulose
  552, 558

Koagulopathie 51 ff
Kobalt 445
Kochsalzlösung, physiologische 449
Kodein 215, 217
Kohlendioxid, Bedeutung 192
Kohlendioxidabgabe
  192
Kohlendioxidgehalt des
  Blutes 200
- erhöhter 221 f
Kohlenhydratresorption, Verlangsamung
  417, 422
Kohlenhydratstoffwechsel, Diabetes
  mellitus 410
Kohlenhydratstoffwechselstörung, Vitamin-B-Mangel 442
Kohlenhydratverdauung 274, 296
Kohlensäuretransport
  im Blut 193
Kokken 466 f
- Größe 470
Kolektomie 289
Kolibakterien 276, 468,
  625
- Pyelonephritis 362
- Zystitis 376
Kolitis 288 f
- Behandlung 289
- ulzerierende, Bilharziose 621
Kollagenose 452, 461
Kollaps 90
- Behandlung 90
- Blutdruckamplitude
  82
- Ulkusblutung 265
Kollaterale 77
Kolondivertikel 287
Kolonkarzinom 289 f
- Behandlung 290
- Beschwerden 289
- Diagnoseverzögerung
  290
- Untersuchungen 290
- Vorbeugung 290
Kolonkontrasteinlauf
  276, 279

- Karzinomnachweis
  290
- Vorbereitung des
  Patienten 280
Koloskopie 276, 279
- Karzinomvorbeugung
  290
- Vorbereitung des
  Patienten 280
Koma, apoplektisches
  111 f
- - Lagerung des Patienten 114
- - Wärmehaushalt
  116
- diabetisches 424 ff
- - Behandlungserfolg,
  Einflußfaktoren 427
- - Behandlungsrichtlinien 427
- - hyperosmolares 426
- - Symptome 426
- - Unterscheidung
  vom hypoglykämischen Schock 427
- - Verboten 426
- Hypoglykämie,
  schwere 424
Komaprophylaxe bei
  Ösophagusvarizenblutung 250
Kommissurotomie 142
Komplement 491
Komplementbindungsreaktion 491
Koniotomie 197
Konjunktivaltest 525
Konjunktivitis, Masern
  564
Konserve, Botulinussporen-Verunreinigung
  513
Kontagiöse Krankheit
  479
Kontagiosität 477
Kontaktallergen 486
Kontaktinfektion 474
Kontinua 494
- Ornithose 592
- Typhus 505 f
Kontrastmittelallergie
  309 f, 355
- Maßnahmen 310

Sachverzeichnis

Kontrastmittelanwendung, Gefahren 354 f
Kontrastmitteluntersuchung, Herz 136
Kopflagerung nach Apoplexie 115
Koplik-Flecke 564
Körnerkrankheit, ägyptische 599
Koronarangiographie 136
– nach Herzinfarkt 157
Koronararterie(n) 73
– linke 125
– rechte 125
– Wandveränderung 147
Koronararterienerkrankung 147 ff
Koronararterienstenose, Ballondilatation 150
Koronararterienthrombose 151
Koronare Herzkrankheit 147 ff
– – Bedeutung 148
– – Diabetes mellitus 413
Koronarinsuffizienz 147 ff
– akute, Beschwerden 148
Koronarographie 136, 157
Koronarsklerose 147
– frühe 439
– Risikofaktoren 150
– Vorbeugung 150
Koronarsystem 125
– Blutabfluß 125
Koronarthrombose 100, 107, 148
Koronarvenen 125
Körperflüssigkeit, interstitielle 446
– intravasale 446
– intrazelluläre 446
Körpergewebeabbau, vermehrter, Gicht 436 f
Körperhälfte, obere, venöser Rückstau 162

Körperhaltung, Bechterew-Krankheit 458
Körperkreislauf 71, 124
Körpermassenindex 430
Körpertemperatur, axillare 493
– Funktion des Blutes 7
– rektale 494
– bei Schock 95
– subfebrile 494
– sublinguale 494
Körperzellen 1
Kortikoidulkus 401
Kortikosteroide 400
– Nebenwirkungen 457
Kotbildung 276
Koxarthrose 459
Krampfadern 85
Krämpfe, fieberbedingte 497
Krankheit 3
– funktionelle 5
– organische 5 f
– vererbbare 4
Krankheitsarten 5
Krankheitsempfänglichkeit 477
Krankheitserreger 464 ff
– Antikörpernachweis 464 f, 473
– Dauerausscheider 478 f
– Einbruch in die Blutbahn 495
– Eintrittspforten 474
– Färbung 473
– gramnegative 468
– grampositive 467
– Größe 470
– humanpathogener 476
– Nachweis 464, 470, 472 f
– Pathogenität 476
– Resistenz 471, 624
– Resistenzbestimmung 350
– Schutz vor Desinfektionsmitteleinwirkung 627
– Sensibilität 471
– Übertragung 474

– – anorektale 474
– – sexuelle 474
– Virulenz 476
– Wirkung, spezifische 485
– Züchtung 473
Krankheitserscheinungen, Auswirkung 4
Krankheitslehre 3 ff
Krankheitsursache, äußere 4
– chemische 4
– ernährungsbedingte 4
– physikalische 4
– psychische exogene 5
Kreatinin-Clearance, endogene 352
Kreatin-Phosphokinase (CK) 16
– Herzinfarkt 154
Kreislauf, Druckabfall 72
– großer
s. Körperkreislauf
– kleiner
s. Lungenkreislauf
– Regulationsschwäche, orthostatische 88 f
– Widerstand 72
Kreislaufauffüllung bei Schock 95
Kreislaufreize 91
Kreislaufschädigung, infektiös-toxische 520
Kreislaufsymptome bei Hyperthyreose 390
Kreislaufsystem 71 ff
Kreislauftraining 89
Kreislaufversagen, akutes 90
– toxisches 224, 226
Kresolseifelösung 626
Kretinismus 392
Kreuzprobe 58
Krise, hämolytische 37
– thyreotoxische 391
Kropf s. Struma
Krupp 521 f
– echter 197
Kryptokokkose 602
– zerebrale, AIDS 588
Kugelzellanämie 37
Kugelzellen 25, 37

Kumarinbehandlung, Gefahr 159
Kumarinderivate 19
Kumarine 158, 445
– Antidot 159
– Arzneimittelinteraktion 159
– Wirkungskontrolle 158 f
– Wirkungsverstärkung 159
– Wirkungsweise 159 f
Kumarinpräparat, Verordnung 158
Kupfer 16, 445
Kupferspeicherkrankheit, Leberzirrhose 324
Kupferspiegel 311
Kupffer-Sternzellen 63, 304
Kurvatur, große 252 f
– kleine 252 f
Kußmaul-Atmung 207, 371
– Koma, diabetisches 426

L

Labenzym 254
Labilität, vegetative 89 f
Lackzunge 310
Lagerungsprobe nach Ratschow 102
Lähmung, diphtherische 520 f
– – Behandlung 525
– postdiphtherische 521
– schlaffe 112
– – Poliomyelitis 594 ff
Laktase 274
Laktatazidose, Biguanidbedingte 417
Laktat-Dehydrogenase (LDH), Herzinfarkt 154
Laktosetoleranztest 278 f
Lamblien 469
Landry-Paralyse 520 f, 596

Langerhans-Inseln 295, 406
Langzeit-EKG 132, 169
Laparoskopie 315 f
– Kontraindikation 316
– Leberuntersuchung 311, 316
– Nachkontrolle 315
– Vorbereitung des Patienten 315
Laryngitis 197, 213 f
– Behandlung 214
– Krankheitserscheinungen 213 f
– stenosierende 197
– tuberkulöse 559
Laryngoskopie 214
Lasègue-Phänomen 535
Lateralinfarkt 153
Laugenverätzung, Ösophagus 247 ff
Lavage, bronchoalveoläre 208 f
Laxantienabusus 282
LDH (Laktatdehydrogenase), Herzinfarkt 154
LDL-Cholesterin 438
Lebenserwartung bei Fettsucht 431
Lebensweise, unhygienische 480
Lebensweiseänderung bei Hypertonie 97
Leber 303 ff
– Aufgabe 241
– Ausscheidungsfunktion 305
– Bauelemente 303 f
– Blutversorgung 303
– Entgiftungsfunktion 305
– Erythrozytenbildung 24
– Funktion im Blutkreislauf 304
– Lage 303
– Lagebeziehung zum Magen 252
– Speicheraufgaben 304
– Stoffwechselfunktion 304
– Syntheseleistung, Laborbefunde 310

– Untersuchungsmethoden 310 ff
– – bildgebende 311
– – nuklearmedizinische 311
Leberabszeß 318, 328
– amöbenbedingter 604 f
– Behandlung 328
– Diagnostik 316
Leberangiographie 316
Leberarterie 303
Leberbiopsie, Fettlebernachweis 320
Leberblindpunktion 311
– Durchführung 314
– Indikation 313
– Komplikation 313, 315
– Kontraindikation 313
– Nachkontrolle 315
– Vorbereitung 314
– Voruntersuchung des Patienten 313
Leberenzyme im Serum 310 f
Leberfunktion, Diabetes mellitus 423
Leberinsuffizienz 317
– Ursache 317
Leberkarzinom 325
Leberkoma
s. Coma hepaticum
Leberkoma-Cocktail 323
Leberkrankheit, Antikörper 312
– äußerlich erkennbare Veränderungen 317
– Befund, körperlicher 310
– Beschwerden 317
– chronische, Behandlung 324
– Laborbefund 310
– Serumeiweißkörper 312 f
Leberläppchen 303 f
Lebermetastase 318
– Diagnostik 316
Leberpalpation 310
Leberpforte 303
Leberpunktion, gezielte 311

Leberschädigung 319
- alkoholbedingte 324
- toxische 318 f
Leberschwellung, Herzinsuffizienz 160 ff
- Perikarderguß 188
Lebersinusoide 304
Lebersonographie 316
Lebersternchen 317
Leberszintigraphie 311, 316
Lebertumor 318, 328
- Diagnostik 316, 328
Lebervenen 303
Leberverfettung, Ursache 320
Leberzellen 304
Leberzellenneubildung 319
Leberzellenschädigung 318 f
- Ursache 319
Leberzellinsuffizienz 325
Leberzellkarzinom bei chronischer Hepatitis 586
Leberzelluntergang, Laborbefunde 310
Leberzirrhose 318 f
- alkoholische 324
- Aszitesentstehung 327 f
- Befund 325
- - körperlicher 310
- biliäre 324
- bei chronischer Hepatitis 586
- Komplikation 325
- Leberveränderungen 323
- postdystrophische 324
- posthepatitische 321, 323
- Serumelektrophorese 16, 313
- Ursache 323
Leberzyste, Diagnostik 316
Leichenfinger 106
Leistungsfähigkeit bei Lungenfibrose 231

Leistungsminderung, Diabetes mellitus 411
- Hyperparathyreoidismus 396
Lentasepsis 108, 110, 144
Lepra 468, 541 f
- Behandlung 542
- Symptome 542
- Übertragung 542
- Vorkommen 541
Leprabakterien 542
Leptospiren 560
Leptospirose 469, 560 ff
- Behandlung 561
- Meldepflicht 562
- Nachweis 561
- Übertragung 561
Letalität 478
Leukämie 41 ff, 520, 528
- akute, myeloische, Krankheitszeichen 42
- - Remission 44 f
- chronische 42
- - lymphatische 42
- - myeloische 42
- - - Krankheitsentwicklung 42
- Komplikation 43
- lymphatische 41, 45, 61
- - Behandlung 45
- myeloische 41
- - Befunde 43
- - Behandlungsmaßnahmen 44
- - Prognose 44
- Unterschied zur Leukozytose 41
Leukopenie 27, 49
Leukose s. Leukämie
Leukozyten 1, 7, 13, 26 ff
- basophile 26 f
- Bewegung 28
- eosinophile 26
- - fehlende 27
- - vermehrte 27
- Gesamtzahl 27
- im Harnsediment 375
- informationsspeichernde 29, 483

- Linksverschiebung 27
- neutrophile 26
- polymorphkernige 6
- im Urin 363
- im Urinsediment 347
- vermehrte 27
- verminderte 27
- Vorkommen 28
Leukozytenbildung 11, 26
Leukozytengranula 26
Leukozytenzylinder im Harnsediment 363
Leukozytose 6, 27
- mit Linksverschiebung 41
- Unterschied zur Leukämie 41
Leukozyturie, sterile 558
Leydig-Zellen 407
Lezithin 307
LH (luteinisierendes Hormon) 382
LHRH (luteinizing hormone releasing hormone) 380
Lichtempfindlichkeit der Haut 440
Lidödem 359
Lidspalte, weite 390
Lieberkühn-Drüsen 274
Linksherzinsuffizienz 160, 163 ff
- akute, herzinfarktbedingte 155
- bei Mitralklappenfehler 143
- Ursache 163
Linksherzkatheter 136 f
- Nachbehandlung 136 f
Links-rechts-Herzinsuffizienz nach Herzinfarkt 155
- bei Mitralklappenfehler 143
Links-rechts-Shunt 190
Linksverschiebung der Leukozyten 27
Lipämie 8, 16
Lipase 296
Lipidämie 8, 16

Lipidelektrophorese 439
Lippen-Kiefer-Gaumen-Spalte 4
Lippenzyanose 160 f
Liquor cerebrospinalis 535 f
– – blutiger 111
– – – Pleozytose 536
Liquordruck 536
Lobärpneumonie 222, 225 ff
– Antibiotikatherapie 227
– Auslösung 226
– Behandlung, medikamentöse 227 f
– Erreger 226
– Komplikation 226
– Laborbefunde 225
– Pflege 227
– Schüttelfrost 495
– Spätkomplikation 226
– Stadien 225 f
– Symptome 225
– Verlauf 227
– bei Virusgrippe 577
Lobektomie, Lunge 220, 554
Lokalinfektionskrankheit 463
Lomidine 612
Lösung, molare 447
Lowdose-Heparinisierung, Thrombosevorbeugung 503
Lues 469, 520, 560
– Gefäßprozesse 106
– Herzbeteiligung 146
– Komplementbindungsreaktion 491
Luft, Zusammensetzung 192
Luftröhrenschnitt s. Tracheotomie
Luftschlucken 270
Luftsichel unter dem Zwerchfell 266
Luftwege, Erkältung 214
– obere 192
– Pilzbefall, Vorbeugung 229
– untere 192
Luftweginfektion 214

Lumbago 459
Lumbalpunktion 111, 535
Lunge 199 ff
– Anschoppung, entzündliche 225
– Aufbau 199
– Bindung an die Thoraxbewegung 194
– Hepatisation, graue 225
– – rote 225
– Lobektomie 220, 554
– Röntgenuntersuchung 208
– Segmentresektion 220, 554
Lungenabszeß 226, 230, 232
– Entstehung 232
Lungenalveolen 199
– Aufgabe 199
Lungenblähung 220 f
Lungenblutung 53, 549
Lungenembolie 88, 108, 229 f
– Behandlung 230
– Cor pulmonale 166
– Krankheitszeichen 230
– massive 230
– Vorbeugung 230
Lungenemphysem 220 ff
– Bedeutung 215
– Befunde 221
– Behandlung 221 f
– Beschwerden 221
– Folgen 220
– obstruktives 220
– Residualluft 203
– Vorbeugung 221
Lungenentzündung s. Pneumonie
Lungenfell 200
Lungenfibrose 231
– Folgen 231
– Leistungsfähigkeit 231
– Prognose 231
– zystische 231
Lungengangrän 232
Lungenhilus 197, 200
Lungeninfarkt 108, 229

– Aussehen 229
– Komplikation 230
Lungeninfiltrat, eosinophiles, flüchtiges 617
Lungenkreislauf 71, 124
– Widerstand, erhöhter 166
Lungenlappen 199
Lungenleistung im Alter 206
– Messung 204
Lungenmetastase 232
– Röntgenbefund 234
Lungenmykose 228 f
Lungenödem 164
– Behandlung 164
– Krankheitszeichen 164
– Lagerung des Patienten 164 f
Lungenpest 539
Lungenrundherd 234
– Feinnadelbiopsie 233
Lungenruptur 239
Lungenstauung 160, 164
– bei Mitralklappenfehler 143
Lungenszintigraphie 209
Lungentuberkulose, chirurgischer Eingriff 554
– chronische 551
– exsudativ-infiltrative 547, 549
– Pleurabeteiligung 558
– produktiv-zirrhotische 547, 549
– Stadien 546
Lungentumor 232 f
– bösartiger 232
Lungenvenen 124
Lungenvenenblut 124
Lungenvolumina, Messung 202
Lungenzirrhose 550
Lupus erythematodes 70
– – disseminatus 461 f
– – – Symptome 462
– – Endokarditis 139
– vulgaris 560

Luteinisierendes Hormon (LH) 382
Luteinizing hormone releasing hormone (LHRH) 380
Lyme-Borreliose 469, 561 f
– Arthritis 452
– Behandlung 563
Lymphadenopathie 61
Lymphadenopathiesyndrom 588
Lymphangiosis carcinomatosa 233
Lymphatisches Gewebe, Appendix 276
– – Darm 274
Lymphatisches System 60 ff
– – Aufgabe 61
Lymphe 60
Lymphgefäße 60
Lymphkapillaren 60
Lymphknoten 9, 60 f
Lymphknotenschwellung, afrikanische Schlafkrankheit 612
– allgemeine 61
– HIV-Infektion 587
– Leukämie 41 f, 45
– lokale 61
– Mononukleose, infektiöse 591
– Röteln 567
– Serumkrankheit 487
– Toxoplasmose 613
Lymphknotentuberkulose 61, 550, 557
Lymphoblastenleukämie, akute 45
Lymphogranulomatose
s. Hodgkin-Lymphom
Lymphographie 61 f
Lymphoidzellenangina
s. Mononukleose, infektiöse
Lymphom, malignes 46 ff
– – zerebrales, AIDS 588
Lymphozyten 6, 21
Lymphozytenbildung 9, 26
Lymphozytenentstehung 29
Lymphozytose 41
Lyssa s. Tollwut

M

Madenwürmer 617 f
– Reinfektion 618
Magen 252 ff
– Aufgaben 253
– kleiner, Beschwerden 268
– Lage 252
– nervöser 272
– Röntgenuntersuchung 256
– Teilentfernung
s. Magenresektion
– Totalentfernung
s. Gastrektomie
– Untersuchungsmethoden 255 ff
– Verweildauer fester Speisen 254
Magenatonie 272, 299
Magenbeschwerden, funktionelle 259, 272
– – Häufigkeit 259
– ulkusbedingte 263
Magenblutung, Behandlung 266
– – gastroskopische 266
– große 265
– karzinombedingte 269
– Maßnahmen 265
– Ursache 271
Magen-Darm-Passage, röntgenologische 276
– – Karzinomnachweis 270
Magendivertikel 270
Magendrüsen 254
Magenektasie 267
Magenentleerung 253
Magenentleerungsstörung 267
Magenerosionsblutung 327
Magenfundus 252 f
Magenfunktionsstörungen nach Resektion 268 f
– – Behandlung 269
Magengeschwür
s. Ulcus ventriculi
Magenkarzinom 260, 269 f
– Behandlung 270
– bei chronischer Gastritis 262
– Krankheitszeichen 269
– Nachweis 269 f
– präpylorisches 267
– zentral zerfallendes 263
Magenkörper 252 f
Magenkurvatur, große 252 f
– kleine 252 f
Magenmotilitätsstörung 272
– postoperative 260
Magenoperation, Indikation 268
Magenperistaltik 253 f
– gestörte 259
Magenresektion 267 ff
– Funktionsstörungen, postoperative 268 f
– – – Behandlung 269
– bei Pylorusstenose 267
Magensaft, Säuregehaltsbestimmung 258
Magensaftabsaugung 299
Magensaftproduktion 254
Magensalzsäure, Aufgabe 254
– Produktion, überschießende 263
Magensäurelocker 254
Magensäuremangel
s. Achlorhydrie
Magenschleimhaut, aggressive Faktoren 263
– protektive Faktoren 263
Magenschleimhautatrophie 35

Magenschleimhaut-
biopsie, endoskopi-
sche 256
– Karzinomnachweis
270
Magenschleimhautero-
sion 271
– Blutung 327
Magenschleimhautpo-
lyp 269
Magensekretionsana-
lyse 258
Magensekretions-
störung 272
Magensenkung 271
Magensickerblutung,
karzinombedingte
269
– ulkusbedingte 265
Magenspülung Bewußt-
loser 260
– Indikation 260
– bei Pylorusstenose
267
– Vorbereitung 259 f
Magentumor 269 f
Magenwandschichten
252
Magersucht 434 f
– psychogene 434
Magnesium 16
Maisernährung, aussch-
ließliche 442
Makrophagen 26, 66 f
Malabsorption, Nach-
weis 278
Malabsorptionssyn-
drom 286
Malaria 469, 605 ff
– Ausheilung 610
– Bedeutung 605
– geographische Ver-
breitung 480
– latente 610
– Maßnahmen 611
– Meldepflicht 612
– Nachweis 611
– Prophylaxe, medika-
mentöse 611 f
– quartana 606, 609
– – Komplikation 609
– Schüttelfrost 495
– Symptome 609

– tertiana 606, 609
– – Komplikation 609
– tropica 606, 609
– – Symptome 609 f
– Übertragung 606
Malariagebiete, Begren-
zung 607
– Sanierung 607, 609
Malariaplasmodien 606
– Chloroquin-resistene
611
– Entwicklung 606 ff
– Nachweis 611
Maldigestionssyndrom
285 f
Malpighi-Nierenkörper-
chen s. Glomerulus
Maltase 274
Mandelabszeß 529 f
Mandelbeläge 519
Mandelentzündung 527
Mangan 445
Mangelanämie 31, 33 f
Mangeldurchblutung
100
Mangelernährung 436
Mangelkrankheit 5
Manometrie,
ösophageale 246
Masern 563 ff
– Anfangssymptome
564
– exanthematisches
Stadium 563 f
– gefährdete Kinder 565
– Immunisierung,
aktive 566
– – passive 566
– Immunitätsverhält-
nisse 566
– Infektiosität 563
– Inkubationszeit 563
– Komplikation 564 f
– Pflege des Patienten
565
– Stadien 563
– Übertragung 563
– Vorbeugung 566
Masernenzephalitis 565
Masernexanthem 564
Masernimpfung 566
Masernotitis 565
Mastfettsucht 429

Maul-und Klauenseuche
599 f
MCH (mittleres korpus-
kuläres Hämoglobin)
23
– Anämie 32
– Eisenmangelanämie
34
– erhöhtes 35
MCHC (mittlere korpus-
kuläre Hämoglobin-
konzentration) 23
MCV (mittleres korpus-
kuläres Erythrozyten-
volumen) 23
Mebendazol 616 f, 620
Media 78, 84
Mediainfarkt 110
Mediastinalemphysem
240
Mediastinalflattern 240
Mediastinalphlegmone
239
Mediastinaltumor 240
Mediastinitis 239, 529
Mediastinoskopie 210
Mediastinum 239
Medikamente
s. Arzneimittel
Medusenhaupt 317, 325
Mefloquin 611 f
Megakaryozyten 11
Megakolon 287
– toxisches 287 f
Megaloblasten im Ster-
nalmark 35
Megalozyten 25, 35
Megalozytose 23
Mehrfachimpfung 516,
526, 539
Mehrfachvakzine 482
Meläna 53
Melanozytenstimulie-
rendes Hormon
(MSH) 382
Melasikterus 318
Melatonin 385
Meldepflicht, Cholera
541
– bei Infektionskrank-
heit 504
– Leptospirose 562
– Malaria 612

Sachverzeichnis **661**

- Meningitis epidemica 535
- Ornithose 593
- Pest 540
- Poliomyelitis 596
- Rückfallfieber, europäisches 562
- Tollwut 599
- Tuberkulose 548
- Virusgrippe 579
- Virushepatitis 587

Memoryzellen 29, 483
Mendel-Mantoux-Probe 556
Meningismus 534
- Miliartuberkulose 551
Meningitis 534
- basale 559
- eitrige 212
- epidemica 534 ff
- - Anfangssymptome 535
- - Erreger 534
- - Inkubationszeit 534
- - Komplikation 536
- - Liquorbefund 536
- - Pflegemaßnahmen 536
- Erreger 534
- myalgica 600
- bei Parotitis epidemica 568
- tuberkulöse 551
- - Symptome 559
Meningoenzephalitis, Herpesvirusinfektion 574
Meningokokken 468, 534
Meningokokken-Kapselantigen 535
Menongokokkensepsis 536
Mesenterialembolie 108
Mesenteriallymphknotentuberkulose 557
Mesenterium 273, 275
Metabolisches Syndrom 413
Metamyelozyten 27
Metazoen 465, 469
Metazoenerkrankung 614 ff

Meteorismus 283
Mikrobiologie 465
Mikroembolien bei bakterieller Endokarditis 145
Mikrogramm 34
Mikrometer 22
Mikroorganismen, apathogene 476
Mikrozytose 23
Miktion 342
- schmerzhafte 344, 375
Milchunverträglichkeit 278
Miliartuberkulose 551
Miller-Abbot-Sonde 284 f
Milliäquivalent 447
Milz 62 ff
- Aufbau 63
- Aufgaben 63
- Blutversorgung 64
- Erythrozytenbildung 24
- Größenbestimmung 65
- Lage 62
- Lagebeziehung zum Magen 252
Milzbrand 543
Milzbrandkarbunkel 543
Milzentfernung 37, 47, 64
Milzgegend, Schmerzen 64
Milzinfarkt 64
Milzruptur 64
Milzschwellung, Herzinsuffizienz 162
Milzszintigraphie 65
Milztumor 64, 325
- Leukämie 45
- Malaria 609, 611
β_2-Mimetikum 219
Mineralokortikoide 399 f
- Aufgabe 400
- therapeutischer Nutzen 400
Mineralstoffwechsel 400

Minutenvolumen des Herzens 132
Mitralherzform 142
Mitralinsuffizienz, sekundäre 143
Mitralklappe 121 ff
Mitralklappenfehler, Folgen 143
- Herzumbau 142
- kombinierter, rheumatischer 142
Mitralklappenprolapssyndrom 143
Mitralstenose, Operation 142
- rheumatische 142
Mittelfellraum 239
Mittelohrentzündung bei Masern 565
Mittelstrahlurin 347, 350
- der Frau 347
- des Mannes 347
- Vorteile gegenüber dem Katheterisieren 350
Mobilisierung, postoperative, frühe 230
MODY (maturity onset diabetes of young people) 412
Moeller-Barlow-Krankheit 443
Molevac 618 f
Moniliasis s. Soor
Mononukleose, infektiöse 41, 61, 520, 528, 591 f
- - Behandlung 592
- - Blutbild 591
- - Übertragung 591
Monozyten 9, 21
Monozytenangina s. Mononukleose, infektiöse
Monozytenbildung 26
Monozytose 41
Morbidität 478
Morbilli s. Masern
Morbus s. Eigenname
Moro-Probe 555
Mortalität 478

MSH (melanozytenstimulierendes Hormon) 382
Mückenbekämpfung 601
Mukosa, Dünndarm 273
– Duodenum 255
– Magen 252
Mumps 245, 567 f
– Komplikation 568
– Pflege des Patienten 568
– Übertragung 567
Mundaphthen 244
Mundhöhle 242 ff
– Aufgabe 242
Mundhöhlensoor 603
Mundpflege 244
– bei Schwerkranken 229
Mundpflegetablett 244
Mundschleimhautentzündung
s. Stomatitis
Mundtrockenheit 243
Mund-zu-Mund-Beatmung 187
Muskelgewebe 2
Muskelkrämpfe 515 f
Muskelschicht, Duodenum 255
– Magen 252
– Speiseröhre 246
Muskelschmerzen 617
Muskelschwäche 179
Muskeltrichinen 617
Muskelverhärtung 460
Muskelzellen 1
Muskelzittern, grobschlägiges 323
Muskelzuckungen bei Urämie 371 f
Muskulatur, Dickdarm 275
– Dünndarm 273
– Harnblase 342
Mutter, Rhesus-negative 38, 55
Myalgia epidemica 600
Mycobacterium leprae 542
Myeloblasten 11, 27
Myelodysplastisches Syndrom 42

Myelozyten 11, 27
Mykobakterien 468, 544
Mykobakteriose, atypische, AIDS 588
Mykoplasmen 468
Mykose 469, 601 ff
Myogelose 460
Myokard 120
– Aufbau 124
– Dicke 125
Myokarditis 146 f
– Diphtherie 520 f
– infektiös-toxische 146
– rheumatische 146
– – akute 140
– Scharlach 532
– Symptome 147
– Therapie 147
Myokardszintigraphie nach Herzinfarkt 157
Myxödem 387, 392 f, 430
– Behandlung 393
– Symptome 393
Myzeten 465

N

Na-Bikarbonat 449
Nachtblindheit 442
Nackensteifigkeit 534
Nadelstichverletzung 585
Nährstofftransport 7
Nahrung, Eiweißminimum 436
– Magensäurelocker 254
Nahrungsmittel, jodreiche 394
– kaliumreiche 179, 449
Nahrungsmittelvergiftung, akute 512 f
– – Maßnahmen 512
Nase 194 ff
Nasenbluten 53
Nasendiphtherie 518
Nasenflügelatmen 225
Nasenhöhlen, Begrenzung 194
– Öffnungen 195
Nasenkatheter, Sauerstoffgabe 222

Nasenmuschel 195
Nasennebenhöhlen 195 f
– Aufgabe 195
– Untersuchung 195 f
Nasennebenhöhlenempyem 211
Nasennebenhöhlenentzündung 211 f
Nasenscheidewand 194
Nasenschleimhaut 195
Natrium 16
– citricum 14, 19
Nebenierenrindenhormone, Überproduktion 403
Nebenniere 397 ff
– Bedeutung 397
– Lage 397
Nebennereninsuffizienz 70
Nebennierenmark 398 f
Nebennierenmarktumor 398
Nebennierenrinde 398 ff
– Regelkreis 401 f
Nebennierenrindenfunktion, Untersuchung 403
Nebennierenrindenhormone 399 f
– therapeutischer Nutzen 400
Nebennierenrindenhyperplasie 404
Nebennierenrindeninsuffizienz 70
– Hypotonie 89
Nebennierenrindentuberkulose 404
Nebennierenrindentumor 404
Nebennierenrindenunterfunktion 403
Nebennierentuberkulose 560
Nebenschilddrüse 394 ff
– Lage 394
Nebenschilddrüsenadenom 395
– Serumkalziumwert 450

Nebenschilddrüsenkarzinom 395
Nebenschilddrüsentumor 395
Nebenschilddrüsenüberfunktion s. Hyperparathyreoidismus
Nebenschilddrüsenunterfunktion s. Hypoparathyreoidismus
Nebenschilddrüsenverlust 396
Neisseria meningitidis 534
Nekrose 77, 103, 108
Nephrektomie bei Tumor 368
Nephritis, akute, Behandlung 359
– – – medikamentöse 359
– chronische, Lupus erythematodes disseminatus 462
– interstitielle 363
– bei Scharlach 532
– Symptome 359
Nephrolithiasis 364 ff
Nephron 338
Nephropathie, diabetische 423
Nephroptose 336, 367
Nephrotisches Syndrom 358, 360 f
– – Behandlung 361
– – Serumelektrophorese 15, 313
– – Symptome 361
– – Ursachen 361
Nervengeflecht des Magen-Darm-Traktes 272
Nervengewebe 2
Nervensystem, Beteiligung bei Diabetes mellitus 423 f
Nervenzellen 1
Nervus(-i) laryngeus recurrens, Druckschädigung, tumorbedingte 240
– olfactorii 195
– phrenicus, Druckschädigung, tumorbedingte 240
– – Durchtrennung 554
– – Reizung 271
– vagus, Atembewegungssteuerung 200
Neugeborenenikterus, hämolytischer 38
Neuralgie, Herpes zoster 575
Neurohypophyse s. Hypophysenhinterlappen
Neurokrinie 380
Neuropathie, autonome, Diabetes mellitus 424
NHL s. Non-Hodgkin-Lymphom
Niazinmangel 245
Niclosamid 616
Niere, künstliche s. Hämodialyse
Nieren, Aufbau 337
– Aufgabe 340
– Ausscheidung von Schlackenstoffen 350
– Ausscheidungsfunktion 340
– – Prüfung 351
– Blutversorgung 337
– endokrine Funktion 340 f
– Feinbau 338 f
– Form 336
– Lage 336
– Nachbarorgane 336
– Regulationsaufgabe 340
– im Schock 93
Nierenangiographie 355
Nierenarterienstenose 367
Nierenbecken 336 f
– Aufgabe 341
Nierenbeckenentzündung s. Pyelonephritis
Nierenbeckenkarzinom 368
Nierenbeckenstein 365
Nierenbiopsie 356, 360
Nierenerkrankung in der Schwangerschaft 374
Nierengefäße 337
Nierengefäßerkrankung 357
Nierengefäßsystem, Darstellung 355
Niereninsuffizienz 364
– ACE-Hemmer-Dosierung 182
– bei Amyloidose 441
– Arzneimittelkumulation 371
– chronische 369 ff
– – Stadien 370
– – Ursache 370
– Definition 369
– dekompensierte 370
– – Behandlung 372
– Herzglykosiddosierung 181
– kompensierbare 370
– – Behandlung 372
– latente 370
– Symptome 369
– Ursache 370
Nierenkapillarnetze 337
Nierenkapsel 337
Nierenkelche 336 f
Nierenkelchstein 365
Nierenkolik 365
Nierenkoma 359
Nierenkörperchen s. Glomerulus
Nierenleeraufnahme 353
Nierenmark 337
Nierenpapillen 337
Nierenpunktion 356 f
– Komplikation 357
Nierenrinde 337
Nierensarkom 368
Nierensonographie 353
Nierenspender, Eigenschaften 374
Nierensteinbildung, Vorbeugung 366
Nierensteine 364 ff
– Behandlung 365 f
– Hyperparathyreoidismus 396
– Symptome 365
– Zusammensetzung 365

Nierensteinzertrümmerung 366
Nierenstützfett, Verlust 336
Nierentätigkeit, Blutdruck 345
– Diabetes mellitus 423
– bei Herzinsuffizienz 163
– Medikamenteneinfluß 345
– Steuerung 340
– Untersuchung 345
Nierentransplantation 374
Nierentuberkulose 558 f
– Nachweis 558
Nierentubuluserkrankung 357
Nierentumor 367 f
Nierenversagen, akutes 368 f
– – Maßnahmen 368
– – Symptome 368
Nikotinsäurepräparate 439
Nitrate 149, 178
Nitroglyzerin 149
Non-Hodgkin-Lymphom 47 f, 61
– Symptome 48
Noradrenalin 83, 398 f
– Wirkung 398
Norm 3
Notfall-Endoskopie bei Ösophagusvarizenblutung 250
Nottracheotomie 197
Nüchternblutzucker 411
– nach Diabeteseinstellung 419
Nüchternschmerz 263
Nuklearmedizin, Leberuntersuchung 311
Nulldiät 432
Nykturie 161, 343

O

O-Beine 444
Oberbauchbeschwerden 259, 272
Oberbauchschmerzen, Pankreatitis, akute 299
– rezidivierende 300
– Ulkuskrankheit 263
Oberflächengastritis, chronische 260
Obstipation 281 f
– Behandlung 282
– Definition 281
– bei Fieber 501 f
– – Behandlung 501 f
– bei Infektionskrankheit 501
– spastische 277
– Typhus 506
– Ursache 281
Ödem 62
– Entstehung 62
– durch Mangelernährung 14
– nephrotisches Syndrom 361
– Niereninsuffizienz 371
– prätibiales 160 f
– in der Schwangerschaft 375
Ödemausschwemmung 400
Ohnmacht 90
Ohrspeicheldrüse 242
Ohrspeicheldrüsenschwellung 567
Ohrtrompete 196
Oleothorax 554
Oligurie 343, 369
– bei Herzinsuffizienz 163
Omarthrose 459
Ophthalmitis 212
Orchitis bei Parotitis epidemica 568
Organaufbau 2
Organe, lymphatische 9, 26
– im Mediastinum 239
Organschädigung, schockbedingte 92
Organsystem 2
Ornithose 592 f
– Meldepflicht 593

Orthopnoe 161, 206, 218
Ösophagitis 246
Ösophagoskopie 246
– Fremdkörperentfernung 249
– Karzinomdiagnostik 251
Ösophagus 246 ff
– Bau 246
– Lage 246
– Untersuchung 246
Ösophagusbiopsie 246
– Karzinomdiagnostik 251
Ösophagus-Bougierung 249, 256
Ösophagusbreischluck 246
Ösophagusdivertikel 247, 270
Ösophagusfremdkörper 247
– Behandlung 249
Ösophaguskarzinom 247, 250 f
– Behandlung 251
– Beschwerden 250
– inoperables 251
– Untersuchungen 251
Ösophagusschleimhaut-Läsion 248
Ösophagussoor 603
– AIDS 588
Ösophagusstenose 247 f
Ösophagusstriktur 249
Ösophagustubus 251
Ösophagusulkus 248, 262
Ösophagusvarizen 247, 250, 325
– Gefahren 250
– Sklerosierung, endoskopische 327
Ösophagusvarizenblutung 250, 325 ff
– Auslösung 325
– Coma hepaticum 322
– Maßnahmen 326
Ösophagusverätzung 247 ff
– Erste Hilfe 248
– Folgen 249

Ösophagusverletzung 247
Osteochondrose 459
Osteomalazie 286, 443 f
– Behandlung 444
– Symptome 444
Osteomyelofibrose 50
Osteomyelosklerose 50
Osteoporose 286
– Cushing-Syndrom 405
– bei Kortikoidtherapie 401
– postmenopausale 444
Östrogene 408
Oszillogramm 101, 109
Ovarien 408
Oxyhämoglobin 193
Oxytozin 380 ff

P

PABA-Test 298
Palmarerythem 310, 317
Panarteriitis nodosa 104 f, 461
Pandemie 477
Pankarditis, rheumatische 140
Pankreas 295 ff
– Aufgabe 295
– Hauptausführungsgang 295
– Lage 295
– Sekretionshemmung, medikamentöse 299
– Selbstandauung 295
– Untersuchungsmethoden 296 ff
– Verdauungsleistung, Prüfung 297
Pankreasenzyme 296
– Bestimmung 296
– Substitution 301
Pankreasenzymentgleisung 296
Pankreaserkrankung 298 ff
Pankreas-Funktionstest 277
Pankreasfunktionsprüfung, schlauchlose 298

Pankreasgangsystem 295
– Untersuchung 296 f
Pankreasinsuffizienz 297
– endokrine 300
– exokrine 300
– Folgen 300
– Untersuchung 301
Pankreaskarzinom 286, 302
Pankreassaft, Entleerung 295
– Menge 295
Pankreasschädigung, alkoholtoxische 298
Pankreasstein 301 f
– Behandlung 302
Pankreaszellen, endokrine 295, 406
– exokrine 295
Pankreaszyste 301
Pankreatektomie, totale 302
Pankreatitis, akute 298 ff
– – Behandlung 299
– – Diätaufbau 300
– – Krankheitszeichen 299
– – Prognose 300
– – Schweregrad 299
– biliäre 300
– chronische 286, 300 f
– – Behandlung 301
– – Beschwerden 300
– – Laborbefunde 299
– bei Parotitis epidemica 568
– Ursache 298
Pankreolauryltest 298
Pankreozymin 297
Panzerherz 189
Panzytopenie 50
Papageienkrankheit 592 f
Papilla duodeni major 295, 305 f
Papillarmuskel 122, 125
Papillenkarzinom 334
Papillotomie 332
– endoskopische 300

Paraösophagealhernie 247
Parasiten 465, 469 f
Parasympathikus, Einfluß auf das Herz 126
– – auf die Magenperistaltik 254
Parathormon 394 ff
– Bestimmung, radioimmunologische 395
Parathormonproduktion, Regulation 395
Parathyreoidea s. Nebenschilddrüse
Paratyphus 505, 509
Pärchenegel 621
Parodontose 245
Parotitis, eitrige 245
– epidemica s. Mumps
– unspezifische 245
Pasteurella tularensis 542
Pasteurisieren 624
Peak-Flow-Meter 204
PEG s. Gastrostomie, perkutane endoskopische
Peitschenwurm 620
Pellagra 442
Penizillinbehandlung bei rheumatischer Karditis 141
Pepsin 255
Pepsinogenbildung 254
Peptidabbau 274, 296
Peptidase 274
Perforansvenen 85
Perfusion, Atmung, äußere 206
Perfusions-Inhalations-Szintigramm 209
Periarteriitis nodosa 99, 104 f, 461
– – Krankheitszeichen 105
Peribronchitis 216, 219 f
Pericarditis constrictiva 189
– exsudativa 188
– sicca 188
Peridivertikulitis 288

Perikard (s. auch Herzbeutel) 121
Perikarderguß 188
– Herzinsuffizienz 162
– Nachweis 128
Perikarditis 155, 187 f
– Behandlung 188
– eitrige 188
– Folgen 189
– Herzbeutelveränderung 187
– bei Myokardinfarkt 188
– rheumatische 188
– tuberkulöse 188, 551
– unspezifische 188
– urämische 188
– Ursache 188
Perisplenitis 64
Peristaltik 241
– Dünndarm 274
– Magen 253
Peristaltikförderung, medikamentöse 282
Peritonealdialyse 372 f
Peritonealkarzinose 291
Peritonealtuberkulose 551, 557
Peritoneum 291 ff
Peritonitis 291 f
– akute 291
– – Behandlung 292
– – Symptome 291
– chronische 291
– Gallensteinperforation 331
– gallige 332
– Ileus, paralytischer 284, 291
– tuberkulöse 557
Perkussion, Herz 128
– Thorax 208
Pertussis 537 ff
– Behandlung 538
– Inkubationszeit 537
– Komplikation 538
– Stadien 537
– Übertragung 537
– Vorbeugung 539
Pest 539 f
– Behandlung 539
Pestepidemie 540
Petechien 53 f

Peyer-Plaques 274
Pfeiffer-Drüsenfieber s. Mononukleose, infektiöse
Pflasterprobe 555
Pflegepersonal, Schutz vor Ansteckung 629
Pfortader 303
Pfortaderhochdruck s. Hypertension, portale
Pfortaderkreislauf 71, 303
– Drucksenkung, medikamentöse 250, 327
– Umgehungskreislauf 317
– – künstlicher 327
Pfortaderstauung 325
Pfortadersystem 241, 303
– der Hypophyse 381
Pfötchenstellung der Hände 515
Phagozyten 26, 28, 66, 69, 483
Phagozytose 1, 26, 28
Phäochromozytom 398 f
– Nachweis 399
Pharyngitis 213
pH-Metrie 246
Phosphatase, alkalische 16, 310, 312
pH-Wert 448
– Blut 205, 448
Pilzbefall der Atemwege, Vorbeugung 229
Pilze, Nachweis 601
Pilzerkrankung 469, 601 ff
Pilzösophagitis 603
Pilzpneumonie 228 f
Pilzsepsis 601
Piperazinderivate 617
Plaques, atheromatöse 100, 439
Plasmaeiweißkörper 13
Plasmazellen 12, 29 f, 66 f
Plasmodien 606
– Nachweis 611
Plasmozytom 48

– Serumelektrophorese 16, 313
Plaut-Vincent-Angina 528, 530
– Erreger 530
– Unterscheidung von Diphtherie 519
Plazenta 377
Pleura 194, 200
– Aufgabe 200
– diaphragmatica 200
– parietalis 200
– visceralis 200
Pleuraempyem 226, 235, 237 f
– Behandlung 238
– Krankheitszeichen 237
– Ursache 237
Pleuraerguß 235 f
– Herzinsuffizienz 162
Pleuraerkrankung 235 ff
Pleurakarzinose 235
Pleurapunktion 236 ff
– Vorbereitung 236 f
Pleuraraumspülung 238
Pleurareiben 235
Pleuraschmerz, atemabhängiger 235
– – Lungenembolie 230
Pleuraschwarte 235 f, 238
– Vorbeugung 238
Pleuritis 235 f
– Behandlung 237
– exsudativa 235 f
– – Krankheitszeichen 236
– – Ursache 237
– bei Lobärpneumonie 228
– sicca 235 f
– – Krankheitszeichen 235
– tuberkulöse 551, 558
Pleurodynie 600
Pneumektomie 554
Pneumocystis-carinii-Pneumonie 588
Pneumokokken 468
Pneumokokkenpneumonie 223
Pneumokoniose 231

Pneumolyse 554
Pneumonie 219, 222 ff
– alveoläre 222
– ambulant erworbene 222 f
– atypische 228
– nach Bestrahlung 224
– chronische 228
– Erreger 223
– hämorrhagische 539
– hypostatische 224
– interstitielle 222
– käsige 549
– lobäre s. Lobärpneumonie
– lobuläre 222
– bei Lungeninfarkt 230
– nosokomiale 222 f
– bei Pertussis 538
– primäre 222
– sekundäre 222
– toxisch bedingte 224
– Ursache 222
– Verlauf 228
– bei Virusgrippe 577
Pneumonieprophylaxe nach Herzinfarkt 156
Pneumoperitoneum 315
Pneumothorax 235, 238
– künstlicher 238
– bei Lungentuberkulose 554
Pocken 570 f
– Inkubationszeit
– Quarantänedauer 570
– Unterscheidung von Windpocken 571
– Vorbeugung 571
– Vorkommen 570
Pockenschutzimpfung 571
Pockenviren 466
Poikilozytose 25
Polioenzephalitis 594
Poliomyelitis 593 ff
– Behandlung 595 f
– Immunitätslage 594 f
– Inkubationszeit 593
– Meldepflicht 596
– Stadien 594
– Übertragung 593
– Verlauf 594
– Vorbeugung 595

Polio-Schluckimpfung 595
Poliovirus 593
– Nachweis 596
Pollakisurie 344, 375
Polyarthritis, chronische s. Arthritis, rheumatoide
– rheumatisches Fieber 453
Polychromasie der Erythrozyten 25
Polycythaemia vera 39 f
– – Symptome 40
Polyglobulie 39 f
Polymerase-Kettenreaktion 590
Polymyalgia rheumatica 452
Polyneuropathie, periphere 428
– – Diabetes mellitus 424
Polypabtragung, gastroskopische 256
Polypektomie, koloskopische 279
Polyurie 343
Polyzythämie 39 f
– Komplikation 40
Porphyria cutanea tarda 440
Porphyrie 440
– akute intermittierende 440
Porphyrine 25, 440
Postcholezystektomiesyndrom 334 f
Poststreptokokken-Glomerulonephritis 358, 360
Postthrombotisches Syndrom 86
Prädiabetes 413
Präkoma, hepatisches 323
Präzipitation 490
Praziquantel 616, 621
Pressorezeptoren 83
Primärharn 339
PRIND (prolongiertes reversibles ischämisches neurologisches

Defizit) 97, 111
Probelaparotomie, Magenkarzinomnachweis 270
Proguanil 611
Proinsulin 414
Prokinetika 272
Proktoskopie 276, 279
– Vorbereitung 280
Prolaktin 381
Prolaktinom 382, 384
Prolongiertes reversibles ischämisches neurologisches Defizit (PRIND) 97, 111
Promyelozyten 27
Prostatitis 475
Protaminsulfat 158
Protease-Inhibitoren 589
Proteinurie 357 ff, 360 f
– in der Schwangerschaft 375
– schwere 360
– Zystitis 375
Prothrombin 17 f
Prothrombinbildung 18, 304, 312
Prothrombinmangel 52, 445
Prothrombinspiegel 19, 312
Protonenpumpenhemmer 264
– Applikation, parenterale 266
Protonenpumpen-Inhibitoren 250
Protoplasma 1
Protozoen 465, 469
Protozoenkrankheit 604 ff
Pseudoappendizitis 540
Pseudokrupp 197, 522
– bei Masern 565
Pseudoperitonitis 426
Pseudopolyglobulie 40
Psittakose 592 f
Psoriasisarthritis 451
Psychopharmaka bei Herzinsuffizienz 178
PTA (perkutane transluminale Angioplastie) 103

PTC (perkutane, transhepatische Cholangiographie) 309
PTD (perkutane, transhepatische Gallengangsdrainage) 331
PTT (partielle Thromboplastinzeit) 19, 157
Puerperalscharlach 530
Puffersubstanzen 448
Pulmonalarterie 122 f
Pulmonalarterienblut 124
Pulmonalarterienfehlbildung 189
Pulmonalklappe 122
Pulmonalstenose, angeborene 189
Puls bei Schock 95
Pulsdefizit 176 f
Pulsfrequenz 79, 132
– erhöhte, Ursache 133
Pulsfühlen 79
Pulsrhythmus 79
Pulsstärke 79
Pulswelle, Taststellen 79 f
Purkinje-Fasern 127
Purpura senilis 54
– simplex 54
– thrombozytopenische 52
– – idiopathische 52
– vaskuläre 53 f
P-Welle 130 f
Pyelitis, Schüttelfrost 495
– Schwangerschaft 374
Pyelographie(-gramm), intravenöses 353
– retrograde 353 f
Pyelonephritis 362 ff
– Befunde 363
– Behandlung 363
– chronische 363 f
– – Behandlung 364
– – bei Diabetes mellitus 423
– – Symptome 364
– Erreger 362
– Prognose 363
– Symptome 363
Pyloroplastik 268

Pylorus 252 f
Pylorusstenose 260
– angeborene 267
– Behandlung 267
– karzinombedingte 267, 269
– Operation 267
– ulkusbedingte 265, 267
– Zeichen 267
Pyrantel 620
Pyrazinamid 552

Q

QRS-Gruppe 130 f
Quarantäne 504
Quecksilbervergiftung 243
Quellmittel 282
Querschnittsyndrom, Bandscheibenvorfall 459
Quick-Test 312
Quick-Wert bei Kumarinbehandlung 158 f
Quincke-Hängelage 219

R

Rabies s. Tollwut
Rachen 196
Rachenabstrich 520
– Scharlachdiagnose 531
Rachendiphtherie 518
Rachenmandel 196, 212
Rachenring, lymphatischer 212
Rachitis 286, 443 f
– Behandlung 444
– Zeichen 444
Radiojodtherapie 391
Ratschow-Lagerungsprobe 102
Ratten 539 f
Rattenflöhe 479
Raucherbein 104
R-auf-T-Phänomen 171
Raum mit Desinfektionszwang 628
Raumdesinfektion 629

Raumdesinfektionsmittel 626
Raynaud-Krankheit 99, 104, 106
Reanimation, kardiopulmonale 186 f
Rechtsherzendokarditis 144
Rechtsherzinsuffizienz 160, 167
– bei Lungenemphysem 220
Rechtsherzkatheter 136 f
Rechts-links-Shunt 190
Recklinghausen-Krankheit 396, 450
Reduktionskost 432
Reflexe, beschleunigte 391
Reflexsteigerung bei Urämie 371 f
Refluxkrankheit 246, 248
Refluxösophagitis 248, 262, 270
– Risikofaktoren 270
Regelkreis, hormonaler 379
– Nebennierenrindenfunktion 401 f
– Schilddrüsenfunktion 386
Regulationsstörung 5
Regurgitation 251
Reifungskrise, psychische 434
Reinigungseinlauf 280
Reiter-Syndrom 451, 511
Reizhusten, Viruspneumonie 228
Reizmagen 259, 272
Reizpolyglobulie 40
Rektosigmoidoskopie 279
Rektoskopie 276
– Vorbereitung 280
– – des Patienten 280
Rektum 275
Rektumaustastung, digitale 279, 290
Rektumkarzinom 289 f

Rektumschleimhaut-
 biopsie 441
Rekurrensparese 240
Releasing-Faktoren 380
Remission bei akuter
 Leukämie 44 f
Renin 341
Renin-Angiotensin-
 Aldosteron-System
 341
Renovasogramm 353
RES (retikuloendothe-
 liales System) 63,
 304
Reservevolumen, exspi-
 ratorisches 201 f
– inspiratorisches 201 f
Residualluft 203
Resistenz von Erregern
 624
Resistenzschwäche
 s. Abwehrschwäche
Resorption 241, 273
Resorptionsstörung,
 Nachweis 278
Resorptionstest 276
Retikuloendotheliales
 System (RES) 63, 304
Retikulozyten 22
Retikulozytenkrise 35
Retinopathie, diabeti-
 sche 423
Retrotonsillarabszeß
 529
Rezidivulkus 269
Rhagaden 244
Rhesus-Antikörper 38
Rhesus-Faktor 55
Rhesus-negative Mutter
 38, 55
Rhesus-positiver Vater
 38, 56
Rheumatische Erkran-
 kung 451 ff
Rheumatisches Fieber
 452 ff
– – Behandlung 454
– – Herzbeteiligung
 139, 453 f
– – Laborbefunde 453 f
– – Symptome 453
– – Ursache 453
– – Verlauf 454

Rheumatismus, Defini-
 tion 451
Rhinitis 211
Rhinoskopie, hintere
 196
– vordere 196
rh-negativ 38, 55
Rh-positiv 38, 55 f
Rickettsien 466, 572
Riechfeld 195
Riechnerven 194
Riesenkind 428
Riesenwuchs 382 f
Rifampicin 552
Rinderbandwurm 614 f
Rinderinsulin 414 f
Rippenfell 200
Riva-Rocci-Blutdruck-
 messung 81
Roemheld-Syndrom
 283
Röntgenkontrastmittel-
 gabe, Gallensteindar-
 stellung 309
Roseolen 506
Röteln 566 f
– Übertragung 566
– Vorbeugung 566
Rötelnembryopathie
 566
Rötelnimpfung 567
Rotlauf 533
Rötung 6
Rubeola s. Röteln
Rubinikterus 318
Rückatmung in einen
 Plastikbeutel 397
Rückfallfieber, europäi-
 sches 561 f
Rückresorption in Harn-
 kanälchen 340
Rückstau, venöser,
 obere Körperhälfte
 162
Ruhedyspnoe 160 f
– Lungenemphysem
 221
Ruhe-Herzinsuffizienz
 160
Ruhr, tropische
 s. Amöbenruhr
Rumpel-Leede-Phäno-
 men 54

S

Säbelscheidentrachea
 390
Sabin-Feldmann-Test
 613
Saccharase 274
Saisongebundene
 Krankheit 478
Sakralödem 162
Salazosulfapyridin 289
Salizylpräparate 454,
 457
– Nebenwirkungen 457
Salmonellen 468, 505 f
– Dauerausscheider 505
– Weg im Körper 505 f
Salpingitis 475
– tuberkulöse 559
Saluretika 97, 179, 328
Salzsäurebildung 254
Saprophyten 470
Sarkoidose 234
– Ursache 234
Sauerstoff, Bedeutung
 192
Sauerstoffaufnahme
 192
Sauerstoffgabe 178
– bei Lungenemphysem
 222
– Nasenkatheter 222
– bei Status asthmaticus
 219
Sauerstoffgehalt des
 Blutes 200
Sauerstoffmangel 210
Sauerstofftransport 7
– im Blut 193
– ungenügender, Puls-
 frequenz 133
Saumzellen 273
Säure-Basen-Stoffwech-
 sel, Untersuchung 448
Säureverätzung, Öso-
 phagus 247 ff
Scharlach 530 ff
– Anfangssymptome
 531
– Befundkontrollen 532
– Behandlung 532
– Diagnose 531 f
– Inkubationszeit 531

Scharlach, Komplikation 532
- Übertragung 530
Scharlachexanthem 531, 564
Scharlach-Maske 531
Scharlachnephritis 532
Scharlachrheumatoid 532
Schaufensterkrankheit 101
Schellong-Test 132
Scheuerdesinfektionsmittel 626
Schiefhals 459
Schilddrüse 385 ff
- Feinbau 385
- Feinnadelpunktion 387
- Lage 385
Schilddrüsenadenom, toxisches 387
- - Szintigramm 389
Schilddrüsenentzündung 387, 392
Schilddrüsenfunktion 386
- Prüfung 387
- Regelkreis 386
Schilddrüsengewebe, Reduzierung, operative 391
Schilddrüsenhormone 385 ff
- Substitution 392 f
- Wirkung 387
Schilddrüsenkarzinom 387
- Szintigramm 389
Schilddrüsenknoten, szintigraphisch heißer 389
- - kalter 389
Schilddrüsenresektion 391 f
Schilddrüsensonogramm 389
Schilddrüsenszintigramm 389
Schistosomiasis 620 f
Schlackenstoffe, Ausscheidung, renale 350
Schlaf, Schwerkranker 498

Schlafförderung 499
Schlafkrankheit, afrikanische 612
- europäische 580
Schlafmittel 499 f
Schlafmittelsucht 500
Schlafstörung 499
Schlagadern s. Arterien
Schlaganfall s. Apoplexie
Schlagvolumen 132
Schluckakt 196
Schluckauf 271
Schluckimpfung 595
Schlucklähmung 514
Schluckpneumonie 520
Schluckreflex 243
Schluckstörung nach Apoplexie 114
Schlußdesinfektion 628
Schmerz, entzündungsbedingter 6
- ischämischer 103
- retrosternaler 148, 249
Schmerzmittel 499 f
Schmierinfektion 474, 480
Schneckenvernichtung 621
Schnelldigitalisierung 180
Schnupfen 211
Schock 90 ff
- allergischer 91 f
- anaphylaktischer 91 f, 487 f
- - Maßnahmen 488
- - Symptome 487
- - Vermeidung 488 f
- ärztliche Maßnahmen 95
- Aussichten 93 f
- Befundkontrolle durch die Krankenschwester 95
- Behandlung 94 f
- bei Bluttransfusion 59
- Definition 90
- dekompensierter 93
- Folgen 92
- Frühphase 93

- hypoglykämischer 91 f, 424 f
- - Maßnahmen 425
- - Unterscheidung vom diabetischen Koma 427
- hypovolämischer 91
- kardiogener 91, 155
- - Behandlung 95
- kompensierter 93
- Kreislaufauffüllung 95
- Laboruntersuchungen 94
- Lungenembolie 230
- Nierenfunktion 93
- Pankreatitis, akute 299
- Peritonitis, akute 291
- Schweregrade 93
- septischer 91
- Sofortmaßnahmen 94
- traumatischer 91 f
- Ulkusperforation 266
Schocksymptome, Herzinfarkt 152
Schrumpfniere, hydronephrotische 366
- pyelonephritische 364
Schultergelenkarthrose 459
Schüttelfrost 225, 237, 494 f
- Bedeutung 495
- Erysipel 533
- Malaria 609
- Maßnahmen 495 f
- Pyelonephritis 363
- Rückfallfieber, europäisches 562
Schwäche, Addison-Krankheit 404
Schwangerschaft, Diabetikerin 428
- Harnabflußstörung 362, 374
- Röteln 566
- Vitaminmangel 443
- Windpocken 569
Schwangerschaftsanämie 35 f
Schwangerschaftsniere 374

Schweinebandwurm 614 f
Schweineinsulin 414 f
Schwellung 6
Schwindel, Tachykardie, paroxysmale 173
Sedativa 499
Segmentresektion der Lunge 220, 554
Sehnenxanthome 439
Seitenstrang, lymphatischer 212
Seitenstrang-Angina 213
Sekretin-Pankreozymin-Test 301
Sekretintest 297
Sekretion, äußere 377
– innere 377
Sekundärharn 340
Sengstaken-Blakemore-Sonde 326 f
Senkmagen 271
Senkniere 336, 367
Senkungsabszeß 558
Sensibilitätsverlust bei Diabetes mellitus 428
Sepsis 144, 495, 529
– bei Agranulozytose 49 f
– bei Lobärpneumonie 226
– bei Pyelonephritis 363
Serologie 490 f
Serosa, Dünndarm 273
– Magen 253
Serumamylase 16
Serumeiweißkörper 15
– bei Leberkrankheit 312
– verminderte s. Hypoproteinämie
Serumelektrophorese 312 f
Serum-Glutamat-Oxalazetat-Transaminase (SGOT) 310 ff
– Herzinfarkt 154
Serum-Glutamat-Pyruvat-Transaminase (SGPT) 310 ff
Serumkrankheit 487
Serumreaktion, Vorsichtsmaßnahmen 489
Serumtransaminasen, erhöhte 311 f, 325
Seuche 477 f
Sexualprägung, männliche 407
– weibliche 408
SGOT (Serum-Glutamat-Oxalazetat-Transaminase) 310 ff
– Herzinfarkt 154
SGPT (Serum-Glutamat-Pyruvat-Transaminase) 310 ff
Sheehan-Syndrom 382 f, 434
Shigellen 468
Shigellose s. Bakterienruhr
Shunt 190
Sichelzellenämie 25 f, 37
Sickerblutung 32
– Magenkarzinom 269
– ulkusbedingte 265
Siderose 231
Siebbein 194
Sigma 275
Sigmoidoskopie 276
– Karzinomvorbeugung 290
Silbervergiftung 245
Silikose 231
Simmonds-Krankheit 382 f, 434
Singultus 271
Sinusarrhythmie, periodische 169
Sinusbradykardie 167 f
– beim Gesunden 168
– pathologische 168
Sinusitis 211 f
– Behandlung 212
– Bronchitis, chronische 212
– Komplikation 212
– maxillaris, dentogene 212
Sinusknoten 126 f
Sinusknotensyndrom 169
Sinusrhythmus 127, 167
– Änderung 167 ff
Sinustachykardie 167 f
– beim Gesunden 168
– pathologische 168
Sjögren-Syndrom 461
Sklerodermie 287
– progressive 461
Skorbut 443
Sludge-Phänomen 92
Sodbrennen 246, 248 f, 270
– Ulkuskrankheit 263
Solitärgallenstein 329
Somatostatin 299
Somatotropin 381
Sommergrippe 600
Somnolenz, Fieber 496
– Typhus 506
Sondennahrung 251 f
Sonographie, Aszitesnachweis 293
– Fettlebernachweis 320
– Gallensteinnachweis 329
– Gallenwegsystem 308
– Harnwege 353
– Leberuntersuchung 311, 316
– Nebenschilddrüsentumor-Nachweis 395
– Pankreasuntersuchung 296
– Phäochromozytomnachweis 399
– Pleuraergußnachweis 236
– Schilddrüse 389
Soor 243, 475, 602 f
– Behandlung 603
– oraler 229, 603
– ösophagealer 603
– – AIDS 588
Soorinfektion 603
Soorpilze 469
Spannungspneumothorax 239
Spasmoanalgetika 301, 331
Spastik nach Apoplexie 112
Speichelarten 243
Speicheldrüsen 242

Speicheldrüsenerkrankung 245
Speicheldrüsenschwellung 567 f
Speichelsekretion 243
– krankhaft vermehrte 243
Speichelstein 245
Speisen, feste, Verweildauer im Magen 254
Speiseröhre
s. Ösophagus
Speisesalzjodierung 394
Spenderniere, Abstoßungskrise 374
– Implantationsort 374
Spezialstrümpfe 86
Sphärozyten 25, 37
Sphincter Oddi 306
Spidernävi 310, 317
Spirochaeta obermeieri 561
– pallida 560
Spirochäten 466
– Eigenschaften 469
Spirochätose 560 f
Spirographie, Auswertung 204
Spirometer 202, 204
Spitzfußprophylaxe nach Apoplexie 115
Splenektomie 37, 47, 64
Spondylarthrose 459
Spondylitis ankylosans
s. Bechterew-Krankheit
Spontanpneumothorax 238 f
– Maßnahmen 239
Sporadische Infektionsfälle 477
Sporen 467
Sprue, einheimische 286
Spulwürmer 616 f
Spurenelemente 445 f
Sputum, Beschaffenheit 208
– blutiges 229
– Desinfektion 627
– Dreischichtung 219
– eitriges 232

– induziertes 210
– Lobärpneumonie 225
– reichliches 219
– Untersuchung 208 ff
– – bakteriologische 209 f
– – – Materialgewinnung 210
– – Bronchialkarzinomnachweis 233
Sputumausstrich 209
Sputumfarbe 208
Sputumgeruch 208
Sputumgewinnung 210
Sputumkonsistenz 208
Stäbchenbakterien 466 f
Stakkatohusten 537 f
Stammfettsucht 405
Standardbikarbonat 448
Staphylokokken 467 f, 625
Status asthmaticus, Behandlung 219
Staubexposition, Lungenfibrose 231
Stauungserguß 162
– pleuraler 235 f
Stauungsgastritis 162, 271
Stauungsleber 160 ff, 275 f, 304
Stauungsödem 160 f
Stauungspneumonie nach Herzinfarkt 155
Stauungszirrhose 324
Stechmücken 479
Stempeltest 555
Stenokardie 148
Stent 104, 150
Sterblichkeit an einer Krankheit 478
Sterilisation 621 ff
– Verfahren 622
Sterkobilin 307
Sternalmark, Zellen 11
Sternalpunktion 10
Steroiddiabetes 401
Steroidhormone 399 f
Stille Feiung 481
Stimmbänder 196
Stimmritze 196
Stimmritzenkrampf 396
Stoffaustausch 7, 83

Stoffwechsel, Schilddrüsenhormonwirkung 387
Stoffwechselkrankheit 5, 409 ff
Stoffwechselstörung nach Apoplexie 113
– Harnsteinbildung 364
– Hyperthyreose 391
– Leberzirrhose 324
Stomatitis 243 f, 492
– Behandlung 244
– Infektionskrankheit 501
– bei Schwerfieberkranken 502 f
– Ursache 243
– Vorbeugung 244
Stoßwellenlithotripsie, extrakorporale, ultraschallgesteuerte 366
Strahlenpilzkrankheit 601
Streptokokken 467
– betahämolysierende 453, 527 f, 530
Streptokokkenantikörper 532
Streptokokkeninfektion, Glomerulonephritis 358
– Nachkrankheiten 453, 467
Streptokokkenrheumatismus 453 ff
– Rezidivvorbeugung 455
Streptokokkentonsillitis 527 ff
– Scharlach 530
– Unterscheidung von Diphtherie 519
Streptomycin 552
– Nebenwirkungen 553
Streßinkontinenz 344
Streßreaktion, Disposition 4
Stridor 521 f
– Diphtherie 521
– exspiratorischer 218
– inspiratorischer 197
Stripping 103
Stroke-unit 119

Struma 390
- euthyreote 387, 393
- maligna 387
- örtliche Folgen 390
Strumektomie 392
ST-Strecke 131 f
Stuhl, acholischer 307, 317
- Blut, okkultes 260, 269, 277, 290
- Blutbeimengung 290
- blutiger 277 f
- Desinfektion 626
- Eiterauflagerung 278
- himbeergeleeartiger 604
- lehmfarbener 277
- Schleimauflagerung 278
- schwarzer s. Teerstuhl
- Würmer 278
- Zusammensetzung 276
Stuhlbeimengungen 278
Stuhlfarbe 277
Stuhlgangsfrequenz 282
Stuhlkonsistenz 277
Stuhlkultur, Ruhrbakteriennachweis 510
- Typhusbakteriennachweis 506
Stuhluntersuchung 277 f
- bakteriologische 277
- chemische 277
- makroskopische 277
- mikroskopische 277
- Pankreasfunktionsprüfung 297
- virologische 277
Stuhlverhaltung 283
Stumpfgastritis 269
Subtraktionsangiographie, digitale, Nierenuntersuchung 355 f
Sulfonylharnstoffe 416
Sumpffieber s. Malaria
Superinfektion, bakterielle 211, 214
Suppressorzellen 29, 69
Symbionten 470
Sympathektomie 106

Sympathikus, Einfluß auf das Herz 126
- - auf die Magenperistaltik 254
Synkope 90
Systole 81, 123, 126 f
Szintigraphie nach Herzinfarkt 157
- Ösophagusentleerungs-Untersuchung 246

T

Tachyarrhythmia absoluta 160, 175
Tachyarrhythmie, Digitalisierung 180
Tachykardie 79
- bei Herzinsuffizienz 160, 163
- Infektionskrankheit 492
- paroxysmale 172 ff
- - Behandlung 173
- - Symptome 173
- - Ursache 173
- supraventrikuläre, paroxysmale 172
- ventrikuläre, paroxysmale 172
Tagesharnmenge, Rückgang 369
Tageszuckerausscheidung 411 f
- Bestimmung 312
Tag-Nacht-Rhythmus 385
Tänien 275
TBG (thyroxinbindendes Globulin) 388
Technetium 389
Teerstuhl 53, 263, 265, 271, 277
Tenesmen 280, 288, 510
Testosteron 407
Teststreifen, Urinuntersuchung 345 f
Tetanie 17, 286, 396 f, 515
- latente 396
Tetanus 469, 515 ff
- Behandlung 517

- Inkubationszeit 515
- Vorbeugung 516
Tetanusimmunglobulin 516 f
Tetanusimmunisierung, aktive 516
- passive 516
Tetanusserum, Gewinnung 486 f
Tetanustoxoid 516
Tetrachlorkohlenstoffintoxikation 322
Thalassämie 26, 37
Therapie, immunsuppressive 70
Thiabendazol 617
Thorakokaustik 554
Thorakoplastik 554
Thorakoskopie 208
Thorax, faßförmiger 221
Thoraxbewegung bei Ausatmung 194
- bei Einatmung 193
- Einfluß auf die Lunge 194
Thoraxdurchleuchtung, Herzuntersuchung 128
Thorax-Röntgenaufnahme, Bronchialkarzinomnachweis 233
- nach Herzinfarkt 157
- Herzuntersuchung 128
- bei Lungenemphysem 221
Thoraxröntgenuntersuchung 208
Thrombangiitis obliterans 99, 104 f
- - Behandlung 105
Thrombin 17 f
Thrombinzeit 157
Thrombokinase 17 f
Thrombophlebitis 87
- Behandlung 88
Thromboplastin 17
Thromboplastinzeit 19, 312
- bei Kumarinbehandlung 158 f
- partielle (PTT) 19, 157
Thrombose 107 f

Thrombose, arterielle 100
– – Lokalisation 107
– Embolievorbeugung 230
– Entstehung 107
– venöse s. Venenthrombose
Thrombosebereitschaft, Polyzythämie 40
Thrombosebildung bei Bettruhe 503
Thromboseprophylaxe 503
– Heparinanwendung 158
Thrombozyten 13, 21, 30
– Aufgaben 30
Thrombozytenbildung 9 f, 30
Thrombozytenmangel 30
Thrombozytenzahl 30
Thrombozytenzerfall 18
Thrombozytopenie 30, 51 f
– bei Leukämie 43
– Ursache 30
Thymus 9, 29, 407
– Bedeutung 407
– Lage 407
Thyreoidea s. Schilddrüse
Thyreoideastimulierendes Hormon (TSH) 380 f, 386
Thyreoiditis 387, 392
Thyreostatika 391 f
Thyreotropin 380 f, 386
Thyreotropin releasing hormone (TRH) 380
Thyroxin 385, 387
Thyroxinbindendes Globulin (TBG) 388
TIA (transitorische ischämische Attacke) 97, 111
Tier, tollwutkrankes 596 f
– tollwutverdächtiges 598
Tierversuch, Krankheitserregernachweis 470, 473

Titer 490
T-Lymphozyten 29, 66 f
– Arten 29
Tödlichkeit einer Krankheit 478
Tollwut 596 ff
– Behandlungsmöglichkeiten 598
– Infektionsweg 596
– Inkubationszeit 597
– Meldepflicht 599
– Prognose 597
– Prophylaxe 597
– Schutzimpfung 597
– Stadien 598
Tollwutsperrbezirk 598
Tonsillarabszeß 528 ff
Tonsillektomie 213
Tonsillitis 212 f, 527 ff
– akute, Erreger 527
– – Krankheitszeichen 529
– Ausprägung 528
– begleitende 528
– eitrige, Befundkontrollen 529
– Komplikationen 529
– Maßnahmen 529
Tophus 437
Totalkapazität 203
Toxin 475 f, 482
– Agranulozytose 49
– Botulismus 513
– Diphtherie 518
– Scharlach 530
– Tetanus 516
– Virusgrippe 577
Toxoplasma gondii 613
Toxoplasmose 613
– Durchseuchung 613
– Infektion, embryonale 613
– Infektionsquelle 613
– Nachweis 613
– zerebrale 613
– – AIDS 588
Trachea, Lage 197
– Schichtaufbau 198
Tracheabifurkation 197
Trachealkanüle 210
Trachealrasseln 164
Tracheotomie 95, 197, 523

– Beatmung, künstliche 210
– Behelfsoperation 523
– Pflege des Patienten 523
Tracheotomierter Patient, Probleme 211
Trachom 599
Tränennasengang, Mündung 195
Transaminasen 16, 310 ff
– Mononukleose, infektiöse 591
– Virushepatitis 582
Transferrin 34
Transfusionszwischenfall 58 f
Transitorische ischämische Attacke 97, 111
Transkriptase, reverse, Hemmstoffe 589
Transsudat 162, 235 f
– Aszites 292
Treponema pallidum 560
TRH (thyreotropin releasing hormone) 380
TRH-Test 388
Trichinose 617
Trichomonaden 469
Trichuriasis 620
Trigeminus 170 f
Triglyzeride 8
– im Serum 438
Trijodthyronin 385, 387
Trikuspidalklappe 121 ff
Trinkwasserjodierung 394
Trommelschlegelfinger 167, 190, 219
Tröpfcheninfektion 474, 480
Tropische Krankheit, Zwischenwirt 479
Troponin T 154
Trousseau-Zeichen 397
Truncus coeliacus 77
Trypanosomen 612
Trypsinogen 296
Tsetsefliege 612
TSH (thyreoideastimu-

lierendes Hormon) 380 f
TSH-Bestimmung 388
TSH-Mangel 393
TSH-Sekretion, Regelung 387
Tuberkel 547, 551
Tuberkelbakterien 544 f
– Resistenzentwicklung 552
– Vernichtung 545
Tuberkulinprobe 555 f
– negative 556
– positive 556
Tuberkulom 547
Tuberkulose 468, 543 ff
– AIDS 588
– aktive 548 f
– Aktivitätszeichen 548 f
– Allgemeinbehandlung 552
– Behandlung, medikamentöse 552 f
– mit Diabetes mellitus 423
– extrapulmonale 548, 550
– fakultativ offene 548
– fördernde Umstände 545
– gefährdete Altersklassen 546
– geschlossene 548
– Häufigkeit 543
– Infektionsquellenkontrolle 560
– Lungenchirurgie 554
– Meldepflicht 548
– offene 548
– Organbeteiligung 545, 550 f
– Pleurabeteiligung 551, 558
– Primärstadium 546
– Prognose 553
– Reaktivierung 546
– Sekundärstadium 546
– Sputumdesinfektion 627
– Streuung, hämatogene 550 f
– – lymphogene 550

– Superinfektion 546
– Tertiärstadium 546
– typhusähnliches Bild 551
– Übertragung 545
– Verlauf, Einflußfaktoren 553
– Vorbeugung 560
Tuberkuloseherd, Verkäsung 547
Tuberkuloseimpfung 556, 560
Tuberkulosekranker, psychische Besonderheiten 555
Tuberkulostatika 552 f
– Nebenwirkungen 553
Tubuluserkrankung 357
Tubusimplantation bei Ösophaguskarzinom 251
Tularämie 542 f
Typhus 505 ff
– ambulatorius 508
– Behandlung, medikamentöse 508
– Diagnose 507
– exanthematicus s. Fleckfieber
– Inkubationszeit 505
– Komplikation 507
– Pflege des Patienten 508
– Stadien 506
– Symptome 506
– Verlauf 508
– Vorbeugung 508
Typhusähnliches Krankheitsbild, Ornithose 592
– – bei Tuberkulose 551
Typhuserreger, Weg im Körper 505
Typ-I-Diabetes (s. auch Diabetes mellitus) 69, 409 f, 412
– Einstellung 418
– Ernährung 418
Typ-II-Diabetes (s. auch Diabetes mellitus) 409 f, 412
– Einstellung 418

– Kennzeichen 412
T-Zell-Lymphom 48

U

Überempfindlichkeitsreaktion 5, 486 ff
– Agranulozytose 49
Überernährung 429
Übergewicht (s. auch Fettsucht) 413
– Diabetes mellitus 409
– Hyperlipidämie 439
Überlaufblase 116, 344
Überleitungszeit 127
Übertragbare Krankheit 479
Überwärmung 6
Uhrglasnägel 167, 219
Ulcus cruris 86
– duodeni 262 f
– – Behandlung 264
– – Beschwerden 263
– – Helicobacter-pylori-bedingtes 257, 263
– – Komplikation 265
– – kortikoidbedingtes 401
– – bei Urämie 371
– – Ursache 263
– pepticum jejuni 262, 269
– ventriculi 262 ff
– – Behandlung 264 f
– – Beschwerden 263
– – bei chronischer Gastritis 263
– – Helicobacter-pylori-bedingtes 257, 263
– – Komplikation 265
– – kortikoidbedingtes 401
– – maligne Entartung 265
– – bei Urämie 371
– – Ursache 263
Ulkus, peptisches 262 ff
Ulkusblutung 263, 265
– Behandlung, gastroskopische 266
Ulkuskarzinom 265
Ulkuskomplikation 265
Ulkuskrankheit 260

Ulkusleiden 263
Ulkusnachweis 263 f
Ulkuspenetration, Verlauf 266
Ulkusperforation 265 f
- gedeckte 267
- Gefahren 267
- Operation 267
- Röntgenbefund 266
- Übernähung 267 f
Undulationsphänomen 293, 317
Unfruchtbarkeit 382
Unruhe 390
Unterdrückerzellen 29
Unterkieferspeicheldrüse 242
Unterschenkelgeschwür 86
Untersuchungsmaterial, infektiöses 472
Untertemperatur 494
Unterzungenspeicheldrüse 243
Urämie 359, 371
- Behandlung 372
- Cholera 541
Uratnephropathie 437
Uratstein 365, 437
Urease 258
Ureter 336 f
- Aufbau 341
- Aufgabe 341
- Lage 341
- Mündung in die Harnblase 341
Ureterstein 365
Urethritis 475
Uriculttest 350
Urikosurika 438
Urin s. auch Harn
- Farbe 345 f
- Gewicht, spezifisches 345, 351
- - - hohes 351
- - - Messung 351
- - - niedriges 352
- - Urobilinogenausscheidung 311
Urinausscheidung bei Schock 96
- vermehrte, Diabetes insipidus 384
- - - mellitus 410
Urinbefund bei Infektionskrankheit 493
Urinkultur, Typhusbakteriennachweis 506
Urinretention nach Apoplexie 116
Urinsammeln 344
Urinsediment 346 f
- pathologischer Befund 346 f
Urinuntersuchung, bakteriologische 376
- - Materialgewinnung 347
- bei Blasenbeschwerden 376
- Diabetes-mellitus-Nachweis 411
- Teststreifen 345 f
Urobilinogen 307
Urobilinogenausscheidung im Urin 311
Urogenitalbilharziose 621
Urographie, intravenöse 354
Urometer 351
Urosepsis 363
Urtikaria, Serumkrankheit 487

V

Vaginitis 475
Vagotomie 268
Vagusreiz bei paroxysmaler Tachykardie 173
Vakzine 482
Vanillinmandelsäure im Harn 399
Variola s. Pocken
Varizellen 569 f
- Komplikation 569
- Übertragung 569
- Vorbeugung 570
Varizellenimpfung 570
Varizellenvirus 569, 574
Varizen 85
- Entstehung 86
- Varizenverödung 86

Vater, Rhesus-positiver 38, 56
Vater-Papille 295, 305 f
Vena cava inferior 84
- - superior, Kompression 240
- jugularis, Stauung 390
- portae s. Pfortader
- saphena magna 85
Venen 71 f, 84
- Aufgabe 84
- Blutfortbewegung 84
- Wandaufbau 84
Venendruck, zentraler (ZVD) 91, 95, 134
Venenerweiterung 85
Venenklappen 84, 86
Venenleiden, Bedeutung 85
Venensystem 85
Venenthrombose 87
- Behandlung 88
- Embolie 108
- tiefe 87
- - Komplikation 88
Venöse Insuffizienz, chronische 86
Ventilation 200 ff, 206
Ventilationsleistung im Alter 206
Ventilationsstörung, obstruktive 206
- restriktive 206
- - bei Sarkoidose 234
Ventilpneumothorax 239
Ventrikel 121
- linker 122 ff
- - Dilatation 143, 164
- - Hypertrophie 143, 164
- rechter 122 f
- - Belastung, erhöhte 166
- - Hypertrophie 167, 189
Ventrikelsystem, zerebrales, Einblutung 111
Verätzung, Ösophagus 247
Verbrauchskoagulopathie 51 ff
Verdauungsenzyme 241

Verdauungstrakt 241 ff
- Abschnitte 241
- Aufgaben 241
- Nervengeflecht 272
Verdinikterus 318
Vergiftung, Coma hepaticum 322
- Magenspülung 260
- nephrotisches Syndrom 362
Verkäsung 547
Verletzung mit HIV-kontaminierter Kanüle 591
Vermännlichung 405
Vermox 618 f
Verschlußikterus 331
- bei Pankreaskarzinom 302
Verschlußkrankheit, arterielle 100
Vibrio cholerae 540
Videoendoskopie 256 f
Virchowsche Trias 107
Viren 465
- Größe 470
Virulenz 476
Virusarten 466
Virusbelastung bei HIV-Infektion 590
Virusgrippe 576 ff
- Anfangssymptome 577
- Diagnose 578
- - serologische 578
- gefährdete Personen 579
- Lungenkomplikation 577
- Meldepflicht 579
- Sekundärinfektion, bakterielle 577 f
- Therapie 578
- Verlauf 577
- Vorbeugung 579
Virusgrippeepidemie 576
Virusgrippepandemie 576
Virushepatitis 581 ff
- akute 582 f
- - Behandlung 585
- - Stadien 582 f

- anikterische 583
- chronische 583
- Laboruntersuchungen 583
- Meldepflicht 587
- Verlauf 583, 585 f
- Vorbeugung 584
Virusinfektion 474
- Erkältung der Luftwege 214
- Rhinitis 211
Viruskrankheit 466, 563 ff
Virusmyokarditis 600
Viruspneumonie 228
Vitalkapazität 201, 203
Vitamin A 441
- Vorkommen 442
Vitamin-A-Mangel 442
Vitamin B_1 441
- fehlendes 442
Vitamin B_2 441
- fehlendes 442
Vitamin B_6 441 f
Vitamin B_{12}, Erythrozytenbildung 24
- Resorption 255
- Resorptionsstörung 442
- Substitution 262
Vitamin-B-Komplex 442
Vitamin-B_{12}-Mangel 34, 245
Vitamin-C-Mangel 443
- Purpura, vaskuläre 54
Vitamin D 395, 441
- Überdosierung 450
- Vorkommen 444
- Wirkung 443
Vitamin-D-Bildung 341
Vitamin-D-Mangel 286, 443 f
- Serumkalziumwert 450
Vitamin E 441, 445
Vitamin K 441, 445
Vitamin K_1 159
Vitamin-K-Mangel 51, 445
Vitamine 441 ff
- fettlösliche 441
- - Resorption 307

- wasserlösliche 441
Vollheparinisierung 158
Vollmondgesicht 405
Vorderwandinfarkt 153
- supraapikaler 153
Vorhof 121
- linker 121, 124
- rechter 122 f
Vorhofflattern 128, 174 f
- Ursache 175
Vorhofflimmern 128, 174 f
- Behandlung 176
- Ursache 175
Vorhofseptumdefekt 189
Vorhofthrombus 108

W

Wabenlunge 231
Wachstumshormon 381
- Überproduktion 383
Wachstumshormonmangel 383
Waldeyerscher Rachenring 212
Wanderniere 336, 367
Wanderpneumonie 228
Wärmehaushalt bei apoplektischem Koma 116
Wäschedesinfektion 628
Wäschedesinfektionsmittel 626
Wasser, verseuchtes 478
Wasserhaushaltsstörung 446 ff
Wasserrückresorption 276
Wasserstoff-Atemtest 279
Waterhouse-Friderichsen-Syndrom 536
Weichteilrheumatismus 460
Weil-Krankheit 560 f
- Symptome 561
Werlhof-Krankheit 52

Wernicke-Mann-Haltung 117 f
Wilson-Krankheit, Leberzirrhose 324
Windkesselwirkung der Aorta 78 f, 81
Windpocken
s. Varizellen
Windverhaltung 283
Winiwarter-Buerger-Krankheit 99, 104 f
– Behandlung 105
Winkel, epigastrischer, Pulsation 120
Wirbelsäulenveränderung, degenerative 459
Wirbelsäulenversteifung 458
Wirbeltuberkulose 558
Wismutvergiftung 245
Wundabstrich, Scharlachdiagnose 531
Wundexzision 516
Wundrose 533
Wundstarrkrampf
s. Tetanus
Würgereflex 243
Würmer 469, 614 ff
– im Stuhl 278
Wurmerkrankung, Zwischenwirt 479
Wurmfortsatz 275
Wurmkrankheit 28
Wurzelneuralgie 459

X

Xanthelasmen 439
Xanthome 439
X-Beine 444
Xerophthalmie 442
Xylosetest 278

Y

Yersinia enterocolitica 540
– pestis 539
– pseudotuberculosa 540
Yersinieninfektion 540

Z

Zahnfleischbluten 245
– C-Hypovitaminose 443
Zahnfleischentzündung 245
Zahnfleischschwund 245
Zahnfleischverfärbung 245
Zahnpflege 244
Zahnschmelzdefekte, rachitisbedingte 444
Zäkum 275
Zecken 480, 562
Zellen 1
– im Sternalmark 11
Zellzerfall bei Leukämie 44
Ziegenpeter s. Mumps
Zink 446
Zirbeldrüse 385
Zöliakie 286
Zotten 273
Züchtung, bakteriologische 209
Zuckerausscheidung im 24-Stunden-Urin 411 f
Zuckerkrankheit
s. Diabetes mellitus
Zuckerlösung, Zufuhr bei hypoglykämischem Schock 425
Zugang, venöser 95
Zunge, belegte 245
– rote glatte 245, 317
– trockene 245
Zungenoberfläche, höckrige 245
ZVD s. Venendruck, zentraler
Zwerchfellbewegung bei Ausatmung 194
– bei Einatmung 193
Zwerchfellhernie 246 f
Zwerchfell-Lähmung, Mediastinaltumor 240
Zwergwuchs, hypophysärer 382 f
– rachitischer 444
Zwischenwirt 479
– tierischer 474, 479

Zwitterbildung 405
Zwölffingerdarm
s. Duodenum
Zwölffingerdarmgeschwür
s. Ulcus duodeni
Zyanose 160 f
– nach Apoplexie 114
– Behandlung 178
– Cor pulmonale 167
– Herzinsuffizienz 160
– Pulmonalstenose, angeborene 189
Zylinder im Harnsediment 347, 359
Zystenniere 367
Zystinstein 366
Zystitis 375 f
– Behandlung 376
– fördernde Faktoren 376
– Symptome 375
– Ursache 375 f
Zystoskopie 355, 376
Zysturethrogramm 354
Zytomegalievirus-Infektion 592
– AIDS 588